不明熱
Fever of Unknown Origin

edited by
Burke A. Cunha

翻訳
大野　城太郎

FEVER OF UNKNOWN ORIGIN
edited by Burke A. Cunha
©2007 by Informa Healthcare USA, Inc.
Authorized translation from English language edition
published by
CRC Press, an imprint of Taylor & Francis Group LLC.
through Japan UNI Agency, Inc., Tokyo

他の誰よりも，優雅さ，美しさと
美徳を体現している
マリーに捧げる

Foreword
前書き

　今から約100年前,Massachusetts General Hospital の Richard Cabot は,『Differential Diagnosis』と題する本の中で,"長期間にわたる発熱"について言及している.その原因として最も頻度が高いと判明した疾患は,結核,腸チフス,膿瘍,及び心内膜炎であった[1].その20年後,Peter Bent Brigham Hospital の Alt 医師と Baker 医師は,"長期間にわたる発熱"の重要な原因として,更に腫瘍を追加した[2].そして,更にその30年後の1961年に,Petersdorf と Beeson は,最初の前向き研究において,不明熱の定義付けを行い,不明熱の主要な原因として,過去の文献に付け加えて,膠原病を新たに追加した.その研究において,彼らの研究対象の100症例において,20%が膠原病によるものであると報告した[3].彼らの新しい不明熱の定義 – 3週間以上の発熱,101°F(華氏101度,摂氏38.3度)にまで発熱することがある,という基準は現在においても標準的なものである.

　今日,医学における診断は,あまりにも検査などの科学技術に頼り過ぎている.このことは,常に医師達を悩ませる不明熱に対してだけではない.二つの大きな診断のための道具,すなわち,緻密な病歴聴取と徹底した身体所見が大切である.そこに豊富な科学技術を適切に補助的に使用することが大切である.Petersdorf が1969年に記載しているように,知的観点からみて,不明熱の診断は未だに医学の課題であるが,"医学を医師にとって魅力的なものにする一つの要素"である[4].その理由の一つに,圧倒的多数の不明熱が結果的に解決されていることがある.

　不明熱は困難だがやりがいがあり,診断を付けることにより達成感が得られる課題である.その結果,不明熱が1931年に初めて一つの概念として定義されて以来,たくさんの優秀な医師達が不明熱の解明に魅了されてきた.この不明熱という厄介な謎に対しては,一定の変わりない定石とも言うべきアプローチが存在する.しかしそれと同時に,常に新しい病気が発見され,新たな患者のサブグループが生まれ,新たな診断のための技術も生まれてくるのである.私は1950年代初頭に医学部に所属していたが,不明熱の講義は,並外れた診断能力の持ち主である,タフツ大学医学部 Tufts Medical School の Louis Weinstein によってなされた.そしてその講義の大部分は,現代の不明熱を診断するアプローチに通ずるものである.

　英雄群とも称すべき最高の臨床医たちの一人で,不明熱の解明に労力を惜しまなかった Philip A. Tumulty (Johns Hopkins University School of Medicine) は

1967年に，以下のように記述している．"血液検査，レントゲン，そしてその他の様々な補助診断ツールは確かに有用である．そして，私は「不明熱」の患者に対する臨床的アプローチの主流となっている血液検査の重要性を否定はしない．しかし，血液検査は，正確かつ完璧に聴取された病歴と身体所見から引き出された情報の分析をしているに過ぎない．そして，そのような細かいことにこだわり過ぎる血液検査のデータの集積が，医師達の一番の関心ことになってしまっている．患者の現病歴を聴取する際に必須なことは，不明熱を発症した時の状態を，たとえ些細な内容でも注意を払って聞き逃さないように特別の注意を払うことである．その理由は一見些細な内容が，不明熱の原因の答えにつながる内容を含んでいるかもしれないからである[5]．"

不明熱に取り組んだ経験のあるすべての臨床医達は，個人的な"pearls"，あるいは彼らにとって，特に関心のある特定の簡単な検査項目を持っているものである．著者自身としては以下のような"pearls"を提唱している：

(i) ESR(赤沈)：重篤な病態と良性の病態を分けることの助けになる．また，不明熱の原因として特定の感染症，例えばブルセラ症の診断を支持することができる．

(ii) アルカリホスファターゼ：大幅に上昇した場合，精査が必要で，これは，多くの場合，診断につながる．

(iii) 血小板数：上昇した場合には，マイコバクテリア，リンパ腫，いくつかの他の腫瘍，および炎症性腸疾患を示唆している．

(iv) 溶血がなく，末梢血に有核赤血球[*1]が存在すると，骨髄に浸潤する疾患（例えば悪性リンパ腫，粟粒結核，サルコイドーシスなど）を示唆する．

【*1 訳注　有核赤血球：赤血球は，最初に生まれた時は普通の細胞と同様に，核があり，ミトコンドリアなどの細胞内成分も備わっているが，成長するに従い，核やミトコンドリアなどが消失していく．最終的に赤血球本来の役目を果たすため末梢血液に出るときには，核やミトコンドリアは消失している．これらの核などが消失していく過程には赤血球自ら作り出す特殊なタンパク質が係わっていることが判明し，そのタンパク質の構造や性質も解明されている．赤血球の働きは最初に書いたように酸素と炭酸ガスのガス交換だが，赤血球に核が残ったままだと不都合なことがある．一つは核やミトコンドリアも活動するので酸素や糖分などを消費し，赤血球本来の仕事（酸素と炭酸ガスのガス交換）の邪魔になること．もう一つは，赤血球は体の隅々までいきわたる必要があるため，毛細血管も通過するが，核が無ければ糸のように変形して赤血球よりも細い毛細血管を通過できる．しかし，核があると核の厚さにより通過できなる．赤血球の働きは過酷なので，その寿命は健康な人でも3か月．何かの要因で（怪我等の緊急的な出血，いろんな原因による赤血球製造機能の不具合など）血流中の赤血球が不足すると，骨髄中などで作られている赤血球のうちまだ完全に成熟していないものが応急的かつ緊急的に駆り出される．すなはち，まだ核が残っている赤血球がそれでる．従って，貧血の程度によって有核赤血球は出現する．

有核赤血球にもいろんな段階があり，赤血球の癌では非常に大きな核を持った幼若な細胞が出現するし，健康な人でも「網状赤血球」といって核が少しだけ残骸として持っているものが出現することがある．

以上をまとめると，以下のようになる．
① 健常者でも「網状赤血球」を含めた有核赤血球は2～3％以下くらい．
② どのような貧血であれ，赤血球数やヘモグロビン値が低い場合には「網状赤血球」を含めた有核赤血球は増加する．但し，例外として骨髄が低形成となる疾患では有核赤血球は減少する．
③ はっきりとした核として判断される有核赤血球が多数見られる場合は，かなり重症な貧血か，赤血球の癌などの場合がある．

結局は，不明熱の疾患概念が増えたり，不明熱に対する診断アプローチのリストが蓄積されることが，幾世代にもわたって医師達に対して知識や手助けを与えてくれる事になるのである．それらは，ある意味，教育的逸話の集まりとも言えるかもしれない．以上を考慮して，本書の卓越して有能な読者の知識欲をそそるために，これから著者は自分の経験から得た6症例を提示する．最初の3例は，注意深い病歴，あるいは適切な質問のしかたを教えている．

症例1：24歳の男性が3週間続く，発熱，悪寒戦慄で入院した．病歴と身体検査では，明らかなものは認められなかった．彼は軽度の肝機能検査値異常があり，右副腎腫大を伴っていた．感染性副腎嚢胞の暫定的な診断で手術を行った．結果的には，虫垂破裂とその周囲の炎症がおこっていたことが確定診断となった．入院時に，主治医から患者に発熱や悪寒をおこす前に，発熱の発症日あるいはその数日前に腹痛を経験したかどうか，また，入院の時に腹痛を伴っていたかどうかを問診されていたが，患者は両方とも否定していた．確定診断がなされた後，改めて，患者に発熱の数週間前に腹痛を経験していたかどうか，尋ねてみた．患者は「ある一晩の出来こと」を除いて痛みを否定した．「ある一晩の出来こと」とは，発熱の発症2週間前，夜間に覚醒し，臍周囲の腹痛を感じ，それが右下腹部に移動したとものでるという内容であった．患者は翌朝になって痛みが消失したと述べた．もちろん，患者の虫垂は穿孔したものであると推測される．主治医は，典型的な虫垂炎の穿孔を見いだせずに苛立ちながら，なぜ2週間前の腹痛を私たちに告げなかったのか患者に尋ねた．患者の答えは，「先生は，そのことを私に聞いてくれなかったではないですか？」であった．

症例2：42歳の男性が6か月にわたる間欠的発熱で入院した．病歴聴取と身体所見を繰り返しおこなったが，明らかな異常をみいだせなかった．患者は世界中にわたる海外渡航歴を有しており，そのため，アメーバ性肝膿瘍などを含めた，全身にわたる，無益な検索がなされた．最後に，私はもう一度，病歴聴取をすることにした（実に4度目である）．彼の髪で始まり，彼のつま先に向かって系統的に診察した．実際には，問題を発見するために時間はかからなかった．我々は以前に，彼が発熱したと同時に首の痛みが生じなかったか，発熱前と発熱後も含めて問診していた．彼は再度痛みを否定した．しかし，我々が

本質的に何を問いかけているのか分かりやすく尋ねてみた．すなわち，患者が嚥下に不快感を伴ったかどうか尋ねてみた．患者は，発熱と同時に，10日間，嚥下時に軽度の痛みを感じていたことを思い出した．これは，6か月前のことであり，そして痛みが非常に軽微であったため，問診により記憶を呼び起こすまで患者は完全にそれについて忘れていた．それこそが我々が探していた手掛かりであった．甲状腺機能検査は特に異常はなかったが，甲状腺生検から，亜急性甲状腺炎の明確な根拠が示された．

症例3：64歳女性が6週間の発熱で入院した．病歴，身体所見，および血液検査では明らかな異常を認めなかった．私達は，繰り返し病歴聴取と身体所見を行ったが，得るものはなかった．主治医チームは，繰り返し，彼女に下痢を経験したかどうかを尋ねた．患者はなかったと答えた．主治医チームは，患者に毎日何回くらい便通があるか尋ねた．答えは1回であった．最後に，私達は，難しい診断を解決することにつながった簡単な質問をした．それは，発熱が始まる前には，年間をとおして1日何回くらい便通があったかを尋ねてみた．患者の答えは3日ごとくらいしか排便が無かったということであった．この患者は，便通が1日1回になることよって，彼女にとっては下痢を経験していたのであった．その後の放射線診断により，軽度の回腸末端炎が示唆された．しかし病理所見では，より重篤な炎症が示された．

症例1は病歴聴取が不十分な一例である．症例2と3は，より微妙で，病歴聴取を反復することと質問の仕方を変える，または質問の範囲を広げることの価値を示すものである．症例2において，頸部痛について質問することと，嚥下時の不快感を質問することの間には，患者にとって無益な質問をし続けることと，容易に診断が確立するくらいの鋭い質問をするくらいの差がある．症例3は，Tumulty先生のアドバイスの価値を見事に示すものである．患者の述べる病歴の最も些細な部分に注意を払うことの大切さを示している症例である．

次の2つの症例は，必要なだけ何回も身体所見を繰り返し取る価値と，些細な身体所見の異常を見逃してはいけないことを明示している．

症例4：この症例では，私達は発熱をおこす起炎菌を知っていたけれども，その菌がどの臓器に感染しているのか分からなかった症例である．42歳の男性が，発熱と腸球菌による菌血症を，6か月間の間に別々に3回起こした．私はコンサルタントとして，3回の個々のエピソードに対し，"徹底的な"身体所見を取った．特に，菌血症の原因として血管内感染，特に感染性心内膜炎を疑い，心臓に注目し，

心雑音や血管雑音に注意を払った．しかし，それぞれの身体所見では，何も分からなかった．3度目の身体所見では，以前の2回の身体所見と同様に，総合的に診察を行ったが，全く得るものがなかった．患者は，心臓の診察をする際に下着を脱ぎ，ベッドに座っていた．診察が終了し，私が診察室から出ようとした際に，私は，小さな円形の病変が患者の右の乳房にあることに気づいた．それは，それまで，私は完全に見落としていたものであった．私達は，皮膚科医に相談し，その病変を採取してもらうことにした．その結果，それは上皮の腫瘍であり，腫瘍の中心に腸球菌の膿瘍が存在した．それを完全に取り除いた後には，もう発熱や菌血症は起こらなかった．その小さい表層の病変は，見逃しやすいものであったが，症例を解決する鍵であった．

症例5：72歳の女性が6週間の間欠的な発熱の精査のため入院した．病歴と身体所見では明らかな異常を認められなかった．この年齢層では，胆管系がしばしば感染部位であり，そのため胆道系の超音波検査と腹部CTが実行された．両者とも異常なく，血液検査でも肝胆道系に異常を認めなかった．第5病日に，3度目の完全な身体所見が取られた．この時初めて，患者は右上腹部の触診で軽度であるけれども再現性がある不快感を訴えた．それは，外科にコンサルテーションするのに十分な所見であり，開腹し，胆嚢蓄膿症[*2]であることが明らかになった．高齢者では，胆嚢感染はしばしば信じられないほど診断しにくい疾患である．病歴上，全く胆嚢疾患を示唆するものがなく，白血球増加もなく，右上腹部の痛み・圧痛・画像診断でも異常を認められないような化膿性胆嚢炎または胆嚢壊疽が外科手術によりしばしば発見される．この症例では3回目の身体所見で，軽微であるが重大な所見を見いだすことができた．

最後の症例は発熱のパターンに注意を払うことが重要であるという教訓を示してくれている．

症例6：64歳の女性が6週間続く最高華氏104〜105°F（摂氏40℃〜40.5℃）の発熱で入院した．私がコンサルテーションを受けた時点では，入院10日目であり，不明熱以外の診断は付けられていなかった．患者の発熱のパターンは非常に印象的なものであり，午前8時に毎日繰り返し最高の体温となっていた．患者の診察に行く前に，発熱パターンの情報だけで可能性がある診断が以下のように絞られた：結核，サルモネラ症，動脈周囲炎，肝膿瘍，および心内膜炎である．すでに検索された検査結果から，サルモネラ症，肝膿瘍，心内膜炎の

【*2訳注：古い用語であり，現在の胆嚢炎に相当する.】

可能性は低かった．結核の可能性はあるが，この裕福で，郊外に在住し，人との交流が少ない患者においては，動脈周囲炎のほうが可能性が高いと推測した．私が，この筋肉がやせた患者を実際に診たあと，更にその確信は強まった．実際，私はその診断の可能性以外に，胆嚢疾患の可能性も重視し始めた．しかし幸運にも，私の鑑別診断のリストに動脈周囲炎がしっかり残っており，筋肉生検を行い，見事な血管炎が示された．

毎日の発熱パターンは，しばしば隠れた診断の手掛かりとして見落とされている；特に毎日の体温のパターンの逆転の重要性が通常無視されており，また，感染症の教科書や発熱に関する論文でも軽く扱われている．不明熱の領域における大家の一人 Theodore Woodward (University of Maryland School of Medicine) が "The Fever Pattern as a Clinical Diagnostic Aid" [6] という論文で指摘しているように，この症例においてもそれが非常に的を射ていると思われる．

不明熱はいつも困難だがやりがいのあるもので，それは医師を惹き付けるものである．そして，それを解決することで充実感を得られる．そのやりがいの根幹は，極めて注意深い病歴聴取，徹底した身体所見，そして思慮深い鑑別診断リスト，そしてそれに続く，狙いを定めた諸検査から生まれてくるものである．その根本的なアプローチを実行するために，以下の章に記述されている情報は，不明熱という困難に立ち向かう，あらゆる臨床家の能力が高められるものであることは請け合いである．

Donald B. Louria, MD
New Jersey Medical School,
Department of Preventive Medicine
Newark, New Jersey, U.S.A.

REFERENCES

1. Cabot R. Differential Diagnosis. Philadelphia, PA: W.B. Saunders, 1911.
2. Alt HL, Barker MH. Fever of unknown origin. JAMA 1930; 94:1457-1460.
3. Petersdorf RG, Beeson P. Fever of unexplained origin: report of 100 cases. Medicine 1961; 40:1-30.
4. Petersdorf RG. Fever of unknown origin. Ann Intern Med 1969; 70:864-866.
5. Tumulty PA. Topics in clinical medicine. The patient with fever of undetermined origin. Johns Hopkins Med J 1967; 120:95-106.
6. Woodward TE. The fever patterns a clinical diagnostic aid. In: Mackowiak PA, ed. Fever: Basic Mechanisms and Management. New York: Raven Press, 1991:83.

Preface
序文

　不明熱は，感染症の分野において，最もやりがいがある，そして診断をつけるのが難しいものの1つである．大昔から，発熱は感染症の基本的な症状である．昔の医学では，発熱について早い時期から記載されており，急性で生命に危険を及ぼす感染症であると考えられてきた．世代を重ねるにつれて，異なった発熱のパターンが認識され，その発熱パターンと様々な種類の感染症についての研究がなされた．脈拍と体温の関係が診断的意義を有することが研究されてきて，急性の発熱の診断への重要な手がかりであるとわかってきた．しかし，医学論文において説明がつかない長期間にわたる発熱に注目が集まるようになってきたのは20世紀になってからである．発熱のパターンと長期間の発熱が特徴である疾患，例えば腸チフス，慢性マラリア，結核などが詳細に研究された．徐々に，発熱患者への診断的アプローチについて，急性の発熱と，遷延する発熱については，別のものとして考えるべきであると気づき始めた．

　現代において，長期間にわたる原因不明の発熱についての問題はElliot Kiefferの重要な著作である"Prolonged and Perplexing Fevers"において初めて問題提起された．発熱とそれに関連した感染症については1894年，オスラー博士の古典的教科書にその特徴が詳細に記載されているが，Kiefferは遷延する原因不明の発熱について自分の全力を献身的に捧げた人物である．そして，その後，遷延する原因不明の発熱はfevers of unknown originまたはFUOsという言葉として知られるようになった．
　Petersdorfは，1961年に彼の不明熱についての古典的研究を発表し，その20年後に更に新しい知見を加えて発表した．
　その他に，不明熱について専門的に研究して著作を発表した人物としてはWeinstein, Wolff, Lauriaらがいる．感染症の教科書だけでなく，総合的な医学書にも，いまや，不明熱の章がしっかりと記載されるようになっている．現在のこの本より先立って出版された最近の不明熱についての書籍は，Henry W. Murrayによって編集され1983年に出版されたものがある．Kiefferに続いたMurrayの2人の2冊の本だけが不明熱について全力を捧げて書かれた教科書である．

感染性，または非感染性の不明熱の分布は変化した．その原因としては，人口の高齢化，医学的手技で使用される機器，洗練された検査やレントゲン装置の発達などが挙げられる．新たに不明熱の原因として発見された複数の疾患が記載され続けているが，概して，感染性または非感染性の不明熱の分布は，以前に文献や書物に記載されたものとは異なってきている．

では，この西暦2000年代に編まれた不明熱に関する書物に期待されるものは何であろうか？答えは，極めて単純である．一冊の原典ともいうべき書物に，不明熱を診断するための重要な新しい診断技術を使いこなすことができる内容が強く求められているのである．不明熱をきたす疾患の分布が変化しただけでなく，不明熱として発症する新たな原因を最新の論文の中で扱っていくべきなのである．不明熱に関する本書は最新の内容で，臨床医が臨床医のために書いたものである．そのため，その視点は疑いようもなく臨床的である．本書の最初から終わりまで，不明熱に対する臨床的アプローチの仕方が強調されている．その理由は，不明熱への臨床的アプローチを述べている書物において，治療に関する記述は役割が小さいからである．

きちんとした病歴と身体所見をとることこそが，信頼できる真実の原則であることが強調されている．特に，焦点をあてた病歴と身体所見が不明熱の患者には重要である．血液検査は散弾銃のようにオーダーしてはいけない．しかし，病歴・身体所見・ルーチンの血液検査から突き止められた臨床的手がかりと同様に，正確な診断を反映するような選択的な検査をオーダーすることが重要である．

不明熱は，非常に出現頻度の高い問題であるため，現代の臨床医は，最新の情報が含まれた包括的な，臨床的に患者にアプローチしていく際に参照できるような大きさの書籍を必要としている．

本書は，臨床医が不明熱に取り組むためのスタンダードな参考書であり，長きにわたり愛用されることを願う．

Burke A. Cunha

Fever of Unknown Origin
不明熱
日本語版　刊行のことば

　不明熱や原因不明の発熱ケースへのアプローチについては，すでに多数の単行本や特集雑誌，そしてビデオなどが出ています．そのような中で，なぜあえて翻訳本を世に出す必要があるのでしょうか．その理由は，不明熱や原因不明の発熱ケースへの理想的なアプローチでは，世界的エキスパートによるクリニカルパールによる臨床アートの指南がまだまだ大いに役立つからです．

　今回の本の原書である不明熱の編者はニューヨークの有名な感染症であるCunha先生です．私自身も，1990年代後半にボストンで行われた感染症のコースで，このCunha先生の講義を受けたことがあります．様々な疾患の診断における重要点について，非常にわかりやすくポイントを押さえたレクチャーをされておりました．ジョークを交えながら，観客をどんどん引き込んでいくレクチャーは圧巻でした．「マラリアではリンパ節腫脹はきたしませんよ」などという，ポイントを強調する話術に魅了される体験でした．

　本書は，Cunha先生とその仲間たちがクリニカルパールを書き集めた集大成の，日本語版です．この本の原書は日本国内の一部の感染症専門医には必須の書物として流通していましたが，この翻訳書の刊行で，ついに日本の全ての医師にその全貌が提供されることになりました．たった一人で，本書を全て和訳してくれた大野城太郎先生に敬意を表します．本書を読んだ日本の医師たちが，不明熱や原因不明の発熱に対するアプローチに，自信を持って臨んでくれることを期待しています．

2018年4月
群星沖縄臨床研修センター
徳田　安春

Fever of Unknown Origin
不明熱
翻訳者のことば

　本書が出版されたのは，2007年であり，約10年前である．私は一昨年に，ある感染症専門医の医師の愛読書として本書を紹介された．不明熱は，私のような内科医にとって，悩ましくも闘志をわかせてくれる病態であるため，研修医の教育目的で苦労して読み通した．原著は難解で，理解し難い専門用語がそのまま記載されていて，誤植も多く，おそらく一人で全て理解して読み切る事はとても難しいと感じた．

　ただ驚いた事は，まず内容が約10年間の時を経ても，現在にも十分通じる事である．そして，読後にbrush upされた満足感にひたった．ただ，この10年急速に進歩した医学の分野は分子遺伝学（特に自己炎症性疾患関連）の分野である．悪化したのは，ポリファーマシーという薬剤を多用している現状である．約10年の溝を埋めて，限りなく現在でも通用するように「訳注」がその橋渡しをしている．私の訳注のため，Cunha先生の原著は200ページくらいであるものが，400ページくらいまでにまで膨れあがってしまった．

　訳出するにあたって，専門用語で，別の書籍あるいはインターネットなどで調べなければならないかもしれない事は，可能な限り「訳注」として解説した．そして「訳注」によって，医学生，研修医，若い医師達にも気楽に読めるように努めた．また原著の納得し難い，あるいは矛盾した記載やわかりにくい記述は内容を正確に伝えつつ，思い切った意訳を行った．

　本書の訳出が，医学生や研修医の内科への興味を引き立て，そして既に研修を終えられた医師にとっても新たな知識を得る喜びとなり，日本の臨床医学の底上げとなる事を切に願っている．

　また，アメリカとイギリスの両方にわたる複雑な版権を日本の版権取得にご尽力いただいたカイ書林の尾島茂様，尾島水脈様，本書の出版を勧めていただいた徳田安春先生，ご助言頂いた青木眞先生，カイ書林の出版部の方々に深く感謝致します．

2019年 1月
大野城太郎

翻訳者　大野城太郎　略歴

1988年　奈良県立医科大学卒業．奈良県立医科大学卒業前後より市立舞鶴市民病院でG.C.Willis医師に師事
1992年　市立舞鶴市民病院内科副医長
1997年　京都大学医学部総合診療科入局．
その後，神戸市立医療センター中央市民病院，市立島田市民病院，大阪赤十字病院，JCHO大阪病院などを経て，2019年1月より市立加西病院診療部長，兼，総合内科部長として勤務．
2017年より21世紀適々斉塾塾生となる（塾長の中西重清先生，板金広先生，松村榮久先生，そして全ての塾生の先生方，講師陣の先生方に勉学の重要性，おもしろさ，生涯教育の重要性を教えて頂き，この場をお借りして感謝致します）．

CONTENTS
目次

Foreword　前書き　*Donald B. Louria* ·· iv
Preface　序文 ·· x
Contributors ·· xvi

SECTION Ⅰ : GENERAL CONCEPTS
第Ⅰ部：一般概念

1. Fever of Unknown Origin: Clinical Overview and Perspective　　2
不明熱：概説と全体像
Burke A. Cunha

2. Fever of Unknown Origin: A Focused Diagnostic Approach　　14
不明熱：焦点を絞った診断アプローチ
Burke A. Cunha

SECTION Ⅱ : FUO IN SELECTED GROUPS
第Ⅱ部：選択された集団における不明熱

3. Fever of Unknown Origin in Children　　26
小児の不明熱
Leonard R. Krilov

4. Fever of Unknown Origin in Cirrhosis　　31
肝硬変患者の不明熱
Ariff Admani and Leon G. Smith

5. Fever of Unknown Origin in Malignancies　　39
悪性腫瘍における不明熱
Burke A. Cunha

6. Fever of Unknown Origin in febrile leukopenia　　51
発熱性好中球減少症における不明熱
Anastasia Antoniadou and Helen Giamarellou

7. Fever of unknown origin in Rheumatic Diseases　　90
リウマチ疾患の不明熱
Burke A. Cunha

8. Fever of Unknown Origin in HIV Patient　　102
HIV 感染患者における不明熱
Wendy S. Armstrong

9. Fever of Unknown Origin in Solid Organ Transplant Recipients 122
固形臓器移植を受けた患者の不明熱
Emilio Bouza, Belen Loeches, and Patricia Munoz

10. Nosocomial Fever of Unknown Origine 155
院内発症の不明熱（以下 FUO）
Burke A. Cunha

11. Fever of Unknown Origin in Older Pearsons 169
高齢者の FUO
Dean C. Norman

12. Postoperative Fever of Unknown Origin 178
術後の FUO
Tonya Jagneaux, Fred A. Lopez, and Charles V. Sanders

13. Recurrent Fever of Unknown Origin 205
再発する不明熱
Daniel C. Knockaert

SECTION III : DIAGNOSTIC TESTS FOR FUO
第III部：FUO の診断の検査

14. Nonspecific Tests in the Diagnosis of Fever of Unknown Origin 240
FUO の診断における非特異的検査
Burke A. Cunha

15. Specific Tests in the Diagnosis of Fever of Unknown Origin 251
不明熱の診断のための特異的検査
Aaron R. Kosmin and Bennett Lorber

16. Imaging in Fever of Unknown Origin 342
不明熱の画像診断
Yogi Trivedi, Elizabeth Yung, and Douglas S. Katz

SECTION IV : THERAPY
第IV部：治療

17. Empiric Therapy in Fever of Unknown Origin: A Cautionary Note 374
FUO の経験的治療：覚書
Lucinda M. Elko and Charles S. Bryan

INDEX ···385

Contributors
執筆者一覧

Ariff Admani　Department of Medicine, Saint Michael's Medical Center, Newark, New Jersey, U.S.A.

Anastasia Antoniadou　Fourth Department of Internal Medicine of Athens University Medical School, University General Hospital ATTIKON, Athens, Greece

Wendy S. Armstrong　Division of Infectious Diseases, Department of Medicine, Cleveland Clinic Foundation, Cleveland, Ohio, U.S.A.

Emilio Bouza　Servicio de Microbiologia Clinica y E. Infecciosas, Hospital General Gregorio Maranon, University of Madrid, Madrid, Spain

Charles S. Bryan　Department of Medicine, University of South Carolina, School of Medicine, Columbia, South Carolina, U.S.A.

Burke A. Cunha　Infectious Disease Division, Winthrop-University Hospital, Mineola, New York, U.S.A.

Lucinda M. Elko　Department of Medicine, University of South Carolina, School of Medicine, Columbia, South Carolina, U.S.A.

Helen Giamarellou　Fourth Department of Internal Medicine of Athens University Medical School, University General Hospital ATTIKON, Athens, Greece

Tonya Jagneaux　Department of Medicine, Louisiana State University Health Sciences Center, New Orleans, Louisiana, U.S.A.

Douglas S. Katz　Department of Radiology, Winthrop-University Hospital, Mineola, New York, U.S.A.

Powel Kazanjian　Division of Infectious Diseases, Department of Internal Medicine, University of Michigan Medical Center, Ann Arbor, Michigan, U.S.A.

Daniel C. Knockaert　Department of General Internal Medicine, Gasthuisberg University Hospital, Leuven, Belgium

Aaron R. Kosmin　Section of Infectious Diseases, Department of Medicine, Temple University School of Medicine, Philadelphia, Pennsylvania, U.S.A.

Leonard R. Krilov Division of Pediatric Infectious Disease, Winthrop-University Hospital, Mineola, New York, U.S.A.

Belen Loeches Servicio de Microbiologia Clinica y E. Infecciosas, Hospital General Gregorio Maranon, University of Madrid, Madrid, Spain

Fred A. Lopez Department of Medicine, Louisiana State University Health Sciences Center, New Orleans, Louisiana, U.S.A.

Bennett Lorber Section of Infectious Diseases, Department of Medicine, Temple University School of Medicine, Philadelphia, Pennsylvania, U.S.A.

Patricia Munoz Servicio de Microbiologia Clinica y E. Infecciosas, Hospital General Gregorio Maranon, University of Madrid, Madrid, Spain

Dean C. Norman UCLA Geffen School of Medicine and VA Greater Los Angeles Healthcare System, Los Angeles, California, U.S.A.

Charles V. Sanders Department of Medicine, Louisiana State University Health Sciences Center, New Orleans, Louisiana, U.S.A.

Leon G. Smith Department of Medicine, Saint Michael's Medical Center, Newark, New Jersey, U.S.A.

Yogi Trivedi Department of Radiology, Winthrop-University Hospital, Mineola, New York, U.S.A.

Megan Bernadette Wong VA Greater Los Angeles Healthcare System, Los Angeles, California, U.S.A.

Elizabeth Yung Department of Radiology, Winthrop-University Hospital, Mineola, New York, U.S.A.

Section I : GENERAL CONCEPTS
第Ⅰ部：一般概念

第Ⅰ部：一般概念

1 Fever of Unknown Origin: Clinical Overview and Perspective
不明熱：概説と全体像

Burke A. Cunha
Infectious Disease Division, Winthrop-University Hospital, Mineola, New York, U.S.A.

OVERVIEW
概説*1

□かつて不明熱（FUO）という用語が本来意味するのは，長期間にわたる原因不明の発熱であった．
- ■ Petersdorf は 1961 年の古典的論文のなかで，FUO の診断基準を初めて定義した．
  - ■古典的な FUO の診断基準は，発熱が 3 週間以上続き，その発熱が，> 101°F（38.3℃）であること[2]であった．この定義は，診断方法や，外来と入院の不明熱患者の比率の変化に応じて何年間にもわたって修正されてきた．外来患者の場合，精密検査の期間を含めた異なった定義が提唱されている[3～10]．
- ■ Petersdorf が定義した古典的な FUO の定義より後に提唱された様々な不明熱の定義に対して，医師による全体的な合意がないために，臨床の現場では混乱がみられた．
- ■そのため，現在の不明熱の定義のように単純化されて，おそらく臨床的により有用なものになった．

□現時点での不明熱の定義は，発熱が最低でも 101°F（38.3℃）以上あり，集中的で適切な検査*2 を実施したにもかかわらず未だに診断がついていない遷延した発熱*3 を意味するものである*4．
- ■この定義は不明熱を診断用語として使用する場合に，2 つの大きな診断における問題を取り除くのに有益である．

【＊1 訳注：不明熱の定義を主として述べた章である．】

【＊2 訳注：原著には記載されていないが、具体的には、「3 日間の入院精査あるいは 3 回の外来診療」である．】

【＊3 訳注：発熱の期間については原著に記載されていないが、3 週間以上である．】

■多くの臨床医は，不明熱と診断する際に，不適切な精密検査の結果として原因診断が付かずに不明熱という用語を使用したり，または診断未確定の発熱が3週間以上の長期間続いていないものを不明熱と診断してしまうのである．

■したがって，病歴・身体所見・ある特定の臓器の異常を指し示す血液検査結果を手がかりとして焦点を絞って精密検査すべきである．また不明熱を起こしえる疾患カテゴリー，例えば膠原病・悪性腫瘍・感染症などを集中的に精密検査すべきである．病歴・身体所見・基本的血液検査で不明熱の原因になりえる手がかりが無いからといって，ありとあらゆる疾患を精査することには意味がない[11〜15]．

CAUSES OF FUO
不明熱の原因[*5]

☐ Petersdorfの不明熱に関する古典的な論文では，感染症が不明熱の原因として唯一，最大の原因であった[2]．数年後，Petersdorfは，ふたたび，不明熱を起こす疾患の相対的な発生率を報告し，感染症に取って代わって，腫瘍が，不明熱を起こす最も頻度が高いカテゴリーであると発表した[9]．

☐ 1990年代以後，不明熱の原因となる疾患の相対的分布に，更に変化が見られた．

■文献によって，不明熱の原因となる疾患の比率が感染症，非感染性の炎症性疾患，悪性腫瘍などと違いが出ているのは，地理的要因や，研究対象とされた患者の人口動態に起因している．

■小児科学における不明熱に関する研究をした一連の論文は，高齢患者の不明熱の調査と比べて，疾患の分布が非常に異なったものとなっている[16〜20]．

■入院患者と外来患者の不明熱の原因の比率は，多少異なっている．

☐ 地理的位置も大切である．不明熱を生じる様々な疾患の中で，ある地域で特定の感染症が流行しており，それが安易に不明熱の原因として扱われている場合がある．例えばQ熱はその代表である．それゆえに，文献に記載されている人口動態及び地理的な要素を考慮に入れ，その医師が担当している地域に合わせた不明熱患者へのアプローチを行わなければならない[8, 10, 16]．

☐ 不明熱の原因となる疾患の相対的分布の変化の理由は，第一に，例えば感染，

【*4訳注：原著では remain diagnosed とされているが，おそらく remain undiagnosed の誤記と思われる．】

【*5訳注：不明熱の原因の変化と，不明熱の4大原因の変化について主に書かれている．】

悪性腫瘍,膠原病などの疾患のカテゴリーの発生率の変化によるものではなく,診断技術の変化によるものである.

- ■不明熱をおこす疾患カテゴリーの中で,最も大きな変化があったのは,膠原病の比率が減少したことである.この変化の理由は,膠原病の診断をより正確にする洗練された血清学的検査が増加したことによる.正確で,早い膠原病の診断検査のおかげで,遷延する発熱で,未診断の症例が減少し,その結果,不明熱の定義を満たさなくなったからである.
- ■いまだに不明熱の重要な原因である膠原病は,どの血清学的検査も利用できないものである.例えば,リウマチ性多発筋痛症(PMR)/側頭動脈炎,高齢発症関節リウマチ(Late Onset Rheumatoid Arthritis: LORA),および若年性関節リウマチ(成人Still病)などがある.
- ■今日,多剤併用(ポリファーマシー)の著しい増加のため,患者が服用している薬剤の数が増加し,その結果,不明熱の原因として薬剤熱が増加している.さらに,人口全体が高齢化しているため,不明熱の原因として,加齢とともに悪性腫瘍の相対的頻度が増加している[21〜26].
- ■一連の不明熱の原因の中で,感染症として重要なものは亜急性心内膜炎(Subacute Bacterial Endocarditis: SBE)であった.現代において,SBEは不明熱の中で比較的頻度が低い原因に変わっている.それは,医師が,発熱があって,心雑音がある患者には当初からSBEを疑って,血液培養や心エコー検査を実施するからである.その結果,SBEが診断されるか,もしくは不明熱のカテゴリーの中から除外されるのである.
- ■隠れた腹腔内膿瘍は,不明熱の原因としての感染症のカテゴリーの中で,未だに重要な構成要素である.盲腸後方の虫垂炎の穿孔,思いがけない大腸腫瘍などの穿孔から起こる大腸周囲の膿瘍,潜在的な肝膿瘍または脾膿瘍,人工的移植物の感染などは容易に見逃され,診断がつかない遷延した発熱となり,不明熱の診断基準を満たすことになる[4, 15, 27] **(Table 1)** [*6].

□訳者の考え:原著が出版された時期と大きく変わっているのは,分子遺伝学的手段の進歩とポリファーマシーである.その事実を踏まえて,従来と変わった,不明熱の4大原因が挙げられると思われる.それは,悪性腫瘍,感染症と非感染症(自己炎症性疾患を含む),膠原病,薬剤性である.

FUO IN SPECIAL POPULATIONS
特殊な集団における不明熱[*7]

【[*6]訳注:これもまた,CTなどの画像診断の普及に伴って迅速に診断されるようになり,不明熱のカテゴリーから消えていくと思われる.】

□不明熱の古典的な定義は別として，不明熱は，ある条件で選択されたサブグループごとに記述されてきた．
　■そのような不明熱の特別な集団には，院内発症の不明熱，HIV/AIDSに関連した不明熱，小児の不明熱，高齢者の不明熱などがある．これらの分類は古典的な不明熱と大幅に違うことはない．むしろ，それは，異なった患者集団において，異なった疾患分布があることを認めていることになる．
　■そのようなサブグループに分けることの不利な点は，例えば小児や高齢者のような，ある特定のサブグループの不明熱には，何か特別な疾患があるような錯覚を生じてしまうことである．年齢の違いは相対的な疾患分布を変化させるけれども，実際の不明熱の原因には影響を与えない[8, 15]．同様に，ヒト免疫不全ウィルス（HIV）に感染している患者においては，地理的な違いや，不明熱の原因疾患分布の違いが日和見感染をおこす病原体の違いに影響を及ぼす．例えば，内臓リーシュマニアが流行している地域では，それが不明熱の原因として最も重要である．しかし，リーシュマニアが流行していない地域では，HIV患者の不明熱の鑑別診断にリーシュマニアを入れるべきではない[27, 28]．同様に，院内発症の不明熱患者は，古典的な不明熱患者よりも，動静脈グラフト感染，院内発症の心内膜炎，隠れた膿瘍，手技に関係した隠された膿瘍などの頻度が高い．
　■不明熱を，ある特徴をもったサブグループに分けることは，例えばHIVを専門としている医師にとっては，HIVに関連した鑑別診断に焦点をあてることができるので，有利なことである．しかし，HIV患者を取り扱っていない医師達にとってはほとんど利点がない．同様に，小児科医は，高齢者の不明熱の原因に精通する必要はない．なぜなら，小児にとって高齢者の不明熱の鑑別診断はほとんど関係が無いからである．逆もまたしかりである[4, 15] **(Table 2-4)**．

□したがって，不明熱患者を，上記のような，様々な状況のサブグループに分けることにより，そのサブグループの特徴に応じた可能性の高い鑑別診断を調整することができる．不明熱患者をサブグループ群に分けることは，実際的にはサブグループごとに鑑別診断のテーマが異なるということであり，サブグループの不明熱の原因疾患の違いを示すものではない．むしろ，サブグループ化することは，一般人口における疾患の分布の違いを示しているのである[6, 9, 16]．
　■臨床医は，不明熱を起こす疾患の頻度分布を利用して，不明熱の定義にあてはまる遷延する原因がよくわからない発熱の診療にあたるべきである．不必要で，診断を誤った方向に誘導する検査をすることを避けるために，人口統計と地理を考慮にいれるべきである．

【＊7 訳注：不明熱患者のサブグループ分類について主に記載されてある．】

TABLE 1 Diseases Causing Classical Fever of Unknown Origin

Type of disorder	Common	Uncommon	Rare
Malignancy	Lymphomas Metastases to liver/CNS Hypernephromas	Preleukemias Hepatomas Myeloproliferative disorders Colon carcinomas	Atrial myxomas tumors Pancreatic carcinoma Multiple myeloma
Infections	Miliary TB Extrapulmonary TB (Renal TB, TB meningitis) Intra-abdominal/pelvic abscesses	SBE CMV Toxoplasma gondii Typhoid (enteric) fevers Intra/perinephric abscess Splenic abscess	Periapical dental abscesses Chronic sinusitis Subacute vertebral osteomyelitis Listeria Yersinia Brucellosis Relapsing fever Rat bits fever Chronic Q fever Cat scratch fever HIV EBV Leptospirosis Blastomycosis Histoplasmosis Coccidioidomycosis Infected aortic aneurysms Infected vascular grafts Trypanosomiasis LGV Permanently placed central IV-line infections Prosthetic device infections Relapsing mastoiditis Leishmaniasis (Kala-azar)
Rheumatologic	Still's disease (adult JRA) Polymyalgia rheumatica/temporal arteritis	PAN Rheumatoid arthritis (elderly)	SLE Takayasu's arteritis Felty's syndrome Pseudogout (CPPD) Behcet's disease FMF
Miscellaneous causes	Drug-fever Cirrhosis	Granulomatous hepatitis	Regional enteritis Whipple's disease Fabray's disease Hyperthyroidism Pheochromocytomas Addison's disease Subacute thyroiditis Cyclic neutropenia Polymyositis Wegener's granulomatosis Weber-Christian disease Sarcoidosis (e.g., basilar meningitis, hepatic granulomas)

(Continued)

TABLE 1 Diseases Causing Classical Fever of Unknown Origin (*Continued*)

Type of disorder	Common	Uncommon	Rare
			Pulmonary enboli (multiple/small)
			Hypothalamic dysfunction
			Habitual hyperthermic
			Factitious fever
			Pseudolymphomas
			Kikuchi's disease
			Hyper lgD syndrome

Abbreviations: CMV, cytomegalovirus; CNS, central nervous system; EBV, Epstein-Barr virus; FMF, familial Mediterranean fever; HIV, human immunodeficiency virus; JRA, juvenile rheumatoid arthritis; LGV lymphogranuloma venereum; PAN, periarteritis nodosa; SBE, subacute bacterial endocarditis; SLE, systemic lupus erythematosus; TB, tuberculosis.
Source: Adapted From Ret. 15.

TABLE 2 Fever of Unknown Origin in Special Populations: HIV

Infectious causes	Noninfectious causes
Common	Common
Mycobacterium tuberculosis	Drug fever
Mycobacterium avium-intracellulare	Thrombophlebitis
Visceral leishmaniasis (Kala-azar)	
Histoplasmosis	
Uncommon	Uncommon
Nontuberculous Mycobacterium	Non-Hodgkin lymphoma
Pneumocystis (carinii) jiroveci pneumonia	
Toxoplasmosis	
Cryptococcus	

Abbreviations: HIV, human immunodeficiency virus
Source: Adapted From Ret. 15.

☐不明熱の患者には，たいてい，病歴，身体所見と非特異的検査から1つ以上の手がかりが得られるもので，その手がかりから疾患のカテゴリー，またはより特異的な多くの原因疾患の可能性が浮かび上がってくるものである．ある疾患や，疾患のカテゴリーを示唆する手がかりを元にして，焦点を絞って方向性をはっきりさせながら精密検査を進めるべきである．病歴，身体所見，非特異的検査から得られた手がかりから，傷害されている臓器の疾患に特徴的なパターンを見つけ出して，確定診断をつけるために更に検査を追加していくべきである[10〜12, 15, 16] **(Table 5)**.

不明熱に対する経験的治療

☐不明熱を経験的に治療することは，非常に少数の例を除いて，推奨されるものではない．

- 不明熱を治療することによって，診断の重要な手がかり，例えば発熱の日内変動，脈拍と体温の関係などが分からなくなってしまう．
- 発熱を下げることは，患者を楽にするかもしれないが，その患者の遷延する発熱の根本的な原因の答えにはならない．
- 不明熱の経験的治療は，粟粒結核の可能性が高い患者に限定するべきである．その状況下で経験的に結核に対する治療を行うことは正当かつ合理的なことであり，救命につながる．不明熱を経験的に治療しても正当であるといえるその他の状況としては，リウマチ性多発筋痛症（以下 PMR）・側頭動脈炎の治療である．ある程度証拠が整った状況下で少量のステロイドを PMR 疑いの患者に投与することは，逆に診断を確実にするのである．もし側頭動脈炎が疑われ，視力障害が出現してきていれば，失明の危機を避けるために高用量のステロイドを投与すべきである．
- 不明熱の治療における最もよくある間違いは，解熱剤をだらだら長期間使ったり，確定診断がついていないのに抗菌薬を投与することである．そのようなアプローチは，診断をつけるための貴重な時間を失う行為であり，患者の不明熱の根本的原因を検索するために何の役にも立たない[10, 12, 15, 30]．

TABLE 3 Fever of Unknown Origin in Special Populations: Children

Infectious causes	Noninfectious causes
Common	Common
Chronic mastoiditis	Leukemias
Chronic sinusitis	Lymphomas
Subdiaphragmatic abscess	JRA
CMV	
EBV	
Visceral larva migrans	
Uncommon	Uncommon
Perinephric abscess	PAN
Renal abscess	Neuroblastomas
Psittacosis	
Rare	Rare
Histoplasmosis	Drug fever
Toxoplasmosis	
SBE	
Brucella	
Leptospirosis	

Abbreviations: CMV, cytomegalovirus; EBV, Epstein-Barr virus; JRA, juvenile rheumatoid arthritis; PAN, periarteritis nodosa; SBE, subacute bacterial endocarditis.
Source: Adapted From Ret. 15.

TABLE 4 Fever of Unknown Origin in Special Populations: Neutropenic Fever

Infectious causes	Noninfectious causes
Common	Common
Invasive/disseminated fungal infections	CNS metastases
Hepatosplenic candidiasis	Hepatic metastases
Perirectal/ischiorectal abscess	
Semipermanent central IV lines	
Uncommon	Uncommon
Bacteremia (fastidious organism)	Drug fever

Abbreviations: CNS, central nervous system.
Source: Adapted From Ref. 15.

TABLE 5 Organ-System Involvement in Classical Fever of Unknown Origin

CNS
  TB meningitis
  Sarcoid meningitis
  Tumors
  Chronic encephalitis
  Brain abscess
  SBE
  Takayasu's arteritis

Neck
  Subacute thyroiditis
  Adult JRA
  Relapsing mastoiditis
  Kikuchi's disease

Lymph nodes
  Lymphomas
  CSF
  TB
  LGV
  EBV
  CMV
  Toxoplasmosis
  HIV
  Adult JRA
  Brucellosis
  Whipple's disease
  Kikuchi's disease
Joints
  Whipple's disease
  Rat bite fever
  Brucellosis
  FMF
  LGV
  Hyper IgD syndrome
Small intestine
  FMF
  Lymphomas
  Regional enteritis
  Whipple's disease

Heart
  SBE
  Atrial myxomas
  Takayasu's arteritis

Kidneys
  SBE
  Hypernephroma
  Intra/perinephric abscess
  PAN
  Renal TB
  HIV
  Lymphomas
  SLE
  Leptospitosis
  Brucellosis

Spleen
  SBE
  Splenic abscess
  Lymphomas
  CMV
  HIV

Liver
  Hepatoma
  Metastatic carcinoma
  Cirrhosis
  Liver abscess
  Sarcoidosis
  Granulomatous hepatitis
  Brucellosis
  Q fever
  EBV
  CMV
  Rat bite fever
  Adult JRA
  Kikuchi's disease
  Drug fever

Pelvis
　Pelvic abscess/tumors

Biliary tract
　Subacute cholangitis
　PAN
　Gallbladder wall abscess

Bone marrow
　Lymphomas
　Carcinomas
　Miliary TB
　Histoplasmosis
　Brucellosis
　Typhoid fever

No localizing signs
　Preleukemias
　Myeloproliferative diseases
　SBE
　Miliary TB
　Brucellosis
　Q fever
　Colon cancer
　HIV
　Lymphomas
　Typhoid fever
　Drug fever
　Factitious fever
　Infective aortic aneurysm

Abbreviations: CMV, cytomegalovirus; CNS, central nervous system; CSF, cat scratch fever; EBV, Epstein-Barr virus; FMF, familial Mediterranean fever; HIV, human immunodeficiency virus; JRA, juvenile rheumatoid arthritis; LGV, lymphogranuloma venereum; PAN, periarteritis nodosa; SBE, subacute bacterial endocarditis; SLE, systemic lupus erythematosus; TB, tuberculosis.
Source: Adapted From Ret. 15.

【＊8訳注：以上，長文になったが，医学生さん，研修医先生達の理解の助けに，日本語に翻訳した以下の表をまとめて提示する.】

表1　古典的不明熱の特徴

「古典的不明熱」

「院内不明熱」

「好中球減少性不明熱」

「HIV 関連不明熱」

(hospitalist 2017 年 3 号より改変引用.)

疾患	内訳	割合
感染	結核, 心内膜炎, HIV/AIDS, etc	23～53%
膠原病	AOSD, PMR, 血管炎, SLE, etc	17～31%
腫瘍	リンパ腫, 腎癌, 肺癌, etc	2～16%
その他	IBD, 薬剤熱, Sweet 病, 詐熱, etc	3～15%
診断不能		10～29%

表2　院内不明熱の特徴

「古典的不明熱」

「院内不明熱」

「好中球減少性不明熱」

「HIV関連不明熱」

(hospitalist 2017年3号より改変引用.)

	感染症	非感染症
1位	肺炎	薬剤熱
2位	CD腸炎	血栓症
3位	尿路感染	中枢由来
4位	デバイス感染	腸管虚血
5位	ウイルス感染	血腫

Nosocomial Fever of Unknown Origin. Infectious Diseases in Clinical Practice. 1999;8:396-398.

表3　好中球減少性不明熱の特徴

「古典的不明熱」

「院内不明熱」

「好中球減少性不明熱」

「HIV関連不明熱」

(hospitalist 2017年3号より改変引用.)

	感染症	割合
1位	原因不明のまま	45〜50%
2位	臨床的に感染症の証拠あり	20〜25%
3位	微生物学的に感染症の証拠あり	20〜25%
4位	非感染症	<5%

Infection. 42:5-13, 2014

表4　HIV関連不明熱の特徴

「古典的不明熱」

「院内不明熱」

「好中球減少性不明熱」

「HIV関連不明熱」

(hospitalist 2017年3号より改変引用.)

CD4	感染症	非感染症
200-500	肺炎，結核　帯状疱疹	リンパ腫　間質性肺炎
<200	PCP，結核　ヒストプラズマ	DLBCL
<100	HSV感染　トキソプラズマ　クリプトコッカス	Castleman病
<50	非定型抗酸菌症　CMV感染症	中枢神経リンパ腫

Arch Intern Med 155:1537-1542, 1995

REFERENCES

1. Keefer CS, Leard SE. Prolonged and Perplexing Fevers. Boston: Little Brown and Co, 1955.
2. Petersdorf RG, Beeson PB. Fever of unexplained origin: report on 100 cases. Medicine (Baltimore) 1961; 40:1-30.
3. Vanderschueren S, Knockaert 0, Adrienssens T, et al. From prolonged febrile illness to fever of unknown origin: the challenge continues. Arch Intern Med 2003; 163:1033-1041.
4. Brusch JL, Weinstein L. Fever of unknown origin. Med Clin North Am 1988; 72: 1247-1261.
5. Bryan CS. Fever of unknown origin. Arch Intern Med 2003;163:1003-1004.
6. Gleckman Esposito A. R, Crow ley M, Fever of unknown origin: a view from the community hospital. Am J Med Sci 1977; 274:21- 25.
7. de Kleijn EM, Vandenbroucke JP, van der Meer JW, for the Netherlands FUO Study Group. Fever of unknown origin (FUO), I: a prospective multicenter study of 167 patients with FUO, using fixed epidemiologic entry criteria. Medicine (Baltimore) 1997; 76:391 - 400.
8. Kazanjian PH. Fever of unknown origin. Review of 86 patients treated in a community hospital. Clin Infect Dis 1992;15:968-973.
9. Petersdorf RG. Fever of unknown origin: an old friend revisited. Arch Intern Med 1992; 152:21-22.
10. Knockaert DC, Vanneste LJ, Vanneste SB, et al. Fever of unknown origin in the 1980s: an update of the diagnostic spectrum. Arch Intern Med 1992;152:51-55.
11. Louria DB. Fever of unknown etiology. Del Med J 1971;43:343- 348.
12. Murray HW, ed. FUO: fever of undetermined origin. Mount Kisco, NY: Futura Publishing, 1983.
13. Cunha BA. Diagnostic significance of nonspecific laboratory abnormalities in infectious diseases. In: Gorbach SL, Bartlett JG, Blacklow NE, eds. Infectious Diseases. 3rd ed. Philadelphia: Lippincott Williams and Wilkins, 2004:158-165.
14. Cunha BA. Fever of unknown origin. Infect Dis Clin North Am 1996;10:111-128.
15. Cunha BA. Fever of unknown origin (FUO). In: Gorbach SL, Bartlett JB, Blacklow NR, eds. Infectious Diseases in Medicine and Surgery 3rd ed. Philadelphia: WB Saunders, 2004:1568-1577.
16. Cunha BA. Fever of unknown origin (FUO): focused diagnostic testing and simplified diagnostic criteria. Scand J Infect Dis (in press 2007).
17. Cunha BA. Fever of unknown origin in the elderly a commentary. Infect Dis Clin Pract 1993; 2:380-383.
18. Esposito AL, Gleckman R. Fever of unknown origin in the elderly. J Am Geriatric Soc 1978;26:498-505.
19. Kauffman CA, Jones PG. Diagnosing fever of unknown origin in older patients. Geriatrics 1984; 39:46-51.
20. Knockaert DC, Vanneste LJ, Bobbears HJ. Fever of unknown origin in elderly patients. J Am Geriatr Soc 1993; 41:1187- 1192.
21. Malmvall BE, Bengtsson BA, Alestig K, et al. The clinical pictures of giant cell arteritis. Temporal arteritis, polymyalgia rheumatica, and fever of unknown origin. Postgrad Med 1980; 67:141 - 150.

22. Weinberger A, Kessler A, Pinkhas J. Fever in various rheumatic diseases. Clin Rheumatol 1985; 4:258-266.
23. Calamia KT, Hunder GG. Giant cell arteritis (temporal arteritis) presenting as fever of undetermined origin. Arthritis Rheum 1981; 24:1414- 1418.
24. Cunha BA, Parchuri S, Mohan S. Fever of unknown origin: temporal arteritis presenting with persistent cough and elevated serum ferritin levels. Heart Lung 2006; 35:112-116.
25. Cunha BA. Fever of unknown origin caused by adult juvenile rheumatoid arthritis: the diagnostic significance of double quotidian fevers and elevated serum ferritin levels. Heart Lung 2004; 33:417-421.
26. Calabro JJ, Marchesano JM. Fever associated with juvenile rheumatoid arthritis. N Engl J Med 1967; 267:11-18.
27. Bujak JS, Aptekar RG, Deck JL, et al. Juvenile rheumatoid arthritis presenting in the adult as fever of unknown origin. Medicine (Baltimore) 1973; 52:431-434.
28. Cunha BA. Fever of unknown origin in HIV/AIDS patients. Drugs Today 1999; 35: 429- 434.
29. Bissuel F, Leport C, Perrone C, et al. Fever of unknown origin in HIV-infected patients: a critical analysis of a retrospective series of 57 cases. J Intern Med 1994; 236:529- 535.
30. Manfredi R, Calza L, Chiodo F. Primary cytomegalovirus infection in otherwise healthy adults with fever of unknown origin: a 3-year prospective survey. Infection 2006; 34: 87-90.

2 Fever of Unknown Origin: A Focused Diagnostic Approach
不明熱：焦点を絞った診断アプローチ

Burke A. Cunha
Infectious Disease Division, Winthrop-University Hospital, Mineola, New York, U.S.A.

OVERVIEW
概説*1

□不明熱として発症する疾患は，様々で，広範囲にわたる[1～11]．臨床医は，しばしば，考え得るありとあらゆる検査をオーダーし，一般的に不明熱の鑑別診断の対象となる多数の疾患の中から診断をつけようと努力する．しかし，それはしばしば，患者の症状や徴候と無関係な検査であることが多い．

□不明熱患者の診断をつけるための検査を難しくしているのは，焦点を絞らないからである．

- ■全ての疾患には，特異的な臓器障害のパターンがある．臓器障害のパターンから，逆に様々な疾患の病歴，身体所見を取り直し，非特異的検査が決定されることもある．
- ■不明熱の患者では，病歴，身体所見，非特異的検査異常の中から，通常1つ以上の手がかりが存在し，それが特定の診断を示唆したり，少なくとも可能性のある診断の範囲を規定することができる．場合によっては，病歴，身体所見，非特異的検査によって，本来なら，更に精査をしなければならない疾患のカテゴリーを完全に除外することが可能である．
- ■例えば，ある患者が憩室炎の既往があり，発熱と左下腹部痛を訴えて受診し，不明熱とされている場合，膠原病，甲状腺機能検査，などをオーダーすることは，左下腹部痛という臨床症状に合致せず，費用対効果に合わないし，臨床的にも有用なことではない[12～15]．

FOCUSED DIAGNOSTIC APPROACH
焦点を絞った診断アプローチ*2

【*1訳注：不明熱を自分で作り出している医師達について記載されている．】

□病歴，身体所見・非特異的検査を終了した後に行う精査は，疾患の経過を解剖学的に突きとめて，障害された臓器系を決定するものでなければならない．それが鑑別診断を決定づけるのに大切なことである．

□不明熱では，病歴，身体所見，非特定的血液検査から疾患の一般的な特徴や疾患のカテゴリーは大体明らかになってくるものである．すなわち，悪性腫瘍，感染症を含む炎症性疾患（自己炎症性疾患を含む），膠原病・自己免疫疾患，薬剤熱などである．

□臨床的な特徴から，ある特定の疾患カテゴリーが示唆されるはずであり，それを更に非特異的および特異的な検査によって，絞り込んでいき，最終的には確定診断に至らなければならない．

- ■もし炎症性だが，非感染性の疾患が疑われれば，リウマチ性疾患や自己炎症性疾患に絞った診断を行うために組み合わされた複数の検査が行われなければならない．
- ■もし臨床的に悪性腫瘍が示唆されるならば，さらに焦点を絞った検査や画像診断で，悪性腫瘍を診断する，または除外する努力がなされねばならない．
- ■同様に，感染症を疑う場合は，患者の年齢，地理的要素，そして臨床症状から最も可能性が高い原因微生物を検索するよう焦点をあてて検査をしていかねばならない[2, 4, 9, 10, 12〜15]．

□不明熱の精査をするにあたって最も大きな過ちは，検査を過剰にすることと，検査が不十分であることである．

- ■臨床的に有用でない検査をオーダーすることは，無駄で不必要なことである．代わりに，あまりにも少ない検査項目，特に本当は必要で実施するのが適切な検査や，一見して臨床的な状況から関係がなさそうな検査をすること，以上のようなことは，不明熱の診断を誤った方向に導き，長引かせるものである．

□不明熱の診断アプローチの鍵は，焦点を絞ることと，臨床的に関連性があると考えられることを完全に調べ上げることである．"散弾銃"的なアプローチでなく，焦点を絞ったアプローチを用いることによって，臨床医は確定診断により迅速に，より安価に，そしてより非侵襲的に確定診断に至ることができるのである[9, 10, 15]．

□臨床医は，しばしば，病歴，身体所見と血液検査から得られるごく些細な，または非特異的な所見を見逃すことがある．しかし，それらは，しばしば，診断への重要な手がかりとなるのである．ごく些細な所見が唯一利用できる手がかりで，それらを追求していかなければならない症例がある．些細な手がかりは，

【＊2訳注：病歴・身体所見・非特異的検査の結果から焦点を絞って発熱の原因に迫る事．些細な異常も見逃さないことの重要性が記載されている．】

しばしば関わっている臓器を示唆し，それを元に焦点を絞って精査を進めていかねばならない[14〜19]．

NONSPECIFIC LABORATORY ABNORMALITIES
非特異的血液検査異常*3

□非特異的な検査での軽微な異常値と同じように，不明熱の精査においてあまり用いられない検査が存在する．例えば，血沈（ESR）は，もし非常に高値であれば，すなわち100mm／時以上ならば，診断の可能性は比較的少数の疾患に，即座に限定されてくる．

□他のあまり使用されていない検査として血清蛋白電気泳動法：serum protein electrophoresis（SPEP）がある．例えば不明熱の精査においては，SPEPの解釈の角度を変える事によって，多発性骨髄腫以外の疾患，例えば，様々な感染症，頻度が高い膠原病，そしてリンホーマまで示唆してくれる**(Table 1-2)** *4．

□おそらく，不明熱患者の精査において，使用頻度が少ない，あるいは本来施行されるべきであるのに施行されていないと思われる検査は血清フェリチン値である．

【*3訳注：非特異的血液検査異常が特異的異常に変わる瞬間について述べている．】

【*4訳注：
●まず基本として，不明熱患者のSPEPにおいて，α1／α2グロブリンの上昇は急性反応物質として扱ってはいけない事を再認識して頂きたい．なぜなら，不明熱の定義として，患者は3週間以上続く遷延した発熱を呈しているのである．そのように遷延した発熱であるため，不明熱の定義にあてはまった段階で，本来なら急性期反応物質としてのα1とα2は上昇していないはずである．それにもかかわらず血清蛋白電気泳動（SPEP）においてα1とα2の上昇があれば，これは異常である．具体的な例を挙げると，不明熱の原因検索の際に，α1とα2の上昇に加えて，説明がつかないアルカリーフォスファターゼ（ALP）の単独の上昇があれば，リンホーマを指し示す唯一の手がかりとなるのである．
●もう一つ，非特異的検査のALPが有用な状況として，TAFRO症候群とCastleman病を鑑別する局面がある．下記表のように，ALP，血小板のような非特異的検査が鑑別に役立つのである．】

	TAFRO症候群	キャッスルマン病
全身状態	急速に悪化，不良	良好
浮腫（胸腹水貯留）	あり	なし
発熱	あり	時にあり
血小板減少	あり	なし
腹痛	あり	なし
高ガンマグロブリン血症	なし	あり
血清ALP値	上昇	基準値内

TABLE 1 Fever of Unknown Origin: Nonspecific Laboratory Clues as a Guide to Focused Laboratory Testing

For all FUO categories
  CBC
  ESR
  LFTs
  Chest X ray
  ANA
  UA
  Routine blood cutltures
CBC
  Leukocytosis → neoplastic and infectious panels
  Leukopenia → neoplastic infectious, and RD panels
  Anemia → neoplastic, infections, and RD panels
  Myelocytes/metamyelocytes → neoplastic panels
  Lymphocytosis → neoplastic and infectious panels
  Lymphopenia
  Atypical lymphocytes
  Eosinophilia → neoplastic, RD, and infectious panels
  Basophilia → neoplastic panels
  Thrombocytosis → neoplastic, infectious, and RD panels
  Thrombocytopenia → neoplastic, infectious, and RD panels
ESR
  Highly elevated → neoplastic, infectious, and RD panels
LFTs
  ↑ SGOT/SGPT → RD panel
  ↑ all phosphatases → neoplastic and RD panels
ANA
  Increased ANA → RD panel
  Increased RF → infectious and RD panels
Chest X ray
  Any lung parenchymal abnormality/adenopathy/pleural effusion
  → neoplastic, infectious, or RD panels
Blood cultures
  Imaging studies

Abbreviations: ANA, antinuclear antibodies; CBC, complete blood count; ESR, erythrocyte sedimentation rate; LFTs, liver function tests; RD, rheumatic disease; SGOT/SGPT, serum glutamic-oxaloacetic transaminase/serum glutamic pyruvate transaminase; UA, urine analysis.

■血清フェリチン値の上昇は、しばしば無視されたり、"急性期反応物質"として不明熱の原因疾患と切り離して考えられている．

■不明熱患者は、定義に照らし合わせると、その疾患の経過は急性ではなく、血清フェリチン値の上昇は、急性期炎症反応物質とは非常に異なった意義を持つ．すなわち、不明熱の診断の段階では、急性期炎症反応物質としての意義は消失し、特別な診断的意義をもつものに変化している．

■不明熱における血清フェリチン値の上昇は、例えばSLE, 若年性関節リウマチ (JRA), 側頭動脈炎などを示唆する．フェリチン値はまた、各種の骨髄増殖性疾患においてだけでなく、悪性腫瘍によっても高値になりえる．大切なことは、不明熱のという状況の中での高フェリチン値は、その原因として感染症を強く否定的なものにする [21～25]．

TABLE 2 A Focused Diagnostic Approach

Infectious panel	Neoplastic panel	Rheumatic panel
Blood tests 　Special blood cultures 　　($\uparrow CO_2$/6 weeks) 　Q fever serology 　Brucella serology 　Bartonella serology 　Salmonella serology 　Viral serologies 　　EBV 　　CMV 　　HHV-6 Radiologic tests 　CT/MRI 　Abdomen/pelvis[a] 　Gallium scan 　Panorex films of 　　jaws (if all else 　　negative) Other tests 　Naprosyn test 　Anergy panel/PPD	Blood tests 　Ferritin 　SPEP Radiologic tests 　CT/MRI abdomen/pelvis[a] 　Gallium scan BM biopsy 　(if myelophthistic 　anemia/abnormal RBCs/WBCs) 　TTE (if heart murmur 　with negative 　blood cultures) Other tests 　Naprosyn test	Blood tests 　DS DNA 　SPEP 　Ferritin 　CPK 　ACE Radiologic tests 　Head/chest CT/MRI 　Temporal artery biopsy 　　(if ESR>100, 　　without alternate 　　diagnosis) Low-dose steroids 　(prednisone 10mg/day 　if PMR likely)

[a]Chest/head CT/MRI (if head/chest infectious etiology suspected).
Abbreviations; ACE, angiotensin converting enzyme; BM, bone marrow; CMV, cytomegalovirus; CPK, creatine phosphokinase CT, computed tomography; DS DNA, double-stranded DNA; EBV, Epstein-Barr virus; MRI, magnetic resonance imaging; PMR, polymyalgia rheumatica. SPEP, serum protein electrophoresis; TTE, transthoracic echocardiography.

■ フェリチン値が高値で，かつ ESR > 100mm／時間であれば，鑑別診断の範囲は大きく，まず始めに，悪性腫瘍に関連があると考えてしまう傾向がある．しかし，第一には，悪性腫瘍と膠原病というカテゴリーに診断を限定できる．もし血清フェリチン値が高値で，かつ赤沈が高値である状況に加えて，好塩基球増加も伴っていれば，膠原病は除外されて，診断は腫瘍というカテゴリーの中に絞られる [12, 15] **(Table 3-5)** *[5].

■ また，フェリチン値が 1000 ng/mL 以上であると，AOSD を示唆する．フェリチン値は AOSD の治療への反応性をモニターするのにも有用である．（参考文献：Bella Mehta1 and Petros Efthimiou International Journal of Inflammation Volume 2012 (2012), Article ID 298405, 7 pages Review Article Ferritin in Adult-Onset Still's Disease: Just a Useful Innocent Bystander?）

■ フェリチン値 2000 ng/mL では Hemophagocytic Syndrome (HPS) の可能性も出てくる．HPS に対するフェリチン値 2000 ng/mL の感度は 70％，特異度は 68％とされている．（参考文献：Determination of an appropriate cut-off value for ferritin in the diagnosis of hemophagocytic lymphohistiocytosis. Lehmberg K, McClain KL, Janka GE, Allen CE Pediatr Blood Cancer. 2014 Nov;61(11):2101-3. Epub 2014 Apr 21.）

【*5 訳注：ある文献では，不明熱においてフェリチン値が 561 ng/mL 以上であれば，非感染性疾患であると述べている（参考文献：Kim SE1, Kim UJ, Jang MO, Kang SJ, Jang HC, Jung SI, Lee SS,

TABLE 3 Focused Diagnostic Approach to Fever of Unknown Origin: Clues to Infectious Diseases

History
  Fatigue (any chronic infection)
  Weight loss (abscesses, HIV, TB, SBE)
  Night sweats (abscesses, HIV, TB, SBE)
  Headache (typhoid fever, TB, brucellosis, HIV)
  Mental confusion (brucellosis, TB, chronic viral/parasitic CNS infections, HIV, CSF)
  Sudden vision loss (SBE, brain abscess)
  CVA (TB, SBE)
  Tongue pain (relapsing fever)
  Shoulder pain (subdiaphragmatic abscess)
  Arthralgias (LGV, Whipple's disease, rat bite fever, brucellosis, HIV)
  Cough (TA, TB)
  Heart murmur (SBE)
  Back pain (TB, brucellosis, SBE)
  Thigh pain (brucellosis)
  Early satiety (brucellosis, splenic abscess, typhoid fever)
  Animal contact (brucellosis, typhoid fever, Q fever, CSF, psittacosis, rat bite fever)
  IVDA/blood transfusions (CMV, HIV)
Physical findings
  Relative bradycardia (typhoid fever, leptospirosis, psittacosis, brucellosis, malaria)
  Epistaxis (psittacosis, relapsing fever)
  Conjunctivitis (TB, CSF)
  Conjunctival suffusion (relapsing fever)
  Subconjunctival hemorrhage (SBE)
  Uveitis (TB)
  Adenopathy
    Localized (toxoplasma, CSF, HIV)
    Generalized (HIV, EBV, CMV, TB, LGV, brucellosis)
    Heart murmur (SBE)
  Trapezius tendemess (subdiaphragmatic abscess)
  Spinal tenderness (SBE, brucellosis, EBV, CMV, psittacosis, relapsing fever, typhoid fever)
    Thigh tenderness (brucellosis)
    Thrombophlebitis (psittacosis)
    Epididymoorchitis (TB, brucellosis, leptospirosis, EBV)
    Arthritis (rat bite fever, brucellosis, osteomyelitis, typhoid fever, Whipple's disease)
Nonspecific laboratory findings
CBC
  Leukopenia (HIV, TB, brucellosis, typhoid fever)
  Lymphopenia (HIV, TB)
  Lymphocytosis (TB, EBV, CMV, toxoplasmosis)
  Monocytosis (SBE, TB, brucellosis, CMV)
  Atypical large/bizarre lymphocytes (toxoplasmosis, CMV, EBV)
  Thrombocytopenia (HIV, CMV, RSV, relapsing fever)
  Thrombocytosis (abscess, osteomyelitis, SBE, TB)
ESR
  Highly elevated ESR>100mm/hr (abscess, osteomyelitis, SBE)
Rheumatoid factor
  Increased rheumatoid factors (SBE)
SPEP
  Polyclonal gammopathy (HIV)
  Increased SGOT/SGPT (EBV, CMV, Q fever, psittacosis, oxoplasmosis, relapsing fever, brucellosis)
  Increased alkaline phosphatase (TB)

Abbreviations; CBC, complete blood count; CMV, cytomegalovirus; CNS, central nevous systetem; CSF, cat scratch fever; CVA, cardiovascular accident; EBV, Epstein-Barr virus; ESR, erythrocyte sedimentation rate; HCV, hepatitis C virus; HIV, human immunodeficiency virus; LGV, lympho-granuloma venereum; RSV, respiratory syncytial Virus; SBE, subacute bacterial endocarditis; SGOT/SGPT, serum glutamic-oxaloacetic transaminase/serum glutamic pyruvate transaminase; SPEP, serum protein electrophoresis; TA, temporal arteritis; TB, tuberculosis.

Park KH. Diagnostic use of serum ferritin levels to differentiate infectious and noninfectious diseases in patients with fever of unknown origin. Dis Markers. 2013;34(3):211-8.)〕

TABLE 4　Focused Diagnostic Approach to Fever of Unknown Origin: Clues to Malignant Disorders

History
　　Fatigue (any neoplastic disorder)
　　Decreased appetite/weight loss (any neoplastic disorder)
　　Headache (primary/metastatic CNS neoplasms)
　　Cough (pulmonary neoplasms)
　　Night sweats (any neoplastic disorder)
Physical findings
　　Relative bradycardia (lymphomas)
　　Sternal tenderness (preleukemias, myeloproliferative disorders, lymphoreticular malignancies)
　　Pleural effusion (lymphomas, pulmonary neoplasms, metastases)
　　Heart murmur (atrial myoma)
　　Hepatomegaly (hematoma, metastases, lymphomas)
　　Splenomegaly (leukemias, lymphomas)
　　Ascites (peritoneal/omental metastases)
　　Lymphadenopathy (lymphomas, CLL)
　　Epididymoorchitis (lymphoma)
Nonspecific laboratory tests
CBC
　　Leukocytosis (MPD, CLL)
　　Leukopenia (lymphoreticular malignancies)
　　Anemia (any malignancy)
　　Myocytes/melamyelocytes/nucleated RBCs "teardrop RBCs" (neoplastic bone marrow involvement)
　　Atypical (small/uniform) lymphocytes (CLL)
　　Eosinophilia (MPD, leukemias, lymphomas)
　　Basophilia (MPD, leukemias, lymphomas)
　　Thrombocytopenia (any malignancy with bone marrow involvement)
　　Thrombocytosis (any malignancy)
ESR
　　Highly elevated ESR>100mm/hr (any neoplastic disorder)
LFTs
　　Increased alkaline phosphatase (hepatomas, lymphomas, live metastases)
SPEP
　　Increased monoclonal gammopathy (multiple myeloma)
　　Increased α_1/α_2 globulins (lymphomas)
Serum ferritin
　　Increased ferritin levels (MPD, any malignancy)

Abbreviations: CBC, complete blood count; CLL, chronic lymphocytic lymphoma; CNS, central nervous system; ESR, erythrocyte sedimentation rate; LFT, liver function tests; MPD, myeloproliferative disorders; RBC, red blood cells; SPEP, serum protein electrophoresis.

- ■血清フェリチンが5000ng/mLを超える場合はASODの有力な診断ツールとなりうる．（参考文献：Novak S:Extremely high serum ferritin levels as diagnostic tool in adult-onset Still's disease: Rheumatol Int. 2011 Feb 26）
- ■血清フェリチン10000 ng/mL以上はAOSD，HPS（血球貪食症候群）のいずれかしか考えられないとされている．ただし，ごく例外的に肝細胞障害や肝臓，脾臓の網内系マクロファージの障害でも異常高値になることは知られている．HPSに対する感度90％，特異度96％と非常に有用である．（参考文献：Highly elevated ferritin levels and the diagnosis of hemophagocytic lymphohistiocytosis. Allen CE, Yu X, Kozinetz CA, McClain KL Pediatr Blood Cancer. 2008;50(6):1227.）

TABLE 5 Focused Diagnostic Approach to FUO: Clues to Rheumatic Disorders

History
  Dry eyes (LORA, SLE)
  Watery eyes (PAN)
  Vision disorders/eye pain (Takayasu's arteritis, TA)
  Headache (temporal pain, TA)
  Neck pain (jaw pain, adult JRA)
  Dry cough (TA)
  Abdominal pain (PAN, SLE)
  Myalgias/arthralgias (PAN, adult JRA, FMF, LORA, SLE)
    generalized
    localized
Physical findings
Eyes
  Band keratopathy (adult JRA)
  Conjunctivitis (SLE)
  Uveitis (adult JRA, sarcoidosis, SLE)
  Dry eyes (LORA, SLE)
  Watery eyes (PAN)
  Fundi ["cytoid bodies" (SLE), "candlewax drippings" (sarcoidosis)]
  Lymphadenopathy (Kikuchi's disease, adult JRA)
  Splenomegaly (SLE, LORA, sarcoidosis, Kikuchi's disease)
  Epididymoorchitis (PAN)
Nonspecific laboratory tests
Blood tests (all rheumatic disorders)
CBC
  Leukopenia (SLE)
  Lymphopenia (sarcoidosis/lymphoma syndrome)
  Eosinophilia (sarcoidosis, PAN)
  Thrombocytopenia (SLE)
ESR
  Highly elevated ESR .100 mm/hr (all rheumatic disorders)
LFTs
  Increased SGOT/SGPT (Kikuchi's disease, adult JRA)
  Increased alkaline phosphatase (PAN)
SPEP
  Polyclonal gammopathy (SLE)
  Increased a_1/a_2 globulins (SLE)
Ferritin
  Increased ferritin levels (adult JRA, SLE, TA)

Abbreviations: ESR, erythrocyte sedimentation rate; FMF, familial Mediterranean fever; JRA, juvenile rheumatoid arthritis; LFTs, liver function tests; LORA, late onset rheumatoid arthritis; PAN, periarteritis nodosa; SGOT/SGPT, serum glutamic-oxaloacetic transaminase/serum glutamic pyruvate transaminase; SLE, systemic lupus erythematosus; SPEP, serum protein electrophoresis; TA, temporal arteritis.

■なお,急性期反応物質としてのフェリチンの有用性についても言及しておく.HIV感染患者の発熱において,フェリチンは有用である.発熱があり,フェリチン値が極めて高値の場合(例,>10,000 ng/mL),全例で日和見感染が生じており,その中で最も頻度が高いのはHistoplasma capsulatumで,次が播種性結核症であったという.(参考文献:Kirn DH, Fredericks D, McCutchan JA, Stites D, Shuman M. Marked elevation of the serum ferritin is highly specific for disseminated histoplasmosis in AIDS. AIDS. 1995 Oct;9(10):1204-5[PubMed ID: 8519465])

IMAGING TESTS
画像診断[*6]

□画像診断は，不明熱精査に重要な役割を担っている．特に，悪性腫瘍と感染症の鑑別に有用である．心エコー検査は，感染性心内膜炎と非定型的な筋腫[*7]の鑑別に有用である[12, 15]．ガリウム／インジウムスキャンは悪性腫瘍と感染症を鑑別することしかできない．非特異的血液検査は診断するために特異度が高い検査と組み合わせて実施するべきである．それと同様に，病歴と身体所見もそのような側面をもっている．

□大切な臨床上のポイントは，病歴・身体所見・非特異的血液検査の鍵となる所見を組み合わせることによる症候群としての診断である．それによって，確定診断のための精査の方向性が決まり，迅速な，特異的で決定的な検査に進むことが可能となり，不明熱の原因を同定できる．

□コンピュータ断層撮影／磁気共鳴診断装置（CT/MRI）はガリウム／インジウム／陽電子エミッショントモグラフィ（PET）において検出された異常を解剖学的にさらに明確にする．そして，全身／局所のCT/MRIは悪性腫瘍と感染症を鑑別して，いずれかを確定または除外診断できる．不明熱のほとんどの原因は，非侵襲的手段で診断が可能である．しかし，いくつかの不明熱の原因は，病理・組織検査で確定しなくてはならない．非特異的画像検査によって，組織を生検して確定診断する必要性が示唆され，その採取部位を明示することができる[26～32]．

REFERENCES

1. Petersdorf RG, Beeson PB. Fever of unexplained origin: report on 100 cases. Medicine (Baltimore) 1961; 40:1-30.
2. Louria DB. Fever of unknown etiology. Del Med j 1971; 43:343-348.
3. Weinstein L. Clinically benign fever of unknown origin: a personal retrospective. Rev Infect Dis 1985; 7:692-699.
4. Murray HW, ed. FUO: Fever of Undetermined Origin. Mount Kisco, NY, Futura Publishing, 1983.
5. Kauffman CA, Jones PG. Diagnosing fever of unknown origin in older patients. Geriatrics trics 1984; 39:46-51.

【*6訳注：画像診断のどれを選択するかは，病歴と身体所見にかかっている！という事が主張されている．】

【*7訳注：原著ではatypical myomasと記載されているが左房粘液種などの心臓にできる腫瘍を指していると思われる．】

6. Kazanjian PH. Fever of unknown origin. Review of 86 patients treated in community hospital. Clin Infect Dis 1992; 15:968-973.
7. Knockaert DC, Vanneste LJ, Vannester SB, et al. Fever of unknown origin in the 1980s: an update of the diagnostic spectrum. Arch Intern Med 1992; 152:51-55.
8. Knockaert DC, Vanneste LJ, Bobbears HJ. Fever of unknown origin in elderly patients. J Am Geriatr Soc 1993; 41:1187-1192.
9. Cunha BA. Fever of unknown origin. Infect Dis Clin North Am 1996; 10:111-128.
10. Cunha BA. Fever of unknown origin. In: Gorbach SL, Bartlett JG, Blacklow NE, eds. Infectious Diseases. 3rd ed. Philadelphia: Lippincott Williams and Wilkins, 2004: 1568-1577.
11. Brusch JL, Weinstein L. Fever of unknown origin. Med Clin North Am 1988; 72: 1247-1261.
12. Sen P, Louria DB. Noninvasive and diagnostic procedures and laboratory methods. In: Murray HW, ed. FUO: Fever of Undetermined Origin. Mount Kisco, NY, Futura Publishing, 1983:159-190.
13. Ravel R. Clinical Laboratory Medicine. 6th ed. New York: Mosby, 1995.
14. Wallach J. Interpretation of Diagnostic Tests. 7th ed. Philadelphia: Lippincott Williams and Wilkins, 2000.
15. Cunha BA. Diagnostic significance of nonspecific laboratory abnormalities in infectious diseases. In: Gorbach SL, Bartlett JG, Blacklow NE, eds. Infectious Diseases. 3rd ed. Philadelphia: Lippincott Williams and Wilkins, 2004:158-165.
16. Shafiq M, Cunha BA. Diagnostic significance of lymphopenia. Infect Dis Pract 1999; 23:81-82.
17. Sullivan CL, Cunha BA. The significance of eosinophilia in infectious disease. Hosp Pract 1989; 25:21-27.
18. Cunha BA. The diagnostic significance of thrombocytosis and thrombocytopenia in infectious disease. Infect DisPract 1995; 19:68.
19. Tietz NW, ed. Clinical Guide to Laboratory Tests. 4th ed. Philadelphia: WB Saunders, 2006.
20. Cunha BA. The diagnostic significance of erythrocyte sedimentation rate. Intern Med 1992; 13:48-51.
21. Krol V, Cunha BA. Diagnostic significance of serum ferritin levels in infectious and noninfectious infectious diseases. Infect Dis Pract 2003; 27:196-197.
22. Beyan E, Beyan C, Demirezer A, et al. The relationship between ferritin levels and disease activity in systemic lupus erythematosus. Scand J Rheumatol 2003; 32:225-228.
23. Cunha BA. Fever of unknown origin caused by adult juvenile rheumatoid arthritis: the diagnostic significance of double quotidian fevers and elevated serum ferritin levels. Heart Lung 2004; 33;417-421.
24. Schwarz-Eywill M, Helig B, Bauer H, et al. Evaluation of serum ferritin as a marker for adult Still's disease activity. Ann Rheum Dis 1992; 51:683-685.
25. Cunha BA, Parchuri S, Mohan S. Fever of unknown origin: temporal arteritis presenting with persistent cough and elevated serum ferritin levels. Heart Lung 2006; 35: 112-116.
26. Peters AM. Nuclear medicine imaging in fever of unknown origin. Q J Nucl Med 1999; 43:61-73.

27. Datz FL, Anderson CE, Ahluwalia R, et al. The efficacy of indium-111 polyclonal IgG for the detection of infection and inflammation. J Nucl Med 1994; 35:74-83.
28. Hilson AJW, Maisey MN. Gallium-67 scanning in pyrexia of unknown origin. Brit Med J 1979; 2:1130-1131.
29. Knockaert DC, Mortelmans LA, De Roo MC, et al. Clinical value of gallium-67 scintigraphy phy in evaluation of fever of unknown origin. Clin Infect Dis 1994; 18:601-605.
30. Quinn MJ, Sheedy PF II, Stephen DH, et al. Computed tomography of the abdomen in evaluation of patients with fever of unknown origin. Radiology 1980; 136:407-411.
31. Rowland MD, Del Bene VE. Use of body computed tomography to evaluate fever of unknown origin. J Infect Dis 1987; 156:408-409.
32. Blockmans D, Knockaert D, Maes A, et al. Clinical value of [(18)F] fluorodeoxyglucose positron emission tomography or patients with fever of unknown origin. Clin Infect Dis 2001; 32:191-196.

Section II : FUO in Selected Groups
第II部：選択された集団における不明熱

第Ⅱ部：選択された集団における不明熱

3　Fever of Unknown Origin in Children
小児の不明熱

Leonard R. Krilov
Division of Pediatric Infectious Diseases, Winthrop-University Hospital, Mineola, New York, U.S.A.

小児の発熱症候群と自己炎症性疾患

□発熱疾患は，成人よりも小児に圧倒的に多い．しかし，子供の発熱は短期間のもので，自然と軽快する．そして感染源もはっきりしていることが多い．

□小児期の不明熱についての考察は，Petersdorf と Beeson が 1961 年に成人の不明熱について定義した，3週間以上続く発熱で，時々 101°F（38.3℃）以上になり，医学的に精査しても診断が付かないもの[1]に漫然と準じている．

□他に小児においては，発熱症候群ともよばれるべきものがあり，それらは発症様式や診断と治療に異なったアプローチを必要とするもので，不明熱とは区別されねばならない．いわゆる"小児の発熱症候群"には，発熱の原因が分からないもの，潜在的な菌血症，再発する発熱が含まれる．

■幾つかの研究で，"小児の発熱症候群"の中には，急性の発熱[102°F（39.4℃）以上]，白血球増多症（15,000 mm^{3}以上），局所徴候を認めない患者が存在し，そのうち，5～10％の患者が，重篤感がない乳児（3～24か月）で，肺炎球菌や Haemophilus influenza Type b（Hib）による菌血症のリスクがあると報告されている[7,8]．これは急性の疾患であり，リスクがある子供には，経験的抗菌薬治療の必要性が問題となってくる．通常の小児のワクチンのスケジュールに Hib と肺炎球菌の共役ワクチン[*1]が導入されて以来，このような潜在的な菌血症症候群の頻度は劇的に減少しており，この状況では経験的な抗菌薬投与を避けることができる可能性が示唆されている[9]．これらの潜在的な菌血症が敗血症や髄膜炎に進展するリスクは，共役ワクチンを接種していなかった時代でさえ低かった．

□小児の，周期的，または再発する発熱は，不明熱とは別に定義されるべきである．その根拠は，異なった診断を適用しなければならないかもしれず，したがって，不明熱とは異なったアプローチをしなければならないからである．

【*1 訳注：弱毒化した抗原を担体タンパク質に結合させた形のワクチン：Prevnar®】

- ■ 発熱のエピソードが不規則に現れる時には，反復する感染や，免疫不全症候群の可能性，炎症性腸疾患，若年性関節リウマチ*2の全身症状などの問題がでてくる．
- ■ 予測できる周期で発熱してくるもので，それぞれの発熱のエピソードが典型的には8日間未満の場合，自己炎症性疾患のFAPA (fever, abdominal pain, pharyngitis, adenitis and/or aphthous ulcers: 発熱，腹痛，咽頭炎，リンパ節炎および／またはアフタ性潰瘍) 症候群[10]，家族地中海熱[11]，周期性好中球減少症[12]，およびhyper-IgD症候群[13]を考慮しなければならない．
    - ■ FAPA症候群に明確な診断基準はないが，通常次のFAPAによる発熱を両親が予測できるくらいに規則的に3〜4週間のサイクルで発症する．この疾患に罹患している小児は，症状出現のエピソードとエピソードの間は全く元気で，その子の周囲の人間は，症状発現のエピソードの前後では誰もその子がFAPAに罹患しているとは思っていない．この疾患は，最も頻度が高い，反復する発熱症候群かもしれない．それ以外の反復する発熱症候群はもっと頻度が低く，このレビューの範囲を越えている．

□ 小児の遷延する発熱，または不明熱の評価は，詳細な病歴聴取から始まる．発熱の期間，何度まで発熱するか，発熱のパターン，解熱薬を服用した時の反応，局所的な症状，非特異的所見（例：イライラ，無気力，経口摂取の量），病人との接触，海外渡航歴，発熱している小児が海外からの観光客かどうか，動物や昆虫への曝露歴，性的行為，そして使用している薬剤などを聴取する．

□ 不明熱の小児の身体所見は，小児に特有の発熱を定義して，本当に発熱しているかという証拠をつかむところから始まる．小児の直腸温が最高101.3°F (38.5℃) 度までは，特に1日の終わり頃や運動後には，その子が元気そうに見えれば正常と考えて良いかもしれない．完璧な身体所見に加えて，炎症のフォーカスを検索するために，ある特徴を持った評価を加える必要性を強調したい．例として，痛がっている歯の触診，口腔内潰瘍を注意深く観察する，新しく出現した，または音が変化した心雑音の聴取，リンパ腫腫大の触診などがある．成長パラメータ（身長，体重など）をプロットして，以前の成長曲線と比較して見直すことで，何か新しいことがわかるかもしれない．診察を繰り返すことで，時間の経過とともに変化していく所見を見つけることが可能かもしれない．同様に，体重減少も連続して観察した方がよい．

□ 小児科学の2つの研究において，異常な身体所見は，不明熱症例の診断の

【*2訳注：近年若年性関節リウマチは若年性特発性関節炎と呼ばれるようになっている．16歳以下の小児期に発症する原因不明の慢性関節炎と定義される．】

60％に寄与したと報告されている[2,3]．具体的には，皮膚の性状の変化，有意な心雑音，関節の異常，肝腫大およびまたは脾腫が診断に寄与したとされている．

□小児の不明熱の検査は，炎症反応の測定と特異的検査（しばしば血清学的検査およびまたは培養）をして，特異的な病因を突きとめるために行われる**(Table 1)**．どの血清学的検査をするかと，培養の種類の選択は，病歴（例：海外渡航歴，動物や昆虫との接触など）または身体所見（例：新しく出現した心雑音，腫脹した関節）などから決定される．一般スクリーニングテストは，末梢血（CBC），血沈（ESR），C反応性タンパク質（CRP），腎臓および肝臓機能検査，尿検査，便潜血と便中白血球などを含む．

□診断は，身体所見から見いだされた異常の体内での場所を見つけ出したり，身体所見の異常をより明らかにするために行われる．身体所見で疑わしいものがない，または異常が検出されていない場合には，型どおりのレントゲン検査はあまり得るものが無く，小児の不明熱の評価にはあまり有用ではない．例外があるとすれば腹部超音波である[4]．一方で，より重篤な状態の小児では，侵襲的な検査やスキャンが診断に有用かもしれない[14]．CTスキャン，MRI，あるいは核医学的検査は，放射線科医と相談しながら，よく考えたうえで行わなければならない．骨髄，異常な腫瘍，リンパ節の生検も役立つかもしれない．しかし，重篤感がなく，血液学的異常がなければ，骨髄生検はあまり正当化されない[15]．

TABLE 1 Approach to the Laboratory Evaluation in the Child with Fever of Unknown Origin

Screening tests
　Complete blood count
　Acute phase reactants (erythrocyte sedimentation rate, C-reactive protein)
　Renal and hepatic profiles
　Stool for occult blood and white blood cells
　Urinalysis
　Abdominal ultrasound
Tests for specific infections
　Urine culture and sensitivity
　Additional cultures (stool, blood)
　Epstein-Barr virus serology; other viral agents
　Mantoux tuberculin skin test
Additional tests based on history (e.g., travel, animal exposure), physical exam, laboratory screening tests
　Thick and thin smears (malaria, babesia)
　Additional serologies (e.g., Lyme, HIV, bartonella)
　Imaging studies (e.g., chest radiograph, CAT scans, MRIs, radionucleotide studies)
　Biopsies (e.g., lymph node, bone marrow)

Abbreviations: CBC, complete blood count; HIV, human immunodeficiency virus; CAT, computed axial tomography; MRI, magnetic resonance imaging.

TABLE 2   Differential Diagnosis of Fever of Unknown Origin in Children

Infections
  Systemic—tuberculosis, typhoid fever, viral syndrome (e.g., EBV infection), cat scratch disease
  Focal—e.g., dental abscess, urinary tract infection, pyelonephritis, infectious endocarditis, abscess (e.g., perirectal), osteomyelitis, sinusitis
Inflammatory bowel disease (Crohn's disease, ulcerative colitis)
Rheumatologic (systemic onset juvenile rheumatoid arthritis, Kawasaki disease)
Drug fever
Unknown

Abbreviation: EBV, Epstein-Barr virus.

- □小児の不明熱の原因は，成人のものと類似している **(Table 2)**．
  - ■しかし，原因疾患の分布は若干異なり，小児ではウイルス感染が主体で，通常，自然に治癒する．50〜60％以上の小児の不明熱は確定診断がつかずに改善する．
  - ■長期間のフォローアップをした研究（発症から5年間）では，それらの小児は元気にしており，確定診断がつかないまま，自然に発熱が消失している[16]．
  - ■更に古い研究では，副鼻腔炎，腎盂腎炎，そして骨髄炎などが原因として記載されている．これらの疾患は，最近の小児の不明熱の一連の研究では，少なくなっている．
  - ■新たな診断技術から新たな疾患が同定されてきており，例えば猫ひっかき病，EBウイルス感染，およびヒト免疫不全ウイルス（HIV）感染が，小児の不明熱の原因であるとされてきている[5,6]．
  - ■また，小児の不明熱について診断を考慮する際に，年齢による疾患の違いを含めた方が良い．
    - ■6歳以上の小児では，膠原病[最も頻度が高いのは全身症状から発症する若年性関節リウマチ（JRA）*3や炎症性腸疾患（クローン病および潰瘍性大腸炎）は可能性として高く，始めに考慮することが重要である．JRAに罹患している小児では，リウマチ因子は血液検査で検出されないことが多い．
    - ■悪性腫瘍は，小児においては成人ほど不明熱として発症することは少ない．しかし，白血病，リンパ腫，神経芽細胞腫，および他の癌は考慮しておかなければならない．特に，説明がつかない体重減少や貧血，身体所見で腫瘤を触知する場合，乳酸デヒドロゲナーゼ（LDH）または尿酸が上昇している時には注意が必要である．

【*3訳注：近年は若年性特発性関節炎と呼ばれるようになり，16歳以下の小児期に発症する原因不明の慢性関節炎と定義されている．】

□以上から，小児の不明熱は，成人の不明熱と同じく，臨床医にとって困難だがやりがいのあるものである．そして患者の病歴聴取，身体所見，適切な血液検査がいかに重要かということを示す好例である．また，それらの結果として適切な診断を付ける事ができたり，診断を付けられない場合がある．しかし，小児の不明熱は概して予後は良好であるという事を患者とその保護者に伝えて安心させる必要がある．

REFERENCES

1. Petersdorf RG, Beeson PB. Fever of unexplained origin: Report on 100 cases. Medicine 1961; 40:1-30.
2. Pizzo PA, Lovejoy FH, Smith DH. Prolonged fever in children: Review of 100 cases. Pediatrics 1975; 55:468-475.
3. Lohr JA, Hendley JO. Prolonged fever of unknown origin: A record of experiences with 521 childhood patients. Clin Pediatr 1977; 16:768-772.
4. Steele RW, Jones SM, Lowe BA, et al. Usefulness of screening procedures for diagnosis of fever of unknown origin in children. J Pediatr 1991; 119:526-530.
5. Jacobs RF, Schutze GE. Bartonella henselae as a cause of prolonged fever and fever of unknown origin in children. Clin Infect Dis 1998; 26:80-84.
6. Chantada G, Casak S, Plata JD, et al. Children with fever of unknown origin in Argentina: An analysis of 113 cases. Pediatr Infect Dis J 1994; 13:260-263.
7. McCarthyPL,Grundy GW, Spiegel SZ, et al. Bacteremia in children: An outpatent review. Pediatrics 1976; 57:861-868.
8. Teele DW, Pelton SI, Grant AJ, et al. Bacteremia in febrile children under 2 years of age: Results of cultures of blood of 600 consecutive febrile children in a "walk-in" clinic. J Pediatr 1975; 81:227-234.
9. Stoll ML, Rubin LG. Incidence of occult bacteremia among highly febrile young children in the era of pneumococcal conjugate vaccine. Arch Pediatr Adolesc Med 2004; 158:671-675.
10. Thomas KT, Fede HM, Lawton AR, et al. Periodic fever syndrome in children. J Pediatr 1999; 135:15-21.
11. Ehrenfeld EN, Eliakin M, Rachmilewitz M. Recurrent polyserositis (familial Mediterranean nean fever, periodic disease): A report of 55 cases. Am J Med 1961; 31:107-123.
12. Wright DG, Dale DC, Fauci AS, et al. Human cyclic neutropenia: Clinical review and long term follow up of patients. Medicine 1981; 60:1-13.
13. Gross C, Schnetzer JR, Ferrante A, et al. Children with hyperimmunoglobulinemia D and periodic fever syndrome. Pediatr Infect Dis 1996;15:72-77.
14. Opsimos H, Dadiz R, Schroeder SA, et al. Ten-month old boy with persistent fever and a chest mass. J Pediatr 2005; 146:267-272.
15. Hayani A, Mahoney DH, Fernbach DJ. Role of bone marrow examination in the child with prolonged fever. J Pediatr 1990; 116:919-920. 16. Miller LC, Sisson BA, Tucker LB, et al. Prolonged fevers of unknown origin in children: Patterns of presentation and outcome. J Pediatr 1996; 12:419-423.

Fever of Unknown Origin in Cirrhosis
肝硬変患者の不明熱

Ariff Admani and Leon G. Smith
Department of Medicine, Saint Michael's Centor, Newark, New Jersey, U.S.A.

INTRODUCTION
序論[*1]

□過去100年間以上前に，肝硬変患者の発熱は，肝硬変そのものに由来するものであると報告された．しかしながら発熱の原因が単に肝硬変由来のものとする概念は，広く受け入れられているわけではない．肝硬変患者の発熱はしばしば重要な問題を含んでいる．培養，血液検査，画像診断，そして時には侵襲的な手技などの多くの診断方法を用いて，発熱の原因を突きとめなくてはならない．

□肝硬変による発熱[*2]は，肝硬変患者に生じた原因不明の発熱であり，はっきりした感染症・悪性腫瘍・膠原病・アルコール性肝炎・膵炎・結核・真菌感染・薬剤熱などが見あたらないものと定義される．

- ■肝硬変そのものからくる発熱は，通常微熱で，だらだらと長引き，局所的な症状や徴候を伴わないものである．そして頻脈や頻呼吸が，感染症患者ほど観察されない．
- ■胆汁性肝硬変やアルコール性肝硬変では，高熱がでることが多い[1]．
- ■肝硬変による発熱（Cirrhotic fever）の病因ははっきりわかっていない．肝臓の壊死または炎症，ステロイドの肝臓における代謝の変化などが関係しているのかもしれない．エンドトキシンやサイトカイン，例えばtumor necrosis factor-alpha (TNF-alpha), interleukin-1-beta (IL-1-beta), そしてinterleukin-6 (IL-6) が上昇していることが肝硬変患者では証明されている．それらも肝硬変で観察される微熱の病因に関連しているのかもしれない[1]．

□広く受け入れられた，最初の不明熱の正式な定義はPetersdorfとBeesonが40年前に提唱したものである．"101°F (38.3℃) 以上の発熱がしばしばおこり，少なくとも1週間の入院精査をしても診断がつかない，最低3週間以上診断がつかないまま発熱が続いているもの[2]" という定義であった．

【*1訳注：肝硬変自体の発熱の定義は，何なのだろうか？ 本当に肝硬変自体が発熱するのだろうか，という問いかけに答えている章である．】

【*2訳注：原著ではCirrhotic feverという用語が使用されている．】

□不明熱は最近4つのサブクラスに分類されている．古典的不明熱，院内発症の不明熱，免疫不全を伴う不明熱，ヒト免疫不全ウイルス HIV に関連した不明熱である．
　■肝硬変患者の不明熱は，免疫不全を伴う不明熱に該当し，様々な原因から不明熱を生じる*3．
□不明熱の患者の初期評価は，典型的には，包括的な病歴聴取，身体所見を繰り返すこと，検査を実施することである．評価の第一段階は，本当に発熱していることを実証することである．このことの重要性は自明であるが，かなり多くの症例で見過ごされている．
□発熱のパターンはめったに診断に役立たないが，診断に有用な情報を含んでいることがあり，そのため注意深く観察するべきである．例えば，肝硬変で，肝膿瘍をおこしている場合は，1日に2回のスパイクがある発熱パターンとなり得る（午前と午後のスパイク）．
□不明熱の予後は，発熱の原因と，基礎疾患，そしてその基礎疾患に重なって生じている疾患により決定される．広範囲に精査しても診断がつかない不明熱は，概して予後良好であり，典型的には，発熱は4週間以上して後遺症なく自然に解熱する．

CIRRHOSIS-CAUSING FEVER-NONINFECTIOUS
肝硬変 - 発熱の原因 - 非感染症*4

□50人の発熱と肝硬変を伴う一連の患者を対象として，肝硬変による発熱（cirrhotic fever）が本当に臨床的に実体があるものであるか，そして，その特徴と転帰がどうであったかを見極めるために前向きに評価研究された[1]．
　■50人の患者のうち20％で[10]，発熱の原因が同定できず，また，感染症の証拠も見つからなかった（これらの患者は肝硬変による発熱；cirrhotic fever と定義された）．
　■肝硬変による発熱（cirrhotic fever）の患者は，かなり元気で，発熱もあまり高くなく，頻脈および頻呼吸もなかった．しかし，感染症の患者より発熱の期間は長かった．肝硬変による発熱（cirrhotic fever）を伴う患者は，感染症の患者と比べて，より局所的な症状・徴候を示すことがすくなく，培養によって確認できる感染の門戸を見いだすこともなかった．

【＊3訳注：肝硬変では，蛋白合成が低下し，免疫に必要な補体などのタンパク質産生が低下する．また脾腫により，多量の白血球が脾臓に取り込まれる．以上のような理由から肝硬変では免疫力が低下している．】

【＊4訳注：肝硬変による発熱（cirrhotic fever）は，本当に臨床的に実体があるのか？について答えている．】

- 30日間以上の転帰は肝硬変による発熱（cirrhotic fever）患者と感染症の患者及び，発熱がない条件が一致した対照群では差がなかった．肝硬変による発熱 cirrhotic fever を伴う10人の患者のうちの8人（80%）は肝移植を受けた：移植の後にこれらの患者のいずれでも発熱は再発しなかった．
- 以上から肝硬変患者で発熱している人のうち20%までが肝硬変そのもので発熱していると思われる．それらの患者は，現在行われている診断のための精査や，不必要な抗菌薬の試験的投与を避けることができる．

INFECTIONS IN CIRRHOTICS
肝硬変患者の感染症*5

☐ 肝硬変患者の感染合併症は，重篤な病態と高い死亡率をもたらす場合がある．細菌感染は，肝硬変患者[2]の最大25%の死亡につながると見積もられている．
- 最も頻度が高いのは，尿路感染，特発性細菌性腹膜炎，呼吸器感染症と，菌血症である．
- 肝硬変は，最も頻度が高い後天性免疫不全であり，AIDSより頻度が高いと言われている．
- 肝硬変患者における，感染リスクを高める危険因子は，血清アルブミン低値，消化管出血，あらゆる原因による集中治療室への入室，治療的内視鏡の実施である．
- ある特定の病原菌は，肝疾患において，より病原性が高く，より感染する頻度が高い．これらには Vibrio, Campylobacter, Yersinia, Plesiomonas, Enterococcus, Aeromonas, Capnocytophaga, そして Listeria 属，その他がある**(Table 1)**（特発性細菌性腹膜炎は腹水症を伴う患者に頻度が高く，重篤で，生命に危険を及ぼす合併症を引き起こす）．

PERITONITIS IN CIRRHOTICS
肝硬変における腹膜炎*6

☐ 肝硬変で発熱を来す原因には以下のようなものが含まれる．
☐ 成人では，原発性細菌性腹膜炎*7が肝硬変と腹水を有する患者で報告されている[2]．

【*5訳注：肝硬変患者の感染症は，健常者と異なるので要注意！しかし原因菌にはパターンがある！という事を主張している章である．】

【*6訳注：肝硬変患者で腹水と発熱がある場合，SBPや結核性腹膜炎を忘れてはいけないという事を主張している．】

【*7訳注：英語で Spontaneous Bacterial Peritonitis：以下 SBP】

TABLE 1 Causes of Fever in Cirrhotics

Cirrhosis
  Pathogens (systemic)
    Cryptococcus especially meningitis
    Tuberculosis
    Listeria sp.
    Streptococcus pneumoniae
    Escherichia coli—especially cholangitis
Spontaneous peritonitis
    Gramnegative bacteria
    Listeria sp.
    S. Pneumonae
    Cryptococcus sp.,
    Chlamydia
    Mycobacterium sp.
    Anaerobes sp.
    Polymycrobial
With iron overload
    Salmonella sp.
    Yersinia sp.
    Vibrio sp.
With hyposplenic function
    S. pneumoniae
    Hemophilus influenzae
      Type B
    Babesia
    Varicella-Zoster
    Neisseria sp.
    E. coli
    Capnocytophagia (DF2)
With portal hypertension
    Esophageal lesions
      Candida sp.
      Herpes Simplex

■肝硬変と腹水を伴う入院患者のSBPの有病率は10〜30%と見込まれている.

■肝硬変患者では,おそらく,腸由来の病原性の細菌が全体の69%を占めると考えられており,大腸菌は,最も頻度が高く検出される.その次にくるのが肺炎桿菌K.pneumoniae, 肺炎球菌Streptococcus pneumoniae, および腸球菌を含む他の連鎖球菌の種である.文献に記録された126症例の肝硬変患者の原発性細菌性腹膜炎では,8人の患者だけ(6%)が嫌気性菌または微好気性の菌,例えば, Bacteriodes種, Bacteriodes fragilis, Clostridium perfringes, Peptostreptococcus種, Peptococcus種, Campylobacter fetus等がある.嫌気性菌によって引き起こされた肝硬変患者の8人のうち4人が

【＊8訳注：例外もあり,他に結核病変がないにもかかわらず,結核性腹膜炎が単独で発症する事はしばしば経験する.】

【＊9訳注：肝硬変によるHypersplenismのため,脾臓の血球を貯蔵する機能が亢進し,脾腫により多量の白血球が脾臓に取り込まれる.及び肝硬変により肝機能が低下し,血漿タンパク質(アルブミン,グロブリンなど)の生成ができなくなるため,低蛋白血症になって,補体などの免疫を担うタンパク質が産生されなくなる.以上の理由から免疫力が低下し,感染しやすくなる.】

複数菌による混合感染であった．しかし，対照的に，好気性菌が起炎菌に含まれると，混合感染の頻度が低くなる（118人の腹膜炎のうち10症例だけが混合感染であった．）．
- 時に，腹膜炎は結核菌，淋菌 Neisseriae gonorrhoeae，クラミジア・トラコマチス Chlamydia trachomatis，またはコクシジオイデス・イミティス Coccidioides immitis の感染の場合もある．しかし，それは通常，全身への播種性感染症の結果であるか，腹膜に隣接している感染巣から広まったものである事が多い*8．
- Cryptococcus 属による腹膜炎は2つの異なった患者群で発症しうる．
  ① 慢性的に外来腹膜透析を受けている患者
  ② 基礎疾患に肝疾患および肝硬変を有するもの

□肝硬変による発熱は，肝硬変による免疫力低下によっても発症する．起炎菌は以下のとおりである*9．
- 肺炎球菌－肺炎球菌は単独で，脾臓摘出後の敗血症（postsplenectomy sepsis：以下PSS）の原因となりえる（PSSの原因菌の50～90%）．全年齢層で頻度が高いが，肺炎球菌によるPSSのパーセンテージは年齢とともに増加する．肺炎球菌のテトラサイクリン系，マクロライド系抗菌薬への耐性化は広まってきている[3]．
- Hemophilus influenzae － Type b H.influenzae (Hib) は2番目のPSSの起炎菌である．大部分のHibが関連しているPSSの症例が15歳未満の小児で発症している．共役Hibワクチンを使用して，侵襲的Hibの発症率を劇的に減少させることができた．重要なことは，多くのH.influenzae株によるベータラクタマーゼの生産は，抗菌薬による経験的治療を行うことで増加するという事である[3]．
- Neisseria 属に属する Neisseria meningitides（the meningococus ともいう）－ PSSの第3の原因とされる．髄膜炎菌血症 Meningococcemia は脾臓がある患者でも無脾の患者でも，健常者と比較して頻度が高いわけでもなく，より重篤というわけでもない．劇症型の髄膜炎菌感染症は正常宿主でも確かに発症する[3]．
- Capnocytophagia canimorsus—選好性生物*10 で，以前CDCではGroup DF-2*11 として分類されたグラム陰性桿菌であり，イヌやネコの口腔細菌

【*10 訳注：明確な栄養・環境要求性をもつ細菌性生物．つまり，栄養や環境に好き嫌いが激しい生物．】

【*11 訳注：CDC group DF-2 はヒトにおいて敗血症や髄膜炎を起こす slow-growing なグラム陰性菌群に対して付けられた分類名．ちなみに，CDC（アメリカ疾病管理予防センター）は細菌に対して学名が与えられるまで，その細菌の特徴をアルファベットと数字で分類している (alphanumeric designations)．例えばDFとは dysgonic fermenter（発育不良の発酵菌）の意味である．他に Group M は Moraxella like bacterium の頭文字のMを取ったものであり，Neisseria などがその中に含まれている．】

叢の一部である．それは犬との接触，通常，咬傷で人間に感染する．C. canimorsus 感染は，健常な免疫力正常な人々で発症するが，通常，比較的軽症で，自然軽快する．無脾や脾低形成の状態では，犬咬傷患者の 80％が PSS を発症したと報告されている．buffy coat [*12]，末梢血スメアや咬傷後 1〜7 日目の痂皮に，グラム陰性桿菌を見いだしたら，PSS の原因として C.canimorsus が原因と推定できる[3]．
- サルモネラ菌種—この菌種は PSS を発症させることがある．重篤なサルモネラ感染症は，バルトネラによる慢性的な網内系の障害の結果，脾機能低下状態に陥っている場合に発症することがある[*13]．そして，サルモネラ感染による症状は脾機能不全がある鎌状赤血球貧血を有する小児で著明である．これらの観察にもかかわらず，この菌種が PSS を発症する頻度は少ない[3]．
- バベシア症 (Babesiosis) —大部分の症例は，ほとんどが無脾症の宿主で発症し，死亡率も高い．それは，より重篤な寄生虫血症を伴い，著しい溶血を起こし，感染に対して特異的な治療を必要とする．Babesiosis は，脾臓の機能が正常な人では概して軽症または無症状で治療を要しない．
- エーリキア症 (Ehrlichiosis) —ヒト顆粒球性エールリヒア症[*14]は，マダニ媒介性感染症で，再発性で遷延し，そして無脾の人でより重篤であると報告されている．

IRON OVERLOAD ASSOCIATED WITH CIRRHOSIS
肝硬変に関連した鉄過剰[*15]

☐ 肝硬変患者では，鉄過剰はかなりよくあることである[*16]．
☐ もちろん，ヘモクロマトーシス，別名 bronze diabetes [*17]は著しく鉄濃度が上昇している．
☐ 鉄濃度が高いときに発育する 3 つの微生物は，Salmonella 種，Yersinia 種，および Vibrio 種である[2]．

【*12 訳注：血液凝固がゆっくり進行して赤血球が沈降するだけの時間があった場合や血液を遠心分離器にかけた場合に生じるもので，凝固血球層の上に白い膜のような層が見られる．これを buffy coat という．主に，白血球・血小板から成る．】

【*13 訳注：バルトネラは播種性に感染し，肝臓，脾臓，眼，骨，中枢神経を侵し，脾機能低下を来すことがある．】

【*14 訳注：白血球に感染し破壊する感染症である．】

【*15 訳注：慢性肝炎，特に C 型肝炎による肝硬変で，鉄が過剰になり，それが不明熱の原因になり得るという事が述べられている．】

【*16 訳注：機序はまだ明確にされていないが，ある医学雑誌で機序が提唱されているので，それを参照頂きたい．；参考文献：日野啓輔 慢性肝障害における鉄代謝異常と除鉄療法 日内会誌 99：1248〜1254, 2010.】

□これらの微生物は，発熱を引き起こすが，前立腺，脾臓，動脈瘤様骨嚢胞[*18]，腸，そして，その他の離れた部位に隠れた感染巣が生じる．それらの感染巣を見つけるのは現代の詳細なスクリーニングであっても難しい場合がある．

PORTAL HYPERTENSION
門脈圧亢進

□門脈圧亢進症と静脈瘤をもっている肝硬変患者は単純ヘルペスに感染し，しばしば重篤な食道病変を伴うことがある．また，カンジダ種と単純ヘルペスの混合感染の可能性もある．しかしながら，びらん性病変がない場合，この病変から発熱するのは，非常にまれである．

MENINGITIS IN CIRRHOTIC PATIENTS
肝硬変患者の髄膜炎

□肝硬変患者のクリプトコッカス髄膜炎は発熱があったり無かったりと様々で，項部強直もみられない．そのため，診断は困難である．結核髄膜炎も同様の所見を生じ得る

□肝硬変患者の不明熱では，脳脊髄液検査は非常に重要である．血清と髄液クリプトコッカス抗原は通常陽性である．また，リステリア髄膜炎も肝硬変で発症することがあり得る[*19]．

CIRRHOSIS WITH CHOLANGITIS-CHARCOT'S FEVER
肝硬変患者の胆管炎 − CHARCOT の発熱

□これはまれにしかないことである．
□悪寒戦慄を伴う Charcot 三徴（右上腹部痛，黄疸，発熱）は，上行性胆管炎の

【*17 訳注：青銅色糖尿病すなわちヘモクロマトーシスによる糖尿病（肝硬変も発生させる）．】

【*18 訳注：1942 年の Jaffe と Lichtenstein の記載から，動脈瘤様骨嚢胞は原因不明の反応性病変と考えられている．原因として，いろいろな仮説が提唱されたが，最近になり，静脈圧が増大し，局所の血管のネットワークが破裂したために生じるものであるという説が有力視されている．しかし，Panoutsakopoulus らや Oliveira らの研究から，動脈瘤様骨嚢胞には新生物のクローンの要素が含まれていることが判明し，現時点では骨内の動静脈瘻と認識されている．参考文献：Pediatric Orthopedics in Practice. Springer. 2007. pp. 151-155. ISBN 9783540699644.】

【*19 訳注：クリプトコッカスを検出するための墨汁染色は，訳者の経験では，パーカーインクが最も良い．】

典型的な発症様式である．総胆管は，部分的に閉塞されるか，または拡張しているかもしれない．胆石はしばしば存在する．大腸菌による菌血症は，最も頻度が高い病態である．

肝硬変患者の軟部組織感染症・膿瘍・敗血症

☐ Vibrio vulnificus（ビブリオ・ブルニフィカス）[2] は海洋の正常細菌叢の一部であり，温帯では1年の，より暖かい数か月だけの間，臨床的に疾患を引き起こすくらいの菌量に増加する．夏に Chesapeake（チェサピーク）湾から捕獲されたほとんどすべてのカキと10%のカニがこの病原体を含んでいる．それは下痢よりも，主として重篤で特徴的な軟部組織感染症や，敗血症を発症する．それは電撃性紫斑病*[20] をおこすかもしれない．

☐ 腸炎エルシニア[2] は，グラム陰性桿菌で，鉄が過剰な状態で繁殖し，多発性の肝臓と脾臓の膿瘍を形成する．肝生検で軽度の繊維化と早期の肝硬変になっていることがわかる．そして，多量のヘモシデリン顆粒が肝細胞と胆管上皮に沈着している．

SUMMARY
要約

　肝硬変患者の発熱は，医師へ挑戦意欲をかきたてるものである．そのような患者の鑑別診断についての文献も少ない．本項は肝硬変患者の発熱に関して蓄積したデータと臨床経験を基にして執筆したものである．

REFERENCES

1. Singh N, Yu VL, Wagener MM, et al. Cirrhotic fever in the 1990s: a prospective study with clinical implications. Clin Infect Dis 1997; 24(6):1135-1138.
2. Mandell GL, Bennett JE, Dolin R. Principles and Practice of Infectious Diseases. 5th ed, ch. 44. 622-631, 2000.
3. Sumaraju V, Smith LG, Smith SM. Infectious complications in asplenic hosts. Infect Dis Clin North Am 2001; 15(2):551-565 x review, 1989.

【＊20 訳注：電撃性紫斑病：重症で急激な経過をとる致命的な紫斑病で，特に小児に起こり，血圧低下，発熱，播種性血管内凝固症候群を伴い，通常は先行感染がみられる．】

5 Fever of Unknown Origin in Malignancies
悪性腫瘍における不明熱

Burke A. Cunha
Infectious Disease Division, Winthrop-University Hospital, Mineola, New York, U.S.A.

OVERVIEW
概説

なぜ悪性腫瘍は不明熱の最も頻度が高い原因として感染症を抜いたのか？

□悪性腫瘍は不明熱の最も頻度が高い原因として感染症に取って代わった．1961年に発行された不明熱に関するPetersdorfの古典的論文において，感染症は不明熱の最もよくある原因であった．そして，悪性腫瘍は，2番目に頻度が高いカテゴリーであった．

□不明熱の原因として，感染症から悪性腫瘍に移行した原因は幾つかある．まず第1に，CTとMRIが普及したおかげで，多くの腹腔内感染が早期に診断されるようになり，その結果，不明熱と言われるまで遷延する発熱が少なくなったことが挙げられる．第2に，核医学の画像検査（すなわち，インジウムスキャン，ガリウムスキャン，および骨のスキャン）は，他の手段によって検出できないような隠れた悪性腫瘍を見つけるのに役立っている．3番目に，経胸壁心臓超音波検査（TTE）と経食道超音波検査（TEE）により，不明熱を起こす心房粘液腫を容易に検出できるようになった．最後に，人口が高齢化し，高齢者では悪性腫瘍が，より頻度が高いことも影響している．これらの要素が絡み合って，成人の不明熱の原因として悪性腫瘍が最も頻度が高くなったと思われる[1〜12]．

PATHOPHYSIOLOGY OF FEVER WITH NEOPLASTIC FUOs
悪性腫瘍による不明熱の病態生理

悪性腫瘍による不明熱の発症機序は様々である

□ほとんどの悪性腫瘍は発熱を伴わない．

□いくつかの悪性腫瘍が，急性か亜急性の発熱を来すことがある．その発熱がもし遷延性になれば，不明熱として扱うことになる．

□悪性腫瘍は直接的または間接的に発熱を引き起こすことがある．
■悪性腫瘍が管腔臓器を圧縮/閉塞して，その結果，細菌が増殖して感染がおこり，感染により間接的に発熱が生じる場合がある．
■他に，悪性腫瘍が間接的に発熱をきたす機序としては管腔臓器の穿孔である．腹腔内臓器が穿孔すると腹膜炎が起こる．腹膜炎の重篤さは，穿孔の孔の大きさと，穿孔が腸管か骨盤内かという位置に左右される[*1]．
■悪性腫瘍は直接サイトカイン産生で熱を引き起こすかもしれない．感染症は悪性腫瘍とは異なったサイトカイン反応を引き出す．すなわち，インターロイキンは感染症で放出されるが，tumor necrosis factor 腫瘍壊死因子は悪性腫瘍による発熱の通常の機序である．
■発熱は複数の要因でおこり，悪性腫瘍そのものか，または，それに加えて感染症も絡んでいるかもしれない．悪性腫瘍患者の不明熱では，悪性腫瘍そのものにサイトカインを発生させる特性があり，それが発熱の原因となる．悪性腫瘍でおこる不明熱は，遷延性で微熱のものもあれば，高熱でスパイク状の発熱で感染症によく似たものがある [10~12] **(Table 1)**．

TABLE 1 Fevers in Neoplastic Disorders

Commonly associated with fever	Rarely associated with fever
High-grade fevers (>102° F)	CML
Hodgkin's lymphoma	CLL
Non-Hodgkin's lymphoma	Multiple myeloma
Hypernephromas (renal cell carcinomas)	Malignant melanoma
	Gastrointestinal malignancies
	Pancreatic carcinomas
Low-grade fevers (<102° F)	Breast carcinomas
Hepatomas	Adrenal tumors
Liver metastases (involving hypothalamus)	Sarcomas
Inflammatory breast carcinoma	CNS tumors
AML	(mostly involving the hypothalamus)
ALL	ALL CNS metastases
Hairy cell leukemia	Testicular tumors
Preleukemias	Ovarian carcinoma
Myeloproliferative disorders	Cervical carcinoma
Castleman's disease	Skin cancers

Abbreviations: ALL, acute lymphocytic leukemia; AML, acute myelogenous leukemia; CLL, chronic lymphatic leukemia; CML, chronic myelogenous leukemia; CNS, central nervous system.
Source: From Ref. 12.

【*1訳注：穿孔の孔が大きいほど，腹腔内に散布される菌量が多く，重症化しやすい．また，消化管には腸内細菌が存在し，特に大腸で細菌が多い．そのため同じ消化管穿孔でも大腸穿孔の方が，上部消化管や小腸より，より緊急手術が必要とされる．骨盤内臓器の子宮や卵巣には子宮内細菌叢があり，Lactobacillus（乳酸菌と総称される細菌の一つ）の比率が大きい．Lactobacillus は腸内細菌叢より病原性が低く，腹膜炎を生じても，腸管穿孔ほど重症化しにくい．】

TYPES OF MALIGNANCIES PRESENTING AS FUO
不明熱をおこす悪性腫瘍のタイプ
Solid Tumors
固形癌

> **FUO として発症する固形癌は肝細胞癌・腎細胞癌・膵癌・心房粘液腫がある**

□悪性腫瘍で感染症のようなスパイク状の高熱をきたすものは、古典的にはリンパ腫と関連していると言われている。スパイク状の高熱で、いわゆる"Pell-Epstein"熱と言われているものは、初めにリンパ腫患者で記載された。B 細胞か T 細胞リンパ腫の不明熱は、スパイク状の高熱か、微熱か、持続した発熱として発症する。

□不明熱を呈している非リンパ網内系悪性腫瘍の中で、最も頻度が高い悪性腫瘍は、肝細胞癌と副腎腫(腎細胞癌)である。また、肝臓や中枢神経系(CNS)に転移した悪性腫瘍も発熱を引き起こしうる。視束前核や視床下部内に、原発性あるいは転移性の悪性腫瘍が及ぶと、視床下部内の病変は発熱をもたらす。なぜなら、前視床下部は発熱反応を仲介するからである。肝臓の原発性肝癌か転移性肝癌も頻繁に発熱を生じる。肝臓は、リンパ網内皮系の一部であり、Kupffer cell を含む(Kupffer cell は発熱を起こすサイトカインを産生することができる)。不明熱として発症している脾臓の悪性腫瘍は、組織学的に特有のタイプの悪性腫瘍というより、むしろリンパ腫と考えられるべきである。他の固形癌、例えば炎症性乳癌は発熱するかもしれないが、それらの癌は不明熱としては発症しない。なぜなら、それらは容易に診断可能であり、不明熱の基準に当てはまらないからである[10, 11]。

□膵癌は不明熱として発症する固形腫瘍としては、まれなものである。
- ほとんどの膵癌患者は膵頭部に病変があるので、痛みのない黄疸で発症する。
- 不明熱で発症する膵癌は、通常、腫瘍は膵臓の尾部に病変がある。そのような患者では、潜在的病因を示唆するような黄疸は全くない。そのうえ、膵癌の患者が、例えば胆管炎、遷延する発熱といった閉塞による症状をおこさなければ、膵頭部の膵癌は、通常は発熱しない。膵尾部か体部の膵癌は、まれに悪性腫瘍の唯一の徴候として発熱を示し、不明熱を呈する[10, 13〜16]。

□不明熱としてめったに発症しない別の固形癌は心房粘液腫である。
- 心房粘液腫は、右心房より左心房に発症しやすい。
- そして、心雑音があり、長引く発熱の存在から亜急性細菌性心内膜炎 subacute bacterial endocarditis (以下 SBE) と間違える。
- 通常、心房粘液腫の患者は SBE や悪性腫瘍と類似した症状を呈する。

すなわち，発熱，体重減少，盗汗，全身倦怠感などである．血液検査所見の異常，例えば，血小板増多症，赤沈亢進(ESR)>100mm/時，などもまた，SBEか他の悪性腫瘍に類似している．
- ■ SBEと同様に，心房粘液腫が塞栓症状で発症することもある．心房粘液腫はめったに感染しない．したがって，心房粘液腫とSBEの共存の可能性はきわめて低い．通常，心臓への癌転移は不整脈で発症し，不明熱として発症する症例は少ない[17～20]．

Lymphoreticular Malignancies
リンパ網内系悪性腫瘍[*2]

☐ リンパ網内系の疾患で不明熱として発症する頻度が最も高い疾患は前白血病である．
- ■ 前白血病は，急性骨髄性白血病（AML）に進展するものか，あるいは，骨髄増殖性疾患（MPD）の一種である[*3]．
- ■ blast crisis（急性転化の意）[*4]の間，急性白血病は感染症を合併していないのに，しばしば発熱している．急性白血病の患者には全身性の症状があるので，早期にそれらに気づき，末梢血液塗抹か骨髄吸引における異常な芽細胞に基づいて診断が可能である．そのような患者は診断未確定のまま残っているわけではないので，FUOの定義を満たす時間の前に診断されている．対照的に，前白血病の患者は，それが原因で発熱するかもしれない．
- ■ 定義上，「前白血病」の患者には，末梢血液塗抹に芽球は見られないが，いくつかの症例で，未熟な細胞，すなわち，有核赤血球または骨髄球/後骨髄球がみられて，潜在する骨髄細胞の問題を見いだす手がかりとなる[*5]．急性転化は以前に放射線治療か化学療法で治療された多くの血液悪性腫瘍の最終的な共通の末路である．
- ■ AMLの急性転化は，以前に治療されたリンパ網内系悪性腫瘍の稀ではない合併症である．AMLかMPDに先行する前白血病は，不明熱として発症している悪性腫瘍の患者群の中で，最も頻度が高い．MPD自体が不明熱として発症することもある．しかしながら，発熱しているMPDの患者の

【*2 訳注：非特異的検査の末梢血とその塗抹の目視だけで診断がつくのは血液悪性腫瘍である事の重要性 SPEPも診断のために重要である，という事が主題である．】

【*3 訳注：原著ではAML後に前骨髄性白血病になると記載されている．"Preleukemias secondary to AML"．おそらく誤植と考えて，このように訳出した．】

【*4 訳注：白血病患者の病態が急激に変化し，末梢血液細胞はほとんど白血病に特有の芽球で

中で，一部の患者が，後に AML に進展する前白血病と診断される可能性があることは考慮しておくべきである[10, 11, 21~25]．

□慢性白血病，すなわち，慢性骨髄球性白血病（CML）か慢性リンパ球性白血病（CLL）は，通常，持続する発熱を伴うとは限らない．そのため，CLL か CML をもっている患者が発熱した場合，感染症以外のものが見つかるまで，感染症による発熱を疑うべきである．特に CLL の患者は，B リンパ球と T リンパ球機能不全のために，易感染状態になっている．

■莢膜を有する病原体，または，細胞内病原体は，しばしば，CLL に感染して病状を悪化させる．

■CLL に罹患している患者においては，感染症が否定されれば，リンパ腫の可能性を疑うべきである．

■Richter's syndrome[*6] または，Richter's transformation は CLL に罹患している患者におこる悪性の変化であり，CLL からリンパ腫に変化するものである．Richter's transformation によって CLL の患者で発熱が起こる．CLL と Richter's transformation に罹患している患者は不明熱の範疇に入ってくるかもしれない．Richter's transformation は CLL の稀な合併症であるが，発熱は Richter's transformation と CLL の患者でよく見られる[26~30]．

□多発性骨髄腫はよくあるリンパ網内系悪性腫瘍である．

■多発性骨髄腫の患者は細胞内寄生細菌に罹患しやすい．それは B リンパ球機能が障害されているからである．通常，多発性骨髄腫は，発熱しない．したがって，もし発熱した場合，不明熱のまれな原因と言える．

■多発性骨髄腫の患者が発熱していれば，そうでないと断定できるまで感染症扱いするべきである．多発性骨髄腫の患者において，精査の結果感染症が否定されて，その発熱の原因が説明が見つからない場合，不明熱として扱うべきである．そのような患者においては，形質細胞白血病への悪性転化を，発熱の原因として除外しなければならない．

■また，多発性骨髄腫患者で形質細胞白血病に悪性転化していない患者，または化学療法や放射線療法により悪性新生物（すなわちそれはリンパ腫を指す）を発症していない多発性骨髄腫患者では，不明熱として，鑑別診断を進めていくべきである[11, 22, 23] **(Table 2)**．

占められ，また多くの場合，血液の他の細胞成分の減少，発熱，そして急速な臨床症状の悪化を伴う．】

【＊5訳注：本文では myelocystic problem と印刷されてあるが，おそらく誤植であろう．このままでは「脊髄嚢胞の問題」となり，意味が通じなくなる．】

【＊6訳注：慢性リンパ球性白血病に起こる重症のリンパ腫．】

TABLE 2　FUO: Neoplastic Disorders

Common causes	Uncommon causes
Hodgkin's lymphomas	CLL (Richter's transformation)
Non-Hodgkin's lymphomas	Myelodysplastic syndrome
Hepatomas	AML (preleukemia)
Hypernephromas	Rare causes
(renal cell carcinomas)	Pancreatic carcinomas
CNS/hepatic metastases	Multiple myelomas
	Arial myxomas

Abbreviations: AML, acute myelogenous leukemia; CLL, chronic lymphatic leukemia; CNS, central nervous system.

DIAGNOSTIC TESTS FOR PATIENTS WITH NEOPLASTIC FUO
悪性新生物による不明熱患者に対する診断的検査

□遷延する，原因がわからない発熱の患者では，通常の血液検査や，選択的画像検査は，悪性腫瘍による発熱なのか確定診断を付けたり，感染症を診断から除外するのに役立つ．

- ■不明熱の診断で，悪性新生物が原因であることを示唆する検査として，顕微鏡で直視することによる白血球数とその分画，赤沈，血中フェリチン値，血清タンパク電気泳動（serum protein electrophoresis：SPEP），および画像診断がある．
- ■通常，不明熱の患者は，ルーチンで胸部と腹部の単純レントゲンを受けているものである．腹部と骨盤の CT/MRI は不明熱の精密検査では不可欠である．
- ■頭部，胸部，四肢に異常な徴候があれば，その部位の CT/MRI を撮影する．
- ■局所的な徴候がない不明熱患者では，ガリウムかインジウムシンチが，遷延している発熱の原因となる病変がどの部位にあるか明らかにするのに役に立つかもしれない．ガリウムかインジウムシンチで指摘された領域を，CT/MRI で更に精査するべきである．インジウムかガリウムで指摘された部位を CT/MRI で精査することは，解剖学的な異常を明確にして，原因となる病態の本質を理解する手がかりを与えてくれるかもしれない．
- ■骨シンチは，思いもかけなかった骨髄炎や，悪性新生物の骨への浸潤を検出するために役に立つ．
- ■ガリウムシンチは，骨スキャンと同じくらいの感度と特異度である．
- ■インジウムシンチは，骨髄炎に対して偽陰性の頻度が高い．
- ■不明熱の患者において心雑音があれば，SBE を疑って血液培養をするべきである．そして心房粘液腫を除外する必要がある．SBE を疑うなら

疣贅を検出するために，そして，心臓腫瘍（特に心房粘液腫）を疑うならばそれを検出するために，TTE か TEE を実施するべきである．また，他の診断的検査も有用である [10, 11, 31]．

□不明熱患者において，Naprosyn 試験は，悪性新生物による発熱と感染症による発熱を鑑別するのに役立つ．Naprosyn 試験の間，体温の急速な低下があれば，発熱の原因は悪性新生物によるものである．しかしながら，体温がわずかに低下するか，変わらないならば，発熱の原因は感染症を示唆する．Naprosyn 試験は，患者が基礎疾患として悪性腫瘍に罹患していて，感染症が合併した場合に特に有用である．例えば，多発性骨髄腫か CLL を患っている場合に，発熱が基礎疾患の悪性腫瘍によるものか，感染症によるものかを区別するのに有用である．Naprosyn 試験は，不明熱の原因を悪性新生物によるものか，感染症によるものかの鑑別に有用で，非侵襲的，簡単，そして信頼できる方法である [32〜35] *7．

DIAGNOSTIC APPROACH
診断のための手順

まず非特異的検査の，直視の白血球分画，SPEP，フェリチンからスタートすべき

□診断のための手順は，病歴と身体所見か，通常の血液検査から得られる手がかりを利用しながら，鑑別診断を絞り，確定診断に至るというプロセスを経る．
□重要な手がかりは，通常の血液検査ではしばしば見落とされる．
- ■末梢血ならば，例えば，直視下の白血球分画がオーダーされるべきである．
  - ■自動化された白血球分画は信頼できない．
  - ■直視下の末梢血検査では*8 白血球減少症，単球増多症，貧血，血小板増多症，血小板減少症，相対的なリンパ球減少症，好酸球増多症，好塩基球増多症を検出するのに有用である．それらすべてが，不明熱患者において，隠れた腫瘍性疾患を示唆している．
- ■それらの検査異常は，それぞれ一つ一つは特異的ではない．しかし，他の検査と総合して考えると，腫瘍性疾患が病因であることを示すことができる．
  - ■例えば，末梢血において，白血球数が正常であるが，説明のつかない

【*7訳注：第17章において，別の著者が Naprosyn 試験に対して，否定的な見解を示している．】

【*8訳注：原著では，自動化された末梢血検査と記載されてある．しかし，それでは本文に矛盾が生じるため，直視下の白血球分画と訳した．】

単球増多症や血小板増多症がある場合，鑑別診断の可能性はすぐに骨髄炎やSBEのような慢性感染症や隠れた新生物に限定されてくる．
- その他の点としては，不明熱患者で，説明のつかない好酸球増多症や好塩基球増多症は，少なくとも悪性腫瘍の可能性を示している．
- もし患者の好酸球増多症の原因から感染症（真菌症，特にコクシジオイデス症coccidioidomycosisやヒストプラスマ症histoplasmosis）を除外できる場合には，好酸球増多症は血管炎，特に結節性多発動脈炎periarteritis nodosum（PAN）または腫瘍性疾患を示唆する．アレルギー反応は鑑別診断には入らない．なぜなら，皮疹の存在や詳細な服薬歴から容易に診断がつくはずだからである．またアレルギー反応では遷延する，説明のつかない発熱をおこすことはない．
- 末梢血液塗抹の好塩基球増多症は，脊髄増殖性疾患か悪性腫瘍を示唆する．相対的なリンパ球減少症に合併して好酸球増多症か好塩基球増多症がある患者では，さらに発熱の原因が新生物による可能性が高くなる．
- 直視下でおこなった末梢血検査は異型リンパ球と好酸性を検出できる点で自動化しておこなわれた末梢血検査より利点がある．異型リンパ球があれば，悪性腫瘍を除外できるが，異常リンパ球と間違えないことが重要である．その異常リンパ球は悪性腫瘍を示唆するからである．例えば，異型リンパ球はEpstein-Barr virus：EBV，cytomegalovirus：CMVとhuman herpes virus-6：HHV-6のようなウイルス感染で出現することがあるが，それらはすべてのウイルス感染で存在するわけではない．ウイルスの感染に関連している異型リンパ球は，おのおの異なった形態を示す．すなわち，2つとして同じ異型リンパ球はないのである．異型リンパ球は，「ウイルス反応性」のものであり，それらの外形／形態において，お互いに類似していない．対照的に，「異常リンパ球」は同じであり，単調な形態を呈している．異常リンパ球は常にリンパ球性悪性腫瘍を示しており，それは，例えばALLやCLLである．
- 末梢血液塗抹の骨髄球／後骨髄球や有核赤血球の存在は，骨髄や骨髄細胞の異常を示唆する．それらの症例では骨髄生検を実施するべきである．それによって不明熱患者の骨髄の腫瘍性病変の診断ができると考えられる．

■赤沈は，あまり特異的ではないが，感度が高い検査である．赤沈の診断における有用性は，他の検査異常との兼ね合わせて考えることで，その有用性が発揮される．また赤沈の亢進の度合も重要である．赤沈の亢進の程度は，診断の可能性を限定してくれる．

- 多くの疾患で赤沈が亢進しているが，6つの疾患だけが赤沈の異常亢進 (>100 mm/hr) を伴っている．それは SBE，骨髄炎，膿瘍，薬剤熱，膠原病，悪性腫瘍である．通常，不明熱患者で，簡単な血液検査とレントゲン検査によってこれらの疾患の大部分を容易に除外できる．

☐ また，肝機能検査も鑑別診断の可能性を絞るのに役に立つ．不明熱患者へのアプローチにおいて，臨床医が特定の器官／臓器系に異常を局所化できれば，診断の可能性は絞られる．臓器障害のパターンは鑑別診断を解明してくれる．
- 肝機能検査異常，例えば中等度から高度の ALP と γ-GTP の上昇と正常または軽度上昇している ALT/AST の組み合わせは浸潤性の肝疾患を示唆してくれる．
- ALP/γ-GTP の高度な上昇は，原発性の，または，転移性の肝疾患や，非腫瘍性の肝疾患を示唆する．例えば，脂肪肝，肝膿瘍，側頭動脈炎，またはあらゆる原因による胆管閉塞などがある．

☐ 悪性腫瘍による不明熱を疑う場合，他の血液検査が有用である．
- SPEP の異常には，ポリクロナル高ガンマグロブリン血症やモノクロナルスパイク等が挙げられる．
  - SPEP におけるモノクロナルスパイクで最も可能性が高い疾患として多発性骨髄腫や Waldenstrom 型 maculoglobulinemia が示唆される．軽度の単一クローンの増加は，高齢者の単クローン性免疫グロブリン血症を示しているのかもしれないが，多発性骨髄腫と鑑別しなければならない．多発性骨髄腫との鑑別には骨の異常の有無，骨と腎臓の異常の有無，骨髄の分析などで判断する．
  - ポリクローナル高ガンマグロブリン血症は T リンパ球機能異常や，ポリクローナル高ガンマグロブリンの過度の産生で示される二次的な反応性の B リンパ球の過剰反応を示唆する．心雑音がある不明熱患者で，ポリクローナル高ガンマグロブリン血症がある場合，心房粘液種が示唆され，心内膜炎の診断を否定的にする．その理由は，SPEP の異常は SBE に特徴的ではないからである．
  - 他の SPEP 異常が悪性腫瘍を示唆する場合もある．SPEP の αⅠ/αⅡ の増加は，膠原病やリンパ腫の可能性を示唆する．αⅠ/αⅡ の増加は，しばしば急性期反応物質として気にとめられないが，それが不明熱として長い期間続くと，急性期反応物質としての増加が消失してしまうことを思い出さなければならない．そのため，不明熱では，α/β グロブリン値の上昇は，異なった診断意義をもつことになる．
- 血清フェリチン検査は悪性腫瘍スクリーニングのためのもう一つの非常に有用な検査である．血清フェリチンは急性期反応物質で，急性期には血清

フェリチンの軽度の一時的上昇が予測される．しかしながら，不明熱患者で持続して非常に高い値を示しているフェリチン値は，急性期の反応によるものではない．非常に高いフェリチン値は膠原病，特に若年性関節リウマチ（JRA）を示唆していることが多い．成人のJRAを除外できれば，非常に高値で，説明がつかないフェリチン値は悪性腫瘍を示唆している可能性が高い[*9]．

□再度注意を喚起するが，それはいくつかの非特異的検査の組み合わせであり，それらを総合すれば診断の特異性が増加するのである．
　■例えば，血中フェリチン値が高度なだけで他に所見がない場合は，フェリチン値が高値で，かつ末梢血塗抹標本で相対的リンパ球減少症と骨髄球/後骨髄球が出現し，赤沈が亢進している場合ほど特異性はないのである[10, 11]．
　■尿沈渣は主として顕微鏡的血尿を検出するのに役立つ．説明のつかない顕微鏡的血尿に伴う不明熱患者においては，前立腺肥大症と膀胱腫瘍を除外することができるなら，腎細胞癌の可能性を考慮すべきである．
□ガリウムシンチかインジウムシンチは，発熱のフォーカスを絞るために早期に実施するべきである．ガリウムシンチかインジウムシンチで限局性の異常を検出できたら，CTかMRIでシンチの取り込みが上昇している部位をCT/MRIで精査して，病態を明確にしなければならない．インジウムシンチやガリウムシンチはCT/MRIをどの部位に焦点をあてて撮影すべきか示唆してくれる利点がある．
□すべての不明熱患者で腹部/骨盤のCT/MRIを撮影するべきである．理由は，不明熱の原因となる数多くの隠れた感染性または非感染性の病態が腹部/骨盤に存在するからである．もしそれらレントゲン検査で特定の臓器に局所化できるなら，鑑別診断の可能性を更に絞ることができる．
□Naprosyn試験は，不明熱患者の原因が感染症によるものか，新生物によるものかを精査する別の検査である．Naprosyn試験は，急性の発熱患者に適用するべきではないが，不明熱患者群において，その原因が感染症によるものか，新生物によるものか区別する方法として有用であるNaprosyn試験が陽性であれば，すなわち，3日間のNaprosynを3日間投与している間に体温が急速に低下するならば，上述のように悪性新生物が示唆され，腹部/骨盤のCT/MRIと同様にガリウムシンチかインジウムシンチをオーダーすることが勧められる．

【*9訳注：フェリチン1万以上はAOSD(Adult Onset Still Disease: 成人スティル病)，悪性リンパ腫，HPS(血球貪食症候群)のどれかに診断を限定できる．血清フェリチンが5000μg/dLを超える場合は成人スティル病の診断ツールとなりうる．参考文献：① Novak S:Extremely high serum ferritin levels as diagnostic tool in adult-onset Still's disease: Rheumatol Int. 2011 Feb 26). ② 16) Highly elevated ferritin levels and the diagnosis of hemophagocytic lymphohistiocytosis. Allen CE, Yu X, Kozinetz CA, McClain KL Pediatr Blood Cancer. 2008;50(6):1227.】

□不明熱で，疾患が存在する臓器がいったん特定されると，比較的簡単に診断を確定できる．
　■他の検査結果が浸潤性の肝疾患を示唆するなら，肝生検の適応である．
　■副腎腫*[10]が疑われるなら，腎生検の適応である．
　■骨髄球の異常が認められたり，末梢血に未熟な細胞が出現していれば，骨髄生検の適応である．
　■不明熱患者のSPEPで単クローン性の異常が認められた場合，骨髄吸引で精査すべきである．
　■心房粘液腫は確定診断のために生検が必要であろう．
　■また，不明熱の病理学的説明を確定するために，腫大したリンパ節や腫瘍を生検するべきである[10, 11, 36]．

REFERENCES

1. Petersdorf RG, Beeson PB. Fever of unexplained origin: report on 100 cases. Medicine (Baltimore) 1961; 40:1-30.
2. Petersdorf RG. Fever of unknown origin: an old friend revisited. Arch Intern Med 1992; 152:21-22.274:21-25.
3. Arnow PM, Flaherty JP. Fever of unknown origin. Lancet 1997; 350:575-580.
4. Brusch JL, Weinstein L. Fever of unknown origin. Med Clin North Am 1988; 72: 1247-1261.
5. Larson EB, Featherstone HJ, Petersdorf RG. Fever of undetermined origin: diagnosis and followup of 105 cases 1970-1980. Medicine (Baltimore) 1982; 61:269-292
6. Kazanjian PH. Fever of unknown origin: review of 86 patients treated in community hospitals. pitals. Clin Infect Dis 1992; 15:968-973.
7. Knockaert DC, Vanneste LJ, Vanneste SB, et al. Fever of unkown origin in the 1980s. An update of the diagnostic spectrum. Arch Intern Med 1992;152:51-55
8. Gleckman R, Crowly M, Esposito A. Fever of unknown origin: a view from the community nity hospital. Am J Med Sci 1977; 274:21-25.
9. de Kleijn EM, Vandenbroucke JP, van der Meer JW, for the Netherlands FUO Study Group. Fever of unknown origin (FUO), I: a prospective multicenter study of 167 patients with FUO, using fixed epidemiologic entry criteria. Medicine (Baltimore) 1997; 76:392-400.
10. Cunha BA. Fever of unknown origin (FUO). In: Gorbach SL, Bartlett JB, Blacklow NR, eds. Infectious Diseases. 3rd ed. Philadelphia: Elsevier 2004:1568-1577.
11. Cunha BA. Fever of unknown origin. Infect Dis Clin North Am 1996; 10:111-127.
12. Cunha BA. Fever in malignant disorders. Infect Dis Pract 2004; 26:335-336.

【＊10 訳注：ドイツの病理学者グラビッツ Paul Grawitz（1850－1932）が提唱したグラビッツ腫瘍と同義語で，腎腺癌，腎癌，腎細胞癌などともよばれるが，いずれも腎臓の尿細管上皮原生の腫瘍である．副腎腫とよばれた理由は，その明るい胞体をもつ異型性の少ない細胞が副腎の組織にきわめて類似しているため，副腎組織の腎内迷入によって発生すると考えられたからである．病理組織学的には腺癌で，透明細胞型に一致する．現在では病理学的診断としてはほとんど用いられないが，臨床医の間では，とくにアメリカで広く用いられている呼称である．副腎腫瘍とはまったく関係なく，悪性腫瘍であることに注意する必要がある．参考文献：日本大百科全書（ニッポニカ）．】

13. Strollo S, Eisenstein L, Cunha BA. Fever of unknown origin (FUO): pancreatic carcinoma. noma. Infect Dis Pract 2006;30:497-498.
14. Luft FC, Rissing JP, White A, et al. Infections or neoplasm as causes of prolonged fever in cancer patients. Am J Med Sci 1969; 272:65-72.
15. Meytes D, Ballin A. Unexplained fever in hematologic disorders. Sec 2: Malignant hematologic tologic disorders. In: Isaac B, Kernbaum S, Burke M, eds. Unexplained Fever. Boca Raton, Florida: CRC Press, 1991:209-224.
16. Klastersky J, Weerts D, Hensgens C, et al. Fever of unexplained origin in patients with cancer. Eur J Cancer 1973; 9:649-656.
17. Pinede L, Duhaut P, Loire R. Clinical presentation of left atrial cardiac myxoma. A series of 112 consecutive cases. Medicine (Baltimore) 2001; 80:159-172.
18. Revankar SG, Clark RA. Infected cardiac myxoma case report and literature review. Medicine 1998; 77:337-344.
19. Reynen K. Cardiac myxomas. N Engl J Med 1995; 333:1610-1617.
20. Savas L, Onlen Y, Kiziltan T, et al. Fever of unknown origin due to left atrial myxoma. Infect Dis Clin Pract 2006; 14:170-172.
21. Mueller PS, Terrel CL, Gertz MA. Fever of unknown origin caused by multiple myeloma: report of 9 cases. Arch Intern Med 2002; 1262:1305-1309.
22. Lambotte O, Royer B, Genet P, et al. Multiple myeloma presenting as fever of unknown origin. Eur J Intern Med 2003; 14:94-97.
23. Cunha BA, Goldstein D. Fever of unknown origin (FUO): preleukemia due to AML. Infect Dis Pract 2006; 30:540-541.
24. Oguma S, Yoshida Y, Uchino H, et al. Infection in myelodysplastic syndromes before evolution into acute nonlymphoblastic leukemia. Int J Hematol 1994; 60:129-136.
25. Cunha BA, Hamid N, Krol V, et al. FUO due to preleukemia/myelodysplastic syndrome: the diagnostic importance of monocytosis with elevated serum ferritin levels. Heart Lung 2006; 35:277-282.
26. Robertson LE, Pugh W, O'Brien S, et al. Richter's syndrome: a report on 39 patients. J Clin Oncol 1993; 11:1985-1989.
27. Armitage JO, Dick FR, Corder MP. Diffuse histocytic lymphoma complicating chronic lymphocytic leukemia. Cancer 1978; 41:422-427.
28. Foucar K, Rydell RE. Richter's syndrome in chronic lymphocytic leukemia. Cancer 1980; 46:118-34.
29. Giles FJ, O'Brien S, Keating M. Chronic lymphocytic leukemia in (Richter's) transformation. ation. Semin Oncol 1998; 25:117-125.
30. Cunha BA, Mohan S, Parachuri S. FUO: CLL vs. lymphoma (Richter's transformation). Heart Lung 2005; 34:437-441.
31. Krol V, Cunha BA. Diagnostic significance of serum ferritin levels in infectious and noninfectious diseases. Infect Dis Pract 2003; 27:196-197.
32. Chang JC, Gross HM. Utility of naproxen in the differential diagnosis of fever of undetermined origin in patients with cancer. Am J Med 1984; 76:597-603.
33. Chang JC, Gross HM. Neoplastic fever responds to the treatment of an adequate dose of naproxen. J Clin Oncol 1985; 3:551-558.
34. Chang JC. How to differentiate neoplastic fever from infectious fever in patients with cancer: usefulness of the naproxen test. Heart Lung 1987; 16:122-127.
35. Reme P, Cunha BA. NSAIDS and the Naprosyn test in FUOs. Infect Dis Pract 2000; 24:32.
36. Cunha BA. Diagnostic significance of nonspecific laboratory tests in infectious diseases. In: Bartlett JG, Blacklow NR, eds. Infectious Diseases. 3rd ed. Baltimore: Lippincott Williams 2004:158-166.

Fever of Unknown Origin in febrile leukopenia
発熱性好中球減少症における不明熱

Anastasia Antoniadou and Helen Giamarellou
Fourth Department of Internal Medicine of Athens University Medical School, University General Hospital ATTIKON, Athens Greece

OVERVIEW
概説

Definitions, Epidemiological Features, Risk Factors
定義，疫学的特徴，危険因子[*1]

□炎症反応における自然免疫の主要な細胞成分として，好中球は感染に対する防御の第一線で働くものである[1]．およそ40年前に，Bodeyらは，好中球絶対数が500個/mm³未満に減少したとき，感染のリスクが有意に増加すると報告した[2]．

- ■固形癌や血液悪性腫瘍のような癌の治療を受けている患者において，好中球減少症の定義として，好中球絶対数500/mm³未満という数値が使用されていたが，それは現在でも有用で価値のあるものである．
- ■好中球減少症は，腫瘍に対する化学療法を受けている入院患者の感染による合併症の主な原因である．そして，化学療法に関連した死亡率の大部分を占めており，化学療法薬の投与量減量を余儀なくさせたり，治療の遅れを引き起こすことによって癌の治療成績を悪くしている．

□好中球減少症があると，初期の感染への炎症反応が鈍くなる．その結果，細菌の侵入と増殖を許して，炎症反応の増大が臨床的に明らかに妨げられる．しかし，発熱は生じる．

- ■Sickleらは，好中球減少症患者では感染が起こった場合の典型的症状が欠如することを証明した．
  - ■彼らの研究では，肺炎で適切な好中球数（>1000/mm³）の患者の84%は膿性痰が出た．それと比較して，肺炎で重度の好中球減少症（<100/mm³）では8%の患者でしか膿性痰がでなかった[3]．

【*1 訳注：発熱性好中球減少症 febrile neutropenia(FN) の定義と，それによる感染症の症状の変化，内科的緊急であるFNへの対応の仕方が述べられている．】

- Pizzoらは，発熱のある好中球減少症の1001人の癌患者に対して，前向き研究を行った．それら1001人の発熱性好中球減少患者の解析で，菌血症が証明された患者の内45%は発熱以外の感染徴候が全く認められなかった．好中球が$100/mm^3$未満であった場合に，咽頭炎の患者で，膿状の滲出物は22%でしか認められなかった．尿路感染症では，排尿障害，頻尿，および膿尿はそれぞれ44%，33%，11%しか認められなかった．髄膜炎において，臨床的な髄膜刺激徴候は認められず，会陰膿瘍では，会陰の腫脹が認められなかった[3,4]．
- 発熱は感染の唯一の徴候であるかもしれない．そして，好中球減少患者の発熱の60%は，当初は，不明熱として扱われるという．これらの不明熱患者の70%が経験的な抗菌薬治療に反応するので，これらのエピソードの多くが気付かれていない感染症なのかもしれない．もし治療しなければ，特にそれらが隠れたグラム陰性菌血症であれば，かなりの死亡率の責任を負わなければならなくなる[5]．

☐ 発熱性好中球減少症という状況では，非感染症の原因（薬剤熱，非感染性の発熱，輸血に関連した発熱など）に関連する発熱を全力で除外するべきである．

☐ 発熱のある白血球減少症，そしてさらに正確に言うならば，発熱のある好中球減少症*2は，米国感染症学会（Infectious Disease Society of America: IDSA）[6]とImmunocompromised Host Society (IHS)[7]により定義された2つの要素を含む症候群を表している．

- まず第一の要素として，発熱は，一回だけの測定では101°F（38.3℃）の口腔体温か，1時間以上続く100°F（38.0℃）の体温と定義されている．IHSと他の学会[8]は，発熱の基準として12時間以内に2回測定された38.3℃=101°Fの口腔体温を追加している．
  - 感染か炎症の徴候としての発熱は，好中球減少患者で下がることはない．なぜなら，炎症反応を促進するサイトカインが多くの種類の細胞（大食細胞，リンパ球，線維芽細胞，上皮細胞および内皮細胞）[9]から放出されるからである．
  - 体温の直腸温測定は避けるべきである（直腸診，浣腸，または内視鏡検査などの他の直腸関連の手技とともに）．その理由は，それらの手技が微生物の侵入門戸となるかもしれないからである．特に粘膜に炎症が起こっている状況（下痢はよくある例である）をもっている患者，痔核，または局所の病変では侵入門戸となりやすい．たまに，発熱は

【*2訳注：発熱性好中球減少症 febrile neutropenia に該当し，以下FNと呼ぶ．】

【*3訳注：nadirとは，白血球数，赤血球数，血小板数が最も数が少ない状態．最下点ともいう．】

免疫抑制療法（例えば，副腎皮質ホルモン）によって，または高齢者，ショックの患者で，あまり高くならないことがある．
- ■第二の要素として，好中球減少症の定義は，その絶対数が，500個/mm^{3}以下か，または当初は1000個/mm^{3}以下で24〜48時間以内に500/mm^{3}以下に低下すると予測される場合のどちらかと定義される．感染の発生，重症度，および感染からの回復時間は，好中球減少症の程度と逆比例する[11, 12]．国立癌研究所（National Cancer Institute）の共通毒性基準（Common Toxicity Criteria）は癌化学療法関連の好中球減少症を4つのグレードにして分類している Grade 0: 正常範囲内 2000個/mm^3，そして，Grade1, 2, 3と4は以下のようになっている．Grade1，2，3，および4は，それぞれ，好中球絶対数が 1500/mm^3 以上 2000/mm^3 未満，1000/mm^3 以上 1500/mm^3 未満，500/mm^3 以上 1000/mm^3 未満，500/mm^3 未満と定義される[13]．

□好中球減少症の持続時間は，感染のリスクとの直接の因果関係がある変数である[14]．
- ■Grade4の状態の好中球減少症が3週間以上続いた場合に，およそ全員が感染症に罹患すると予測されている[12]．
- ■また，発熱が起こってから好中球減少症が持続する時間は抗菌薬治療への反応性と合併症の発生頻度に影響する．
- ■好中球減少症が7日間以下であれば95%が抗菌薬に反応するが，15日間以上持続している場合，32%しか抗菌薬に反応しない[15]．

□好中球減少症の頻度は使用された化学療法のレジメンのタイプや強さ，基礎疾患のタイプやステージ（高用量の化学療法，末梢血幹細胞移植，骨髄移植，急性骨髄性白血病への導入化学療法），同時に行われる放射線療法，化学療法の治療段階（化学療法の初期の段階ほど好中球減少症のリスクが高い）によって影響を及ぼされる骨髄障害の程度，年齢・パフォーマンスステータス・合併症などの患者側の要素によっても大きく影響される[16]．化学療法の第1サイクル後10日目にくる好中球数のナディア[*3]が500/mm^{3}未満であれば，発熱のリスクは増加する（Silberの予測モデル）[17]．

□腫瘍に対する化学療法の後の好中球減少の期間に発熱すると，それが不明熱か確定診断のついた感染症のいずれであっても，全生存率に影響する．
- ■それはおそらく，発熱による腫瘍に対する治療開始の遅れ[*4]や，発熱のため化学療法の投与量を減量せざるを得なかったため[*5]などが原因と思われる．

【＊4訳注：感染症の有無の検索に時間が割かれるためと思われる．】

【＊5訳注：感染症の合併の可能性があり，化学療法剤を減量したと思われる．】

- ■患者に積極的な非ホジキンリンパ腫に対する治療をした場合のデータを，国立ガン研究所の調査データと連携した研究からわかったことは，発熱性好中球減少症の発生頻度が増す事，Cyclophosphamide+Adreamycin (hydroxydoxocubicin) + Vincristin(oncovin) + Predrizone の投与回数が減少する事，および 5 年後の全生存[18] が減少する事の間に重要な関連があることがわかった[18]．

□好中球減少症は，潜在的な合併症のリスクと合併症の種類を増加させる要因となるかもしれない．
- ■それには，例えば以下の 4 つのようなことが考えられる：(i) 化学療法による粘膜炎，出血（血小板減少症による），中心静脈カテーテルなどの侵襲的器具の留置によるによる機械的バリアの損傷，(ii) 複数回の入院や抗菌薬・抗真菌薬による患者固有の細菌叢の変化，(iii) 基礎疾患による臓器機能の変化（腎不全または肝不全），(ⅳ)*6 貪食機能や液性免疫力に影響を与える投薬（モノクロナル抗体，fludarabin，ステロイド）などがある[16, 19, 20～23]．最近の研究では，好中球減少症患者で感染症のリスクや治療への反応に影響を与えるかもしれない遺伝的要因も指摘されている[24]．

□また，ウイルス性の疾患の後や薬物の副作用などの原因による好中球減少症の場合は，急性感染症のリスクは，癌に対する治療による好中球減少症と同じではない．その理由は，おそらく，粘膜の障害を受けていないからだと思われる[25]．また，先天的好中球減少症や再生不良性貧血の場合も感染症のリスクは低い．FN 患者で HIV 陽性患者では，感染症のリスクが高いが，細胞毒性のある癌化学療法を受けた患者よりはリスクが低い[25]．

□感染症の合併症のリスクが高い患者の FN は医学的な緊急事態である．
- ■発熱と好中球減少症を合併している患者の 50% は，隠れた感染症が存在している可能性がある．
- ■Grade4 の好中球減少症患者の 20% で，菌血症が存在する[26]．
- ■緑膿菌菌血症は，もし未治療なら，予後は悪い．初めの 24～48 時間で 33-75% の死亡率が観察されている[27～29]．
- ■それが理由で，発熱のある好中球減少症患者で，1971 年以来，経験的な広域抗生物質の点滴静注が導入され[30]，すぐさまそれが奨励された（発熱後，1 時間以内に投与する）[6]．
    - ■Schimppff らは，この方法を用いることで，発熱のある好中球減少症患者の死亡率が 1970 年代には，成人では 60-70% であったものが，現在では 4-6% へ，小児では 0.4%-1% へと劇的に減少していることを示している[31～33]．

【*6訳注：原著ではⅲが二つあるが誤植と思われる．】

- 近年，成長因子の導入で，すべての FN の患者を同じように扱うことはできない．
- FN 患者で，生命に危険を及ぼす感染症を合併するリスクが低い患者は，経口広域抗菌薬を服用すれば 70％が外来通院できる可能性がある．それにより医療費が減少し，患者も快適に過ごす事ができる[16, 34]．患者を，異なったリスクのカテゴリーに分類するための有効な予測モデルも開発され，それを，発熱のある好中球減少症患者の初期評価に適用されるべきである．

Patient Risk-Assessment Stratification
患者のリスク評価と層別化

□ Talcott らが，初めて発熱のある好中球減少症患者における感染症発症のリスク予測ツールを開発した[35, 36]．
■ それが開発される以前は，さまざまな重篤な感染症の合併症を起こす可能性が低い患者を除外する基準が，幾つか存在するだけであった．
- 例えば，Kern らが提唱したのは，次のような項目が一つも当てはまらない患者では重篤な感染症の合併症を生じるリスクが低くなるという．それは，腎不全，ショック，呼吸不全，HIV 罹患，静脈点滴による支持療法を受けている，同種骨髄移植，カテーテル関連感染症，コアグラーゼ陰性ブドウ球菌感染，48時間以内に死亡する可能性がある，などであった[37]．
- また，Freifeld らが提唱した項目は，血行動態が不安定，腹痛，嘔気または嘔吐，下痢，神経学的または精神的変化，肺の新たな浸潤陰影，カテーテル関連感染症，腎不全，または肝不全であった[38]．

■ Talcot による臨床モデルは，入院後 24 時間以内に評価できる臨床的要素と 4.つのカテゴリーの患者から成るものであった．カテゴリー I，II，III は高リスク群の患者である．
- カテゴリー I は発熱のある好中球減少症患者が入院したもの．
- カテゴリー II は，発熱と好中球減少症以外で，外来患者において急性の合併症で入院適応がある患者．
- カテゴリー III は，急性の合併症はないが，癌がコントロールされていない（例えば白血病で完全寛解になっていない患者，最終の化学療法後にもかかわらず癌が進行している患者）である．
- カテゴリー I～III の患者の感染症の合併症は 30％以上で，カテゴリー IV では 2％であった．カテゴリー IV の患者というのは，他の I～III のカテゴリーの患者のようなリスクを持たない患者である[35, 36]．

- □その後，Klaterskyらは，別のスコアリングシステムを提唱した．
  - ■それは Multinational Association for Supportive Care in Cancer（MASCC）の予測モデルを基にしたもので，7つの変数があり，最高スコアは26である[39]．
    - ■(i) 疾患の重症度が軽度か中等度（3点）[5]，または，症状がない（5点）
    - ■(ii) 低血圧がない（5点）
    - ■(iii) 慢性閉塞性肺疾患がない（4点）
    - ■(iv) 充実性腫瘍の存在または血液悪性腫瘍に罹患していても真菌感染症の既往歴がない（4点）[4]
    - ■(v) 外来通院患者状態（3点）
    - ■(vi) 脱水がない（3点）
    - ■(vii) 成人で60歳未満（2点）となっている．
  - ■スコアが21以上は重症合併症のリスクが5％未満である．
  - ■Talcottモデルと比較して，それは感度が高く（71 vs 30％），また特異度は低いけれども（68 vs 90％）リスクが低い患者で計算間違いが少ないとされている特徴がある[39]．
  - ■現在行われている前向き研究では，固形癌や白血病でFN患者という混合した集団において，MASCCインデックスを有効なものにする試みがなされている．
    - ■患者を24時間フォローし，それでもインデックスが，21以上の値を維持しているならば，低リスクであると考えられる．
    - ■低リスクの患者では，不明熱は穏やかな発症のしかたをするようである（穏やかな発症のしかたをする患者は，低リスク群では49％でみられ，高リスク群では35％で見られる）．
    - ■高リスク患者はしばしばグラム陰性菌の菌血症をおこし（高リスク群59％ vs 低リスク群31％），グラム陽性菌の頻度はより低い（38％ vs 62％）．
    - ■菌血症を伴う高リスク患者は，菌血症を伴わない高リスク患者より合併症の頻度がより高く（68％ vs 24％），死亡率もより高い（28％ vs 2％）．
    - ■低リスク群では死亡がないのに比較して，高リスク群では45％の死亡率が認められた．
    - ■グラム陽性菌の菌血症では，高リスク群と低リスク群での差はあまりない印象がある．
    - ■高リスクのFN患者群の中で，初めの経験的抗菌薬治療に反応しなかった患者群では有意に好中球減少状態の期間が長く，合併症の頻度も有意に高い．
    - ■固形癌の患者群と血液悪性腫瘍の患者群では，合併症や死亡率に差が無かった．

- 高リスクカテゴリに入る患者群（スコア 21 未満）は均一の集団でないかもしれない．
- スコアが 7 〜 14 の患者群はスコアが 19 〜 20 の患者群の 2 倍の死亡率である．積極的な治療が有効な高リスク患者群を正確に同定する努力を続ける必要がある[40]．

INITIAL PATIENT CLINICAL EVALUATION
患者の臨床的初期評価

□不明熱は，その用語の定義からして，局所の感染徴候が見いだせない状態を指す．

□しかし，発熱を伴う好中球減少症患者の評価は徹底的に行われねばならず，発熱がある間は，毎日評価を繰り返さなければならない．

- European Organization for the Research and Treatment of Cancer（EORTC）の研究発表で，たとえ軽微な徴候であっても，発熱がある好中球減少症患者で見いだされた頻度が高い感染部位は，肺（25％），口腔内と咽頭（25％），軟部組織・皮膚・中心静脈カテーテル刺入部位（15％），会陰（10％），更に頻度は低くなると，胃腸・尿路感染（5％），鼻・副鼻腔（5％）であった．これらの部位は，感染部位となるだけでなく，原因となる病原体の侵入門戸にもなり得る[42]．
- 初期評価で，潜在的な感染部位の可能性を検出するのにつながるわずかな情報であっても拾い上げなければならない．患者の病歴から，些細な事でも拾い上げなければならない．それには，悪性腫瘍に対する化学療法のタイプや時期，患者を取り巻く環境からの曝露，ウイルス性疾患（上気道炎，水痘，麻疹，等）に罹患している人との接触，予防的または過去の感染症に対する治療として行われた抗菌薬や抗真菌薬の投与歴，アレルギーの有無，薬物相互作用，最近の輸血や血液成分の投与などが含まれる．
- 身体所見は，潜在的な感染を見いだすために注意深く診察を行わなければならない．
  - 例えば，咽喉頭・皮膚・皮膚のひだ・腋窩・会陰・爪・眼・副鼻腔・血管穿刺部位・肺などである．
  - もし発熱のある好中球減少症患者が精査にもかかわらず FUO となった場合，身体所見は当初は何も見いだせないかもしれないが，それでも毎日所見を取らねばならない．そして，皮膚の結節，皮膚の潰瘍，壊疽性膿瘡，黒色の痂皮，会陰の痛み，顔面又は副鼻腔の痛み，眼の腫脹又は発赤などがあれば，細菌または真菌が原因の感染を示している．

■バイタルサイン，尿量，呼吸機能を示すパラメーター，精神状態などを評価し，モニターし続けなければいけない．血行動態の不安定さ，低酸素血症，錯乱などは臨床状態の悪化であり，生命を脅かす危険な感染の合併症の徴候である[43]．

LABORATORY EVALUATION
検査による評価

□全ての発熱した好中球減少症患者の検査による評価には，末梢血，生化学検査，血液培養2セットが必須である．

□もし中心静脈カテーテルが刺入されていれば，末梢静脈血培養，全ての中心静脈カテーテルの内腔の培養をセットで行わなくてはならない．それにより，カテーテル関連の血流感染の診断ができる．

■特に，診断の方法として培養が陽性になるまでの時間を判断材料にすれば，より正確である[44]（例えば，中心静脈カテーテルから採取した血液培養が陽性になる時間が末梢血の血液培養陽性化より120分以上早ければ，カテーテル関連血流感染の診断基準を満たす）．

■たとえ膿尿や排尿困難が無くても尿培養は実施したほうがよい．なぜなら，好中球減少症のためにそれらの尿路感染の徴候が不明瞭になるからである．

■喀痰検体は，グラム染色で，たとえ好中球が喀痰の中に無くても，処理して培養しなければならない．その理由は，尿路感染で述べたのと同じ理由である．

■それ以外の部分からの培養は，もしその部位の感染が疑われれば，実施すべきである．

■常在菌のスクリーニングは，適応とはならない．理由は，早期に原因菌を同定する目的で，常在菌のスクリーニングをすることは有用ではなく，費用対効果がよくないことが証明されたからである．

□MRSA（methicillin-resistant Staphylococcus Aureus），Vancomycin-resistant enterococcus（VRE），又はMDRグラム陰性菌などの多剤耐性菌（Multidrug-resistant: MDR）のスクリーニングは感染制御の観点でのみ推奨される[6]．

【＊7訳注：真菌であるPythium insidiosum（Hyphomyces destruens）による感染をhyphomycosisと呼ぶ．その肺病変を"halo sign"と呼ぶ．】

【＊8訳注：原著では，typhlitis（盲腸炎）と記載されており，appendicitis（虫垂炎）とは記載されていないので，そのまま訳した．】

【＊9訳注：好中球減少性腸炎は好中球減少状態における感染性ないし炎症性腸炎である．多くは造血器腫瘍の治療中に発熱，下痢，腹痛にて発症するが症状が不明瞭なこともある．米国感染症学会（IDSA）のガイドラインでは，発熱性好中球減少症時の右下腹部痛は，好中球減少性腸炎の可能性を示唆することが述べられている．またde Britoらは，化学療法中に

□肺炎は，実際に存在しても，患者を診察すると異常がなさそうに見えるため，胸部レントゲンは後の比較のためにも，発症初期から撮影しておくべきである[45]．もし不明熱が続くなら胸部レントゲンを反復して撮影し，異常があれば胸部の高分解能CT (high-resolution computed tomography：HRCT) を行う．それで，真菌性肺炎の早期徴候[*7]が判明することがあるからである[46〜48]．

□右側の腹痛と腹部膨満感があればすぐに腹部CTを撮影しなければならない．腸壁の肥厚 (4mm以上) があれば，盲腸炎[*8]または好中球減少症性腸炎[*9]を示唆する[49]．

□好中球数が正常化した後も不明熱が続くならば，腹部超音波や腹部CTが有用である．もし多発性の低濃度の病変が肝臓と脾臓にあれば，慢性播種性カンジダ症が肝脾カンジダ症（発熱と血清ALP上昇，血液培養陰性で他に何も症状がない疾患．化学療法中と，その終了後6か月以上，抗真菌薬を投与しなければならない．）の形で発症していると考えられる[50]．

□急性細菌性感染の場合，特に菌血症を伴えば，感染源が判明した不明熱患者と比較して合併症と死亡率が上昇する．そのため，たとえ不明熱であっても，FN患者で，感染症の徴候があり，その原因が細菌性であることを示すマーカーがあれば治療を成功させやすい．

■幾つかの血清急性反応物質 (CRP, 血清アミロイドA), 炎症反応を促進するサイトカイン [tumor necrosis factor-α (TNF-alpha)], interleukin-1 (IL-1), Interferon-gamma(IFN), interleukin-6(IL-6), interleukin-8(IL-8)とsolbul adhesion molecule （可溶性接着分子：solbule E-selectin, vascular cell adhesion molecule 1, intercellular adhesion molecule 1) が，FN患者の原因として細菌感染症を示唆しているか調査された．残念なことに，現時点では，これら全てのパラメーターが細菌感染症を予測する価値があるかどうかの研究は，矛盾したデータが集まっている段階であり，臨床的にFNに対して初期治療を決定する判断材料にはならない[51,52]．

■最近になり，プロカルシトニン (procalcitonin：PCT) という，カルシトニンの前駆体が全身性の細菌感染症，特に重篤な敗血症において増加することがわかってきている[53,54]．

発熱，下痢，右下腹部痛を来した場合の疾患リストとして好中球減少性腸炎，Clostridium difficile腸炎，急性虫垂炎，腸間膜リンパ節炎，限局性腸炎，虚血性腸炎，腸閉塞，herpes zoster, Ogilvie症候群 (偽性腸閉塞症は急性偽性腸閉塞症と慢性偽性腸閉塞症に分類され，そのうち急性の疾患はOgilvie症候群と呼ばれている．いずれの病態も腸管自身に機械的閉塞病変がないにも関わらず腸内容物が停滞することにより腸閉塞症状をきたす症候群であり，発症機序は大腸に分布する自律神経系の制御が崩れることが原因とも考えられている)，サイトメガロウイルス腸炎，抗がん剤治療に伴う粘膜炎を挙げられる．　参考文献：de Brito D, Barton E, Spears K L, Cranmer H H, Karp S J, Anglin D, et al: Acute right lower quadrant pain in a patient with leukemia. Ann Emerg Med 1998; 32:98-101.】

- 健康なヒトでは，PCT値はほとんど検出できない（＜0.1ng/mL）[55]．
- 幾つかの研究で，好中球減少症の担癌患者において，発熱がある期間，毎日PCTを測定された．それで判ったことは，重篤な感染症においてPCTが増加する（PCT値＞5ng/mL）こと，そして，その値は菌血症や敗血症で特に上昇すること，しかしウイルス感染や局所の感染では，菌血症や敗血症より低値であること（≦0.1ng/mL）であることである[56～59]．
- それらの研究の一つでは[56]，FN患者115人において，発熱前と発熱してから感染症が治癒して解熱するまで毎日，血中PCT値を測定している．PCT値は早期から上昇し，菌血症の患者では発熱の初日には，FN患者115人の中央値は8.23ng/mLまで上昇した．菌血症や敗血症と比較して，局所の細菌感染患者では0.86ng/mL（$p<0.017$），重篤な敗血症では2.62 ng/mL，臨床的に局所の感染の場合には0.57 ng/mL（$p<0.001$）であった．感染症が治癒するとPCT値が劇的に減少し，感染症が増悪した時には上昇することがわかった．
- 以上からわかることは，PCTは発熱患者のフォローアップに有用なマーカーであるということであった．
- 不明熱で抗菌薬に反応していない患者と比較して，抗菌薬に反応している患者（隠れた感染症と推測できる）でPCT値が著明に上昇していることも認められた[60]．
- 他の研究では，PCT値は中枢神経系感染症をおこしている菌血症では上昇が認められないこと[60]，また別の研究では骨髄移植を受けた患者の侵襲性アスペルギルス症（Invasive Aspergillosis: IA）ではPCT値は3 ng/mL以上に上昇していることが判明した[61]．
- 差しあたり当分の間は，PCTの感度と特異度が低いことから，PCTは侵襲性の真菌感染症（Invasive Fungal Infection: IFI）に診断においては何ら参考にならないと言える[62]．
- 徐々にデータが蓄積され，背景にある感染症の重篤さや，カットオフ値によって，PCTの感度が44-63％，特異度は64-100％であることがわかってきている．
- PCTが非常に強みを発揮するのは，細菌感染の存在の有無に対し，PCT値が0.5 ng/mL未満であれば陰性反応的中度（negative prognostic value：NPV）が85％を超えることである[55]．
- もしPCTを使用するとすれば，一回だけ測定して診断の判断材料とするよりも，連続して測定し，その上下動を比較する方が有用であると言える．
- それと関連のある研究が最近なされている．その内容は，FN患者に

おいて，早期に合併症のリスクが高いか低いかを区別するのにPCTが予測因子となり得るか，そして予測因子としてのPCTをTalcottやMASCC Criteriaと比較し，融合させることができるかどうかというものであった．最も興味深いことは，PCTが低リスクの患者を有効に同定し，誤って高リスクの患者を低リスクの患者に紛れ込ませない能力を有するかどうかである．それによって，低リスクの患者群に外来管理を行うことができるようになるのである．

　　※結果的に，PCTをTalcottやMASCC Criteriaのような臨床的リスク評価スケールに組み込むことは，統計的に有意な方法ではないと判明した．しかし，感度を増強することは判った．

　　※そしてもっと重要なことは，菌血症や治療失敗に対しての陰性反応的中度（negative prognostic value：NPV）である．陰性反応的中度は，安全に退院し，外来治療に切り替える決定因子になるからである．PCTを組み込むことによって陰性反応的中度が98%にまで増加すると判明した[55]．

□ CRPは急性期反応物質である．既に好中球減少症患者の不明熱において潜在的な細菌感染を見分けるには有用ではないことは判っている．

■ CRPは，発熱の経過とよく関連するが，感染の重症度とは関連性が乏しい[63]．

■ CRPの値は背景にある疾患や移植片対宿主病（graft versus host disease：GVHD）の存在に影響を受ける．

■ CRPは感染の後期から上昇し（発熱の開始から3日以上）[64]，CRPの正常化はその半減期の長さから，感染の治癒より遷延する．

■ CRPを連続して測定することは役立つとの報告もある[64, 65]．2回連続で測定して低値であれば，細菌感染の存在に対して良い陰性反応的中度（NPV）を持つ．

■ しかし，2回測定してCRP値が下がらない，または上昇していく（CRP値＞200mg/mL）状態が，発熱後5日目で見られれば，高い死亡率を予測できる[66]．

■ 最近の研究で，不明熱を伴う好中球減少症において，菌血症と非菌血症の時期の間でPCTとIL-6のレベルが有意に変化すること，しかしCRP値はそれらの異なった時期においても差がなかったことが判明した．そこから導き出された結論は，FN患者において菌血症を予測するにはPCTとIL-6の方がCRPよりも信頼できるマーカーであるということであった[67]．

□ 侵襲性の真菌感染症（Invasive Fungal Infection: IFI），特に糸状菌は徴候がわずかしか表れず，培養はしばしば陰性である（例外はフサリウム症 fusariosisで，60%で血液培養が陽性となる）．

■ IFIの診断を早期に，または先手を取って診断するための特異抗体，血液

中を循環している真菌抗原や真菌の代謝産物が研究されている最中である．
- 現時点で最も信頼できるのは，以下である．
  - カンジダ抗原とカンジダ抗体のセット
  - アスペルギルスガラクトマンナン*[10]とアスペルギルスのPCRである．
- 最近の進歩でELISAによる血中を循環しているGMの検出が血液学及び移植センターにおいて用いられるようになって侵襲性アスペルギルス症（Invasive Aspergillosis；以下IA．）の診断に用いられている[68, 69]．
  - 最善の結果を得るためのGMの閾値をどこに設定するかは，未だに議論中である．
  - 好中球減少患者では，週2～3回のGMの測定が必要である．
  - カットオフ値を0.5下げると，感度が上昇し，少し特異度が下がる．
  - また他の方法によって診断が付くよりも早くガラクトマンナン検査は陽性になる[70]．
  - 糸状菌に有効な抗菌薬を予防使用していなければ，GMの感度は87.5%まで上昇する（71%）．ウサギを用いて行った実験では，循環する糸状菌抗原量は組織の真菌量に相関し，そして抗真菌薬の投与により抗原量も減少したことが観察されている[72]．
- 同種幹細胞移植を行った患者群を前向きにフォローする研究がなされた．そして真菌抗原血症と，他の抗真菌薬投与開始の判断材料となる診断項目を分析した．
  - 真菌抗原血症による診断は，レントゲン検査やアスペルギルスの培養陽性による診断より8日目で80%，9日目で88.8%先行していた．
  - 治療は83.3%の患者で実施された．GMの検出は，患者がステロイド投与されている時や，同時に存在している病態がIAをマスクしている場合に特に有用であった．
  - 前向きにGMをスクリーニングすると，従来の診断基準よりも早期に診断できることが分かった[68]．感度は75-100%で，特異度は80-90%と，NPV（陰性反応的中度）も高値で約95%（FDAの認可を受けた研究を基にして計算すると感度81%，特異度89%である）である．
    - ※医師達は，それでも，常に，偽陽性と偽陰性について注意を払う必要がある．
    - ※検査というものは，注意深い細菌学的検索と，臨床判断に取って代わるものではない．
    - ※以下に偽陽性となった原因と同定されたものを挙げる．偽陽性

【*10 訳注：以下，GM．アスペルギルスの細胞壁の主要な構成成分で，気管支肺胞洗浄液BALと血液，そして脳脊髄液から検出される．】

反応は成人で 5％，新生児で 83％と報告されている[72]：amoxicillin/clavulanate または piperacillin/tazobactam による治療[74]，肺移植後早期（第 1 週）[75]，骨髄移植後（初めの 15 ～ 30 日）[76]，新生児（新生児の腸管には大量の菌がコロニー形成しており，その中でも，Bifidobacterium spp. と交叉反応するものがある）[77]，幾つかの交叉反応をする食物，例えばミルク，米，パスタ，ソギア（大豆の一種），缶詰野菜，蛋白が豊富なサプリメント[78]，検体を輸送する技術や空気を介した汚染菌が交叉反応をおこした真菌（Penicillium sp., Paecilomyces variotti, Alternalia spp., 等）[79] などがある．

■ 165 人の患者に対して 205 回の化学療法をした前向き研究において，アスペルギルスに対する PCR と GM とが比較して調べられた．
　　■感度において PCR が GM より優れていると判明した．
　　■ IA の高リスク群は，血液サンプルから PCR でアスペルギルスが検出されれば，IA の疑いが強く，診断に有用である．
■カンジダ抗原と抗体は FN において，カンジダ症の発症リスクについて研究されている途中である．
　　　※ある論文で，循環するカンジダ抗原 [GM と (1-3) グルカン)] と，カンジダ細胞壁抗原に対する免疫グロブリン G サブクラス抗体を症例数が少ないながら調査している[14]．
　　　　▶対象は集中治療室（ICU）や手術後の全身性カンジダ症，癌，糖尿病患者である．
　　　　▶ (1-3) グルカン抗原と 2 つのサブクラスの抗体がカンジダ症の診断に早期から特異的マーカーとして有用であると分かった．そして，(1-3) グルカンの血清中動態は抗真菌薬治療の有効性を評価するのにも有効であった．それらを併せると，感度 92％，特異度，陽性的中率 positive predictive value は 100％となった[81]．
　　　※別の研究では，Plateria Candida 特異抗原と抗体の感度，特異度などの研究がなされた*11．
　　　　▶対象は血液癌の患者で全身性カンジダ症になった 7 人の好中球減少症患者の成人である．
　　　　▶それら対象から採血を連続して行い，調査がなされた．
　　　　▶好中球減少中では，全ての患者において GM が高値かつそれが持続していた．その結果，GM 血症と抗マンナン抗体は，カン

【*11 訳注：真菌感染の診断における各真菌とその真菌の菌体成分名と，それに対する検査名を挙げた．Plateria とは，菌体が産生するガラクトマンナン抗原の一つである．参考文献：好中球減少患者における診療指針 吉田稔 Jpn.J.Med.Mycol.Vol.45, 209-215, 2004.】

ジダ血症を発症するリスクがある患者では測定する価値があるとわかった[82]．
▶更なる研究によって，これら初期の結果が再度確認される必要がある．

※試験管内での真菌感受性試験は臨床的に解釈しなおして，臨床的にも相関性があることを示さねばならない．
▶より確固とした，有意なデータが試験管内でのカンジダ属に対する，フルコナゾール，イトラコナゾール，フルシトシンの感受性について存在する．それには標準化された，臨床的問題にも直結する手法が用いられている．
▶それはthe National Committee for Clinical Laboratory Standards（最近はClinical and Laboratory Standardsと呼ばれている）によって開発されたものである．口腔・咽頭または食道カンジダ症からのデータ（フルコナゾールとイトラコナゾール）と非好中球減少症患者のカンジダ血症からのデータ（フルコナゾールのみ）が集められブレイクポイントが決定された．癌患者におけるFNに対して，それらのデータが臨床において実際に適用できるのか，現在研究中である．しかし，試験管内での感受性結果が臨床的結果に影響して，臨床に適応できる事もわかっている[84]．

Serological/molecular diagnosis for invasive fungal infection

Fungi	Substance	Method
Candida	Heat labile giyvoprotein	Cand-Tec (LA)
	Mannan	Pastorex Candida (LA)
		Uni-medi Candida (ELISA)
		Platelia Candida (ELISA)
	D-arabinitol	Arabinitec auto (Enzyme colorimetric assay)
	Candida DNA	Geni Q Candida (Real-time PCR)
		Pathologic fungal gene diagnosis (PCR)
Aspergillus	Galactomannan	Pathorex Aspergillus (LA)
		Platelia Aspergillus (ELISA)
	Aspergillus DNA	Geni Q Aspergillus (Real-time PCR)
		Pathologic fungal gene diagnosis (PCR)
Cryptococcus	Glucuronoxylomannan	Serodirect "Eiken" Cryptococcus (LA)
		Pastorex Cryptoplus (LA)
Fungi	$(1 \rightarrow 3)$-β-D glucan	Fungitec G test (Colorimetric kinetic assay)
		β-glucan test Wako (Turbidimetric assay)

LA: Latex agglutination, ELISA: Enzyme-linked immunosobent assay, PCR: Polynerase chain reaction

▶アンフォテリシンBに対しては，信頼できる確証的なブレイクポイントは未だになく，その他の薬剤（echinocandins, newer Azole）に対しても有意なデータがない．
▶疫学的調査によると，C.albicans, C.tropicalis, C.parapsilosis のような Candida 属にはフルコナゾールは感受性がある．しかし C.grabrata はフルコナゾールに 15％の耐性があることが懸念される[86]．カンジダとわかっても，抗真菌薬の選択と感受性結果によって治療に失敗しないようにその種まで同定しなければならないことが非常に重要な点である．また点滴のフルコナゾールから経口のフルコナゾールに変更する際にもその真菌の同定と感受性結果は必要である．

THERAPEUTIC CONSIDERATIONS
治療についての考察
The Empirical Approach
経験的アプローチ

☐ FN 患者が不明熱のカテゴリーに入っている場合，迅速に抗菌薬を投与すべきである．なぜなら，背景にある感染症が急速に増悪する可能性があるからである．
☐ 適切な経験的抗菌薬選択は地域の疫学，ある施設における細菌の薬剤感受性パターン，以前の抗菌薬曝露歴により影響される[6]．
■ 経験的治療は第1に細菌を狙ったものであるべきである．
■ なぜなら，真菌，ウイルス，原虫が初めの原因となることはまれであると考えられるからである[87]．
■ 地域の疫学的データは大きく変わることがあり，以下のものに影響される．
（1）その地域コミュニティの耐性パターンと抗菌薬の予防的投与が影響を与える．
※予防的抗菌薬投与があまり行われていない地域では，グラム陰性菌が原因として多い．
※もしグラム陰性菌に対する予防的化学療法が広汎に行われているならば，グラム陽性菌が原因菌の 65％以上を占める[89]．
※ 1000 人以上を対象とした2つの最近の大規模調査では，実際に抗菌薬予防投与が実施されているのは 25％未満で，原因菌としてグラム陰性菌が大部分で検出される[89, 90]．

※最近の２つの研究で，一つの研究では，予防的抗菌薬を90％以上の患者で使用しており，もう一つの研究では非吸収性のコリスチンを消化管の汚染除去目的で使用していた．それぞれのグループで原因菌としてグラム陽性菌が前者で66％，後者で67％で検出されている．前者ではコアグラーゼ陰性ブドウ球菌（CNS）が主体で，後者では連鎖球菌が主体であった[91, 92]．

（２）化学療法の種類：集中的に細胞毒性があり，粘膜に損傷を与える化学療法では，緑色連鎖球菌，腸球菌，そしてグラム陰性菌が多くなる[87]．

※ある期間で検出頻度が高まると考えられる病原体は血液培養から得られたデータだけでは信頼できない[93] *12．

※不明熱のカテゴリーに入ったFN患者においては25％しか菌血症が陽性とならない[93]．

※他の部位の感染症は通常グラム陰性菌または混合感染であり，このパターンは血液癌や固形癌で最近よく見られ，その頻度は血液癌で23％，固形癌で31％である．この混合感染において，80％の病原体はグラム陰性菌主体であり，33％ではグラム陰性菌単独である[94]．

※全ての感染部位からのデータがそろえば，過去15年間FN患者の菌血症の主な原因とされてきたグラム陽性菌が，頻度は50％未満であると証明されるであろう[93]．

※緑膿菌の頻度は一定であり，グラム陰性菌のなかでは第2番目の頻度である．これは少なくとも，M.D. Anderson Centerのデータであり（緑膿菌が18％），大腸菌が29％で1番，2番の緑膿菌（18％）の次がクレブシエラ属（16％）である[95]．

※気候が暖かいほどグラム陰性菌の頻度が高くなる（96％）*13．そのため，気候が暖かい地域あるいは季節ほど初回の経験的抗菌薬はグラム陰性菌，特に緑膿菌のカバーをすることが必須である．そのことは1971年以降，伝統的となっている．しかし，地域の耐性パーンは考慮にいれなければならない．

【*12 訳注：血液培養が陰性でも，頻度が高い病原体が原因ではないと言い切れないという意味である．】

【*13 訳注：高い温度領域で生育する1群の細菌を好熱（性）細菌あるいは高温（性）細菌という．好熱性細菌に関する明確な定義はない．もっとも典型的な高度好熱性菌には10種ほどの菌が知られている．その中のThermus thermophilusはグラム陰性の桿菌である．アメリカのイエローストンの自噴泉から分離されたグラム陰性の桿菌Thermus aquaticusは70℃が生育最適温度である．同じくイエローストンの自噴泉から分離されたThermimicrobium

□今日，問題なのは院内感染菌の耐性化である．初期経験的抗菌薬の有効性に良くない影響を与えている．
■コアグラーゼ陰性ブドウ球菌の中で，メチシリン耐性のものが 70 〜 90% であり，黄色ブドウ球菌の中では 50% を超える．
■バンコマイシン耐性腸球菌（VRE）の頻度は 30% 以上である．
■緑連菌は 50 〜 60%，肺炎球菌は基本的にペニシリン耐性である[93, 97]．
- ■緑色連鎖球菌は Adult Respiratory Distress Syndrome（ARDS）や腎不全，急速な死亡などを呈する重症の菌血症の原因となりうる[98]．
- ■VRE が白血病患者の菌血症のアウトブレイクの原因となることがあるが，死亡率も高い[88]．
- ■一般的ではないグラム陽性菌，つまり，元々内因性にバンコマイシン耐性のグラム陽性菌がカテーテル関連血流感染やその他の全身性感染症の原因となっている（Leuconostic sp., Pediococcus sp., Lactobacillus sp., Corynebacterium jeikeium）．

■シプロキサン耐性の緑膿菌が多くの施設で報告されており，また，非発酵性の内因性に薬物耐性を有する菌の頻度も増加している（Acinetobacter sp., S.maltophilia, Alcaligenes sp., P.non-aeruginosa）．
■Extended Spectrum β-Lactamases（ESBL）を産生する大腸菌や Klebsiella pneumoniae，それに加えて Enterobacter sp. はセファロスポリン系抗菌薬を使用しにくくする*[14]．
■カルバペネムを頻用することで，世界中から MDR（Multi-Drug-Resintant）Pseudomonas aeruginosa（多剤耐性緑膿菌）の増加が報告されており，コリスチンしか効かない状態となっている．
- ■しかしコリスチンは最適な薬剤ではなく，単剤で使用するものではない[99, 100]．

■嫌気性菌は発熱がある好中球減少症においては血液培養から発育してこないが（検出率 5% 未満），その理由は明確ではない[97, 101]．
- ■嫌気性菌は会陰部膿瘍，歯周囲感染症，好中球減少性腸炎において原因菌として疑われる．

□経験的抗菌薬治療の選択は地域の疫学データに適合させながら選んでいかねばならない．その理由はすでに述べた．
■通常，抗緑膿菌用セファロスポリン（もし ESBL 産生菌があまりみられ

---

roseum はグラム陰性の不規則な桿菌であり 85℃で生育する．また，Bacillus caldotenax はグラム染色不定の有芽胞桿菌で生育適温度は 80℃である．参考文献：総合食品事典　同文書院．】

【＊14 訳注：最近の文献で，cefmatazole や flomoxef でも ESBL 産生菌治療において，カルバペネムと劣らない成績が得られたとの報告がある．参考文献：Multicenter Retrospective Study of Cefmetazole and Flomoxef for Treatment of Extended-Spectrum-β-Lactamase-Producing Escherichia coli Bacteremia Yasufumi Matsumura, et al. DOI: 10.1128/AAC.00701-15 Antimicrobial Agents and Chemotherapy.】

ない地域であればセフタジジム), piperacillin/tazobactam, cefepime, または抗緑膿菌用カルバペネム (imipenem, meropenem) とアミノグリコシドの併用などが行われる[6]。

> ※スペクトラムを広げるための目的であるとか, 迅速に殺菌したい場合(相乗効果を求めるのでは無く), 抗菌薬併用療法がなされることが多いが, その効果はメタアナリシスで否定されている[102]。
>
> ※アミノグリコシドは用量依存性の薬物動態・薬効学(PK/PD)を示すが, 1日1回投与で安全に十分な効果を発揮する[103]。もし菌血症や緑膿菌感染症が証明されなければ, 早期にアミノグリコシドを中止するべきである(72~96時間以内)[6]。もしアミノグリコシドを併用するならば腎機能と薬物濃度をモニタリングすべきである。

☐ Ceftazidime, cefepime, meropenem, imipenem か piperacillin/tazobactam による単剤療法は従来のβラクタムとアミノグリコシドの併用と同等の効果であるといくつかの研究で示されている[104~107]。

☐ もし ESBL 産生菌の頻度が高いならば, セファロスポリン系の使用は経験的治療としては問題がでてくる。そして抗緑膿菌用カルバペネムが第1選択とならざるを得ない*15。しかし pipelacillin/tazobactam も代用になり得る。

> ■ アミノグリコシドは明らかに単剤使用に適するものではない[108]。
>
> ■ キノロンの使用もキノロンを予防的に使用しているような施設においてはあまりすすめられない(データが乏しく, 相反する結果も出ている[109])。

☐ 全世界で通用するようなガイドラインは存在しない。臨床医はその施設で優位な菌を注意して狙っていくしかない。

☐ 中等度から高リスクの患者は入院のうえ, 静脈内, または点滴で抗菌薬を投与すべきである。

☐ 入院後 24 時間の観察で, 低リスクのカテゴリーに入る患者は経口抗菌薬で帰宅か, 解熱するまで入院し, 治療が完了してから経口抗菌薬を処方して帰宅させるべきである。広く使用されている経口抗菌薬としては, ciprofloxacin プラス amoxicillin/clavulanate の併用である。

> ■ Moxiflixacin は現在研究中で, 低リスク群に単剤で用いるにはデータ不足である[110]。

【*15 訳注：最近の文献で, cefmatazole や flomoxef でも ESBL 産生菌治療において, カルバペネムと劣らない成績が得られたとの報告がある。参考文献：Multicenter Retrospective Study of Cefmetazole and Flomoxef for Treatment of Extended-Spectrum-β-Lactamase-Producing Escherichia coli Bacteremia Yasufumi Matsumura, et al. DOI: 10.1128/AAC.00701-15 Antimicrobial Agents and Chemotherapy.】

■ 低リスクの患者を外来で治療することを決定するには，患者がリスクをしっかり理解できているか，経口抗菌薬を受け入れられるか，電話が自宅にあるか，1時間以内に病院にたどり着くことができるか，自宅で介助してくれる人がいるか，1週間毎日，24時間対応してくれるサービスを受けることができるかという前提が必要である[111]．

Addition of Vancomycin to the Initial Empirical Regimen
初期経験的治療におけるバンコマイシンの追加使用

□ FN においてグラム陽性菌の菌血症が増加したことによって，過去15年間バンコマイシンの使用が初期経験的治療の抗菌薬の一部となってしまった．

□ EROTIC（1990）の Study V によると，初期治療の抗菌薬の選択にバンコマイシンを入れないこと，そしてグラム陽性の微生物が見つかったときにだけバンコマイシンを使用することは合併症や死亡率に何ら影響を与えなかったと報告している．

- ■ 例外として，緑色連鎖球菌が菌血症をおこしているのにもかかわらず，カルバペネムや piperacillin-tazobactam，又は cefepime を投与していなかった時は影響が出た[112]．
- ■ 別の研究で，バンコマイシンを imipenem に併用しても効果に変化はないとされている[113]．
- ■ National Cancer Institute（NCI）の研究ではグラム陽性球菌はすぐに患者を死に至らしめるものではないということであった[114]．
    - ■ 最近の無作為化比較試験のメタアナリシスでは，グラム陽性球菌にスペクトラムがある抗菌薬と，スペクトラムがないコントロールまたはプラセボを比較し，更に両方に同じベースラインの抗菌薬を併用した研究がされている．その中には13の研究と2392人の患者が含まれている．
    - ■ 結論としては，耐性のグラム陽性菌であると判明するまでグリコペプタイドは投与しなくても大丈夫であった．

□ 更に，初期治療としてのバンコマイシン使用に否定的な研究を追加する．

- ■ 経験的に初期治療としてグラム陽性菌に有効な抗菌薬を投与することが11の研究で調査されている．また，持続的な発熱を有する患者群に経験的に初期治療としてグラム陽性菌に有効な抗菌薬を投与した研究が2つある．グリコペプタイドは9個の試験で試されている．
    - ■ そして，全ての原因における死亡率や治療失敗において差がなかった．
    - ■ しかし，副作用は抗菌薬を追加することで多くなり，腎毒性がグリコペプタイドを投与した群で有意に多かった[115, 116]．

□ IDSA は最新のガイドラインでバンコマイシン投与による選択的圧力下で VRE が出現していることを考慮に入れて，以下のような一定の条件付きで，第一選択の抗菌薬の中に入れることを認めた．
  ■ 1；血行動態が不安定な患者；敗血症性ショックになる恐れがある， 2；グラム陽性菌の徴候がある，またはグラム陽性菌が証明された（トンネル感染，軟部組織感染）， 3；当該施設において，緑色連鎖球菌又は MRSA の感染頻度が高い，特に，当該患者が MRSA をコロニーとして保有している[6]．
□ もし，FN 患者で，化学療法関連の粘膜障害を潜在的に保有している可能性がある場合，予防的にキノロンを投与している症例には特別に注意が必要である．突然，40℃以上のスパイク状の発熱が出現した時には連鎖球菌による敗血症が予測できる[6]．
  ■ ceftazidime はこの場合経験的治療としては避けるべきである．なぜなら，ceftazidime は連鎖球菌には活性が無いからである．
□ バンコマイシンは現在でも，最もよく使用されているグリコペプタイドである．
□ Teicoplanin は欧州では使用されているがアメリカでは承認されていない．
  ■ Teicoplanin は，1日1回投与可能で，Redman 症候群を起こしにくく，腎毒性も弱い．
  ■ しかし，薬剤熱や血小板減少症の可能性がある．
  ■ 試験管内では Stapylococcus hemolyticus には Teicoplanin は耐性があるが，バンコマイシンには感受性がある．
  ■ Teicoplanin が，担癌患者に有効であることが幾つかの比較研究で示されている[117, 118]．
□ Linezolide は，Oxazolidinone という新しい抗菌薬グループの一つで，多剤耐性グラム陽性菌（MRSA, VRE）に有効な抗菌薬である．しかし，発熱がある好中球減少症患者に経験的治療として使用することが有効かどうか評価されていない．
  ■ 血液学的毒性が，問題である[6]．
□ Quinopristine と Dalfopristine の合剤は，VRE に有効である．好中球減少症患者に有効かどうかは，更に研究が必要である．

Empiric Antifungal Therapy
経験的抗真菌治療
□ FN の第1週目は，発熱のフォーカスとして，特に細菌を検索することが大切である．なぜなら，通常，好中球減少症患者において，この時期には細菌が最も頻度が高い病原体だからである．
□ 抗菌薬を投与して，かつ好中球減少症が続く場合には，真菌感染のリスクが

出てくる．Candida spp. と Aspergillus spp. が最も頻度が高い真菌感染である．カンジダ感染は，好中球減少症患者が発熱してから第2週目以降に起こりやすい．そしてアスペルギルス症は，FN の第3週目以降に起こりやすい[119]．

- □ 1週間以内の短期間で好中球減少症が回復するような化学療法を受けている患者では，真菌感染が起こる頻度は低い．BMT（骨髄移植）患者は長期間の重篤な好中球減少症がおこり，更に免疫力に悪影響を及ぼすような他の要素（GVHD，ステロイド使用）も伴うため，最も真菌感染のリスクが高い．
- □ カンジダは真菌血症の原因の一つである．
  - ■ 感染の様式は，急性，慢性，全身播種性，単一臓器の感染などのタイプがある．
  - ■ 非 Albican の感染が増加傾向にある．
- □ アスペルギルス症は，はじめは肺や副鼻腔に感染する．
  - ■ その内の30％が全身播種し，原発性中枢神経感染症を起こし，死亡率は90％である．
  - ■ アムホテリシン B に耐性の A. terreus や A. flavus による感染が最近増加傾向にある．
- □ 他にも多くの真菌が日和見感染として増加している：Fusarium spp.（副鼻腔や肺感染症，皮膚感染症，真菌血症），Muror spp.（副鼻腔や肺の感染，または全身播種性感染），Scedosporuim spp., Acremonium spp., Trichosporon spp., Alternarnia spp. などである．
  - ■ それらは，多くの抗真菌薬に耐性であるためブレークスルー感染症として発症する傾向がある[120]*16．
  - ■ 経験的に抗真菌薬を投与する必要性の理由として，真菌感染では，日和見合併症や死亡率が非常に高いこと，感染の早期に IFI*17 を診断するのが困難であること，遅れて発見された段階では治療への反応性が悪いことなどが挙げられる．
  - ■ 経験的な抗真菌薬による治療が非常に早期に行われることによって治療成績が向上している[121, 122]．

【*16 訳注：ブレークスルー感染症とは，経験的に投薬された抗真菌薬がその真菌に対して無効であるために，抗真菌薬を投与しているにも拘わらず真菌感染症が発症することである．その背景には，(1) 深在性真菌症の早期診断が難しいことに加え，特に基礎疾患により免疫力が低下したハイリスク患者では，発症時から重篤な病状に至る危険性が大きいため，起因菌を同定する前に投薬を開始すること（すなわち経験的治療を指す），さらに，(2) 重篤な真菌症（カンジダ症，クリプトコッカス症，アスペルギルス症，接合菌症，その他真菌症）の全てに有効で安全性に優れた抗真菌薬が存在しないことが挙げられる．ミカファンギン投与中のトリコスポロン症の発症やポリコナゾール投与中のムコール症（接合菌症）の発症はブレイクスルー感染症といわれている．】

【*17 訳注：Invasive Fungal Infection の略．】

□最近のIDSAガイドラインでは，FN患者の不明熱に対し，適切な抗菌薬治療を5日間以上行っても反応がない場合には，抗真菌薬投与の導入が勧められている．投与するかどうかの決定は，医師個人の判断による．
- ■例えば，肺に浸潤影が出現し，粘膜皮膚病変及び（または）眼や副鼻腔の炎症があれば，迅速に抗真菌薬を始めるべきである．
- ■IFIを発症した病歴がある場合，患者が好中球減少状態になれば，発熱がなくても，迅速に二次的予防として抗真菌薬投与の適応となる（投与期間は好中球減少症が続いている全期間）[119]．
- ■Amphotericin B（この薬は脂溶性の性質を有する）とcaspofunginは，FNの不明熱に対する経験的抗真菌治療薬として同等の有効性が示されている[123〜125]．
- ■Varinonazoleはブレイクスルー感染症を起こしにくいと証明されている．しかし，FNの不明熱に対する経験的な抗真菌薬として，Varinonazoleは，リポソーム製剤のAmphotericin Bと比較して非劣性であると示す事ができなかった[125]．
  - ■Varinonazoleを癌患者の治療または予防として広く使用することは，侵襲的接合真菌症*18の頻度が増すことが複数のセンターからの報告で分かってきている[126, 127]．
- ■経験的な抗真菌治療薬の最善の投与期間は明らかに確立されたものはない．患者に発熱がなく，好中球数が回復している（>500/mm^3）ならば治療は中止することができる．もし患者に発熱がなく，病状は安定しているが，好中球減少症が持続している場合は，2週間の抗真菌薬投与後に中止することができる．全身状態が不安定なFNでは，抗真菌薬による治療は，解熱し好中球減少症が改善するまで継続する[120]．

□将来的には，培養ではない方法（PCR, GM）と重症度分類に基づいて，経験的抗真菌治療薬は，更に的を絞った先制的（pre-emptive）抗真菌治療に変わっていくだろう[119]．

Strategy of Treatment During the Febrile Episode
発熱中の治療戦略

□初回の抗菌薬治療を72時間実施した後，第1回目の評価をする**(Fig1 〜 3)**．
- ■Elitingらが発表したところでは，臨床的に反応がみられるのは，入院している癌患者では，平均5〜7日後である．
- ■しかし低リスクの患者では，たった2日間で解熱する[128, 129]．

【*18 訳注：リゾプス属，アブシディア属，リゾムーコル属，ムーコル属などのムーコル目，ムーコル科の真菌類による重症の真菌感染症のこと．症状としては脳型（高熱，黒い鼻汁，顔面壊死，意識障害），肺型（高熱，血痰，空洞形成），皮膚型（紅斑，潰瘍，蜂窩織炎），

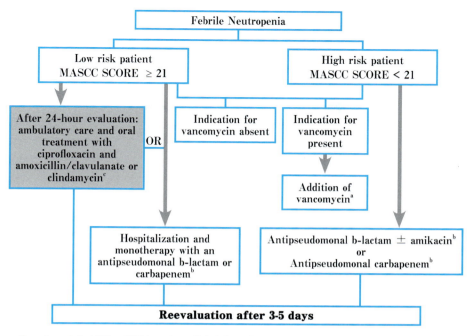

FIGURE 1 Febrile neutropenia and initial empiric treatment. Abbreviations: MASCC, Multinational Association for Supportive Care in Cancer; MRSA, methicillin-resistant Staphylococcus aureus.

■不明熱のカテゴリーに入る患者が治療開始後72時間で解熱している場合，低リスクの患者で粘膜炎がなければ，治療を最低限7日間は継続する．あるいは，治療開始後72時間の時点で経口抗菌薬に変更して，患者を帰宅させることもできる．ただし，一部の医師は治療中止前に，好中球減少症が正常化することが望ましいという意見を持っている[6]．
□もし病原体が同定されれば，治療はそれによって修正される．
　■しかし，広域抗菌薬から狭いスペクトラムの抗菌薬への変更は勧められない．理由は，ブレイクスルー感染症が起こる可能性があるからである[130]．
□粘膜炎があって，重篤で不安定なFN患者では，治療は最低限14日間継続する．患者の全身状態が不安定か，あるいは，好中球減少症が重篤（$< 100/mm^3$）であれば，更に継続投与したほうがよい[6]．

消化管型（腹痛，血便，穿孔性潰瘍），全身播種型に分類される．治療法は速やかな病変部切除，アムホテリシンB大量投与を行う．参考文献：病気がみえる Vol.6 メディックメディア社発行　ISBN 978-4-89632-309-2.】

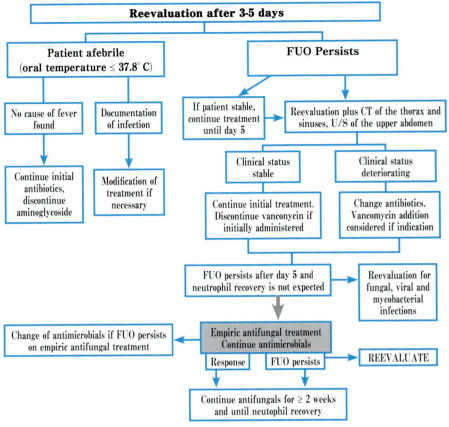

FIGURE 2 Re-evaluation of the patient with febrile neutropenia during the episode. Abbreviations: CT, computed tomography; U/S, Ultrasound.

□ もし発熱が経験的抗菌薬開始後5日しても持続していれば，隠れた真菌あるいは細菌感染症の部位，非定型な日和見感染症（ウイルス，マイコバクテリア），抗菌薬耐性菌，抗菌薬の投与量不足，または感染症ではない原因による発熱（薬剤熱・基礎疾患・GVHD，静脈炎，輸血，等）を考慮する．
　■不明熱の症例で明確な根拠がないまま中心静脈カテーテルを抜去するのは役に立たない[129]．
　■他に持続する発熱の原因が見いだされないならば，次のステップは，経験的抗真菌薬投与である．
　　■初めの抗菌薬は変更してもしなくてもかまわない[119]．
　　■好中球数が迅速に回復することが見込まれる安定した患者では，同じ抗菌薬を新たな抗真菌薬とともに継続してもよい．

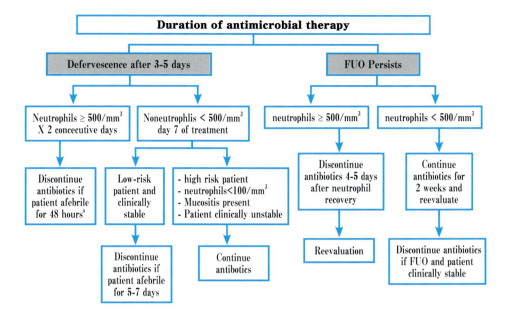

^atreatment duration of at least 5 days

FIGURE 3 Duration of antimicrobial treatment.

- もしその地域の菌の耐性と照らし合わせて問題がなければ[* 19]，一つの広域抗菌薬を別の広域抗菌薬（例：piperacillin/tazobactam から，carbapenem へ）に修正することもあり得る．しかしそれには明確なエビデンスはない．
- 抗菌薬を中止することは勧められない[119]．
- 経験的にバンコマイシンを追加投与することも推奨されない．なぜなら最近の研究では[116]，グラム陽性菌感染の証拠がない限り，好中球減少患者の持続する発熱に対し，グリコペプチドを追加投与することは利益がないと示されている．もしグリコペプチドが初めの治療に組み込まれているのならば，持続する不明熱患者やグラム陽性菌の検出がない場合には，グリコペプチドは中止すべきである[6]．

■ FN の不明熱が持続するならば，抗菌薬治療は最低限 2 週間継続すべきである[6]．
  - もし好中球減少症が改善しても不明熱が続くならば，chronic disseminated candidiasis か他の真菌やウイルス感染の検索をするべきである．

【* 19 訳注：例えばアンチバイオグラムなどに照らし合わして判断する．】

- - 抗菌薬治療は，好中球数が正常化した5日後に中止することが可能である[6]．
- どの時点においても，経験的な抗ウイルス治療は推奨されない[6]．
  - 単純ヘルペス感染（HSV）を示唆する口腔内病変がある場合（アシクロビル），食道炎がある場合（アシクロビルかガンシクロビル），またはウイルス性呼吸器感染でRSV（ribavirin）やインフルエンザ又はパラインフルエンザ感染（アマンタジン）が疑われる場合にはそれぞれに応じた投薬を追加すると良い．
  - 移植後の初めの1か月は，HSVは骨髄移植後の好中球減少症患者において重篤な感染症を引き起こす．それは全身性感染の場合や中枢神経感染症の場合[131]もある．
  - 呼吸器感染をするウイルスも重篤な肺炎や間質性肺炎を起こし，呼吸不全を来すこともある．

Other considerations including prophylaxis
予防を含む他の考察

- Colony-stimulating factors（以下，CSF）や顆粒球輸血は通常，推奨されない．
  - それらは，感染が立証されても適切な治療に反応しない場合や，重篤でコントロールできない真菌感染症，肺炎のような生命を脅かす感染症では有用かもしれない．
  - 長期間の好中球減少症（10日間以上）が予測されるハイリスクの患者や発熱のエピソードの危険が高い（40％以上）患者では予防的に使用される場合もある．
  - 癌化学療法によるFN患者にCSFを使用しても全体的な死亡率には影響を及ぼさないとされている．しかし，入院期間と，好中球の回復期間を短縮する効果はある．CSFが感染に関連した死亡率に影響を与えるかどうかはまだわかっていない[132〜134]．
- 発熱がない好中球減少患者全員にルーチンに抗菌薬や抗真菌薬を使用することは最新のIDSAガイドラインでは推奨されていない[6]．
  - 長期間の好中球減少症が予測される高リスク患者（例えば骨髄移植後の患者）では意義があるかもしれないが，可能な限り短期間の使用にとどめるべきである[6]．
  - 2005年に発表された最近の2つのメタアナリシスでは[135,136]，過去数年間に，以前のメタアナリシス[137,138]から得られたエビデンスに則った

知見に疑問が持たれ，現在は，それと逆のことが主張されている．以下に現在主流となっている知見を記載する．
- 経口抗菌薬による予防は，グラム陰性菌による感染，発熱の回数やそれによる入院期間，抗菌薬を使用する期間を減少させるが，全体的な感染に関連した死亡率を減少させることはなく，耐性菌を増加させ，副作用を増加させる．
- 1回目のメタアナリシス[135]では95個の調査が含まれ，その内52個はキノロンがベースとして使用されている．血液学的悪性腫瘍において，キノロンの使用によって，全体的，そして，感染症に関連した死亡率が減少している．
- しかしながら，2回目（22個の調査が含まれている）では，固形腫瘍と血液学的悪性腫瘍が含まれており，corimoxazole*[20]かキノロンのいずれかを投与されているが，細菌が関連した感染症の死亡率は減少している．
- これらの事実が将来的なガイドラインにどのように影響を与えるかは予測がつかない．なぜならば，化学療法によって誘発された好中球減少症患者に対する成長因子の保護効果が証明されているため，経口抗菌薬投与が，その保護効果に更に上乗せされた効果を発揮しているか分からないからである．

☐ Pneumocystis jirovecii pneumonia (PCP) に対する予防薬 (cotrimoxazole) は，リスクが高い患者全員（骨髄移植，リンパ腫，慢性リンパ性リンパ腫の患者やステロイド使用中の患者）に投与すべきである[6]．

☐ 幾つかの研究が，抗真菌薬の予防投与が，表層性の真菌感染患者数の予防，経験的な抗真菌薬治療や侵襲的真菌感染症数の減少，死亡率減少への方向に役立っていることを示している[139]．
- 骨髄移植において，Fluconazoleを表層性のカンジダ感染症と，全身性カンジダ症の予防のために使用することの有用性が証明され，移植が生着するまで，400mg/日の投与量が推奨されている．今後，狭いスペクトラムのfluconazoleを使用することと，糸状菌感染症やfluconazole耐性のカンジダ感染症の頻度が増加していることを考慮していかなければならない[141]．
- 真菌感染に対する予防としてitrazonazoleやliposomal amphotericin Bの静脈注射を使用することが，新しいデータとして追加されている．
  - この事実を用いて新しい提案をすることは，保留されている．
  - 新しい抗真菌薬のechinocandinsや新しいazole系は，抗真菌薬としての潜在的能力を持っている．将来的に，真菌に対する予防的

【*20 訳注：ST合剤．】

治療と，更に的を絞った先制的（pre-emptive）抗真菌治療抗真菌治療のいずれの手段が有用か研究がなされるであろう[142]．

□ High-efficiency particulate air（HEPA）filtration *21 が糸状菌感染症を予防するのに有効なようである．

- ■骨髄移植患者では，陽圧換気が出来る部屋で，特に建設中や修理中の建物であれば，1時間あたり12回以上の換気が必要である．
- ■層流の有効性については，現在議論がされているところであるが，一般的には推奨されていない．
- ■全ての好中球減少症患者において注意深い隔離看護が必要である，例えば，厳密な清潔手技（ガウン，マスク，滅菌手袋），毎日の患者の皮膚ケア，厳密な手指衛生ルール，植物や花を避ける，生野菜・サラダ・十分火が通ってない食物などを避ける事，煮沸したものや低温滅菌した物を食べるなどである．訪室者を制限し，ウイルス疾患への曝露を避けるべきである．それらの手技を遵守することが，有効な予防手段への第一段階である[142, 143]．

□ FN患者，特に骨髄移植後で，呼吸不全を起こしていたり，血行動態が不安定な患者では，医学集中治療室（Medical Intensive Care Unit: MICU）に入室させてサポートする必要がある．

- ■担癌患者で重篤な内科的合併症を持っている場合は，短期間の死亡率が非常に高いので，ICUに入室させるかどうかは，議論のあるところである *22．
- ■ICUに入室した好中球減少症患者の中で，生存した患者と非生存者の間で，死亡率の差に関する危険因子や，何らかの違いがないか，多くの研究で[144〜148]現在調査中である．
    - ■ICUに入室する必要があるほど重症であると，予後が悪化する．
    - ■現時点では，入室時の臓器不全の数（SOFAまたはSAPS Ⅱスコアで表される）と，呼吸不全 *23 だけがICUでの死亡率を予測できる因子である．それは，重症の非担癌患者の死亡率に匹敵する（47％以上）．
    - ■担癌患者で敗血症性ショックとなり，ICUに入室した人の死亡率は，

【*21 訳注：HEPAフィルターとは，空気清浄が求められる分野で使用される高性能フィルターで，High Efficiency Particulate Air Filter の略．素材は直径110μm以下のガラス繊維のろ紙でできており，JIS規格で『定格風量で粒径が0.3μmの粒子に対して99.97％以上の粒子捕集率をもち，かつ初期圧力損失が245Pa以下の性能を持つエアフィルタ』と規定されている．HEPAフィルターはクリーンルームやクリーンブース用の精密空調機器，製造装置の組込み用のファンユニットに使われ，クリーン度クラス10010,000までに対応し，高いクリーン度を要求されるような半導体や液晶，医薬品や食品などに適している．また空気清浄機やエアコンなど家電の排気フィルターとしても搭載されている．参考：製造業技術用語集Web版．】

【*22 訳注：言い方は良くないが，どうせ死亡するなら，医療費をかけたくないという発想であろうか．】

ICUに入室したその他の色々な原因の患者群と比較して同等であった（50％以上）．そして，肝不全や呼吸不全を合併すると急激に死亡率が上昇する．
- 好中球減少の存在と，好中球減少の期間，背景にある癌の進行度合いは，死亡率という予後と無関係であった．そのため，担癌患者がICUに入室することをためらいうのは，正当化されない．ICUにおいて，CSFを投与することは臨床的な結果を変えないようである[149]．

SUMMARY
要約

☐ FNは，癌に対する治療を受けている患者でよくある症候群といえる．
☐ 60％の症例で，炎症に対する反応が鈍くなっていることもあり，不明熱として発症する．そして潜在的に死亡率が高いグラム陰性菌菌血症になっている可能性もあり，内科的緊急状態となる．
- 過去30年間で，それに対する迅速な経験的抗菌薬投与を含むマネージメントにより，死亡率は低下している．
- 好中球減少症患者の感染症の疫学が進歩・変化していることに合わせた最も適切な経験的抗菌薬の選択，重篤な細菌及び真菌感染症の早期診断のマーカーの開発，患者のリスクの層別化の方法，更に的を絞った先制的（pre-emptive）抗真菌治療開始の基準の決定，抗菌薬への耐性のため，今まで有効とされてきた抗菌薬投与方針が有効でなくなる，手の衛生のような感染制御方法の実施など課題は山積みである．標的を絞った抗菌薬・抗真菌薬による感染予防，そして，それを支える，例えば成長因子を投与するなどの支持戦略の必要性は今後明らかになっていくだろう．

REFERENCES

1. Crawford J, Dale DC, Lyman GH. Chemotherapy-induced neutropenia. Risks, consequences, and new directions for its management. Cancer 2004; 100(2):228-237.
2. Bodey Gp, Buckley M., Sathe YS, et al. Quantative relationships between circulating leukocytes and infection in patients with acute leukemia. Ann Intern Med 1966; 64(2):328-340.
3. Sickles EA, Greene WH, Wiernick PH. Clinical presentation of infection in granulocytopenic patients. Arch Intern Med 1975; 135(5):715-719.
4. Pizzo PA. Management of fever in patients with cancer and treatment induced neutropenia. N Engl J Med 1993; 328(18):1323-1332.

5. Bodey GP. Unusual presentations of infection in neutropenic patients. Int J Antimicrob Agents 2000; 16(2):93-95.
6. Hughes WT, Armstrong D, Bodey GP, et al. 2002 Guidelines for the use of antimicrobial agents in neutropenic patients with cancer. Clin Infect Dis 2002; 34(6):730-751.
7. From the Immunocompromized Host Society. The design, analysis and reporting of clinical trials on the empirical antibiotic management of the neutropenic patient. J Infect Dis 1990; 161(3):397-401.
8. Link H, Bohme A, Cornely OA, et al. Guidelines of the Infectious Diseases Working Party (AGIHO) of the German Society of Hematology and Oncology (DGHO) Study Group Interventional Therapy of Unexplained Fever. Antimicrobial therapy of unexplained fever in neutropenic patients. Ann Hematol 2003; 82(suppl 2):S105-S117.
9. Oude Nijhuis CS, Daenen SM, Vellenga E, et al. Fever and neutropenia in cancer patients: the diagnostic role of cytokines in risk assessment strategies. Crit Rev Oncol Hematol 2002; 44(2):163-174.
10. Rolston KV. The Infectious Diseases Society of America 2002 guidelines for the use of antimicrobial agents in patients with cancer and neutropenia: Salient features and comments. Clin Infect Dis 2004; 39(suppl 1):S44-S48.
11. Dompeling EC, Donnelly JP, Raemaekers JM, et al. Evolution of the clinical manifestations of infection during the course of febrile neutropenia in patients with malignancy. Infection 1998; 26(6):349-354.
12. Rolston KV. Prediction of neutropenia. Int J Antimicrob Agents 2000; 16(2):113-115.
13. National Cancer Institute. Common toxicity criteria, version 2.0. Available at URL: http://ctep.cancer.gov/forms/CTCv20_4-30-992.pdf
14. Dale DC, Guerry D 4th, Wewerka JR, et al. Chronic neutropenia. Medicine (Baltimore) 1979; 58(2):128-144.
15. Rubin M, Hathom JW, Pizzo PA. Controversies in the management of febrile neutropenic cancer parients. Cancer Invest 1988; 6(2):167-184.
16. Scott S. Identification ofcancer patientsat high risk offebrileneutropenia.Am JHealthSyst Pharm 2002; 59(Suppl 4):S16-S19.
17. Silber JH, Fridman M, DiPaola RS, et al. First-cycle blood counts and subsequent neutropenia, dose reduction, or delay in early-stage breast cancer therapy. J Clin Oncol. 1998; 16(7):2392-2400.
18. Chrischilles E, Link B, Scott S, et al. Factors associated with early termination of CHOP, and its association with overall survival among patients with intermediategrade non-Hodgkin's lymphoma (NHL) [abstract 1539]. Proc Am Soc Clin Oncol. 2002; 21:385a.
19. Giamarellou H, Antoniadou A. Infectious complications of febrile leukopenia. Infect Dis Clin North Am 2002; 15(2):457-482.
20. Viscoli C, Varnier O, Machetti M. Infections in patients with febrile neutropenia: Epidemiology, microbiology, and risk stratification. Clin Infect Dis 2005; 40(suppl 4): S240-S245.
21. Dale DC, Crawford J, Lyman G. Chemotherapy-induced neutropenia and associated complications in randomized clinical trials: an evidence-based review [abstract 1638]. Proc Am Soc Clin Oncol 2001; 20:-410a.

22. Gomez H, Hidalgo M, Casanova L, et al. Risk factors for treatment-related death in elderly patients with aggressive non-Hodgkin's lymphoma: results of a multivariate analysis. J Clin Oncol 1998; 16(6):2065-2069.
23. Marty FM, Lee SJ, Fahey MM, et al. Infliximab use in patients with severe-graft- versushost disease and other emerging risk factors of non-Candida invasive fungal infections in allogeneic hematopoietic stem cell transplant recipients: a cohort study. Blood 2003; 102(8):2768-2776.
24. Neth O, Turner MW, Klein NJ. Deficiency of mannose-binding lectin and burden of infection in children with malignancy: a prospective study. Lancet 2001; 358(9282): 614-618.
25. Pizzo PA. Fever inimmunocompromisedpatients. N EnglJ Med1999; 341(12):893-900.
26. Schimpff SC. Empiric antibiotic therapy for granulocytopenic cancer patients. Am J Med 1986; 80(5c):13-20.
27. McCabe WR, Jackson GG. Gram-negative bacteremia II. Clinical, laboratory, and therapeutic observations. Arch Intern Med 1962; 110:865.
28. Bodey GP, Jadeja L, Elting L. Pseudomonas bacteremia; Retrospective analysis of 410 episodes. Arch Intern Med 1985; 145(9):1621-1629.
29. Fergie JE, Schema SJ, Lott L, et al. Pseudomonas aeruginosa bacteremia in immunocompromised children: analysis of factors associated with a poor outcome. Clin Infect Dis 1994; 18(3):390-394.
30. Schimpff S, Satterlee W, Young V, et al. Empiric therapy with carbenicillin and gentamicin for febrile patients with cancer and granulocytopenia. N Engl J Med 1971; 284(19):1061-1065.
31. Hann I, Viscoli C, Paesmans M, et al. International Antimicrobial Therapy Cooperative Group (IATCG) of the European Organization for Research and Treatment of Cancer (EORTC). Acomparison ofoutcome fromfebrileneutropenicepisodesin children comparedwith adults: results from fourEORTC studies. Br J Haematol 1997; 99(3):580-588.
32. Malik IA, Khan WA, Aziz Z, et al. Self-administered antibiotic therapy for chemotherapy-induced, low-risk febrile neutropenia in patients with nonhematologic neoplasms. Clin Infect Dis 1994; 19(3):522-527.
33. Klaassen RJ, Goodman TR, Pham B, et al. 'Low-risk' prediction rule for pediatric oncology patients presenting with fever and neutropenia. J Clin Oncol 2000; 18(5):1012-1019.
34. Vidal L, PaulM, Ben-Dor I, et al. Oral versus intravenousantibiotic treatment for febrile neutropenia in cancer patients. Cochrane Database Syst Rev 2004; 18(4):CD003992.
35. Talcott JA, Finberg R, Mayer RJ, Goldman L. The medical course of cancer patients with fever and neutropenia. Clinical identification of a low-risk subgroup at presentation. Arch Intern Med 1988; 148(12):2561-2568.
36. Talcott JA, Siegel RD, Finberg R, Goldman L. Risk assessment in cancer patients with fever and neutropenia: a prospective, two-center validation of a prediction rule. J Clin Oncol 1992; 10(2):316-322.
37. Kern WV, Cometta A, De Bock R, et al. International Antimicrobial Therapy Cooperaive Group of the European Organization for Research and Treatment of Cancer. Oral versus intravenous empirical antimicrobial therapy for fever in

patients with granulocytopenia who are receiving cancer chemotherapy. N Eng J Med 1999; 341(5): 312-318.
38. Freifeld A, Marchigiani D, Walsh T, et al. A double-blind comparison of empirical oral and intravenous antibiotic therapy for low-risk febrile patients with neutropenia during cancer chemotherapy. N Eng J Med 1999; 341(5):305-311.
39. Klastersky j, Paesmans M, Rubenstein EB, et al. The Multinational Association for Supportive Care in Cancer risk index: a multinational scoring system for identifying low-risk febrile neutropenic cancer patients. J Clin Oncol 2000; 18(16):3038-3051.
40. Klastersky J. Management of fever in neutropenic patients with different risk of complications. Clin Infect Dis 2004; 39(suppl 1):S32-S37.
41. Uys A, Rapoport BL, Anderson R. Febrile neutropenia: a prospective study to validate the Multinational Association of Supportive Care of Cancer (MASCC) risk-index score. Support Care Cancer. 2004; 12(8):555-560.
42. Meunier F. Infections in patients with acute leukemia and lymphoma. In: Mandel Gl, Douglas JV, Bennett JE, eds. Principles and Practice of Infections Diseases. 4th ed. Philadelphia: Churchill Livingstone Inc., 1995:2675-2686.
43. Giamarellou H, Antoniadou A. Infectious complications of febrile leucopenia. Infect Dis Clin North Am 2001; 15(2):457-482.
44. Mermel LA, Farr BM, Sherertz RJ, et al.Guidelines for the managementofintravascular catheter-related infection. Clin Infect Dis 2001; 32(9):1249-1272.
45. Valdiviesco M, Gil-extremera B, Zornoza J, et al. Gram-negative bacillary pneumonia in the compromised host. Medicine (Baltimore) 1977; 56(3):241-254.
46. Heussel CP, Kauczor HU, Heussel GE, et al. Pneumonia in febrile neutropenic patients and in bone marrow and blood stem cell transplant recipients: use of high resolution computed tomography. J Clin Oncol 1999; 17(3):796-805.
47. Caillot D, Couaillier JF, Bernard A, et al. Increasing volume and changing characteristics of invasive pulmonary aspergillosis on sequential thoracic computed tomography scans in patients with neutropenia. J Clin Oncol 2001; 19(1):253-259.
48. Hauhhaard A, Ellis M, Ekelund L. Early chest radiography and CT in the diagnosis, management and outcome of invasive pulmonary Aspergillosis. Acta Radiol 2002; 43(3):292-298.
49. Gorschluter M, Mey U, Strehl J, et al. Neutropenic enterocolitis in adults: systematic analysis of evidence quality. Eur J Haematol 2005; 75(1):1-13.
50. Kontoyiannis DP, Luna MA, Samuels BI, et al. Hepatosplenic candidiasis. Infect Dis Clin North Am 2000; 14(3):721-739.
51. Sudhoff T, Giagonnidis A, Karthaus M. Evaluation of neutropenicfever: value of serum and plasma parameters in clinical practice. Chemotherapy 2000; 46(2):77-85.
52. Persson L, Soderquist B, Engervall P. Assessment of systemic inflammation markers to differentiate a stable from a deteriorating clinical course in patients with febrile neutropenia. Eur J Haematol. 2005; 74(4):297-303.
53. Muller B, Becker KL, Schachinger H, et al. Calcitonin precursors are reliable markers of sepsis in a medical intensive care unit. Crit Care Med. 2000; 28(4):977-983.

54. Tugrul S, Esen F, Celebi S, et al. Reliability of procalcitonin as a severity marker in critically ill patients with inflammatory response. Anaesth Intensive Care 2002; 30(6): 747-754.
55. Jimeno A, Garia-Velasco A, del Val O, et al. Assessment of procalcitonin as a diagnostic and prognostic marker in patients with solid tumors and febrile neutropenia. Cancer 2004; 100(11):2462-2469.
56. Giamarellos-Bourboulis EJ, Grecka P, Poulakou G, et al. Assessment of procalcitonin as a diagnostic marker of underlying infection in patients with febrile neutropenia. Clin Infect Dis 2001; 32(12):1718-1725.
57. Ruokonen E, Nousiainen T, Pulkki K, et al. Procalcitonin concentrations in patients with neutropenic fever. Eur J Clin Microbiol Infect Dis 1999; 18(4):283-285.
58. Engel A, Steinbach G, Kern P, et al. Diagnostic value of procalcitonin serum levels in neutropenic patients with fever: comparison with interleukin-8. Scand J Infect Dis 1999; 31(2):185-189.
59. Fleischhack G, Kambeck I, Cipic D, et al. Procalcitonin in paediatric cancer patients: its diagnostic relevance is superior to that of C-reactive protein, interleukin 6, interleukin 8, soluble interleukin 2 receptor and soluble tumour necrosis factor receptor II. Br J Haematol 2000; 111(4):1093-1102.
60. Persson L, Engervall P, Magnuson A, et al. Use of inflammatory markers for early detection of bacteraemia in patients with febrile neutropenia. Scand J Infect Dis 2004; 36(5):365-71.
61. Ortega M, Rovira M, Filella X, et al. Prospective evaluation of procalcitonin in adults with febrile neutropenia after haematopoietic stem cell transplantation. Br J Haematol 2004; 126(3):372-376.
62. Dornbusch HJ, Strenger V, Kerbl R, et al. Procalcitonin-a marker of invasive fungal infection? Support Care Cancer. 2005; 13(5):343-346.
63. Arber C, Passweg JR, Fluckiger U, et al. C-reactive protein and fever in neutropenic patients Scand J Infect Dis 2000; 32(5):515-520.
64. Yonemori K, Kanda Y, Yamamoto R, et al. Clinical value of serial measurement of serum C-reactiveprotein level inneutropenicpatients.LeukLymphoma2001; 41(5-6):607-614.
65. Manian FA. A prospective study of daily measurement of C-reactive protein in serum of adults with neutropenia. Clin Infect Dis 1995; 21(1):114-121.
66. Ortega M, Rovira M, Almela M, et al. Measurement of C-reactive protein in adults with febrile neutropenia after hematopoietic cell transplantation. Bone Marrow Transplant 2004; 33(7):741-744.
67. Persson L, Soderquist B, Engervall P, et al. Assessment of systemic inflammation markers to differentiate a stable from a deteriorating clinical course in patients with febrile neutropenia. Eur J Haematol 2005; 74(4):297-303.
68. Maertens J, Van Eldere J, Verhaegen J, et al. Use of circulating galactomannan screening forearly diagnosis of invasive aspergillosis in allogeneic stem cell transplant recipients. J Infect Dis 2002; 186(9):1297-1306.
69. Viscoli C, Machetti M, Gazzola P. Aspergillus galactomannan antigen in the cerebrospinal fluid of bone marrow transplant recipients with probable cerebral aspergillosis. J Clin Microbiol 2002; 40(4):1496-1499.
70. Maertens J, Theunissen K, Verbeken E, et al. Prospective clinical evaluation of

lower cut-offs for galactomannan detection in adult neutropenic cancer patients and haematological stem cell transplant recipients. Br J Haematol 2004; 126(6):852-860.
71. Marr KA, Balajee SA, McLaughlin L, et al. Detection of galactomannan antigenemia by enzyme immunoassay for the diagnosis of invasive aspergillosis: variables that affect performance. J Infect Dis 2004; 190(3):641-649.
72. Mennink-Kersten MA, Donnelly JP, Verveij PE. Detection of circulating galactomannan for the diagnosis and management of invasive Aspergillosis. Lancet Infect Dis 2004; 4(6):349-357.
73. Wheat LJ. Rapid diagnosis of invasive aspergillosis by antigen detection Transpl Infect Dis 2003; 5(4):158-166.
74. Mattei D, Rapezzi D, Mordini N, et al. False-positive Aspergillus galactomannan enzyme-linked immunosorbent assay results in vivo during amoxicillin-clavulanic acid treatment. J Clin Microbiol 2004; 42(11):5362-5363.
75. Husain S, Kwak EJ, Obman A, et al. Prospective assessment of Platelia Aspergillus galactomannan antigen for the diagnosis of invasive aspergillosis in lung transplant recipients. Am J Transplant. 2004 May; 4(5):796-802.
76. Blijlevens NM, Donnelly JP, Meis JF, et al. Aspergillus galactomannan antigen levels in allogeneic haematopoietic stem cell transplant recipients given total parenteral nutrition. Transpl Infect Dis 2002; 4(2):64-65.
77. Mennink-Kersten MA, Klont RR, Warris A, et al. Bifidobacterium lipoteichoic acid and false ELISA reactivity in aspergillus antigen detection. Lancet 2004; 363(9405):325-327.
78. Pinel C, Fricker-Hidalgo H, Lebeau B, et al. Detection of circulating Aspergillus fumigatus galactomannan: value and limits of the Platelia test for diagnosing invasive aspergillosis. J Clin Microbiol 2003; 41(5):2184-2186.
79. Swanink CM, Meis JF, Rijs AJ, et al. Specificity of a sandwich enzyme-linked immunosorbent assay for detecting Aspergillus galactomannan. J Clin Microbiol 1997; 35(1):257-260.
80. Kawazu M, Kanda Y, Nannya Y, et al. Prospective comparison of the diagnostic potential of real-time PCR, double-sandwich enzyme-linked immunosorbent assay for galactomannan, and a (1- . 3)-beta-D-glucan test in weekly screening for invasive aspergillosis in patients with hematological disorders. J Clin Microbiol 2004; 42(6):2733-2741.
81. Sendid B, Caillot D, Baccouch-Humbert B, et al. Contribution of the Platelia Candidaspecific antibody and antigen tests to early diagnosis of systemic Candida tropicalis infection in neutropenic adults. J Clin Microbiol 2003; 41(10):4551-4558.
82. Kondori N, Edebo L, Mattsby-Baltzer I. Circulating (1-3) glucan and immunoglobulin G subclass antibodies to Candida albicans cell wall antigens in patients with systemic candidiasis. Clin Diagn Lab Immunol 2004; 11(2):344-350.
83. Pappas PG, Rex JH, Sobel JD, et al. Guidelines for the treatment of candidiasis. Clin Infect Dis 2004; 38(2):161-189.
84. Antoniadou A, Torres HA, Lewis RE, et al. Candidemia in a tertiary care cancer center: in vitro susceptibility and its association with outcome of initial antifungal therapy. Medicine (Baltimore) 2003; 82(5):309-321.

85. Hospenthal DR,MurrayCK,RinaldiMG. Theroleofantifungal susceptibility testing in the therapy of candidiasis. Diagn Microbiol Infect Dis 2004; 48(3):153-160.
86. Pfaller MA, Diekema DJ. International Fungal Surveillance Participant Group. Twelve years of fluconazole in clinical practice: global trends in species distribution and fluconazole susceptibility of bloodstream isolates of Candida. Clin Microbiol Infect 2004; 10(suppl 1):11-23.
87. Rolston KV. The Infectious Dieases Sociey of America 2002 guidelines for the use of antimicrobial agents in patients with cancer and neutropenia: salient features and comments. Clin Infect Dis 2004; 39(suppl 1):S44-S48.
88. Ramphal R. Changes in the etiology of bacteremia in febrile neutropenic patients and the susceptibilities of the currently isolated pathogens. Clin Infect Dis 2004; 39:(suppl1) S25-S31.
89. Winston DJ, Lazarus HM, Beveridge RA, et al. Randomized, doubleblind, multicenter trial comparing clinafloxacin with imipenem as empirical monotherapy for febrile granulocytopenic patients. Clin Infect Dis 2001; 32(3):381-390.
90. Feld R, DePauw B, Berman S, et al. Meropenem versus ceftazidime in the treatment of cancer patients with febrile neutropenia: a randomized, double-blind trial. J Clin Oncol 2000; 18(21):3690-3698.
91. Del Favero A, Menichetti F, Martino P, et al. A multicenter, doubleblind, placebocontrolled trial comparing piperacillin-tazobactam with and without amikacin as empiric therapy for febrile neutropenia. Clin Infect Dis 2001; 33(8):1295-1301.
92. Cordonnier C, Buzyn A, Leverger G, et al. Epidemiology and risk factors for grampositive coccal infections in neutropenia: toward a more targeted antibiotic strategy. Clin Infect Dis 2003; 36(2):149-158.
93. Rolston KV. Challenges in the treatment of infectons caused by Gram-positive and Gram-negative bacteria in patients with cancer and neutropenia. Clin Infect Dis 2005; 40:(suppl 4)S246-S252.
94. Yadegarynia D, Tarrand J, Raad I, et al. Current spectrum of bacterial infections in patients with cancer. Clin Infect Dis 2003; 37(8):1144-1145.
95. Rolston KV, Tarrand JJ. Pseudomonas aeruginosa-still a frequent pathogen in patients with cancer: 11-year experience at a comprehensive cancer center. Clin Infect Dis 1999; 29(2):463-464.
96. Raje NS, Rao SR, Iyer RS, et al. Infection analysis in acute lymphoblastic leukaemia: a report of 499 concecutive episodes in India. Pediatr Hematol Oncol 1994; 11(3): 271-280.
97. Wisplinghoff H, Seifert H, Wenzel RP, et al. Currenttrends in the epidemiology of nosocomial blood stream infections in patients with haematological malignancies and sold neoplasms in hospitals in the United States. Clin Infect Dis 2003; 36(9):1103-1110.
98. Tunkel AR, Sepkowitz KA. Infections caused by viridans streptococci in patients with neutropenia. Clin Infect Dis 2002; 34(11):1524-1529.
99. Gales AC, Jones RN, Turnidge J, et al. Characterization of Pseudomonas aeruginosa isolates: occurrence rates, antimicrobial susceptibility patterns, and molecular typing in the global SENTRY Antimicrobial Surveillance Program,

1997-1999. Clin Infect Dis 2001; 32(suppl 2):S146-S155.
100. Bell JM, Turnidge JD, Gales AC, et al. Prevalence of extended-spectrum beta-lactamase (ESBL)-producing clinical isolates in the Asia-Pacific region and South Africa: regional results from SENTRY Antimicrobial Surveillance Program (1998-99). Diagn Microbiol Infect Dis 2002; 42(3):193-198.
101. Fainstein V, Elting LS, Bodey GP. Bacteremia caused by non-sporulating anaerobes in cancer patients. A 12 year experience. Medicine (Baltimore) 1989; 68(3):151-162.
102. Paul M, Soares-weiser K, Leibovici L. b lactam monotherapy versus b lactamaminoglycoside combination for fever with neutropenia: systematic review and meta-analysis. BMJ 2003; 327(7399):1111-1121.
103. Aiken SK, Wetzstein GA. Once-daily aminoglycosides in patients with neutropenic fever. Oncol Pharm 2002; 9(5):426-431.
104. Pizzo PA, Hathorn JW, Himenez J, et al. A randomized trial comparing ceftazidime alone with combination antibiotic therapy in cancer patients with fever and neutropenia. N Engl J Med 1986; 315(9):552-558.
105. Yamamura D, Gucalp R, Carlisle P, et al. Open randomized study of cefepime versus piperacillin-gentamicin for treatment of febrile neutropenic cancer patients. Antimicrob Agents Chemother 1997; 41(8):1704-1708.
106. Cometta A, Calandra T, Gaya H, et al. Monotherapy with meropenem versus combination therapy with ceftazidime plus amikacin as empiric therapy for fever in granulocytopenic patients with cancer. Antimicrob Agents Chemother 1996; 40(5): 1108-1115.
107. Del Favero A, Menichetti F, Martino P, et al. A multicenter, double-blind, placebocontrolled trial comparing piperacillin/tazobactam with and without amikacin as empiric therapy for febrile neutropenia. Clin Infect Dis 2001; 33(8):1295-1301.
108. Bodey GP, Middleman E, Umsawadi T, et al. Infections in cancer patients. Results with gentamycin sulfate therapy. Cancer 1972; 29(6):1697-1701.
109. Giamarellou H, Bassaris HP, Petrikkos G, et al. Monotherapy with intravenous followed by oral high dose ciprofloxacin versus combination therapy with ceftazidime plus amikacin as initial empiric therapy for granulocytopenic patients with fever. Antimicrob Agents Chemother 2000; 44(12):3264-3271.
110. Chamilos G, Bamias A, Efstathiou E, et al. Outpatient treatment of low-risk neutropenic fever in cancer patients using oral moxifloxacin. Cancer 2005; 103(12):2629-2635.
111. Talcott JA. Out-patient management of febrile neutropenia. Intern J Antimicrob Agents 2000; 16(2):169-171.
112. European Organization for Research and Treatment of Cancer (EORTC) International Antimicrobial Therapy Cooperative Group, National Cancer Institute of CanadaClinical Trials Group. Vancomycin added to empirical combination antibiotic therapy for fever in granulocytopenic cancer patients. J Infect Dis 1991; 163(5):951-958.
113. Raad II, Escalante C, Hachem RY, et al. Treatment of febrile neutropenic patients with cancer who require hospitalization: a prospective randomized study comparing imipenem and cefepime. Cancer 2003; 98(5):1039-1047.

114. Rubin M, Hathorn JW, Marshall D, et al. Gram-positive infections and the use of vancomycin in 550 episodes of fever and neutropenia. Ann Intern Med 1988; 108(1): 30–35.
115. Paul M, Borok S, Fraser A, et al. Empirical antibiotics against Gram-positive infections for febrile neutropenia: systematic review and meta-analysis of randomized controlled trials. J Antimicrob Chemother 2005; 55(4):436–444.
116. Cometta A, Kern WV, De Bock R, et al. Vancomycin versus placebo for treating persistent fever in patients with neutropenic cancer receiving piperacillin-tazobactam monotherapy. Clin Infect Dis 2003; 37(3):382–389.
117. Erjavec Z, de Vries-Hospers HG, Laseur M, et al. A prospective, randomized, dubleblinded, placebo-controlled trial of empirical teicoplanin in febrile neutropenia with persistent fever after imipenem monotherapy. J Antimicrob Chemother 2000; 45(6):843–849.
118. Menichetti F. The roleof teicoplanin in the treatmentoffebrile neutropeniaJ Chemother 2000; 12(suppl 5):S34–S39.
119. Wingard JR. Empirical antifungal therapy in treating febrile neutropenic patients. Clin Infect Dis 2004; 39(suppl 1):S38–S43.
120. Sipsas NV, Bodey GP, Kontoyiannis DP, et al. Perspectives for the management of febrile neutropenic patients with cancer in the 21st century. Cancer 2005; 103(6): 1103–1113.
121. Pizzo PA, Robichaud KJ, Gill FA, Witebsky FG. Empiric antibiotic and antifungal therapy for cancer patients with prolonged fever and granulocytopenia. Am J Med 1982; 72(1):101–111.
122. EORTC International Antimicrobial Therapy Cooperative Group. Empiric antifungal therapy in febrile granulocytopenic patients. Am J Med 1989; 86(6 Pt 1):668–672.
123. Walsh TJ, Finberg RW, Arndt C, et al. National Institute of Allergy and Infectious Diseases Mycoses Study Group. Liposomal amphotericin B for empirical therapy in patients with persistent fever and neutropenia. N Eng J Med 1999; 340(10):764–771.
124. Walsh TJ, Teppler H, Donowitz GR, et al. Caspofungin versus liposomal amphotericin B for empirical antifungal therapy in patients with persistent fever and neutropenia. New Engl J Med 2004; 351(14):1391–1402.
125. Walsh TJ, Pappas P, Winston DJ, et al. Voriconazole compared with liposomal amphotericin B for empirical antifungal therapy in patients with neutropenia and persistent fever. New Engl J Med 2002; 346(4):225–234.
126. Vigourouz S, Morin O, Moreau P, et al. Zygomycosis after prolonged use of voriconazole in immunocompromised patients with hematologic disease: attention required. Clin Infect Dis 2005; 40(4):e35–37.
127. Chamilos G, Marom EM, Lewis RE, et al. Predictors of pulmonary zygomycosis versus invasive pulmonary aspergillosis in patients with cancer. Clin Infect Dis 2005; 41(1):60–66.
128. Elting LS, Rubenstein EB, Rolston K, et al. Time to clinical response: an outcome of antibiotic therapy of febrile neutropenia with implications for quality and cost of care. J Clin Oncol 2000; 18(21):3699–3706.
129. Corey L, Boeckh M. Persistent fever in patients with neutropenia. N Engl J

Med 2002; 346(4):222-224.
130. Kern WV. Modifications of therapy. Int J Antimicrob Agents 2000; 16(2):139-141.
131. Leather HL, Wingard JR. Infections following hematopoietic stem cell transplantation. Infect Dis Clin North Am 2001; 15(2):483-520.
132. Clark OA, Lyman G, Castro AA, et al. Colony stimulating factors for chemotherapy induced febrile neutropenia. Cochrane Database Syst Rev 2003; (3):CD003039.
133. Cheng AC, Stephens DP, Curie BJ. Granulocyte-Colony Stimulating Factor (G-CSF) as an adjunct to antibiotics in the treatment of pneumonia in adults. Cochrane Database Syst Rev 2004; (3):CD004400.
134. Ozer H, Armitage JO, Bennett CL, et al. American Society of Clinical Oncology Growth Factors Expert Panel. 2000 update of recommendations for the use of hematopoietic colony-stimulating factors: evidence-based, clinical practice guidelines. J Clin Oncol 2000; 18(20):3558-3585.
135. Gafter-Gvilli A, Fraser A, Paul M, et al. Meta-analysis: Atibiotic prophylaxis reduces mortality in neutropenic patiets. Ann Intern Med 2005; 142(12 Pt 1):979-995.
136. van de Wetering MD, de Witte MA, Kremer LCM, et al. E.cacy of oral prophylactic antibiotics in neutropenic afebrile oncology patients: A systematic review of randomised controlled trials Eur J Cancer 2005; 41(10):1372-1382.
137. Engels EA, Lau J, Barza M, et al. Efficacy of quinolone prophylaxis in neutropenic cancer patients: a meta-analysis. J Clin Oncol 1998; 16(3):1179-1187.
138. Cruciani M, Rampazzor R, Malena M, et al. Prophylaxis with fluoroquinolones for bacterial infections in neutropenic patients: a meta-analysis. Clin Infect Dis 1996; 23(4):795-805.
139. Gotzsche PC, Johansen HK. Routine versus selective antifungal administration for control of fungal infections in patients with cancer. Cochrane Database Syst Rev 2002; (2):CD000026.
140. Goodman JL, Winston DJ, Greenfield RA, et al. A controlled trial of fluconazole to prevent fungal infections in patients undergoing bone marrow transplantation. N Engl J Med 1992; 326(13):845-851.
141. Kanda Y, Yamamoto R, Chizuka A, et al. Prophylactic action of oral fluconazole against fungal infection in neutropenic patients. A meta-analysis of 16 randomized, controlled trials. Cancer 2000; 89(7):1611-1625.
142. Ascioglou S, de Pauw BE, Meis J. Prophylaxis and treatment of fungal infections associated with haematological malignancies. Int J Antimicrob Agents 2000; 15(3): 159-168.
143. Dykewicz CA. Hospital infection control in haematopoietic stem cell transplant recipients. Emerg Infect Dis 2001; 7(2):263-267.
144. Owczuk R, Wujtewicz MA, Sawicka W, et al. Patients with haematological malignancies reqiring invasive mechanical ventilation: differences between survivors and nonsurvivors in intensive care unit. Support Care Cancer 2005; 13(5):332-338.
145. Blot F, Guiguet M, Nitenberg G, et al. Prognostic factors for neutropenic patients in an intensive care unit: respective roles of underlying malignancies and acute organ failures. Eur J Cancer 1997; 33(7):1031-1037.

146. Staudinger T, Stoiser B, Mullner M. Outcome and prognostic factors in critically ill cancer patients admitted to the intensive care unit. Crit Care Med 2000; 28(5): 1322-1328.
147. Price KJ, Thall PF, Susannah KK, et al. Prognostic indicators for blood and marrow transplant patients admitted to an intensive care unit. Am J Resp Crit Care Med 1998; 158(3):876-884.
148. Regazzoni CJ, Irrazabal C, Luna CM, et al. Cancer patients with septic shock: mortality predictors and neutropenia. Support Care Cancer 2004; 12(12):833-839.
149. Gruson D, Hilbert G, Vargas F. Impact of colony-stimulating factor therapy on clinical outcome and frequency rate of nosocomial infections in intensive care unit neutropenic patients. Crit Care Med 2000; 28(9):3155-3160.

7 Fever of unknown origin in Rheumatic Diseases
リウマチ疾患の不明熱

Burke A. Cunha
Infectious Disease Division, Winthrop-University Hospital, Mineola, New York, U.S.A.

OVERVIEW
概説

□不明熱がリウマチ性または膠原病によることはまれである.
  ■ Petersdorfは，1961年，彼の古典的な不明熱についての記述において，遷延する診断が付かない発熱の原因について述べている．そこでは，不明熱の原因として，感染症が最も多い原因であり，その次に悪性腫瘍，その次が膠原病となっている．
  ■ 1961年以降，ほとんどの膠原病の補助診断となる検査が出てきている．その結果，膠原病は不明熱の原因疾患としては現時点では比較的まれになってきた[1]．現在利用可能な血清学的検査で，大部分の膠原病は診断することができるため，関節リウマチ（RA），全身性エリテマトーデス（SLE）のようなリウマチ性疾患は不明熱の原因としてまれになってきている．

血清学的に診断が付けられない膠原病群
□膠原病は，それでもなお，不明熱の診断の上で問題となることが多い．なぜならば，単純な検査だけで診断が付けられない場合あることと，強力な特異的検査がない疾患が存在することなどが挙げられる.
  ■ 現時点で，膠原病で1か月の発熱が続いていて診断が付かない，1週間の入院または外来通院で診断が付かないものの例として，菊池病，高安動脈炎，高齢発症リウマチ性関節炎（Late Onset Rheumatoid Arthritis: LORA），リウマチ性多発筋痛症（PMR），側頭動脈炎（temporal arteritis: TA），血管炎，例えば結節性動脈周囲炎（periarteritis nodosa: PAN），若年性関節リウマチがある[1,2] *1.

【*1訳注：現在，JRAは若年性特発性関節リウマチと名付けられており，その中の全身性若年性関節リウマチという亜型が成人発症Still病とほぼ類似した疾患とされている.】

膠原病とその類縁疾患のスクリーニング[*2]

疾患	問診，身体所見	スクリーニング検査
関節リウマチ	持続時間の長い朝のこわばり，手の関節痛	RF，抗CCP抗体，CPR，血沈
SLE	日光過敏症，口内炎，皮疹，呼吸時胸痛，流産歴	血算，抗核抗体，尿検査
シェーグレン症候群	口腔内乾燥，眼乾燥	抗SSA抗体
全身性強皮症，MCTD	レイノー現象，胸焼け	抗核抗体
多発性筋炎/皮膚筋炎	ヘリオトロープ疹，ゴットロン徴候，近位筋筋痛・筋力低下	CK，抗ARS抗体
血管炎症候群	四肢しびれ感，皮疹，咳嗽，血痰，鼻出血，耳閉塞感，頭痛，視野異常	ANCA，尿検査，CPR，血沈
リウマチ性多発筋痛症	発熱，近位筋筋痛，寝返り困難	炎症反応，MMP-3，CRP
成人スチル病	弛張熱，咽頭痛，サーモンピンク疹	炎症反応，フェリチン，CRP
脊椎関節炎	炎症性腰痛，乾癬既往・家族歴，炎症性腸疾患既往，先行感染	仙腸関節X線，HLA (B27)
再発性多発軟骨炎	耳介痛・発赤，難聴，咽頭痛，眼充血	(－)
サルコイドーシス	羞明，紅斑	胸部X線，(BHL)，ACE
ベーチェット病	再発性口内炎・陰部潰瘍，目の見えにくさ，有痛性紅斑	HLA (B51)，眼底検査
自己炎症性疾患	周期的な症状（発熱，皮疹，関節痛，腹痛），家族歴	(－)

関節炎の鑑別診断[*3]

	急性	慢性
多関節	ウイルス性関節炎（パルボウイルスB19，HBV，HIV） 感染性心内膜炎，淋菌性関節炎 反応性関節炎 薬剤誘発性関節炎（アロマターゼ阻害薬，チェックポイント阻害薬）	関節リウマチ，SLE，シェーグレン症候群，全身性強皮症，MCTD，多発性筋炎/皮膚筋炎，血管炎症候群，リウマチ性多発筋痛症，成人スチル病，脊椎関節炎，再発性多発軟骨炎，サルコイドーシス，ベーチェット病 自己炎症性疾患
単関節	結晶性関節炎（痛風，偽痛風） 化膿性関節炎	抗酸菌による関節炎（結核，NTM） 真菌性関節炎

□ 2つの膠原病が特別に診断的問題を持っている．それはサルコイドーシスとSLEである．

■ 不明熱として発症するSLEは，発症早期には炎症所見や発熱のいずれかしかみられない．SLEの病歴もないし，臨床医がSLEの可能性を考えず，SLEと確定するための適切な血清学的診断検査をオーダーしないため，不明熱となる．

【*2訳注：膠原病とその類縁疾患のスクリーニングを簡易にまとめた．】

【*3訳注：関節炎の鑑別診断を簡易にまとめた．関節炎は多関節炎か単関節炎か，そして，急性か慢性か（慢性の定義は同じ場所に3ヶ月以上．）で4つに分類する．】

- SLE の病歴がない，不明熱として発症している，SLE に特徴的ではない臨床的特徴を有しているなどが組み合わさって，SLE の診断が困難になることがある．免疫を修飾するタイプのウイルス，例えばサイトメガロウイルス（CMV）は SLE の発症を誘発したり，またはまれに免疫学的システムに変調をきたし，その結果，CMV 感染後に新たに SLE を発症させることがある[3]．

□ サルコイドーシスは難しいリウマチ性疾患である*4．
- サルコイドーシスは基本的には，発熱がない肉芽腫性疾患である．
- サルコイドーシスには3つの亜型がある．
    - ※第1は Heerfordt 症候群*5．
    - ※第2は，サルコイドーシスに伴う二次的な肉芽腫性肝炎が肝臓の巨大肉芽腫性病変を来すもの．
    - ※第3はサルコイド髄膜炎で，脳底髄膜炎となり，視床下部前部の体温調節中枢を冒すものである．
- これら3つの亜型を除いて，発熱を伴うサルコイドーシスでは，2つの可能性を考慮しなければならない．
    - ※第1はサルコイドーシスの診断が誤っており，サルコイドーシスに類似した別の発熱疾患が存在している事．
    - ※第2はサルコイドーシスが存在し，それに加えて，発熱をおこす感染性または非感染性疾患を合併している場合である．
- もし患者が真にサルコイドーシスに罹患していて，そこに発熱が加わったのであれば，これは不明熱となる可能性が大きくなり，診断が非常に難しい状況になる．
    - ※サルコイドーシスに胸水と発熱が伴うならば，サルコイドーシスに結核が合併していることで患者の遷延する発熱の説明がつく[1]．
    - ※また，サルコイドーシスは悪性変化を成し遂げて慢性リンパ性 B 細胞性リンパ腫に変化する，いわゆるサルコイドーシス・リンパ腫症候群となる場合がある (Richter's transformation)．
    - ※まれではあるが，眼球血管膜病変 (訳注：眼球血管膜とは色素と

【*4訳注：サルコイドーシスは原因不明の全身性肉芽腫性疾患である．サルコイドーシスにおける免疫学的事象への理解がここ20年改善され，サルコイドーシスにおける免疫調節治療のための生物学的根拠が提供され，サルコイドーシスの治療に適用できるようになった．サルコイドーシスは，主に CD4+ T- ヘルパー細胞と単核球食細胞由来の細胞によって媒介される自己免疫疾患である．これら細胞は，肺やその他病変組織内に蓄積し非乾酪性肉芽腫を形成する．最も初期は臓器への単核球浸潤で肉芽腫形成に先行する．サルコイドーシスにおける単核球細胞の動員は，ケモカイン産生（RANTES, MCP-1, MIP-1a, IL-8 など）によって強化される．参考文献：Curr Opin Rheumatol. 2001 Jan;13(1):84-91.】

【*5訳注：発熱すなわち uveoparotid〔ブドウ膜（uvea）と耳下腺（parotid gland）に炎症が起こり発熱する．ぶどう膜耳下腺熱ともいう．〕．】

血管に富む眼球壁の中層．ブドウ膜とも呼ばれる．脈絡膜，毛様体，虹彩より構成される．そこにサルコイド病変ができることによって緑内障が発症する），肝臓病変，中枢神経病変が無いのにサルコイドーシス患者が不明熱がとして発症している場合，結核が合併して感染している場合，悪性 B 細胞性リンパ腫，または慢性リンパ腫性白血病 (CLL) になっている可能性がある．
- 同様に，SLE そのものは不明熱として発症することは少ないが，SLE に CMV 感染が重なることで不明熱として発症する場合がある[4] **(Table1-3)**．
- RA 患者で両足関節炎があれば以下の 3 疾患を考える事（RA ではあまり足関節は冒されない）．
    ※サルコイドーシス
    ※ PAN などの血管炎症候群
    ※結晶性関節炎

TABLE 1 Fever of Unknown Origin: Rheumatic Causes

Common
  Adult Still's disease/ juvenile rheumatoid arthritis (JRA)
  Polymyalgia rheumatica/temporal arteritis (PMR)/(TA)
Uncommon
  Late onset rheumatoid arthritis (LORA)
  Periarteritis nodosa (PAN)
  Systemic lupus erythematosus (SLE)
Rare
  Sjogren's syndrome
  Familial Mediterranean fever (FMF)
  Behcet's disease
  Pseudogout
  Takayasu's arteritis
  Kikuchi's disease

TABLE 2 Fever of Unkown Origin: Rheumatic Disorders—Physical Finding Clues

Anatomic region	PE findings	Rheumatic disorder
Eyes	Band keratopathy	Adult JRA
	Dry eyes	LORA
		SLE
	Watery eyes	PAN
	Conjunctivitis	SLE
	Uveitis	SLE
Lymph nodes	Lymphadenopathy	Adult JRA
		Kikuchi's disease
Spleen	Splenomegaly	Kikuchi's disease
Genitals	Epididymo-orchitis	PAN
Skeletal	Arthritis	LORA
		SLE

Abbreviations: JRA, juvenile rheumatoid arthritis; LORA, late-onset rheumatoid arthritis; PAN, periarteritis nodosa; SLE, systemic lupus erythematosus.

TABLE 3 Fever of Unknown Origin: Rheumatic Disorders—Laboratory Test Clues

	Rheumatic
CBC	
Leukopenia	SLE
	Kikuchi's disease
Monocytosis	SLE
	PAN
	TA
Eosinophilia	PAN
Lymphopenia	SLE
Thrombocytosis	PAN
ESR	
Highly elevated (>100 mm/hr)	Adult JRA
	SLE
	PMR/TA
	PAN
	LORA
	FMF
	Kikuchi's disease
	Takayasu's arteritis
LFTs	
↑ Alkaline phosphatase	PAN
↑ SGOT/SGPT	Adult JRA
	Kikuchi's disease
SPEP	
Polyclonal gammopathy	PAN
	Takayasu's arteritis
RFTs	
Renal insufficiency	SLE
	PAN
Ferritin	
↑ Ferritin levels	Adult JRA
	SLE

Abbreviations: CBC, complete blood count; ESR, erythrocyte sedimentation rate; FMF, familial Mediterranean fever; JRA, juvenile rheumatoid arthritis; LFTs, liver function tests; LORA, late onset rheumatoid arthritis; RFT, renal function tests; PAN, periarteritis nodosa; PMR, polymyalgia rheumatica; SGOT/SGPT, serum glutamic-oxaloacetic transaminase/serum glutamic pyruvate transaminase; SLE, systemic lupus erythematosus; SPEP, serum protein electrophoresis; TA, temporal arteritis.

FUO : THE MOST COMMON COLLAGEN VASCULAR DISEASE ETIOLOGIES
不明熱；最も一般的な膠原病の病因

PMR Mimicker の存在を忘れるな

Polymyalgia Rheumatica / Temporal Arteritis
リウマチ性多発性筋痛症（以下 PMR）・側頭動脈炎（以下 TA）

□ PMR は病因不明の膠原病で，高齢者で頻度が高い．臨床的には多発筋痛症とともに，発熱，疲労，四肢近位部や肢帯の凝りといった症状で発症する．

- 大切なことは，PMR では筋肉の凝りや痛みを訴えるが，筋力低下はないことである．これは，身体所見で筋力低下がないことからわかる．PMR には局所的徴候がないため，遷延する発熱の隠れた原因となりうる*6．
- 側頭動脈炎（TA）は，PMR の異型であり，側頭動脈にも病変が存在する．TA は巨細胞性動脈炎という別名があり，頭頚部の頭蓋骨外の中-大サイズの動脈の炎症をおこす*7．
- TA の患者は頭痛をおこすが，それは頭全体の痛みであったり，頭蓋のどの一部分に限局した痛みでもよい．しかし古典的には，一側または両側の側頭動脈の上の痛みである．
- TA に PMR が合併することがある．TA は動脈炎であるため，側頭動脈炎に加えて，眼動脈にも炎症をおこす．一側の視力障害は TA の重篤な合併症であり，失明を避けるため緊急でステロイド投与による治療が必要である．TA の全ての患者に側頭動脈の圧痛があるとは限らず，その場合に TA の診断は困難となり，動脈炎の存在を証明してみせたり，側頭動脈生検が必要となる．TA に気付く手がかりは数少ないが，もし，それがあるとすれば，持続する乾性咳である．発熱に加えて，TA の患者では食欲不振，体重減少，寝汗を伴う．身体所見では頭痛または頭蓋の圧痛があるかもしれない．患者が咀嚼中に顎の角に痛みを感じるかもしれない[1,5]*8．
- PMR や TA に特異的検査はない．しかし，非特異的な血液検査から TA を指し示す手がかりが得られるかもしれない．
    - TA において末梢血（CBC）では，貧血と血小板増多症を伴うことが多い．TA の貧血は慢性炎症疾患によるものである．血小板増多症も慢性炎症疾患によるものである．
    - 高齢の患者では，貧血と血小板増多症の組み合わせは TA の潜在的な血液検査上の手がかりとして見逃されていることが多い．貧血と血小板増多症は，もちろん非特異的である．しかし，TA であるとはっきりわからない症例では，その他の検査や臨床所見と合わせると診断的意義がでてくる．
    - TA の患者では血清中のトランスアミナーゼや ALP の軽度の上昇を示すことがある．

【*6 訳注：手指の関節炎があれば，PMR は否定的である．】

【*7 訳注：訳者の経験では，TA や PMR は，巨細胞性動脈炎の一部と把握しておくほうがよいと考える．参考文献：2012 年 国際 Chapel Hill コンセンサス会議 ちなみに，訳者は，巨細胞性動脈炎として，鎖骨下動脈の分枝を冒し，上肢の分節的筋力低下で発症した症例を経験した．】

【*8 訳注：jaw claudication と呼ばれる．咬筋を栄養する動脈の炎症による狭窄で生じる症状で，閉塞性動脈症における間欠跛行と同じ機序である．】

- 単独でTAやPMRを指し示す最も重要な手がかりは，高度に上昇した赤血球沈降速度（ESR）である．
    - ※ ESRは非特異的であるが，「高度な上昇」とは，すなわち1時間値が100mm以上となっている場合を指し示す．高度に上昇したESRは，その患者が不明熱で他に手がかりが無く，局所の徴候もない場合には，膠原病，特にPMRやTAの可能性を示唆する．
    - ※それ以外の非特異的検査で不明熱をきたす疾患を示唆するものとして，血清蛋白電気泳動がある (Serum Protein Electrophoresis：以下SPEP) である．不明熱患者のSPEPにおいて，α1/α2グロブリンの上昇は急性反応物質として扱うべきではない．なぜなら，不明熱の定義として，患者は遷延した発熱を呈しているからである．その遷延性のためα1とα2は，発熱初期には急性反応物質として上昇していたであろうが，不明熱のカテゴリーに入った状態では上昇していないはずである．不明熱においてα1とα2グロブリンがが上昇している場合は，TAまたはリンパ腫を示唆している．
- それ以外の血液検査で，非特異的であるが不明熱の診断に役立つのは，血中フェリチン値である．
    - ※フェリチンは誤って急性期反応物質としてみなされている．急性の一過性発熱疾患で軽度にフェリチン値が上昇する場合は，フェリチンは確かに急性期反応物質である．
    - ※しかし不明熱において，フェリチン値が上昇している事は，上記のα1/α2グロブリンの上昇と同じ理由で，重要な所見であり，急性期反応物質としてみなすべきではない．不明熱において上昇したフェリチン値を見ることは，さまざまな疾患の可能性を示唆してくれる．不明熱患者でフェリチン値が上昇していれば，骨髄異形成症候群，リンパ腫，固形腫瘍，リンパ網内系腫瘍，成人Still病，TAなどを考慮する[1,5~7]．
- 最近はPMRの画像診断も有用とされてきている
    - PETやMRIでbursitis（滑液包炎）の所見が見られる[*9]．
    - また，造影CTやPETで棘突起が光るという所見が得られる[*10]．感度85.7%，特異度88.2%と言われている[*11]．

【*9 訳注：参考文献：Blockmans D, De Ceuninck L, Vanderschueren S, Knockaert D, Mortelmans L, Bobbaers H Repetitive 18-fluorodeoxyglucose positron emission tomography in isolated polymyalgia rheumatica: a prospective study in 35 patients. Rheumatology (Oxford). 2007;46(4):672. Epub 2006 Nov 18.】

【*10 訳注：参考文献：Dario Camellino, et al. Interspinous bursitis is common in polymyalgia rheumatica, but is not associated with spinal pain Arthritis Res Ther.

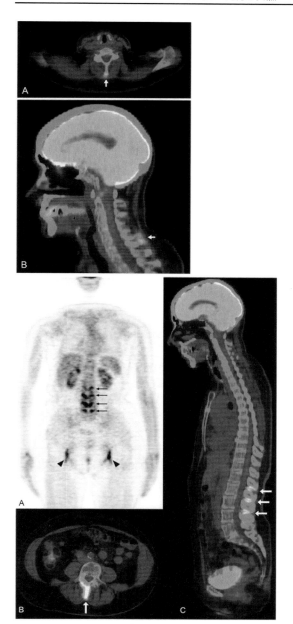

2014; 16(6): 492. 写真もこの文献から引用.】

【* 11 訳注：参考文献：Yamashita H, et al. Whole-body fluorodeoxyglucose positron emission tomography/computed tomography in patients with active polymyalgia rheumatica: evidence for distinctive bursitis and large-vessel vasculitis. Mod Rheumatol. 2012 Sep;22(5):705-11. doi: 10.1007/s10165-011-0581-x. Epub 2011 Dec 29.】

☐ PMT Mimicker に要注意：PMR に非常に類似した症状を呈する疾患を PMR Mimicker と呼ぶ．鑑別診断に重要である．

リウマチ性疾患	側頭動脈炎 RA 血清反応陰性関節炎 CPPD Crowned dens RS3PE その他の血管炎症候群 その他の膠原病
内分泌疾患	甲状腺疾患 副甲状腺疾患 副腎不全
感染	ウイルス IE 菌血症 脊椎炎 化膿性関節炎 前立腺炎 咽頭後膿瘍 結核
悪性腫瘍	血液系悪性腫瘍 骨転移
その他	繊維筋痛症 パーキンソン症候群 うつ病 ビタミンD欠乏症 薬剤性筋炎

（参考文献：Up to date® を改変）

FUO : Adult Onset Juvenile Rheumathoid Arthritis
不明熱：成人発症若年性関節リウマチ*12

AOSD の鍵は，咽頭痛の病歴・そして皮疹は必ずしもサーモンピンク状ではない事・フェリチン異常高値

☐ 議論の余地はあるかもしれないが，成人 Still 病（Adult Onset Still's Disease：以下 AOSD）は不明熱の原因として最も重要な膠原病である．
☐ 不明熱として発症する成人 Still 病は特徴的な発熱のパターンを示す．
　■ 熱型は，選択的な感染症や非感染性疾患において，診断に有用である．

【*12 訳注：全身型の成人発症若年性関節リウマチは，成人 Still 病と同義語であるので，以下は，原著と異なるが，理解が容易であるという目的で成人 Still 病と表記する：UpToDate®.】

【*13 訳注：AOSD の特徴として発症後初めの1ヶ月で咽頭痛が先行する症例が約70％と見過ごせない比率で出現している．参考文献：Nguyen KH, Weisman MH Severe sore throat as a presenting symptom of adult onset Still's disease: a case series and review of the literature. J Rheumatol. 1997;24(3):592.】

熱形がより特異的であるほど，より診断的に有用性が増す．成人 Still 病では"二峰性"発熱が特徴的である．毎日，2つの発熱のスパイクが観察される．その2つのスパイクの間は，解熱剤を使用していないのに平熱に近い体温となる．この二峰性熱は，感染性疾患では比較的少数でしか観察できない．例えば，右心系淋菌性感染性心内膜炎，複数のマラリア原虫感染，内臓リーシュマニア症，そして成人 Still 病である．二峰性熱をきたす感染性疾患の中で，不明熱として発症するのは内臓リーシュマニア（Kala-Azar）と成人 JRA のみである[1,5] *13．

□成人 Still 病は，一過性に観察されるサーモンピンクの紅斑が特徴的である*14．皮膚描記症，Koebner 現象も特徴的である．成人 Still 病では，移動性多関節炎を訴えるが，もっと多い訴えは少数関節炎である．成人 Still 病では視覚異常を訴えることがある．身体所見では，肝脾腫が特徴的である．発熱，少数関節炎，視覚異常，一過性の皮疹，肝臓または脾臓の病変の症状がある患者は，それ以外の疾患が見つけられるまで，成人 Still 病であると考えるべきである．

□ルーチンの血液検査は，概して成人 Still 病の診断に役立たない．末梢血には特徴的所見がない．ESR は中等度から高度に上昇している．

□大切なことは，通常の膠原病の検査，例えば RA ではリウマチ因子・ANA，SLE では ANA・二重鎖 DNA などは全て陰性である．肝腫大がある患者では，ALP が軽度に上昇しているかもしれない．しかし，トランスアミナーゼは通常正常である．

□非特異的であるが重要で，成人 Still 病で上昇している頻度が高いのは血清フェリチン値である．長期間かつ高度に上昇したフェリチン値は成人 Still 病で観察され，診断のための非特異的検査である．不明熱の患者で，フェリチン値の上昇は，悪性疾患から，TA や成人 Still 病までさまざまな疾患を示唆する．血清フェリチン値の上昇の程度は成人 Still 病の疾患活動性に比例する．二峰性の発熱があり，フェリチン値が上昇していれば，成人 Still 病に診断的である[1,8] *15．

【*14 訳注：必ずしもサーモンピンク状ではない．著作権の関係で写真を載せられないが下記アドレスを参照．http://stilligans.tripod.com/stillsrash.htm】

【*15 訳注：フェリチン値が 1000 ng/mL 以上であると，AOSD を示唆する．フェリチン値は AOSD の治療への反応性をモニターするのにも有用である．フェリチン値 2000 ng/mL では Hemophagocytic Syndrome (HPS) の可能性も出てくる．HPS に対するフェリチン値 2000 ng/mL の感度は 70％，特異度は 68％とされている．血清フェリチンが 5000ng/mL を超える場合は ASOD の有力な診断ツールとなりうる．血清フェリチン 10000 ng/mL 以上は AOSD，HPS(血球貪食症候群)のどれかしか考えられないとされている．参考文献3個を挙げる：・Bella Mehta1 and Petros Efthimiou International Journal of Inflammation Volume 2012 (2012), Article ID 298405, 7 pages Review Article Ferritin in Adult-Onset Still's Disease: Just a Useful Innocent Bystander? ・Determination of an appropriate cut-off value for ferritin in the diagnosis of hemophagocytic lymphohistiocytosis. Lehmberg K, McClain KL, Janka GE, Allen CE Pediatr Blood Cancer. 2014 Nov;61(11):2101-3. Epub 2014 Apr 21. ・Novak S:Extremely high serum ferritin levels as diagnostic tool in adult-onset Still's disease: Rheumatol Int. 2011 Feb 26.】

Vasculitis
血管炎

□不明熱を生じているリウマチ性疾患は治療可能である．不明熱を呈する膠原病で，血管炎によるものは，発熱以外に，あまりはっきりした症状を示さないことが多い[9, 10]．

□高安動脈炎は，不明熱のまれな原因であるが，身体所見で動脈拍動の減弱を示す．

■高安動脈炎の確定診断は生検によって行う．

■高安動脈炎は通常ステロイドホルモンで治療する．その理由は，ステロイドホルモンの抗炎症作用による．

■高安動脈炎における末梢血は通常，あまり特徴的な所見がないが，大切なことは好酸球増多症が存在しないことである．赤沈は典型的には上昇し，ある程度の血小板増多症を伴う[1, 10]．ある研究で，高安動脈炎はミノサイクリンに反応するかもしれないと示している*[16]．

□成人Still病の患者は，少数関節炎と視覚症状が一般的である．

■成人Still病の最も重要な徴候は，二峰性の発熱であり，不明熱の患者であれば，実質的にはそれで診断的であると言える．

■身体所見では，一過性の，体幹に見られるサーモンピンクの皮疹が見られる．さらに頻度が高いのは肝脾腫である．視覚症状はブドウ膜炎などで生じる．

■非特異的な血液検査は，赤沈上昇，血清フェリチン値上昇である．血清フェリチン値は疾患活動性の指標でもあり，不明熱における成人Still病の重要な診断の手がかりである[1, 5, 8]．

REFERENCES

1. Cunha BA. Fever of unkown origin. In: Gorbach SL, Bartlett JB, Blacklow NR, eds. Infectious Diseases in Medicine and Surgery. 4th ed. Baltimore: Lippincott Williams and Wilkins, 2005.
2. Cunha BA, Syed U, Hamid N. Fever of unknown origin (FUO) due to late onset of rheumatoid arthritis (LORA). Heart Lung 2006; 35:70-73.
3. Teglia O, Cunha BA. CMV-induced SLE presenting as fever of unknown origin. Infect Dis Pract 1993; 17:7-8.
4. DeLeon DG, Shifteh S, Cunha BA. FUO due to sarcoidosis-lymphoma syndrome. Heart Lung 2004; 33:124-129.
5. Cunha BA. Fever of unkown origin. Infect Dis Clin North Am 1996; 10:111-128.
6. Cunha BA. Fever of unknown origin in the elderly. A commentary. Infect Dis Clin Practice 1993; 2:380-383.

7. Cunha BA, Parchuri S, Mohan S. FUO: Temporal arteritis presenting with prolonged cough and elevated serum ferritin levels. Heart Lung 2000; 35:112-116.
8. Cunha BA. FUO due to adult onset juvenile rheumatoid arthritis (adult onset Still's disease): the diagnostic significance of a double quotidian fever and elevated serum ferritin levels. Heart Lung 2004; 33:417-421.
9. Bailey EM, Klein NC, Cunha BA. Kikuchi's disease with liver function presenting as fever of unknown origin. Lancet 1989; 2:986.
10. Wu YJJ, Martin BR, Ong K, et al. Takayasu's arteritis presenting as a cause of fever of unknown origin. Am J Med 1989; 87:476-477.

Fever of Unknown Origin in HIV Patient
HIV 感染患者における不明熱

Wendy S. Armstrong
Division of Infectious Diseases, Deparhnent of Medici1le, Cleveland Clinic Foundation, Cleveland, Ollio, U.S.A

Powel Kazanjian
Division of Infectious Diseases, Department of Internal Medicine, University of Michigan Medical Center, Ann Arbor, Miclrigan, U.S.A.

OVERVIEW
概説

Importance
重要性

古典的 HIV による FUO と IRIS による FUO で，診断が複雑化してきた

□ HIV 感染患者における不明熱は臨床医の洞察力を試すものと言える．HIV 感染患者の不明熱の特徴が幾つかの研究で発表されているが，それらは新たな HIV 治療薬の発見以前の 1992 年から 1999 年までのものである **(Table 1)**．この項では，これら一連の HIV 患者の不明熱について振り返ってみようと思う[19]．

□ それらが発表されたのちに，非常に有効な抗レトロウイルス治療薬 (HAART：Highly Active Anti-Retroviral Therapy) が導入され，AIDS に関連した疾患で，不明熱をおこしうるものが劇的に減少してきているのである[10, 11]．さらに，古典的な AIDS に関連した日和見感染が新たな別の形で発症するようになっていること，すなわち，HAART で治療し始めてから immune reconstitution inflammatory syndromes (IRIS) という形で日和見感染が再燃していることが，初めて手短に報告されてから短時間しか経過していない．この章では，HIV 感染患者において FUO を起こす特異的疾患の頻度と症状に抗レトロウイルス治療がどのように影響を与えているか要約する[13, 14]．

CLINICAL FEATURES
臨床的特徴

Fever of Unknown Origin in HIV-Infected Persons in the Pre-HAART Era
HAART 時代以前の HIV 感染患者における不明熱

□ HAART による治療が始まる以前は,発熱が 101°F (38.3℃) 以上,外来患者でその発熱が 4 週間以上または入院患者なら 4 日間以上継続していて,発熱の原因が不明であるとういような状況は HIV 感染の末期には頻繁に見られることであった.

■ HIV に感染した患者の不明熱に関する 7 つの大規模の論文において (**Table 1**),平均の CD4 細胞数は全て 100 個/mm^3 未満であった(範囲 40〜98 個/mm^3).そのため,HIV 感染患者では,HIV 感染の後期に不明熱を発症する傾向にあると言える.

■ これらの報告の中で,HIV 感染患者が不明熱で入院する頻度は,かなりのばらつきがあった (3.4〜21%).それにもかかわらず,臓器に特異的な症状が出現する前に,いくつかの HIV に関連した疾患群が,不明熱として診断されていることが論文の中で報告されている.例としては,リンパ腫,Pneumocystis jiroveci 肺炎,リーシュマニア症,サイトメガロウイルス感染,Cryptococcus neoformans 感染,Toxoplasma gondii 感染,結核感染などが挙げられる.播種性 Mycobacterium avium intracellulare (MAI) 感染,ヒストプラズマ症などの他の疾患が,特異的な臓器感染症状を起こさずに,発熱などの全身症状だけで発症している場合もある.

■ **Table 1** には,不明熱の原因として最も頻度が高い疾患が記載されてある.それらのうち,90%に確定診断が付けられている.

- ■ 結核症と M.avium 症を含む抗酸菌感染症が,原因の大部分を占めている.
- ■ それ以外の感染症としては,化膿性感染症,トキソプラズマ症,Pneumocystis jiroveci 感染症,C.neoformans 感染症,リーシュマニア症,サイトメガロウイルス感染症,そして HIV 感染症そのものが頻度が低い不明熱の原因とされている.頻度としては,おのおのが約 4%と低頻度である.これらの論文では,不明熱の原因を同定できずに,抗レトロウイルス治療をして解熱した場合に,HIV 感染症による不明熱であると定義している.約 15%の症例で,診断は未確定のままである.

□ アメリカ合衆国における HIV に関連した FUO の原因疾患の分布はヨーロッパ諸国から発表されたものと異なる (**Table 1**).

■ アメリカでは播種性 mycobacterium avium 感染 (DMAC) が HIV に関連した不明熱の原因として頻度が突出して高い.しかしヨーロッパ諸国ではその頻度はより低い.アメリカ国内で,アメリカ以外の国より頻度が高い HIV 関連の不明熱の原因としては,PCP,サイトメガロウイルス感染症,

TABLE 1 Selected Reports on HIV-Associated Fever of Unknown Origin in the Pre-HAART Era

	Bissuel et al., 1994	Miralles et al., 1995	Miller et al., 1996	Lozano et al., 1996	Knobel et al., 1996	Lambertucci et al., 1999	Armstrong et al., 1999	Totals
Country	France	Spain	U.K.	Spain	Spain	Brazil	U.S.A.	
# pts	57	50	78	128	100	55	70	538
Mean CD4	94	71	40	46	56	98	58	
M tb	10	21	13	69	46	18	4	181
MAI	7	7	25	10	8	5	22	64
Other mycobacteria	6	0	3	0	15	0	1	25
PCP	3	1	6	7	5	6	10	37
CMV	5	1	2	6	6	0	8	30
Other viral	1	1	0	2	0	0	5	10
Pyogenic	2	1	14	12	5	5	4	40
Fungal	1	1	3	2	3	5	7	22
Leishmania	4	7	0	23	5	0	0	39
Toxo	2	1	0	3	5	1	1	13
Other parasites	0	0	3	1	0	3	1	6
Neoplasm	4	2	6	8	4	4	6	33
Misc	4[a]	1[b]	3[c]	0[d]	2	0[e]	3[f]	15
No Dx	8	6	7	8	10	10	14	58
>1 dx	0	0	6	0	14	38	13	

[a]Viral: HIV infection(1); pyogenic: sinusitis/bronchitis(2); fungal: cryptococcosis(1); neoplasm: lymphoma(4); misc: factitiousfever, induced fever, zidovudine toxicity, and neuralgic amyotrophy each in one.
[b]Viral: Varicella-zoster encephalitis(1); pyogenic: Salmonella prostatitis(1); fungal: aspergillosis(1); neoplasm: lymphoma(1).
[c]pyogenic: Staphylococcus aureus(3), Pseudomonas(3), Shigella enteritis(2), typhoid fever(1), Camplyobacter enteritis(1)Streptoococcus pneumoniae septicemia(1); Staphylococcus epidermidis line infection(1), Corynebacterium jekeium(1) Nocardia(1); fungal: histoplasmosis(1), Penicillium marneffei(1), erytococcosis(1); parasites: Cryptosporidium(2), Plasmodium falciparum(1) Neoplasm: lymphoma(5), KS(1); misc: factitious fever(2), Reiter's syndrome(1).
[d]Viral: acute HIV(1), HIV(1); pyogenic: sinusitis(7), Nocardia(1), Qfever(1), brucellosis(1), parvovirus(1); fungal: cryptococcal meningitis(1), mucormycosis(1); parasitic: cryptosporidiosis(1); neoplasm: non-Hodgkin's lymphoma(8).
[e]Pyogenic sinusitis(2), Salmonella-Schistosoma mansoni association(2), syphilis(1); fungal Cryptococcal meningitis(3), histoplasmosis(2); parasitic Isosporiasis(1); neoplasm: non-Hodgkin's lymphoma(4).
[f]Viral: VZV encephalitis(1), hepatitis C(1) hepatitis B(1), adenoviral pneumonia(1), HSV esophagitis(1); pyogenic: Salmonella enteritis(1), sinusitis(1), rectal abscess(1), pyomyositis(1); fungal: histoplasmosis(5), pulmonary aspergillosis(1) disseminated cryptococcosis(1); parasitic: cryptosporidiosis(1); neoplasm: Lymphoma(5), Kaposi's sarcoma(1); misc: drug fever(2), Castleman's disease(1).

Abbreviations: CMV, cytomegalovirus; HAART, highly active antiretroviral therapy; HSV, Herpes simplex virus; KS, kaposis sarcome; MAI, mycobacterium avium intracellulare; Misc, miscellaneous; PCP, Pneumocystis jiroveci; VZV, Varicella-Zoster virus.
Source: From Refs. 1–7.

播種性ヒストプラズマ症，そして新生物であった．結核症はアメリカでは頻度が低かった．
■対照的に，不明熱の原因としては結核症がアメリカ以外の国では最も頻度が高かった．同様に，アメリカ以外の他の国でHIVに関連したFUOの原因として，アメリカより頻度が高いものに，リーシュマニア症，トキソプラズマ症があった **(Table 1)**.
■これらの感染症は，元々の地域における発生頻度のばらつきがあるので，HIVに関連したFUOの原因となる疾患の違いに差が出てくる要因の一つとして挙げられる．結核症はアメリカでは全人口あたりで頻度が低いが，フランス・スペインではアメリカより頻度が高い．同様に，リーシュマニア症は，アメリカよりスペイン，フランス，イタリアで頻度が高い．更に，トキソプラズマ症は，アメリカよりフランスで頻度が高い．
■元々の地域における発生頻度のばらつきの次に，アメリカとそれ以外の国々で患者のHIVに感染するリスクのある行為が，HIVに関連したFUOの原因疾患にどのような違いを与えるのかは，評価が難しい．例えば，麻薬静注者は，アメリカ以外の国々では最も頻度が高いリスク行動であり，HIVに関連した不明熱の原因の57〜82%となっていた．しかし，アメリカでは，麻薬静注は報告された症例の10〜22%でしか見られなかった[7]．そのため，リスク行為の頻度の違いがHIVにおけるFUOの原因の違いに与えているインパクトがどのようなものかは推測の域を出ない．

Fever of Unknown Origin in HIV-Infected Persons in the HAART Era
HAART時代のHIV感染患者における不明熱

□HAARTの導入以来，HIVに関連したFUOの頻度は減少してきている．スペインで1997年から1999年にかけて行われた後ろ向き研究では，HAART治療を受けた4858人の患者のうちで，FUOの頻度は，0.6%であり，HAARTを受けなかった患者では3%であった[14]．さらに，HAARTは，HAARTを受けなかった時代と比較して，FUOを起こす同じ疾患でも，変わった病気の症状を呈するようである．次のセクションで，HAART導入がどのようにFUOの患者の母集団やHIVに関連したFUOの臨床症状に影響を与えたのかを述べる．

Decline in Opportunistic Illnesses in the HAART Era
HAART時代の日和見感染の減少

□HAART導入後，概して日和見感染の発症頻度は低下傾向にある．そのことはHAARTが導入されて以後，1996年に最初に報告されており[10, 11]，2002年までその傾向が続いている[15]．

- □ それにもかかわらず，抗レトロウイルス治療の併用療法を受けている一部の患者において，新たな日和見感染のリスクが高まっている[16, 17]．
  - ■ 治療前のCD4数が200/mm^3 [18]であることは，HIV RNA値＞100000コピー/mLと同様に[19]，AIDSへの進行とAIDS死の独立した予測因子であることが研究により判明した．
  - ■ 更には，HIV治療を開始した後の不十分なCD4数の増加[20]と持続するウイルス血症[21]はAIDSの進行の予測因子であった．HAARTにより，十分なCD4数とウイルス量の減少があれば，HIVの進行に対して保護的な効果があることがいくつかの研究でわかってきている[22]．HAART時代が到来してからHIVに関連したFUOについて幾つかの研究が報告されており，それらの研究が上記のデータを支持している．
    - ■ 2つの論文によると，FUO発症の時の平均のCD4細胞数は低い[102個/mm^3 [13]，68個/mm^3 [14]]．それらの数値はHAARTが始まる前におけるFUOで報告されていた数字と同等である[13, 14]．
    - ■ これらの研究におけるウイルス血症は結果が異なっており，一つの論文ではウイルス量が300000コピー/mL以上であり，もうひとつの論文では平均HIV-RNAは1000コピー/mLであった．
    - ■ さらに大規模な研究が必要であるが，このデータからわかることは，血中ウイルス量よりも，CD4細胞数の反応が悪いことの方が，FUOを発症する予測因子となることである．
- □ HAARTに反応して十分な量のCD4細胞数を増やせないことや，HIVウイルス量を減らせないことは，HIV感染の後期には希なことではない[23]．
  - ■ ある論文では，例えばHIVの標準治療を受けた患者の21％が，治療前当初はCD4細胞数が200個/mm^{3}未満であったものが，治療後のフォローアップ173週で，200個/mm^{3}以上にならなかったと報告している．
  - ■ しかし，治療前に350〜499個/mm^{3}の間であれば，誰一人HAARTに反応しない患者はいなかったと報告している[24]．
  - ■ 更には，HAARTを受けている患者では，HIVウイルス量が低下，あるいは検出できないレベルまで減少させた状態を維持できなかったことがまれではなかったという．
    - ■ 例えば，HAART治療を受けた患者や，治療前にCD4細胞数が低かったりウイルス量が多かった患者では，HAART治療によりウイルス量を減少させられなかった症例が特に多く，20％から70％に及ぶという[25]．

Common Opportunistic Illnesses in the HAART Era That Are the Same as in the Pre-HAART Era
HAART 以前と同じ HAART 時代の頻度が高い日和見感染症

□HAART 以前の時代と同様に HAART の時代になっても PCP と MAI は最も頻度が高い日和見感染である．
- 例えば，ある論文によると，最も進行した免疫抑制状態における化学療法による予防の失敗が，PCP を発症させる最も重大な原因であるという[26]．
- 他の論文でも，カポジ肉腫（KS）と非ホジキンリンパ腫（NHL）は HAART の時代でも最も頻度が高い AIDS 関連の悪性腫瘍である[27, 28]．
- 対照的に別の研究[29]では，サイトメガロウイルス（CMV）と脳トキソプラズマ症は HAART 以前の時代より発症頻度が低下している．

□これらの研究から，HAART 以前も，以降でも，頻度が高い日和見感染症は変わっていないことがわかる．このことは HIV 関連の FUO についても同じことが言える **(Table 2)**．
- 1997 年以降に発表された 27 症例の FUO を扱ったアメリカの１つの研究において，MAI とクリプトコッカス感染症が最も頻度が高い日和見感染症であり，CMV，PCP，カンジダ感染症，単純ヘルペス感染症（HSV）がそれぞれ 1 症例ずつあったという．この研究で FUO の約 50％が化膿性感染症であったと報告されている．日和見感染症は 36 症例でしか見られなかったという．このデータは，HAART 以前の時代の報告とは異なっている[13]．
- 別の論文によると，スペインでは，結核症，内臓リーシュマニア症，そして MAI が感染症の 69％を占めている．これは，その研究がされたのと同じ地域で，HAART 以前の時代に行われた日和見感染の分布及び頻度と一致している[14]．概して，これらの研究が示しているのは，FUO の原因として診断がついたのは，感染症が 85 ～ 100％，新生物はおのおのの研究で 4％ と 0％であった．

□前述のように[*1]，HAART 時代の前には FUO の原因を HIV そのものにしている報告が約 4％ でみられている．その報告[*2]では，他の発熱の原因が見当たらないまま，抗レトロウイルス治療を開始してすぐに解熱したことで，HIV そのものが FUO の原因であると診断されている．

【＊1 訳注：「HAART 時代以前の HIV 感染患者における不明熱」の項目を参照．】

【＊2 訳注：Table1 の論文を指している．】

TABLE 2 Reports of HIV-Associated FUO in the HAART Era

Report	Lozano et al., 2002[a]	Weissman et al., 2004
Country	Spain	U.S.A.
Mean CD4/VL	68/1,000	102/301,176
Mean time on HAART	349 d (15–810d)	10.8 months[b]
Total number of patients	32	26
Mycobacterium tuberculosis	4[c]	0
Mycobacterium avium	0	5[c]
Other mycobacteria	0	0
PCP	1[d]	1
Cytomegalovirus	0	1
HIV	3[e]	1
Pyogenic infections	2	9[f]
Lymphoma	0	0
Cryptococcosis	6	2
Leishmaniasis	0	0
Toxoplasmosis	0	0
Other diagnosis	0	8[g]
Unknown	4	5
More than one causative disease	0	5

[a]Included in table are only those on HAART.
[b]17 of 26 on HAART at presentation; of these mean time on HAART was 10.8 months.
[c]One case in each series represents IRIS to MAI.
[d]CMV pneumonitis due to IRIS.
[e]Pyogenic diagnoses include Q fever, pneumonia, and pancreatic abscess (1 each).
[f]Pyogenic diagnoses include pneumonia (2) and C. difficile colitis, sinusitis with epidural empyema, pelvic inflammatory disease, sacroiliitis, soft-tissue infection of the neck, urosepsis with small bowel obstruction, urinary tract infection (1 each).
[g]Other diagnoses are: Candida esophagitis, HSV esophagitis, secondary syphilis, encephalitis, adverse drug reaction to TMP/SMX (1 pt) and phenytoin (1 pt), polyclonal plasmacytic lymphoproliferative disorder.
Abbreviations: HAART, highly active antiretroviral therapy; HSV, herpes simplex virus; IRIS, immune reconstitution inflammatory syndrome; MAI, Mycobacterium avium intracellulare; PCP, Pneumocytis jirovecii pnenmonia; TMP/SMX, trimethoprim-sulfamethoxazole; VL, viral load.

■ HAART の時代になると，HIV による発熱は，ある1つの症例で acute retroviral rebound syndrome＊3 と記載されている．これは以前から知られている HIV による発熱とは異なった新しいものである[13]．

Immune Reconstitution Inflammatory Syndrome: Newer Manifestations of Classic Opportunistic Illnesses

古典的な日和見感染症の新たな症状：Immune Reconstitution Inflammatory Syndrome (IRIS)

□ HAART が開始された場合に，たとえ免疫抑制状態にある AIDS 患者であっても，著しい免疫力の回復によって，M. tuberculosis, M. avium complex, C. neoformans などによる日和見感染の局所的徴候が，顕著に生じてくる[12]．

【＊3訳注：HAART 治療終了後に，いったん低下した HIV ウイルス量が，急速に増加して生じる疾患群を指す．参考文献：Retroviral rebound syndrome after treatment discontinuation in a 15 year old girl with HIV attracted through mother-to-child transmission: case report, Friman, V. & Gisslén, M. AIDS Res Ther (2007) 4: 3. doi:10.1186/1742-6405-4-3.】

- HAARTによって免疫システムが短期間に再構築された場合，潜在的に感染が起こっていた臓器に炎症反応が生じてくる[30～32]．
- それらの生体の異常は，HAARTにより細胞性免疫が回復することによって，感染を起こしている病原体に炎症反応が生じることで起こるものである．この症候群は，immune reconstitution inflammatory syndrome（IRIS）と呼ばれ，潜在的な疾患を顕在化したり，HAARTが開始された時には既に発症していた感染症の症状の激しさを増す場合がある．

□ 様々な研究から分かったことは，IRISは，原因となる病原体次第で，その病原体が感染した臓器系に局所的に炎症を起こすものであると考えられている．

- 症状は，HAARTを開始してから3か月以内に最も発症しやすいとされている（75%の症例において）[12]．
- 更には，大部分の患者は，HAARTを開始した時点で重篤な免疫抑制状態にあり（CD4～30/mm^3），IRISと診断された時点でHAARTによるCD4は反応して，数は増加している（CD4～70/mm^3）．
- これらの症例において，IRISによる局所の炎症反応は，進行した免疫不全患者における播種性の多臓器病変の典型的な症状とは異なったものである．
    - 例えば，MAIによるIRISであれば，播種性の病変とは異なり，血液培養から抗酸菌が発育してくることは通常ない．そして感染した臓器，例えばリンパ節，消化管，肝臓などを生検しないと確定診断できない場合が多い[31]．
    - HAARTの時代になって発表された2つの論文で，IRISの4症例（3つはMAI，1つはサイトメガロウイルス）はFUOとして発症すると報告されている（全症例の7%）[13,14]．

DIFFERENTIAL DIAGNOSIS
鑑別診断

Diagnostic Pitfalls
診断の落し穴

□ HIV感染者のFUOには，非HIV感染者のFUOとの間に類似点と相違点がある．
- まず類似点から挙げる．両方のグループは，FUOとして発症し，その後，特異的臓器障害の症状が発現する．PCP，サイトメガロウイルス，C. neoformans，Histoplasma capsulatumなどが，HIV感染患者の発熱の例

として挙げられる．そして，リンホーマ，結核症などは，どちらのグループにおいても，FUO として発症する．更に，どちらのグループでも，稀な疾患よりも，普通に頻度が高い疾患が普段とは違う発症の仕方をしてくる[*4]．

■次に相違点を挙げる．一般人における FUO は単一の疾患が原因であることが大部分であるが，対照的に，HIV 感染者の FUO の特徴は，複数の原因が重なって FUO をおこしていること（全 HIV 感染者における FUO の 19％に相当する）が，ある論文で発表されている[7]．その事実は，ヨーロッパでの HIV 関連の FUO について，アメリカ以外で出版された報告でも指摘されており，その報告では複数の原因が重なっているのは 14％の症例にのぼるという **(Table 1)**．

☐ FUO を精査するという骨の折れる労力を要する仕事は，現在の医学をとりまく状況では達成することが困難である．注意深く問診を行い，丁寧に診察をし，静かな環境で問題を熟考し，他人と協力しあうというプロセスは困難な課題となっている．もし診断に迅速にたどり着けなければ，フラストレーション，もどかしさ，イライラなどが正常な判断の邪魔をする．そしてそれらの精神的状況のため，医師たちは，価値のある新しい所見を見落としやすくなっている．医師は，患者の親戚達のいらだちを収め，患者の担当の保健社員に入院期間が妥当であることの説明をし，病院経営者からは手際の良い解決をせっつかれる．医師達は，患者が想像して恐れている診断名に対して心配りをし，患者個人個人の診断計画に協力してもらえるよう説得しなければならない．外的圧力，または自らに課した圧力があるにもかかわらず，医師達は，自分達が計画した注意深い，論理的な検査の組み立てで疾患にアプローチすることで，患者を救えたと自覚することで，報われたと感じるのである．

DIAGNOSTIC APPROACH
診断へのアプローチ

Value of Exposure History
曝露歴の価値

☐ HIV 感染患者における遷延した説明の付かない発熱の評価において，患者の過去の病的接触歴，HIV 感染のステージ，疫学的状況などの情報から大切な手がかりが得られる[1~9]．

　■例えば，最近，あるいは遠い過去に結核患者と接触した情報があれば，その患者は結核症の可能性が高くなる．

　■同様に，histoplasmosis や coccidiomycosis もアメリカでそれが流行して

【[*4] 訳注：HIV 感染患者では，Castleman 病よりも PCP のほうが，普段とは異なった発症の仕方をしてくる．】

いる地域に行ったことがある場合に，それらによる発熱が疑われる．
- また，Leishmaniasis は以前，南米地中海地方にいった場合に疑われる．
- Penicillium marneffei 感染は東南アジアに以前居住していた患者で疑われる．
- 肺外の Pneumocystis は，HIV 感染の後期の患者で，pentamidine の吸入をしていた患者で診断される場合がある．
- Bartenella henselae 感染は，猫に曝露された場合に考慮しておく．
  Bartenella henselae は血液培養から検出される．
- 最後に，特に病原体に曝露された病歴がない場合には，リンパ腫を忘れてはいけない．

Value of Physical Findings
身体所見の価値

□遷延する説明のつかない発熱の評価に際して，身体所見やルーチンの血液検査が良い指針を示してくれることが多い．新たな検査を行うことは，注意深く患者を観察することに取って代わることはできない．
- 一般市民を対象としたある研究では，診断に必要とした日数は，平均19日間（範囲：1日から8か月），入院患者では11日（範囲：3日間から5週間），4回の外来受診（範囲：0から11回の外来受診）であったという[33]．FUO において平均入院期間が19日間であることは，アメリカ連邦政府の Medicare [*5] によって割り当てられた13日間を超えている[34]．
- もし患者の状態が外来通院可能であれば，入院して精密検査している時間のかなりの部分を外来通院で代用することが可能なはずである．この事実は，見直された FUO の診断基準を支持するものであり，FUO の患者の評価は病院外，すなわち外来ベースで行うことを規定している．

□ HIV に感染した患者の FUO へのアプローチは FUO の早期から異常所見がでているのか，時間が経ってから出ているのかによって異なる．
- 一般人口を対象にした幾つかの研究では，FUO の早期に異常所見が見いだせなかった場合には，時間をかけた精査を患者に対して行うことの重要性が明言されている．時間をかけて，極めて注意深く患者を観察することで，疾患が末期になるまではっきりわからなかったような極めて重大な所見が見いだされるのである．
- 86人の古典的 FUO 患者を対象としたある研究では，身体所見を反復して取ること，選択的な検査，特定の治療的介入をした後の観察が86人中28人で診断につながったという[33]．これは FUO 発症後から時間が経ってから出てきた異常所見を検出するのに役立つ．

【*5 訳注：Medicare は主に65歳以上を対象としたアメリカ連邦政府の公的健康保険のことである．】

Noninvasive Tests
非侵襲的検査

☐ 細菌・抗酸菌・真菌に対する血液培養は，HIV に感染した患者の FUO の評価に診断的価値がある．1つの報告で，アイソレーター血液培養[*6]は，播種性の M.avium 感染症への感度が75%あるという．ほかの報告では，抗酸菌の検出感度は 64-85% とされている．

- ■ アイソレーター血液培養で商業的に利用できるのは，Bactec, Dupont Isolator, lysis-centrifugation systems である．HIV に感染した患者の FUO に対するこれらの商品の性能の比較はわからない[35]．
- ■ また，サイトメガロウイルス（以下 CMV）感染に対する CMV 抗原の定量や，CMV の PCR は播種性の CMV 感染症の確定診断には信頼できる試験であると未だ証明されていない．
  - ■ その理由は，CMV 感染による疾患が発症していなくても，CMV によるウイルス血症をおこしている場合があるからである[36]．CMV 食道炎，CMV 大腸炎，CMV 胃炎または CMV 肺炎の診断を確定するには，ウイルスが組織に影響を与えているという病理学的な根拠が必要なのである．CMV による網膜炎は眼底検査により診断する．

☐ 血清および尿の抗原検査は，ある種の真菌やウイルス感染症には有用である．

- ■ 血清クリプトコッカス抗原は，播種性 C.neoformans 症の検出に，感度・特異度とも高く，有用である[37]．尿中または血中 Histoplasma 抗原検出検査は，播種性ヒストプラズマ症の診断に感度・特異度とも高い．連続して抗原検査をすることで，治療に対するモニターとしても使用できる．

☐ PCP の診断をする際に，喀痰検査で診断できることはまれである．なぜなら，PCP における咳は大部分が乾性咳嗽だからである．

- ■ ネブライザーを用いた喀痰は，肺胞中に多数の病原体が存在するために，診断に有用である[39]．その喀痰を処理する技術には，液状の喀痰の遠心分離，cyst の壁に反応する直接蛍光モノクローナル抗体による喀痰の染色などがある[40]．この検査は非侵襲的に PCP の診断を確定することができるし，PCP の診断をつけるために気管支鏡をすることを避けられる利点がある．

☐ このように，HIV 感染患者の FUO の多くの症例は様々な非侵襲的検査に

【*6 訳注：Lysis centrifugation 法とも言う．血液を予め溶血させ，フィルターで捕捉する，あるいは遠心で濃縮してから，寒天培地に接種，培養する方法である．これにより，血液培養での菌の検出率が上昇する．Lysis centrifugation 法の原理は，採血した患者血液の血球成分のみを溶血させ，遠心分離により血中に存在する病原菌を沈澱させた後，沈渣を寒天平板に塗布し培養しようとする方法である．この方法は，1) 血中の補体や非特異的感染防御因子の影響を除くことができ，白血球内で生存している微生物も検出することができる，2) 真菌など液体培養で発育しにくい微生物も適切な寒天培地を用意することにより，良好な

TABLE 3 Diagnostic Method According to the Number of Times It Yielded a Diagnosis

Method	Instances FUO identified no. (%)
Noninvasive methods	
Blood isolator cultures	16 (22)
Respiratory specimen[a]	7 (10)
Clinical course/exam	5 (7)
Noninvasive radiologic procedure	3 (4)
Blood smear	3 (4)
Stool culture	1 (1)
Serology	1 (1)
Total	36 (50)
Invasive testing	
Respiratory specimen[b]	11 (15)
Bone marrow examination	5 (7)
Lymph node biopsy	4 (6)
Liver biopsy	4 (6)
Lung biopsy	3 (5)
Intestinal biopsy	2 (3)
Skin biopsy	2 (3)
Lumbar puncture	2 (3)
Esophageal biopsy	1 (1)
Brain biopsy	1 (1%)
Mediastinal biopsy	1 (1%)
Total	36 (50%)

[a]Specimen obtained as a result of expectoration or induction of sputum.
[b]Specimen obtained by bronchoscopy; includes brushings and bronchoalveolar lavage.
Abbreviation: FUO, fever of unknown origin.
Source: From Ref. 7.

よって診断されてきた (**Table 3**). この表には,診断方法が,その診断率の高さの順番で記載されている[7].

■概して,非侵襲的検査と侵襲的検査は同じくらいの頻度で用いられている. 診断能力を含めた様々な要素がこの表には含まれているのだろう.

■上述したように, lysis-centrifugation technique で抗酸菌が同定され,骨髄穿刺を避けることができる. ある研究では,アイソレーター血液培養が最も高い抗酸菌同定率を示している (22%) ことからも,この仮説が支持される.

■他の例では,分子技術が外科的に組織を採取して病理学的に分析することに取って代わってきている.

発育が得られる, 3) 抗菌剤などの影響をかなり除くことができる, 4) 液体培地による増菌法と比べ, より早期に菌の発育の確認と同定を行うことができる, 5) 複数菌感染を容易に観察することができる, 6) 血中の菌量の定量化が可能である, などきわめて利点が多い. 参考文献: Lysis-Centrifugation Blood Culture TechniqueClinical Impact in Staphylococcus aureus Bacteremia Randall C. Walker, MD; Nancy K. Henry, PhD; John A. Washington II, MD; et al. Arch Intern Med. 1986;146(12):2341-2343.]

- 例えば、脳脊髄液の JC ウイルス PCR 検査が陽性であれば progressive multifocal leukoencephalopathy の診断が確定し、侵襲的検査を避けることができる。幾つかの症例で、血清学的検査が外科的に組織を採取して病理学的に分析することに取って代わってきている。
- 他に、T.gondii の血清学的検査陽性によって、脳生検を避けることができた患者もいる。また画像上、脳に多巣性に造影効果のある腫瘍性病変が存在する患者で、脳生検を避けることもできている[35]。

■もし、新しい非侵襲的検査が更に導入されれば、将来的には、FUO が非侵襲的に診断される症例数も増加すると思われる。補助的な診断方法の進歩、例えば MAI 感染への PCR などが進歩すれば、M.avium を血液培養から検出するのに必要な時間を短縮して、侵襲的診断技術を避けることもできるかもしれない[35]。最後に、喀出した痰を分析して、PCR 法で P.jirovecii の存在を分析できるようになれば、AIDS で遷延した発熱を呈している患者で PCP の診断を確定するために行う気管支鏡検査の頻度を大幅に下げることができるであろう[35]。

- しかし、新しい技術から得られた結果を解釈するには注意が必要である。
- 例えば、脳に腫瘍病変があって、中枢神経リンホーマの疑いがある患者の脳脊髄液から EB ウイルスの PCR が陽性であった場合、脳生検を避けることができるかもしれない*7。
- いろいろなデータをまとめると、ある論文では、この PCR の陽性的中率は 29% であったという[41]。それゆえ、診断を確実なものにするためには、思慮深く侵襲的手技を行わなければならない。

☐もし FUO の初期評価およびそれに続く精査で評価をしても、診断が明らかにならない場合には、腹部 CT やシンチが時に有用な場合がある[7, 42]。

■時々、腹部 CT で、腹膜腫瘍や後腹膜リンパ節が複数腫大しているのが見つかる場合がある。CT ガイド下のそれらの生検から、発熱の原因がわかるかもしれない。

■ガリウムシンチや indium-labeled WBC スキャン（白血球シンチグラフィー）が説明の付かない発熱の精査で実施されることがある[43]。

- しかし HIV に感染した患者の FUO の精査において、それらの検査の有用性はまだはっきりしていない。
- ある研究で、検出された異常所見の 50% は確定診断がつかないままであるという。この偽陽性の高さは、更に不要な検査につながり、現在は

【*7 訳注：中枢神経リンホーマの原因として EB ウイルスによるリンホーマ発症の誘発が示唆されている。参考文献：Central-Nervous-System Lymphoma Related to Epstein-Barr Virus Fred H. Hochberg, M.D., George Miller, M.D., Robert T. Schooley, M.D., Martin S. Hirsch, M.D., Paul Feorino, Ph.D., and Werner Henle, M.D. N Engl J Med 1983; 309:745-748September 29, 1983.】

これらの検査への熱狂的な期待は減少してきている[44]．
- PET スキャンは，まだそれらよりましかもしれない．しかし更なる研究が必要である．
- 脳の PET スキャンは，ある研究[45]では，23人の空間占拠性病変を100%の感度・特異度でリンパ腫と，感染症（PML，トキソプラズマ症）を鑑別したという．

Invasive Testing
侵襲的検査

□感度が高いこともあり，HIV に感染した患者の FUO の原因診断に対する非侵襲的検査は，侵襲的検査が実施される頻度を下げている．しかし，ある種の侵襲的な検査は FUO の原因を同定するために実施され続けている．
- 例えば，ある研究では診断のための呼吸器系の検体は18回中11回侵襲的に採取されている[7]．
- 呼吸器系の検体以外の有用な侵襲的検査として，骨髄生検（7%），リンパ節生検（6%），肝生検（6%）がある．そのため，骨髄生検，肝生検，リンパ節生検などは，非侵襲的検査では診断できなかった遷延する発熱の診断に重要な役割を果たし続けている．
- 骨髄生検や肝生検から診断につながる確率などは，幾つかの論文で示されている．
  - まず，骨髄生検については，HIV に感染した患者のほうが，一般人口の FUO よりもより診断率が高いことが分かっている[35]．
    - ※骨髄生検の診断率は32～42%である[46~48]．一連の文献では，骨髄検査（Bone Marrow Exam: BME）によって同定された発熱の原因は86%あるが，それと同じ病因が非侵襲的検査でも見つかったという．
    - ※また，同じ論文で，他の診断的検査よりも BME で診断をつけた方が同じくらい，またはより迅速であった症例が53%の症例で見られ，16%の症例で BME だけで診断がついているという．
    - ※その論文の結論としては，診断を急ぐ場合や，他の非侵襲的な検査方法で診断が付かなかった場合に BME が適応になるとしている．
  - 肝生検の HIV 感染患者の FUO における診断率は40%から58%とばらつきがある[46, 49, 50]．
    - ※肝生検の検体を抗酸菌染色し，抗酸菌の培養に出すと，8人の患者中7人で抗酸菌が検出された[46]．

- リンパ節生検については，腫大したリンパ節の生検の診断率は非常に高いと報告されている[51]．
   ※HIV患者のなかのハイリスクな集団では，結核症に対するリンパ節腫大の診断率は57%であった．

□ 上述したような，徹底的なFUOの精査には，非侵襲的及び侵襲的検査の両方が行われているが，大部分の症例で診断がつけられている（約85％）．以前に簡単に説明したが，FUOの原因が同時に複数同定される場合もある（2〜10％）．これが，HIVに感染したFUOとHIVに感染していないFUOの区別を付ける特徴である．

Clinical Approach
臨床的アプローチ

□ HIVに感染した患者のFUOの始めのアプローチは，服薬を中止することである．特に特定の抗ウイルス薬（abacavirなど）とサルファ剤を中止する．発熱を起こす日和見感染の臨床的特徴は薬剤熱とオーバーラップすることが多い．例えば血球減少症，肝機能障害などがある．

□ 薬剤中止後2〜3日してからも発熱が続くようであれば，lysis-centrifugationを用いた血液培養が播種性の病変を起こしていて，細胞内に寄生しているような原因菌（H.capsulatum, M.aviumなど）の検出に感度が良い．しかし，M.aviumが血液培養陽性になるには平均18〜25日かかるため，同時に他の非侵襲的検査も並行して行う方が良い．

- PCPや結核症において，呼吸器症状が出現するより先に遷延する発熱が出現するために，ネブライザーなどで誘発した喀痰でP.jiroveciiやM.tuberculosisを調べたほうが良い．
- ツベルクリン反応や血清および尿中H.capsulatum抗原も実施しておく．
- もし血清cryptococcal抗原が1:8以上であれば，患者が頭痛を訴えていなかったり，項部強直がなくても腰椎穿刺を実施するべきである．
- サイトメガロウイルス感染による網膜炎を調べるために，散瞳して眼底検査を実施すべきである．

□ 初めのアプローチで得るものがなければ，身体所見を繰り返し取り，ルーチンの血液検査を繰り返す．

- 診断にとって重要な所見（皮膚の結節，非対称性の腫大したリンパ節，ALPが急速かつ有意に上昇するなど）は説明のつかない発熱が発症してから長期間経過してから出現するものである．

- そして異常な臓器（骨髄，リンパ節，皮膚，または肝臓）の生検を行い，組織の特殊染色などで病原体を同定する．
- もし患者の状態が安定しているならば，lysis-centrifugation を用いた血液培養の結果がでるまで，それ以外の侵襲的な検査は控えるべきである．
    - なぜなら，骨髄から吸引された検体やリンパ節生検の検体，肝生検の検体などは，血液培養よりも感度が落ちるからである．
- 3週間経過しても血液培養が陰性であれば，患者の状態が安定していても骨髄検査を行うべきである．
    - 理由は，骨髄検査は，他の全ての非侵襲的検査で結論がでなかった場合に，疾患の原因を明らかにできる唯一の手段だからである（一連の論文では5%の確率で診断できたとされている）．

THERAPY
治療

Therapeutic Interventions
治療的介入

- ほとんどの症例で盲目的な治療的検査をして失敗している．そのような治療的検査の目的は，治療薬，例えば抗菌薬，ステロイド，非ステロイド性抗炎症剤（NSAIDs）により解熱することで診断を確立しようとするものである．
- これらの薬剤を経験的に投与すると，幾つかの理由で誤診につながる．
    - 原因となる疾患を治療し始めてから，新たな所見が出現した場合，それが，原因疾患によるものなのか，治療によるものなのか，それ以外のものによるのかどうかという判断が困難になる．
    - また，解熱は偶発的なものなのか，ステロイドやNSAIDsの解熱作用によるものなのかのいずれかわかりにくい．
    - 抗菌薬を不適切に使用することで，治療して，診断がついたような偽りの安心感を与え，正確な診断に至る妨げになる．病状が安定している患者で，自然に解熱することは現実にあるが，それも経験的に抗菌薬を使用することへの反論となりえる．もっとも緊急性がある状況を除いて，抗菌薬を使用することは，医師と患者の間に葛藤を生み，混乱がおこり，失望がうまれるだけである．
    - だらだらと長く経験的治療を続けることは，不必要な支出や不便さを患者に与える以上に，多くの有害な事象をもたらす．
        - 自然治癒する疾患の患者が解熱した場合，結核症やその他の抗酸菌

感染症を想定してそれらの治療薬を開始していた場合，患者は薬の副作用などの不必要な医原性の合併症を受けることになる．
- さらに，不必要な治療介入による合併症のため，身体所見や検査所見が異常を示すことがあり，診断のための戦略が混乱することになる．これらの理由から，安定した患者では治療的介入は勧められない．

SUMMARY
要約

☐ この項では，HIV に関連した FUO の臨床的特徴を概説した．

☐ HIV 感染症の後期に FUO がおこることが多く，一人の患者に複数の発熱の原因が絡んでいることもある．

☐ アメリカでは MAI の頻度が最も高い．外国の論文と比較して，アメリカでは MAI が最も多く，外国では leishmania と結核症が最も多い．これは，異なった地域での感染症のバリエーションを反映した結果と言える．

☐ 更に，非侵襲的な検査によって，診断に至ることが多く，侵襲的な検査は病状が不安定な患者や，非侵襲的検査で診断がつかなかった場合に取っておくべきである．この論文から得られる間接的なエビデンスは，HAART 以前の時代の FUO と比較して，HAART は FUO の頻度と FUO をおこす疾患の独特な症状を出現させるようになったということである．新しい抗レトロウイルス薬の導入の結果，AIDS 関連の疾患で発熱をきたすものは減少したが，これからも引き続き見られるであろう．

☐ アメリカやそれ以外の国で HIV 関連の FUO を継続的に調べている研究では，新たな治療や，現在利用できる迅速な診断的検査，地理的な位置が，FUO を起こす疾患の種類や分布に影響を与えたのかを示すことが必要である．新しい抗ウイルス薬の治療に失敗した患者で，新たな状況（感染症や新生物の両方を含む）が起こってくるかもしれない．更には，迅速な検査，例えば M.tuberculosis や M.avium に対する PCR のようなものが，発熱してから，あるいは FUO を起こす以前から早期にそれらの病原体を検出できるのか，などの問題もある．

☐ 最後に，東南アジアや南アメリカからでてきた論文では，東南アジアでは P.marneffei が，南アメリカでは Chagas 病が HIV 関連の FUO として報告されている．これらの論文により，HIV 感染をおこした人のケアに当たっている医師達にとって困難な問題である FUO の輪郭が，将来的に明らかになってくるのであろう．

REFERENCES

1. Bissuel F, Leport C, Perronne C, et al. Fever of unknown origin in HIV-infected patients: a critical analysis of a retrospective series of 57 cases. J Intern Med 1994; 236: 529-535.
2. Miralles P, Moreno S, Perez-Tascon M, et al. Fever of uncertain origin in patients infected with the human immunodeficiency virus. Clin Infect Dis 1995; 20:872-875.
3. Miller RF, Hingorami AD, Foley NM. Pyrexia of undetermined origin in patients with human immunodeficiency virus infection and AIDS. Int J STD AIDS 1996; 7: 170-175.
4. Lozano F, Torre-Cisneros J, Bascunana A, et al. Grupo Andaluz para el Estudio de las Enfermedades Infecciosas. Prospective evaluation offeverof unknown origin in patients infected with the human immunodeficiency virus. Eur J Clin Microbiol Infect Dis 1996; 15:705-711.
5. Knobel H, Supevia A, Salvado M, et al. Fiebre de origen desconocido en pacientes con infeccion por el virus de la immunodeficiencia humana. Estudio de 100 casos. Rev Clin Esp 1996; 196: 349-353.
6. Lambertucci JR, Rayes AA, Nunes F, et al. Fever of undetermined origin in patients with the acquired immunodeficiency syndrome in Brazil: report on 55 cases. Rev Inst Med Trop Sao Paulo 1999; 41:27-32.
7. Armstrong W, Katz J, Kazanjian P. Human immunodeficiency virus-associated fever of unknown origin: A study of 70 patients. Clin Infect Dis 1999; 28:341345.
8. Sepkowitz KA, Telzak EE, Carrow M, et al. Fever among outpatients with advanced human immunodeficiency virus infection. Arch Intern Med 1993; 153:1909-1912.
9. Genne D, Chave JP, Glaser MP. Fievre d'origine indterminee dans un collectif de patients HIV positifs. Schweiz Med Wochenschr 1992; 122:1797-1802.
10. Palella F, Delaney K, Moorman A. Declining morbidity and mortality among patients with advanced HIV infection. N Engl J Med 1998; 338:853-860.
11. Ledergerber B, Egger B, Erard V, et al. AIDS-related opportunistic illnesses occurring after initiation of potent antiretroviral therapy. JAMA 1999; 282:2220-2226.
12. Shelburne SA, Visnegarwala F, Darcourt J. Incidence and risk factors for immune reconstitution inflammatory syndromeduring highly active antiretroviral therapy. AIDS 2005; 19:399-406.
13. Weissman S, Golden MP, Jain S. FUO in the HIV-positive patients in the era of HAART. Infect Med 2004; 21:335-340.
14. Lozano F, Torre-Cisneros J, Santos J, et al. Impact of highly active antiretroviral therapy on feverofunknown originin HIV-infected patients. EurJClinMicrobiolInfect Dis2002; 21:137-139.
15. Cohn DL, Breese PS, Burman WJ, et al. Continued benefit from HAART: trends in AIDSrelated opportunistic illnesses in a public health care system, 1990-2001. Abstracts from the XIV International AIDS Conference, Barcelona, Spain, July 11, 2002. (Abstract ThOrC1443).
16. Van Sighem AI, van de Wiel MA, Ghani A, et al, on behalf of the ATHENA cohort study group. Mortality and progression to AIDS after starting highly active antiretroviral therapy. AIDS 2003; 17:2227-2236.
17. Egger M, May M, Chene G, et al. ART Cohort Collaboration. Prognosis of HIV-1 infected patientsstarting highly active antiretroviraltherapy: Acollaborative analysis ofprospective studies. Lancet 2002; 360:119-129.
18. Wood E, Hogg R, Yip B, et al. Higher baseline levels of plasma HIV type 1 RNA are associated with increased mortality after initiation of triple drug antiretroviral therapy. J Infect Dis 2003; 188:1421.

19. Tarwater PM, Gallant JE, Mellors JW, et al. Prognostic value of plasma HIV RNA among highly active antiretroviral users. AIDS 2004; 18:2419–2423.
20. ART Cohort Collaboration. Prognostic importance of initial response in HIV-1 infected patients starting patent antiretroviral therapy: analysis of prospective studies. Lancet 2003; 362:679–686.
21. Raffanti SP, Fusco JS, Sherrill BH, et al. Effect of persistent moderate viremia on disease progression during HIV therapy. J Acquir Immune Defic Syndr 2004; 37:1147–1154.
22. Olsen CH, Gatel J, Ledergerber B, et al. Risk of AIDS and death at given HIV-RNA and CD4 cell counts, in relation to specific antiretroviral drugs in the regimen. AIDS 2005; 19:319–330.
23. Koletar SL, Williams PL, Wu J, et al, for the AIDS Clinical Trials Group 362 Study Team. Long-Term follow-up of HIV-infected individuals who have significant increases in CD4 cell counts during antiretroviral therapy. Clin Inf Dis 2004; 39:1500–1506.
24. Garcia F, de Lazzari E, Plana M, et al. Long-term CD4 T cell response to highly active antiretroviral therapy according to baseline CD4 T cell count. J Acquir Immune Defic Syndr 2004; 36:702–713.
25. Paredes R, Mocroft A, Kirk O, et al. Predictors of virologic success and ensuing failure in HIV-positive patients starting highly active antiretroviral therapy in Europe. ArchIntern Med 2000; 160:1123–1132.
26. Moorman AC, Von Bargen JC, Palella FJ, et al. HIV Outpatient Study (HOPS) Investigators. Pneumocystis carinii pneumonia incidence and chemoprophylaxis failure in ambulatory HIV-infected patients. J Acquir Immune Defic Syndr Hum Retrovirol 1998; 19:182–188.
27. Mocroft A, Lederberger B, Katlama C, et al. EuroSIDA Study Group. Decline in AIDS and death rates in the EuroSIDA study: an observational study. Lancet 2003; 362:22–39.
28. Ives N, Gazzard BG, Easterbrook PJ. Changing pattern of AIDS defining illnesses with introduction of highly active antiretroviral therapy in a London clinic. J Infect 2001; 42:134–139.
29. Kazanjian P, Weiw, Gandhi T, AminK, Viral loadresponsesto HAARTisan independent predictor of a new AIDS event in late stage HIV infected patients. J Trans Med 2005; 3:40–49.
30. Desimone JA, Babinchak TJ, Kaulback KR, et al. Treatment of mycobacterium avium complex immune reconstitution disease in HIV-1 infected individuals. AIDS Patient Care STDs 2003; 17(17):617–622.
31. Price L, O'Mahony C. Focal adentitis developing after immune reconstitution with HAART. Int J STD AIDS 2000; 11(10):85–86.
32. Cunningham CO, Selwyn PA. Mastitis due to mycobacterium avium complex in an HIVinfected woman taking highly active antiretroviral therapy. AIDS Patient Care STDS 2003; 17(11):547–550.
33. Kazanjian PH. Fever of unknown origin: review of 86 patients treated in community hospitals. Clin Infect Dis 1992; 15:968–973.
34. Jacobs C, Lamprey J. The criteria for intensity of service, severity of illness and discharge screens–a review system with adult criteria. In: Dahlgren R, Clark S, eds. Westboro, Massachusetts: Interqual, 1998:28–32.
35. Armstrong W, Kazanjian P. Fever of unknown origin in the general population and in HIV-infected persons. In: Cohen J and Powderly W, eds. Infectious Diseases. London: Mosby Co., 1997:871–881.
36. Wetherill P, Landry M, Alcobes P, et al. Use of quantitative CMVantigenemia test in evaluating HIV infected patients with and without CMV disease. J Acquir Immune Defic Syndr 1996; 12:33–37.

37. Powderly W, Clioud G, Dismukes W, et al. Measurement of cryptococcal antigen in serum and CSF: value in the management of AIDS-associated cryptococcal meningitis. Clin Infect Dis 1994; 18:789-792.
38. Wheat LJ, Kohler RB, Tewari RP. Diagnosis of disseminated histoplasmosis by detection of histoplasma capsulatum antigen in serum and urine specimens. N Engl J Med 1986; 314:83-88.
39. Ng VL, Garner I, Weymouth LA, et al. The use of mucolysed induced sputum for the identification of pulmonary pathogens associated with HIV infection. Arch Pathol Lab Med 1989; 113:488.
40. Kovacs JA, Ng VL, Leong G, et al. Diagnosis of pneumocystis pneumonia: Improved detection in sputum with use of monoclonal antibodies. N Engl J Med 1988; 318:589.
41. Ivers LC, Kim AY, Sax PE. Predictive value of polymerase chain reaction of cerebrospinal fluid fordetection of Epstein-Barr virus to establish the diagnosis of HIV-related primary central nervous system lymphoma. Clin Infect Dis 2004; 38:1629-1632.
42. Sansom H, Seddon B, Padley SP. Clinical utility of abdominal CT scanning in patients with HIV disease. Clin Radiol 1997; 52:698-703.
43. Knockaert DC, Mortelmans LA, De Roo MC, et al. Clinical value of gallium-67 scintigraphy in evaluation of fever of unknown origin. Clin Infect Dis 1994; 18:601-605.
44. Fineman DS, Palestro CJ, Kim CK, et al. Detection of abnormalities in febrile AIDS patients with In-111-labeled leukocyte and Ga-67scintigraphy. Radiol 1989; 170:677-680.
45. O'Doherty MJ, Barrington SF, Campbell M, et al. PETscanning and the human immunodeficiency virus-positive patient. J Nucl Med 1997; 38:1575-1583.
46. Prego V, Glatt AE, Roy V, et al. Comparative yield of blood culture for fungi and mycobacteria, liver biopsy, and bonemarrowbiopsy inthe diagnosis offeverof undetermined origin in human immunodeficiency virus-infected patients. Arch Intern Med 1990; 150:333-336.
47. Benito N,Nunez A, deGorgolasM, etal.Bone marrowbiopsyin thediagnosis offeverof unknown origin in patients with acquired immunodeficiency syndrome. Arch Int Med 1997; 157:1577-1580.
48. Engels E, Marks PW, Kazanjian P. Usefulness of bone marrow examination in the evaluation of unexplained fevers in patients infected with human immunodeficiency virus. Clin Infect Dis 1995; 21:427-428.
49. Cavicchi M, Pialoux G, Carnot F, et al. Value of liver biopsy for the rapid diagnosis of infection in human immunodeficiency virus-infected patients who have unexplained fever and elevated serum levels of alkaline phosphatase and γ-glutamyl transferase. Clin Infect Dis 1995; 20:606-610.
50. Oehler R, Loos U, Ferber J, et al. Diagnostic value of liver biopsy in HIV patients with unexplained fever. 8th International AIDS Conference, 8(2):B211, Amsterdam, Netherlands, 19-24 July 1992 (Abstract POB3722).
51. Bottles K, McPhaul LW, Volberding P. Fine needle aspiration biopsy of patients with AIDS; experience in an outpatient clinic. Ann Intern Med 1988; 108:42-45.

Fever of Unknown Origin in Solid Organ Transplant Recipients
固形臓器移植を受けた患者の不明熱

Emilio Bouza, Belen Loeches, and Patricia Munoz
Servicio de Microbiologia Clinica y E. Infecdosas, Hospital General Gregorio Marmion, University of Madrid, Madrid, Spain

INTRODUCTION
はじめに

□臓器移植という手段があることは古くから知られていたが，1960年のアザチオプリンと副腎皮質ホルモンの組み合わせと，1980年のサイクロスポリンを使用する治療の導入により，臓器移植の分野は急速に拡大した．tracolimus, ミコフェノール酸モフェチル（MMF），およびさまざまな治療的モノクロナール抗体の出現が臓器移植の分野に変革をもたらした．

□発熱は臓器移植患者によくある臨床症状である．そして，それは多くの異なった原因からおこる．患者の基礎疾患，外科的介入，拒絶反応，投与された薬剤，併発する感染症などが原因である．

□私たちの課題は，移植後患者のFUO患者について見直しをすることである．しかし臓器移植患者の不明熱には，明確で広く受け入れられるような定義がないため，私達がその定義を明確にすることから始めなければならない．

■ PetersdorfとBeesonの不明熱に対するに関する独創性に富んだ研究[1]から，医療活動は途方もないほど発展した．PetersdorfとBeesonは，発熱が長引くことを3週間以上とした．その理由は，その期間の終わる頃にはほとんどの頻度が高い疾患は同定されるか，または自然治癒しているからである．この長い期間は，特に免疫抑制を受けた臓器移植患者では，経験されることがなかった．それは，発熱の診断方法が画像診断学だけでなく，微生物学においても，よりスピードアップしたからである．

■ これらの事実を受けて，DurackとStreet[2]がFUOの患者群を異なった小集団に分けて，それぞれに定義をつけた（Table1）．それは，以下の通りである：古典的FUO，病院内で発症したFUO，好中球減少患者のFUO，

TABLE 1 Diagnostic Criteria for Fever of Unknown Origin in Different Population Groups

Classic FUO
　Fever 101°F (≥38.3℃) on several occasions.
　Fever of more than three weeks duration.
　Diagnosis uncertain, despite appropriate investigations, after at least three outpatient
　　visits or at least 3 days in hospital.
Nosocomial FUO
　Fever 101°F (≥38.3℃) on several occasions in a hospitalized patient receiving acute care.
　Infection not present or incubating on admission.
　Diagnosis uncertain after three days despite appropriate investigation, including at least
　　two days incubation of microbiologic cultures.
Neutropenic FUO
　Fever 101°F (≥38.3℃) on several occasions.
　Patient has less than 500 neutrophils/ m L in peripheral blood or expected to fall below
　　within one to two days.
　Diagnosis uncertain after three days despite appropriate investigation, including at least
　　two days incubation of microbiologic cultures.
HIV-associated FUO
　Fever 101°F (≥38.3℃) on several occasions.
　Confirmed positive serology for HIV infection.
　Fever of more than four weeks duration for outpatients or more than three days'
　　duration in hospital.
　Diagnosis uncertain after three days, despite appropriate investigation, including at least
　　two days incubation of microbiologic cultures.

Abbreviations: FUO, fever of unknown origin; HIV, human immunodeficiency virus.
Source: From Ref. 2.

HIV関連のFUOである．ただ非常に残念なことには，臓器移植患者はその中に含まれておらず，状況は変わっていない．
□私たちの意見では，臓器移植患者における不明熱は，3回の連続した通院後にもはっきりした原因が明確にならない場合，あるいは3日間の入院中の精査の後にも原因が分からない場合と定義されるべきである．
■それはただし，通常頻繁に行う画像検査や細菌学的検査の結果がその頃までに報告されてくるという条件下でのことである．
■臓器移植患者では，発熱は口腔温度で37.8℃以上が24時間の間に，最低2回以上あることが発熱であると定義されている[3]．
■代謝拮抗物質からできている免疫抑制剤，MMF（ミコフェノール酸モフェチル），azathioprineなどは有意に最高体温と白血球数を下げる作用がある[4]．
□ある特定の臓器移植患者に対しては，身体所見や疫学的な事柄などを優先して考慮をする必要がある症例が存在する．その後，不明熱という症候群に対してのアプローチを行い，それに引き続いて，病因論的な鑑別診断を行うことが，私たちの意見としては妥当であると考えている．

INCIDENCE OF FEVERS IN DIFFERENT TRANSPLANT PATIENTS
異なった臓器移植患者の発熱の発症率

☐異なった臓器移植患者の発熱の正確な発症率はよく知られていない.
☐肝臓移植者における発熱の出現についての前向き研究がChangらによって行われた[5].
- ■それによると,感染症による発熱は78%,非感染症によるものは,22%であった.
- ■発熱の主な原因は細菌性であり(62%),ウイルス性は6%であった.
- ■しかし拒絶反応によるものは,4%に過ぎなかった.
- ■それにもかかわらず,感染症患者の40%は発熱が見られなかった.それは,特に真菌感染でよく見られる現象であった.
- ■全体的にみて,7症例のウイルス感染のうち,6症例がサイトメガロウィルス(CMV)以外のウイルスによるものであった.そのうち,human herpes virus-6(HHV-6)が主なウイルスであり,我々が提唱している臓器移植患者のFUOの定義を満たすものであった.
- ■肝臓移植者の発熱の出現は移植後12週間以内(58%)か移植後の1年くらい(29%)に最も頻度が高かった.移植後1年くらいにおこる発熱の全例100%は,肝炎の再発,悪性腫瘍,または慢性の血液透析のいずれかの原因によるものであった.
- ■同じChangらのグループによる後の報告では,肝移植患者の発熱の原因は集中治療室(ICU)に入院していた患者では87%が感染症によるもので,ICUに入室していない状態の患者で発熱した感染症は80%であった[6].
    - ■感染による発熱の主因は肺炎,カテーテル関連の菌血症,胆道感染,腹膜炎,腹腔内または創部の感染,Clostridium difficileに関連している大腸炎(Clostridium difficile-associated associated colitis:CDAD),その他であった.
    - ■非感染性の発熱の中には,拒絶反応,悪性腫瘍,副腎不全,薬剤熱,輸血後,および手術に関連した発熱などの頻度が高かった.ICU以外で起こった40症例の発熱のうち,5症例だけが,FUOであった.しかしICU入室中に出現した38症例の発熱ではFUOの定義を満たすものはなかった.
☐心臓移植後の感染の発生率は30%〜60%(その感染に関連した死亡率は4〜

【＊1訳注：例えばTリンパ球細胞表面にあるCD40に対する抗体を投与して拒絶反応を抑制する治療を指す.】

【＊2訳注：細菌性血管腫症ともいう.免疫力が低下した患者にBartonella henselaeが

15％）であった．患者一人当たりの感染症の発症率は最近発表された一連の論文では 1.73 であった．
- 心移植後の感染は，腎移植患者より頻度が高く，より重篤であった．しかし，肝移植あるいは肺移植後の患者よりは感染症の発生頻度は少なかった．
- しかしながら，私たちはそれらの移植後患者における FUO の発生率に関する報告を見つけることができなかった．ともかく，心移植患者では，遷延する発熱あるいは FUO は非常に少ない．
  - 心移植後の発熱に関する報告には，内臓リーシュマニア症[7]，腸結核[8]，RS ウイルス肺炎[9] などの感染症が含まれていた．
  - Everolimus（免疫抑制剤・抗がん剤）が，心移植患者の長期間の発熱の原因ではないかと推定している報告が 1 つあった[10]．
- 22 人の小児の心臓移植患者において，外来で発生した 74 回の発熱に関する報告で，たった 22 回しか入院に至らなかった（30％）．発熱の持続時間は，より重篤な疾患の予測因子であった[11]．

□腎移植患者においては，発熱は，もはや，かつて頻度が高かった拒絶反応の初発徴候ではなくなってきている．そして FUO も少なくなっている．
- 61 人の腎移植患者における一連の調査では，術後の初めの 6 か月で 90 回の急性拒絶反応が出現している．それらの大多数(83％)は発熱を伴わなかった．この一連の調査対象の患者で，発熱が出現したのは 37 人であり，その内，15 人だけが急性拒絶反応によるもの，17 人が感染によるもの，11 人が抗体療法*1，4 人はその他の原因によるものであった．
- 最初の 16 日間の発熱は，感染によるものより，拒絶反応によるものが多かった．感染による発熱は，移植後 1 か月を過ぎてから多くなる．それは CMV 感染の頻度のピークと合致している．しかしながら，CMV は例外として，発熱は，敗血症を含めた感染症が発症していることの信頼できる指針ではなかった[12]．
- 腎移植患者では，様々な感染症が FUO として発症してくる．
  - 例えば，HSV 感染（食道炎を伴ったり，伴わなかったりする）[13,14]，CMV 感染，特に虚血性腸炎としての CMV 感染[15,16]，bacillary angiomatosis*2，ノカルジア症[18]，結核[19〜22]，内臓リーシュマニア症[23〜28]，播種性微胞子虫症（disseminated microsporidiosis）[29] などである．
  - 腎臓移植患者の遷延する発熱の，感染以外の原因は mycophenolate[31]*3 と SLE[16] などがある．

感染し，発熱，肉芽性皮膚結節，などを引き起こす．皮膚生検で血管増殖と血管壁の好中球の浸潤と Warthin-Starry 銀染色で認められる菌体の塊を特徴とする．】

【*3 訳注：免疫抑制剤のひとつ．】

SYNDROMIC APPROACH TO TRANSPLANT PATIENTS WITH FEVER OF UNKNOWN ORIGIN
臓器移植患者の不明熱への症候群的アプローチ

□全ての固形臓器移植患者（以下 SOT: Solid Organ Transplant）は感染の危険因子を注意深く考慮しておく必要がある．
- ■移植前の病歴，例えば，CMV，肝炎ウイルス，トキソプラズマ，などに対する血清学的状態，つまりそれらに抗体を有していたか否かを調べることで価値のある情報が得られる．
- ■以前かかった感染症，コロニー形成，結核への曝露歴，動物との接触，生の食べ物を摂食したか，園芸をしているか，過去に抗菌薬による治療を受けたか，あるいは予防的に抗菌薬を投与されたか，ワクチン歴，免疫を抑制するような薬剤の服用歴，汚染された環境あるいは人と接触歴があるかなどを記録しなくてはならない[32, 33]．地域独特の真菌症[34]，糞線虫（Strongyloides stercoralis）などが風土病としてあるような地域に居住したことがあるかを聴取することで，それらの疾患を認識することができる[35]．
- ■ダニなどの刺咬症への曝露歴も診断に有用である．例えば，human monocyte ehlichiosis*4は，免疫抑制患者には致死的である[36]．

□大部分の臓器移植患者の発熱は緊急性があるものとして扱うべきである．
- ■私たちの意見では，発熱が出現した SOT 患者のマネージメントの基本的信条として，身体所見のデータは ID*5 コンサルタントによって直接取られるべきであるということである．
- ■助手の取った身体所見の情報に頼ってはいけない．これは，多くの高額な検査や時間のかかるテストより重要であると考える．

□口腔内の診察はしばしば忘れがちである．そして気がつかなかったヘルペス性歯肉口内炎や潰瘍の存在が判明することがある．

□胸部を診察するときに，コンサルタントは，たとえそれが洗浄してまもないものであるとしても，全ての血管内デバイスの入り口部分を観察すべきである．
- ■炎症の徴候が存在していると，その部分の感染症を示唆する所見であると通常考えるが，たとえその所見が無くても，感染症は除外できないことを覚えておくべきである．
- ■局所の徴候がない発熱と敗血症は，心移植後の患者であれば，術後の縦隔炎の初期徴候であることが多い．

【*4訳注：Ehrlichia chaffeensis. の感染でおこる ehlichiosis の一種．】

【*5訳注：Infectious disease の略語と思われる．】

TABLE 2 Pathogens and Clinical Syndromes in Transplants

Syndrome	Common etiologies in transplantation
Acute meningitis	Listeria monocyogenes
Acute chronic meningitis	Crytococcus neoformans
	Mycobacterium tuberculosis
	Coccidioides immitis
	Histoplasma capsulatum
Focal brain infection	Aspergillus fumigatus
	Nocardia asteroides
	Listeria monocytogenes
	Toxoplasma gondii
Progressive dementia	Progressive multifocal leukoencephalopaty (JC virus)

- ■ SOT後にはあまりないことであるが、心臓の聴診と心エコーによって、心内膜炎がわかることがある[37]。そして、異常なレントゲン所見が得られる前に、身体所見から肺炎や膿胸がわかることもある。
- □腹部の診察は常に不可欠なものである。特に肝移植患者には、それが当てはまる。
  - ■手術創部もまた感染が頻回におこり発熱の原因となる場所である。もし創部感染があれば、迅速にデブリドマンを行い、有効な抗菌薬を投与し、創部感染に隣接した死腔や臓器の感染の除去を迅速に行わなければいけない。
  - ■もし腹水が存在すれば、可及的速やかに分析し、腹膜炎の除外のために適切に培養をしなければならない。
    - ■腹水を穿刺し、ベッドサイドで迅速に血液培養のカルチャーボトルに注入する。その理由は、血液培養のカルチャーボトルのほうが、検査の陽性率が高いからである。
  - ■腎移植後は、下腹部の診察が特に重要である。
    - ■圧痛、紅斑、波動[*6]、同種移植片の増大などは深部感染症あるいは拒絶反応を示唆する。
    - ■超音波及びCTガイド下で吸引し、診断をつける。
    - ■ステロイドで治療中の患者や胃腸のCMV感染患者では大腸穿孔の可能性を常に考慮に入れることが必要である。
    - ■非常に重篤な腸管CMV感染でも血液中のCMV抗原は陰性のこともあるという事実は覚えておいたほうがよい。それは特にMMF(ミコフェノール酸モフェチル)投与中の患者で陰性となりやすい[38]。

【*6訳注:腹水を検出する診察方法。一側の側腹部を打診し、反対の側腹部で波動を感じると腹水を示唆する。皮下脂肪の揺れを抑えるために、患者さんまたは助手に腹部正中線上に手刀を立ててもらうとよい。】

□ 最後に，皮膚や網膜の検査は，原因がわからなかった発熱のエピソードの原因を知る上での非常に有用な情報を得るための"窓"である．
　■ 私達は，結核症，菌血症，敗血症の診断と予後の予測に皮膚病変[*7]の価値を分析してみた[39, 40]．
　　■ その論文で分かった事は，皮膚または皮下組織の病変は，様々な情報を持っており，迅速な診断に貢献した．具体的には，ウイルスあるいは真菌感染が最も頻度が高かった．原因が分からないSOTの発熱患者では，全身の皮膚の表面を視診，触診すべきである．結節，皮下病変，皮下貯留物を生検すると，侵襲的真菌症やNocardiaやMycobacteriaによる感染などが迅速に診断できる．

□ 発熱があるSOT患者では積極的に診断をつけにいく姿勢が大切である．それは，移植患者がICUに入室して，感染症の診断がつかないまま死亡する確率が高いことが証明されているからである．診断がつかなかったものの大部分は真菌感染症である．大切なことなので，いくつかの症候群に今から言及する．

Pneumonia
肺炎

□ 肺炎はSOT患者の感染の30-80%を占め，発熱の原因の大部分を占める[41]．SOT患者の感染症死の最も頻度が高い疾患である．術後早期ほど肺炎の頻度が高く，長期間，人工呼吸器管理が必要である．

□ 細菌性肺炎の頻度は心肺同時移植の患者で最も多く（22%），次いで肝移植（17%），中間が心移植（5%），そして腎移植で最も頻度が低い（1-2%）．固形臓器移植を受けた患者の細菌性肺炎による粗死亡率はほとんどの一連の研究で，40%を超えていた[42]．

□ Singh[41] らは，ICUにおいて，40人の肝移植患者で，肺に浸潤陰影が見られた症例を分析した．原因は以下である：肺水腫40%，肺炎38%，無気肺10%，ARDS 8%，肺挫傷3%，原因不明3%．感染が原因であると示唆した徴候は以下である（以下は，各パラメーター毎の肺炎の% vs 肺炎以外の肺浸潤陰影を来す疾患の%を示している）：
　■ Clinical Pulmonary Infection Score (CPIS)>6 (73% vs 6%)
　■ 体温の異常 (73% vs 28%)
　■ クレアチニン値 > 1.5mg/dL(80% vs 50%)[41]．

□ メチシリン耐性黄色ブドウ球菌（MRSA），緑膿菌，そしてアスペルギルスを合わせてICUにおける肺炎の起炎菌の70%を占めている．

【*7訳注：原著では眼病変と記載されてあるが，一切眼病変については言及されておらず，皮膚の事のみ記載されているので，誤植と考えた．】

【*8訳注：リンパ液が貯留した嚢腫であり，発生原因として腎門部・腎周囲・骨盤内血管

- ■アスペルギルス肺炎の全例と，MRSA 肺炎の 75％，そしてグラム陰性菌肺炎の 14％だけが，移植後 30 日以内に発症している．レジオネラ，Toxoplasma gondii，そして CMV もこの状況で肺炎を起こし得る[43, 44]．
- □肺炎は心臓移植患者で最も頻度が高い感染症である．移植後早期に発症するグラム陰性菌による肺炎は，死亡率と有意に関係している．
  - ■スペインで行われた最近の多施設合同前向き研究では，心臓移植後患者の肺炎の発生率は，心臓移植 100 例あたり 15.6 回肺炎が発症しているという[45]．大部分の症例は移植後 1 か月以内に発症している．それらのうち，原因が同定されたのは 61％の症例である．原因菌として，細菌が 91％，真菌が 9％，ウイルスが 6％であった．
  - ■別の研究では，日和見感染の病原体が肺炎の 60％を占めており，院内発生肺炎をおこす病原体が 25％，市中肺炎をおこす細菌によるものと抗酸菌が 15％である[46]．内訳は，心移植後早期に起こるグラム陰性桿菌性肺炎（中央値 9 日目），グラム陽性球菌性肺炎（中央値 11 日目），真菌性肺炎（中央値 80 日目），肺結核症と Nocardia spp. による肺炎（中央値 145 日目），ウイルス性肺炎（中央値 230 日目）となっている．
  - ■レジオネラ肺炎は常に鑑別診断に挙げておかなければならない[47〜50]．
  - ■肺炎は心移植後の死亡率を上昇させる（オッズ比 3.7，95％信頼区間 1.5-8.1，$p<0.01$）．
- □肺の感染症は肺移植と心肺同時移植では非常に頻度が高い．実際のところ，吻合部が，特にグラム陰性桿菌（特に緑膿菌），ブドウ球菌，または真菌のような日和見感染菌に感染しやすい．
  - ■基礎疾患に cystic fibrosis がある肺移植患者では，多剤耐性菌，特に Burkholderia capacia などに感染しやすい．
  - ■肺移植患者では既にドナーに感染していた病原体が肺炎をおこすことも多い．
- □腎移植後患者では，肺炎の頻度は高くない（8-16％）．しかし，頻度は高くないが，合併症発生率の有意な原因となっている[51〜54]．

Postsurgical Infections
手術後の感染

- □手術に隣接した部位の合併症は，発熱した SOT 患者においては常に精査しなければならない．
  - ■腎や膵移植後早期の患者では，移植片の周りの血腫，リンパ嚢腫*8，

周囲のリンパ管からのリンパ液の漏出や，急性拒絶反応・ステロイドや利尿薬の投与・感染などがあげられる．腎移植後のリンパ嚢胞は比較的高頻度に起こる術後合併症であり，移植腎周囲にできた巨大なリンパ嚢胞が移植腎や移植尿管を圧迫するなどの合併症を引き起こすことがある．】

尿瘻[*9]などが発生することがある．
- ■肝移植後患者では，門脈血栓症，肝静脈閉塞，肝動脈血栓症，胆管狭窄，胆汁漏などがおこりやすい．

□腹腔内感染
- ■肝移植後の患者では，腹腔内感染症が細菌感染による合併症の50％を占め，合併症発生率の有意な原因となっている[55]：それらの中には，腹腔内膿瘍，胆道系感染症，腹膜炎などが含まれる．
- ■腹腔内臓器以外の移植後患者では，腹腔内感染症は移植以前から持っていた問題，例えば胆道系の結石症，憩室炎，CMV疾患などのために腹腔内感染症が発症する．
- ■肝膿瘍は肝動脈血栓症に関連してよく発症する[56]．肝膿瘍の臨床症状としては，発熱が挙げられる．しかし近年，画像診断の発達から，FUOの原因にはなりにくい．肝膿瘍の患者の40〜45％は菌血症を伴っている．
- ■腹腔内あるいは胆道系感染症の検索には，通常，超音波あるいは腹部CTが用いられる．しかしながら，肝移植後には，通常，無菌性の体液貯留が圧倒的に多いので，感染を確定するには穿刺吸引しかない．

□心移植後あるいは肺移植後患者では，縦隔炎（2〜9％），大動脈の縫合部の感染，それに伴う細菌性動脈瘤などがおこりやすい．
- ■肺移植患者では，気管支吻合部の断裂，胸骨の骨髄炎が，心臓手術患者より頻度が高い[57]．
- ■縦隔炎は発症初期には，単なる発熱や，原因不明の菌血症として発症する．
    - ■胸骨の創部や胸骨の創部離開，そこからの排膿などの炎症がおこっている徴候は時間が経ってからおこってくる．
    - ■最も頻度が高い起炎菌はブドウ球菌種である．しかし，グラム陰性桿菌も我々の症例では少なくとも3番目くらいの頻度である．
    - ■培養陰性の場合，マイコプラズマ，抗酸菌，その他の頻度が少ない菌も考えておく必要がある[58,59]．
- ■心移植後患者の初めの1か月の原因不明の菌血症では，常に縦隔炎の可能性を考える．
    - ■危険因子は，術前に長期間入院していたこと，早期に胸部を再手術したこと，成人における低心拍出量症候群，幼児における免疫系の未熟さなどが挙げられる．

【＊9訳注：腎移植手術の結果，合併症として尿管や膀胱との吻合部から尿が漏れること．】

【＊10訳注：原著にはprophylaxisとしか記載がない．しかし，KDIGO Clinical Practice Guideline for the Care of Kidney Transplant Recipientsに抗ウイルス薬，抗菌薬，などの予防投与を勧める記載があった．そのため，推測して抗菌薬による予防とした．】

Urinaly Tract Infections
尿路感染症

□ 腎移植後患者で，尿路感染症（UTIs）は最も頻度が高い細菌感染症である[60, 61]．
■ 抗菌薬による予防*[10]がなされていない場合には，最近の調査では尿路感染の頻度は5〜36％とされている[62]．
■ しかし，尿路感染症はFUOの原因として頻度は高くない*[11]．
■ 急速に腎機能が悪化してきた発熱のある腎移植後患者では，尿路感染以外に発熱の原因が容易に見つからない場合には，血液培養と尿培養を提出後，経験的に，緑膿菌を含むグラム陰性菌を狙った抗菌薬で治療を開始すべきである[63]．移植後早期に発症した尿路感染症では，通常より長く抗菌薬を投与することは古典的には勧められていた．ただし，それには，二重盲検などを使った比較する研究は存在しない[60]．

Gastrointestinal Infections
胃腸感染症

□ 最近の研究では，心移植後患者の51％までもが胃腸症状を訴えている．しかし，それらのうちで，15％にしか内視鏡，レントゲン，または外科的手技を必要とするものはない．

□ 腹膜炎，腹腔内感染症，Clostridium difficile 腸炎はICU入室中の同所性肝移植*[12]患者の全ての発熱の原因の5％にしか過ぎない[6]．

□ 臓器移植を受けた患者の20％に腹痛や下痢が出現することが確認されている[64, 65]．SOT患者の感染性下痢の原因としてCMVやClostridium difficileが最も多い原因である[66〜69]．
■ CMVは消化管全体に感染する可能性がある．しかし，十二指腸と胃が最も感染の頻度が高い[70]．そしてそれはFUOの原因になることもあれば，消化管出血として発症する場合もある．
■ 鑑別診断として，憩室炎，腸管虚血，癌，Epstein-Barrウイルスに関連したリンパ増殖性疾患が挙げられる．特に，胃のリンパ腫でmucosa-associated lymphoid tissue (MALT) lymphomaが腎移植後患者で発症しやすい．それはH. pyloriの除菌により治療できる．
■ Clostridium difficileは院内感染の下痢の原因としては常に疑うべきものである．

【*11 訳注：容易に診断がつけられるからと思われる．】

【*12 訳注：レシピエントの臓器を摘出して，ドナーの臓器を同じ場所に移植することを同所性臓器移植と呼ぶ．：orthotopic liver transplantation (OLT)】

- ■時に，はっきりした下痢を伴わず，発熱と白血球増多症だけで発症することもある[72~75]．
 - ■SOT 患者の Clostridium difficile による下痢の大部分は，移植後早期に発症する．そのため，それが FUO の定義を満たすことは少ない．FUO となった症例では，有意な白血球増多症が有用な手がかりとなる．
- ■ MMF，シクロスポリン A（CSA），タクロリムス，シロリムスなどの免疫抑制剤は，全て下痢を伴うことが知られており，時に発熱をおこすこともある．

Focal Neurological Manifestations
局所的神経徴候

- □ SOT を受けた患者で中枢神経（以後 CNS）の症状が見られたら，まず第一に感染を疑う[76, 77]．
 - ■発熱，頭痛，意識変容，けいれん，局所神経脱落徴候，またはそれらの組み合わせがあれば，神経画像診断を行う．これらの患者における CNS 感染の原因は，一般人と比較して非常に稀なものであり，FUO として発症する**(Table 2)**．
 - ■非感染性の原因としては，免疫抑制剤に関連した白質脳症 immunosuppressive-associated leukoencephalopathy*[13]，中毒性あるいは代謝性の原因，脳卒中，悪性腫瘍などがある[77, 78]．
 - ■臓器移植患者の髄膜脳炎の最も頻度が高い原因は，ヘルペスウイルスで，それに次いで，Listeria monocytogenes，Cryptococcus neoformans，T.gondii などがある．
   - ■最近のレビューでは，移植後に中央値 45 日（範囲：10 日～15 か月）で HHV-6 脳炎が発症したという．錯乱から昏睡までの意識変容（92％），けいれん（25％），頭痛（25％）が主な症状である．局所的な神経脱落症状は患者のうち 17％ にしか見られない．患者の 25％ でしか発熱がなく，40℃ まで高くなる症例もある．しかし，FUO の基準を満たすものはまれである[79~86]．
   - ■中枢神経の CMV 感染は SOT 患者では非常にまれである．しかし，適切な診断方法を用いれば，FUO の診断基準を満たすほど診断に時間を要するものはまれである．
   - ■脳炎の原因となるもののうちで，West Nile ウイルスが過去数年間に北米で何度かアウトブレイクを起こしており，特に SOT 患者で頻度が高い[87~97]．

【＊13 訳注：正確な日本語病名がないようである．】

- ■L.monocytogenes は，いつでも発症しうるが，最も頻度が高いのは移植後2～6か月である．リステリア症の患者は，通常発熱するが，遷延せず，もし適切な診断手順をふめば，FUO には該当するほど診断に難渋する事はない．そのため FUO の原因としてはまれである [104～114]．
■局所的な脳病変の原因として，リステリア，T.gondii，真菌（Aspergillus, Mucorales, pheohyphomycetes,dematiaceous fungi），移植後リンパ増殖性疾患，Nocardia などがある [115～121]．しかし，現代の診断技術と，これらの疾患が発症することを予防する手段の発達のおかげで，それらは FUO になる前に診断できる．
  - ■トキソプラズマ症は cotrimoxazole による予防をしていない場合には，発症しやすい [122, 123]．
  - ■心移植後患者で発症頻度が高い．
  - ■通常，移植後3か月以内に発症し，発熱，神経学的異常，肺炎などが頻度の高い症状である．
  - ■もし臨床的にトキソプラズマ症を疑わなかったり，適切な微生物学的検査が行われなければ FUO の定義に入ってしまうことがある [124～128]．
  - ■診断は血清学的な方法と，直接的な検査として検体の培養，PCR などで診断する．心移植後患者では，診断は心内膜生検で行われる場合もある [129]．
■それ以外の寄生虫疾患，例えば，Chagas 病，neurocysticercosis *14，住血吸虫症，糞線虫症などはかなり頻度が低い [35, 130～135]．

Bloodstream Infections, Catheter-Related Infections, and Infective Endocarditis
血流感染症，カテーテル関連感染症，感染性心内膜炎

□SOT 患者では血流感染の頻度が高い．特に術直後や集中治療が必要な時期に多い．
  - ■しかし，それらは稀にしか FUO の原因とはならない．つまりすぐ診断がつくため，FUO の定義に当てはまらない．
□心移植患者では感染性心内膜炎はまれである（1.7～6%）．しかし，移植後患者において，院内感染の1つとしてあまり重要視されていない [37]．
  - ■一般人と比較して，移植術後の感染性心内膜炎の起炎菌は明らかに異なっている．移植後患者では，50% は Aspergillus fumigatus または黄色ブドウ球菌が原因で，緑色連鎖球菌が原因となるのは4%に過ぎない．
  - ■心内膜炎は，Aspergillus のように血液中から検出することが困難な原因菌になった場合に FUO になりやすい [37, 136～140]．

【＊14 訳注：脳嚢虫症：有鉤条虫（pork tapeworm）の幼虫（有鉤嚢虫，cysticercus cellulosae）が中枢神経系統に入って引き起こす病気．】

- トキソプラズマ症やパルボウイルス B19 も移植後患者で心内膜炎を起こす．そして FUO となる．

Fever Without an Evident Portal of Entry
侵入経路が明かでない発熱

☐ 疑うまでもなく，SOT 患者で感染を示唆する最も頻度が高い症状は発熱である．

☐ 免疫力が正常の患者との最も大きい違いは，原因となる病原体のリストが非常に多く，移植を受けたときから経過した時間によっても影響を受ける．

- CMV（主な病原体であり，かつ混合感染を起こす病原体である）は，臓器移植を受けた患者の全員で感染源扱いすべきものである．
- そのため，CMV 抗原血症を疑って検体を提出すべきである（可能なら PCR も提出する）．
- アデノウイルス，インフルエンザ A [*15]，HHV-6 も SOT 後に重篤な感染を引きおこすし，呼吸器の検体や血液から検出される．もし適応があれば，迅速な侵襲的検査も考慮し，血清サンプルを保存しておく．
- 細菌感染も常に考慮し，尿や血液培養を治療開始前に採取しておく．

☐ 肺炎の診断の第1のステップは，胸部レントゲン，喀出痰の培養，気管支鏡で吸引した痰（ウイルス，細菌，マイコバクテリア，真菌を検査する）などの検査から始まる．

☐ CT や超音波で手術部位の近傍に体液貯留がないかを検索する．

☐ もし神経学的異常が認められれば，腰椎穿刺や頭部 CT（副鼻腔も含む）で検索する．下痢があれば，Clostridium difficile を検索すべきである．結核菌の感染がうたがわれれば，それらの培養と PCR を全患者で提出する．

☐ 真菌がコロニーを作っていたり，真菌感染のリスクがある患者では真菌感染を積極的に検索する．

☐ 寄生虫感染はまれである．しかし，トキソプラズマ症やリーシュマニア症は，他の診断がなかなか確定しにくい場合には，考慮する．

- 血清学的診断や，骨髄培養で通常診断できる．
- 心移植患者ではトキソプラズマ症に罹りやすい．それは同種移植片から感染したものである．トキソプラズマ症の（R-D＋）[*16] の場合のリスクは，心移植患者では 50％以上であり，肝移植患者では 20％，腎移植患者では 1％未満である．

【＊15 訳注：原著に，インフルエンザではなく，間違いなくインフルエンザ A と記載されてあるので，そのまま訳した．】

【＊16 訳注：レシピエント (R) にはトキソプラズマ症の感染がなく，ドナー (D) には感染が

- ■リーシュマニア症は，SOTの患者では非常に稀であるが，診断がつかない場合には考慮する．症状として発熱，汎血球減少症，脾腫がある．
- □多種類の画像検査，例えば，indium-labeled WBC シンチと CT の組み合わせなどで，FUO となっている，心移植患者で左室を補助する装置のチューブ内の感染を検出することが可能かもしれない[142]．

ETIOLOGIC APPROACH TO FEVER OF UNKNOWN ORIGIN IN TRANSPLANT PATIENTS
移植後患者の不明熱に対する原因からのアプローチ

Viruses
ウイルス

- □大部分の生命を脅かすウイルス感染は，移植術後初めの3か月で発症する．
  - ■SOT 後では CMV が最も頻度が高い．
    - ■もし予防的抗ウイルス薬が投与されていなければ，30〜90％の患者で CMV 感染を示す血液検査結果が出る．そして，10〜50％で症状が出現する（CMV症）．
    - ■CMV は全消化管に感染を起こす可能性がある．しかし十二指腸と胃が最も頻度が高い[49, 70, 143]．
    - ■鑑別診断として，憩室炎，腸管虚血，癌，EB ウイルス関連リンパ増殖性疾患がある．CMV 症では発熱が頻度の高い症状であるが，現代では FUO の原因としてはめずらしい[15, 144] *17．
- □単純ヘルペスウイルス[145, 146]と水痘帯状疱疹ウイルス（VZV）は移植後患者で軟部組織感染や肺炎の原因となり得る．
- □HHV-6 は，神経に親和性がある，広く存在するウイルスである．
  - ■小児で突発性発疹をおこすことで知られている．
  - ■移植後患者では，あまり頻度は高くないが，肝炎，骨髄移植，間質性肺臓炎，髄膜脳炎をおこす[79]．錯乱から昏睡までの意識変容（92％），けいれん（25％），頭痛（25％）が主な症状である．局所神経脱落徴候は17％の患者でしか見られない．25％の患者で，発熱（時に40℃まで上昇する）[76]がある．

あるという意味．】

【*17 訳注：すぐに診断されてFUOの定義に当てはまらない．】

- ■エビデンスの積み重ねから得られた知見では，CMV との相互作用により，HHV-6 と HHV-7 が肝移植により再活性化されているということが重要なことである[147]．HHV-6 ウイルス血症は侵襲性真菌感染症の独立した予測因子である[148]．
- ■HHV-6 のことを知らない，あるいは，多くの施設で HHV-6 感染を診断する技術がないことから，HHV-6 は遷延する説明のつかない発熱，あるいは FUO の原因になりえる[80, 82, 149]．
☐ HBV と HCV は移植患者ではよくあるが，FUO の原因にはならない．
☐ 市中感染で呼吸器親和性のあるウイルス，特にインフルエンザウイルス，パラインフルエンザウイルス，アデノウイルス，RSV，humanmetapneumovirus などが移植後患者の病原体として重要である．しかし，繰り返すが，FUO にはならない[89, 150〜158]．
- ■呼吸器に親和性のあるウイルスは，特に肺移植後患者で多くの合併症を発症しうるが，結局のところ，培養陰性の肺炎として扱われることになってしまうのだろう．
☐ 最近の報告では，11 人の移植後患者が自然に West Nile 脳炎に罹患したことが同定された（4 例；腎移植，2 例：幹細胞移植，2 例；肝移植，1 例；肺移植，2 例：腎・膵移植）．11 人の患者のうち 9 人は感染から生存した．しかし 3 人は脳に後遺症が残った．このウイルスによる感染は全ての移植後患者において，発熱と神経学的徴候を認めた場合に常に考慮しなければならない．この状況での発熱は一過性のものである[159〜161]．
☐ Papovavirus は，移植後患者において，様々な臨床的症候群を引き起こす．
☐ Papillomavirus はいぼや皮膚の扁平上皮癌を発症させる．
☐ JC ウイルスは進行性の白質脳症を引きおこす．
☐ BK ウイルスは，腎移植後患者で移植性の腎症を引きおこす．

Bacteria
細菌

☐ 細菌は，移植後患者で最も頻度が高い感染症の原因である．
- ■発症機序や，原因となる細菌の種類も一般人と同様である．
- ■大部分の細菌感染症は急性で，細菌を同定するのも簡単であるから，移植後患者の細菌感染の大部分は臨床的に FUO にならない．
☐ 結核症は免疫力正常の人，SOT を含めた免疫力が低下している人で FUO の原因としてよく知られている．
- ■結核の有病率が高い地域に住んでいた患者は，臓器移植をすると，結核症は 15％ にまで達する[167〜169]．

■地域によりばらつきが多いだろうが,概して,SOT では通常の人口での発症率と比較し,結核症の発症頻度は 20 ～ 74 倍であり,死亡率は 30% に達する.
■移植後の患者が結核症を発症する最も頻度が高いパターンは,以前結核菌に曝露されていた潜在性結核の再活性化である.
　　■結核は移植術後,平均 9 か月で発症する(範囲;0.5 ～ 13 か月).
　　■早期に発症する危険因子は,同種移植片の拒絶反応,OKT3 や抗 T 細胞抗体などの免疫抑制療法を使用していること,過去に結核菌に曝露歴があることなどである.
　　■臨床症状は全く非定型であり,様々である.
　　■移植後患者における結核症について調べた大規模研究では,肺病変は 51%,肺外結核は 16%,播種性結核は 33% であったという[169].
　　■肺病変については,局所的あるいはびまん性の間質の浸潤陰影,結節,胸水,あるいは空洞病変である.
　　■移植後患者における肺外結核の部位としては,FUO,同種移植片の機能不全,消化管病変(消化管消化管出血,消化管の潰瘍),腹膜炎,皮膚病変,筋肉病変,骨・関節病変,CNS 病変,泌尿生殖器病変,リンパ節炎,喉頭結核,副腎結核,甲状腺病変など多彩である[169,170].眼病変があれば播種性病変を見つけるきっかけになる[39].

Fungal Infections
真菌感染症

□真菌感染は,真菌がコロニーを形成しているような患者や,真菌感染の危険因子がある患者では,積極的に診断を付けに行かなければならない[171,172].
　■表在的な部分から Candida や Aspergillus が検出されたら,注意を払わないといけない.
　　　■網膜検査,血液培養,呼吸器分泌物を培養し,そして,Aspergillus と Cryptococcus 抗原の検査が必要である.
□ Aspergillus
　■移植するものが変わると,真菌感染の種類も変化する[173].
　■最近スペインで行われた前向き研究で,SOT 患者における侵襲性 Aspergillosis の頻度が,腎移植患者では 0.3% であったのが,膵移植患者では 3.9% まで高くなることがわかった.
　■肺移植あるいは心肺同時移植患者では,真菌感染症の頻度,特に Aspergillosis は,予防的抗真菌薬投与がなされていなければ,14 ～ 35% の高頻度に

なっている．しかし，吸入で，amphotericin B が投与されていれば，その頻度は有意に低下する[175]．
- ■肝移植患者では，Aspergillus 感染は肺移植，心肺同時移植の患者と比較して，頻度が低い．しかし，腎移植後患者よりは頻度が高い．肝移植患者では Invasive aspergillosis（IA）は早期に起こってくるものであり，IA に罹患し，多臓器不全の状態に陥れば，ICU から出られなくなる[176, 177]．
- ■Aspergillus 脳膿瘍は通常術後早期におこってくるものである．大部分の患者は同時に肺病変をおこしているので，診断しやすい．
- ■概して，腎移植患者では 9～36%，肺移植患者で 15～20%，心移植患者で 20～35%，肝移植患者では 50～60% で侵襲性 Aspergillus 症（IA）を伴っている．

☐ Scedosporium と Blastoschyzomyces
- ■これらの真菌は，免疫抑制患者において重要な病原体であると意識され始めている．
- ■これらは，臓器移植患者の真菌感染のうち，非 Aspergillus の真菌感染の 25% くらいまでを占めていると言われている[179～184]．

☐ Pneumocystis jiroveci
- ■Pneumocystis jiroveci（以前は P. carinii と呼ばれていた）は SOT 患者で抗菌薬の予防投与をしていれば，稀にしか見られなくなった．
- ■抗菌薬の予防投与が一般化する前は，発生頻度は 5% くらいであったが，肺移植後患者で，80% という頻度が高い記録がある[51, 185～187]．

☐ Cryptococcus
- ■臓器移植後の cryptococcosis の頻度は 0.3～6% である[109, 114, 188～190]．
- ■Cryptococcus は髄膜炎，肺炎，そして皮膚病変の主な原因となっている[105, 107, 108, 111, 113, 114, 191～193]．
- ■免疫抑制状態の患者ではもっと稀な感染部位が報告されている．例えば，心移植後患者では肝 cryptococcosis が報告されている[108]．
- ■Cryptococcosis は通常，移植後時間がある程度経過してから発症してくるものである．しかし，まれに，早期に発症する劇症型が報告されている．
- ■もう一度繰り返すが，真菌による日和見感染症は，SOT 患者においては，FUO として発症することはまれである．

☐ Histoplasmosis
- ■Histoplasmosis は臓器移植後患者において，亜急性の肺浸潤陰影を伴う，遷延性の発熱を呈する．地域的なアウトブレイクが存在しないこともあるし，存在することもある[194～197]．

Parasites
寄生虫
- 寄生虫感染はまれである．しかしSOT患者では，ToxoplasmosisやLeishmaniasisを考慮にいれておかなければならない．
  - 診断は，血清学的に，あるいは骨髄培養で通常診断可能である．
- Toxoplasmosis
  - Toxoplasmaの初感染は血清学的に陰性のレシピエントが，血清学的に陽性のドナーから移植を受けた場合には，考えておかねばならない．
  - 心移植後患者ではToxoplasmosisに罹りやすい．それは同種移植片から感染するのであり，ICU入院が必要な場合もある．
  - 初回のToxoplasmosis(R-D+)[*18]は，心移植後患者で50%以上，肝移植後で20%，腎移植後で1%未満である．
  - Toxoplasmosisの患者は，発熱，意識変容，局所神経脱落徴候，筋肉痛，心筋炎，そして肺浸潤陰影などの症状を呈する．
  - 潜在性感染の再活性化が急性発症する頻度（7%）と比較して，同種移植片から感染したToxoplasmosisは，より急性発症する傾向にある（61%）．
  - Toxoplasmosisは，赤血球貪食症候群を伴った致死的症例も報告されている[141]．
  - 免疫力低下患者において，培養が陰性の敗血症症候群で，特に神経徴候，呼吸器病変，説明がつかない皮膚病変があれば播種性Toxoplasmosisを考慮する[198]．
- Leishmaniasis
  - Leishmaniasisも除外しなければならない真菌感染症であるが，SOT患者では非常にまれである．
- Trypanosoma cruzi
  - Trypanosoma cruziによるChagas病や，その他の寄生虫疾患は非常にまれである[199]．

Noninfectious Causes of Fever
発熱の非感染性の原因
- 発熱があるSOT患者へのアプローチでは，感染性と非感染性の原因を両方考えておかねばならない．
- 最近行われた調査で，ICUにおいてOLT（Orthotopic Liver Transplantation：同所性同種肝移植）患者で発熱がおこった場合の原因は87%が感染性で，

【*18 訳注：レシピエント(R)にはトキソプラズマ症の感染がなく，ドナー(D)には感染があるという意味．】

13％が非感染性であったという[6]．拒絶反応，悪性腫瘍，副腎不全，薬剤熱などが最も多い非感染性疾患である．

□発熱は移植手術後や，その他の外科的手技後の，はじめの48時間で最も多い．通常，一過性，もしくは，発熱以外の症状や徴候が伴っていないものである．そのため，それで診断的な行動を取る必要はない．非感染性の発熱の4〜17％は拒絶反応である[5]．それは通常，移植片の機能低下を伴っており，組織学的に確定しなければならない．

- ■拒絶反応は術後初めの6か月間でよく見られ，ある研究では特に初めの16日間で多いという[12]．重篤な拒絶反応が起こり，そのため薬剤などで免疫抑制状態を更に強めることは，共にCMVを活性化することにつながることは覚えておいた方が良い[200, 201]．

□悪性腫瘍，主にリンパ増殖性疾患はSOT後に比較的多い．それらは当初，発熱で発症する（80％）[202]．それは移植後後期におこってくるものである[5]．

□ICUに入院しているSOT患者では急性副腎不全を除外しなければならない．その理由は，敗血症や手術のようにステロイドの分泌が増加する時に，ステロイド（コルチゾール）を分解するような薬剤（phenytoin, rifampin）を投与していれば，急性副腎不全に陥るからである[203]．

- ■SOT患者を分析すると副腎不全になっている患者が多い．
- ■しかし，幾つかの前向き研究から，ストレス下でも，補助的なステロイド投与は不要であるとされている[204, 205]．
- ■ストレス以外の潜在的副腎不全は，腎移植患者が，再度血液透析を必要とする状態に戻らなければならなかった時である[206, 207]．
- ■時に，リンパ増殖性疾患が肝移植後に副腎不全とともに発症することがある[208]．

□OKT3，ATG，everolimus，抗菌薬，インターフェロン，抗けいれん薬などが発熱をおこすこととある[10]．その薬剤を投与してから発熱が始まったような時間的経過が手がかりになることがある．新たな導入療法，例えばbasiliximabなどは副作用も少なく，CMV感染も少ない[209]．

□他の非感染性の発熱の原因としては，血栓塞栓症，血腫の再吸収，心外膜液貯留，組織の梗塞，hemolytic uremic syndrome，輸血後反応，非心源性肺水腫（pulmonary reimplantation response：肺移植反応）などである．

- ■非心源性肺水腫（pulmonary reimplantation response：肺移植反応）は肺移植後にはよく見られる（50〜60％）．
- ■肺炎と鑑別診断が必要となる．
- ■その反応のせいで，人工呼吸器管理が必要となり，ICU滞在が長くなる．しかしそれは生存率には影響を与えない[210]．

MANAGEMENT AND OUTCOME
マネージメントと結果

☐発熱は，それ自体は有害なものではない．そのため，一律に解熱させるべきではない．

☐実際，発熱により宿主の防衛反応が増強される（白血球の走化性，貪食，オプソニン化）[65, 211]．それに加え抗菌薬は体温が高いほどより有効である．

☐もし解熱薬を投与するなら，規則的な間隔で投与し，からだの震えやそれに伴う代謝要求の増加を避けることができる．

☐以前言及した例であるが，全ての移植後患者において，感染の疑いがあり，全身状態が悪く不安定な状態であれば，抗菌薬を迅速に投与すべきである．移植術後早期で，院内感染の頻度が高く，免疫抑制状態を更に強化するような治療がされたりしていたり，感染部位が明確に同定されていたり，という状況であれば，迅速に抗菌薬を投与すべきである．状態が安定しており，感染源が同定できていない状況であれば，更に精査を進め，非感染性の原因も考慮に入れるべきである．

REFERENCES

1. Petersdorf RO, Beeson PB. Fever of unexplained origin: report on 100 cases. Medicine (Baltimore) 1961; 40:1-30.
2. Durack DT, Street AC. Fever of unknown origin-reexamined and redefined. In: Remington JS SM, ed. Curr Clin Top Infect Dis. Blackwell Scientific Publications, 1991:35-51.
3. Singhal S, Mehta J. Reimmunization after blood or marrow stem cell transplantation. Bone Marrow Transplant 1999; 23(7):637-646.
4. Sawyer RG, Crabtree TD, Gleason TG, Antevil JL, Pruett TL. Impact of solid organ transplantation and immunosuppression on fever, leukocytosis, and physiologic response during bacterial and fungal infections. Clin Transplant 1999; 13(3):260-265.
5. Chang FY, Singh N, Gayowski T, Wagener MM, Marino IR. Fever in liver transplant recipients: changing spectrum of etiologic agents. Clin Infect Dis 1998; 26(1): 59-65.
6. Singh N, Chang FY, Gayowski T, Wagener M, Marino IR. Fever in liver transplant recipients in the intensive care unit. Clin Transplant 1999; 13(6):504-511.
7. Zorio GE, Blanes JM, Martinez Ortiz de Urbina L, Almenar BL, Peman GJ. Persistent fever, pancytopenia and spleen enlargement in a heart transplant carrier as presentation tation of visceral leishmaniasis. Rev Clin Esp 2003; 203(3):164-165.
8. Zedtwitz-Liebenstein K, Podesser B, Peck-Radosavljevic M, Graninger W. Intestinal tuberculosis presenting as fever of unknown origin in a heart transplant patient. Infection 1999; 27(4-5):289-290.

9. Berbari N, Johnson DH, Cunha BA. Respiratory syncytial virus pneumonia in a heart transplant recipient presenting as fever of unknown origin%2
10. Dorschner L, Speich R, Ruschitzka F, Seebach JD, Gallino A. Everolimus-induced drug fever after heart transplantation. Transplantation 2004; 78(2):303-304.
11. Crandall WV, Norlin C, Bullock EA, et al. Etiology and outcome of outpatient fevers in pediatric heart transplant patients. Clin Pediatr (Phila) 1996; 35(9):437-442.
12. Toogood GJ, Roake JA, Morris PJ. The relationship between fever and acute rejection or infection following renal transplantation in the cyclosporin era. Clin Transplant 1994; 8(4):373-377.
13. Gelman R, Khankin E, Ben-Itzhak A, Finkelshtein R, Nakhoul F. Herpes simplex viral infection presenting as fever of unknown origin and esophagitis in a renal transplant patient. Isr Med Assoc J 2002; 4(suppl 11):970-971.
14. Katafuchi R, Saito S, Yanase T, et al. A case of fever of unknown origin with severe stomatitis in renal transplant recipient resulting in graft loss. Clin Transplant 2000; 14(suppl 3):42-47.
15. Lee CJ, Lian JD, Chang SW, et al. Lethal cytomegalovirus ischemic colitis presenting with fever of unknown origin. Transpl Infect Dis 2004; 6(3):124-128.
16. Kaaroud H, Beji S, Jebali A, et al. A rare cause of fever associated with leukopenia in a renal transplant patient. Nephrol Dial Transplant 2004; 19(8):2140-2141.
17. Juskevicius R, Vnencak-Jones C. Pathologic quiz case: a 17-year-old renal transplant patient with persistent fever, pancytopenia, and axillary lymphadenopathy. Bacillary angiomatosis of the lymph node in the renal transplant recipient. Arch Pathol Lab Med 2004; 128(1):e12-e14.
18. Case records of the Massachusetts General Hospital. Weekly clinicopathological exercises. Case 29-2000. A 69-year-old renal transplant recipient with low grade fever and multiple pulmonary no nodules. N Engl J Med 2000; 343(12):870-877.
19. Yilmaz E, Balci A, Sal S, Cakmakci H. Tuberculous ileitis in a renal transplant recipient with familial Mediterranean fever: Gray-scale and power Doppler sonographic findings. J Clin Ultrasound 2003; 31(1):51-54.
20. Parry RG, Playford EG, Looke DF, Falk M. Soft-tissue abscess as the initial manifestation tation of miliary tuberculosis in a renal transplant recipient with prolonged fever. Nephrol Dial Transplant 1998; 13(7):1860-1863.
21. Munoz P, Rodriguez C, Bouza E. Mycobacterium tuberculosis infection in recipients of solid organ transplants. Clin Infect Dis 2005; 40(4):581-587; Epub Jan 25, 2005.
22. Munoz P, Palomo J, Munoz R, Rodriguez-Creixems M, Pelaez T, Bouza E. Tuberculosis in heart transplant recipients. Clin Infect Dis 1995; 21(2):398-402.
23. Sipsas NV, Boletis J. Fever, hepatosplenomegaly, and pancytopenia in a renal transplant recipient. Transpl Infect Dis 2003; 5(1):47-52.
24. Rajaram KG, Sud K, Kohli HS, Gupta KL, Sakhuja V. Visceral leishmaniasis: a rare cause of post-transplant fever and pancytopenia. J Assoc Physicians India 2002; 50:979-980.
25. Apaydin S, Ataman R, Serdengect K, et al. Visceral leishmaniasis without fever in a kidney transplant recipient. Nephron 1997; 75(2):241-242.
26. Moulin B, Oilier J, Bouchouareb D, Purgus R, Olmer M. Leishmaniasis: a rare cause of unexplained fever in a renal graft recipient. Nephron 1992; 60(3):360-362.

27. Kher V, Ghosh AK, Gupta A, Arora P, Dhole TN. Visceral leishmaniasis: an unusual case of fever in a renal transplant recipient. Nephrol Dial Transplant 1991; 6(10):736-738.
28. Fernandez-Guerrero ML, Aguado JM, Buzon L, et al. Visceral leishmaniasis in immunocompromised nocompromised hosts. Am J Med 1987; 83(6):1098-1102.
29. Mahmood MN, Keohane ME, Burd EM. Pathologic quiz case: a 45-year-old renal transplant plant recipient with persistent fever. Arch Pathol Lab Med 2003; 127(4):e224-e226.
30. Soman R, Vaideeswar P, Shah H, Almeida AF. A 34-year-old renal transplant recipient with high-grade fever and progressive shortness of breath. J Postgrad Med 2002; 48(3):191-196.
31. Chueh SC, Hong JC, Huang CY, Lai MK. Drug fever caused by mycophenolate mofetil in a renal transplant recipient-a case report. Transplant Proc 2000; 32(7):1925-1926.
32. Papanicolaou GA, Meyers BR, Meyers J, et al. Nosocomial infections with vancomycin-resistant resistant Enterococcus faecium in liver transplant recipients: risk factors for acquisition and mortality. Clin Infect Dis 1996; 23(4):760-766.
33. Duchini A, Goss JA, Karpen S, Pockros PJ. Vaccinations for adult solid-organ transplant recipients: current recommendations and protocols. Clin Microbiol Rev 2003; 16(3):357-364.
34. Braddy CM, Heilman RL, Blair JE. Coccidioidomycosis after renal transplantation in an endemic area. Am J Transplant 2006; 6(2):340-345.
35. Martin-Rabadan P, Munoz P, Palomo J, Bouza E. Strongyloidiasis: The Harada-Mori test revisited. Clin Microbiol Infect 1999; 5:374-376.
36. Tan HP, Stephen Dumler J, Maley WR, et al. Human monocytic ehrlichiosis: an emerging ging pathogen in transplantation. Transplantation 2001; 71(11):1678-1680.
37. Paterson DL, Dominguez EA, Chang FY, Snydman DR, Singh N. Infective endocarditis in solid organ transplant recipients. Clin Infect Dis 1998; 26(3):689-694.
38. Mugnani G, Bergami M, Lazzarotto T, Bedani PL. Intestinal infection by cytomegalovirus virus in kidney transplantation: diagnostic difficulty in the course of mycophenolate mofetil therapy. G Ital Nefrol 2002; 19(4):483-484.
39. Bouza E, Merino P, Munoz P, Sanchez-Carrillo C, Yanez J, Cortes C. Ocular tuberculosis: culosis: a prospective study in a General Hospital. Medicine (Baltimore) 1997; 76: 53-61.
40. Bouza E, Cobo-Soriano R, Rodriguez-Creixems M, Munoz P, Suarez-Leoz M, Cortes C. A prospective search for ocular lesions in hospitalized patients with significant bacteremia. Clin Infect Dis 2000; 30(2):306-312.
41. Singh N, Gayowski T, Wagener MM, Marino IR. Pulmonary infiltrates in liver transplant plant recipients in the intensive care unit. Transplantation 1999; 67(8):1138-1144.
42. Mermel LA, Maki DG. Bacterial pneumonia in solid organ transplantation. Semin Respir Infect 1990; 5(1):10-29.
43. Singh N, Yu VL, Wagener MM, Gayowski T. Cirrhotic fever in the 1990s: a prospective study with clinical implications. Clin Infect Dis 1997; 24(6):1135-1138.
44. Jensen WA, Rose RM, Hammer SM, et al. Pulmonary complications of orthotopic liver transplantation. Transplantation 1986; 42(6):484.

45. Jimenez-Jambrina M, Hernandez A, Cordero E, et al. Pneumonia after Heart Transplantation tation in the XXI Century: a Multicenter Prospective Study. 45th Interscience Conference ence on Antimicrobial Agents and Chemotherapy 2005;(K-1561/370).
46. Cisneros JM, Munoz P, Torre-Cisneros J, et al. Pneumonia after heart transplantation: a multiinstitutional study. Clin Infect Dis 1998; 27:324-331.
47. Fraser TG, Zembower TR, Lynch P, et al. Cavitary Legionella pneumonia in a liver transplant recipient. Transpl Infect Dis 2004; 6(2):77-80.
48. Singh N, Gayowski T, Wagener M, Marino IR, Yu VL. Pulmonary infections in liver transplant recipients receiving tacrolimus. Changing pattern of microbial etiologies. Transplantation 1996; 61(3):396-401.
49. Nichols L, Strollo DC, Kusne S. Legionellosis in a lung transplant recipient obscured by cytomegalovirus infection and Clostridium difficile colitis. Transpl Infect Dis 2002; 4(1):41-45.
50. Horbach I, Fehrenbach FJ. Legionellosis in heart transplant recipients. Infection 1990; 18(6):361-363.
51. Gupta RK, Jain M, Garg R. Pneumocystis carinii pneumonia after renal transplantation. Indian -J Pathol Microbiol 2004; 47(4):474-476.
52. Renoult E, Georges E, Biava MF, et al. Toxoplasmosis in kidney transplant recipients: report of six cases and review. Clin Infect Dis 1997; 24(4):625-634.
53. Renoult E, Georges E, Biava MF, et al. Toxoplasmosis in kidney transplant recipients: a life-threatening but treatable disease. Transplant Proc 1997; 29(1-2):821-822.
54. Chang GC, Wu CL, Pan SH, et al. The diagnosis of pneumonia in renal transplant recipients using invasive and noninvasive procedures. Chest 2004; 125(2):541-547.
55. Ho MC, Wu YM, Hu RH, et al. Surgical complications and outcome of living related liver transplantation. Transplant Proc 2004; 36(8):2249-2251.
56. Stange BJ, Glanemann M, Nuessler NC, Settmacher U, Steinmuller T, Neuhaus P. Hepatic artery thrombosis after adult liver transplantation. Liver Transpl 2003; 9(6):612-620.
57. Munoz P, Menasalvas A, Bernaldo de Quiros JC, Desco M, Vallejo JL, Bouza E. Postsurgical gical mediastinitis: a case-control study. Clin Infect Dis 1997; 25(5):1060-1064.
58. Thaler F, Gotainer B, Teodori G, Dubois C, Loirat P. Mediastinitis due to Nocardia asteroides oides after cardiac transplantation. Intensive Care Med 1992; 18(2):127-128.
59. Levin T, Suh B, Beltramo D, Samuel R. Aspergillus mediastinitis following orthotopic heart transplantation: case report and review of the literature. Transpl Infect Dis 2004; 6(3):129-131.
60. Munoz P. Management of urinary tract infections and lymphocele in renal transplant recipients. Clin Infect Dis 2001; 33(suppl 1):553-557.
61. Tolkoff RNE, Rubin RH. Urinary tract infection in the immunocompromised host. Lessons from kidney transplantation and the AIDS epidemic. Infect Dis Clin North Am 1997; 11(3):707-717.
62. Kahana L, Baxter J. OKT3 rescue in refractory renal rejection. Nephron 1987; 46(suppl 1):34-40.

63. Peterson PK, Anderson RC. Infection in renal transplant recipients. Current approaches to diagnosis, therapy, and prevention. Am J Med 1986; 81(1A):2-10.
64. Singh G. The study of prolonged fevers. J Assoc Physicians India 2000; 48(4):454-455.
65. Singh N. Post-transplant fever in critically ill transplant recipients. In: Singh N, Aguado JM, eds. Infectious Complications in Transplant Patients. Kluwer Academic publishers, 2000:113-132.
66. Keven K, Basu A, Re L, et al. Clostridium difficile colitis in patients after kidney and pancreas-kidney transplantation. Transpl Infect Dis 2004; 6(1):10-14.
67. Ginsburg PM, Thuluvath PJ. Diarrhea in liver transplant recipients: etiology and management. Liver Transpl 2005; 11(8):881-890.
68. Altiparmak MR, Trablus S, Pamuk ON, et al. Diarrhea following renal transplantation. Clin Transplant 2002; 16(3):212-216.
69. Kottaridis PD, Peggs K, Devereux S, Goldstone AH, Mackinnon S. Simultaneous occurrence rence of Clostridium difficile and Cytomegalovirus colitis in a recipient of autologous stem cell transplantation. Haematologica 2000; 85(10):1116-1117.
70. Kaplan B, Meier-Kriesche HU, Jacobs MG, et al. Prevalence of cytomegalovirus in the gastrointestinal tract of renal transplant recipients with persistent abdominal pain. Am J Kidney Dis 1999; 34(1):65-68.
71. Ponticelli C, Passerini P. Gastrointestinal complications in renal transplant recipients. Transpl Int 2005; 18(6):643-650.
72. Bouza E, Burillo A, Munoz P. Antimicrobial therapy of Clostridium difficile-associated diarrhea. Med Clin North Am 2006; 90(6):1141-1163.
73. Munoz P. Palomo J, Yanez J, Bouza E. Clinical microbiological case: a heart transplant recipient with diarrhea and abdominal pain. Recurring C. difficile infection. Clin Microbiol Infect 2001; 7(8):8-9, 451-452.
74. West M, Pirenne J, Chavers B, et al. Clostridium difficile colitis after kidney and kidney-pancreas pancreas transplantation. Clin Transplant 1999; 13(4):318-323.
75. Apaydin S, Altiparmak MR, Saribas S, Ozturk R. Prevalence of clostridium difficile toxin in kidney transplant recipients. Scand J Infect Dis 1998; 30(5):542.
76. Singh N, Paterson DL. Encephalitis caused by human herpesvirus-6 in transplant recipients: pients: relevance of a novel neurotropic virus. Transplantation 2000; 69(12):2474-2479.
77. Singh N, Husain S. Infections of the central nervous system in transplant recipients. Transpl Infect Dis 2000; 2(3):101-111.
78. Ponticelli C, Campise MR. Neurological complications in kidney transplant recipients. J Nephrol 2005; 18(5):521-528.
79. Nash PJ, Avery RK, Tang WH, Starling RC, Taege AJ, Yamani MH. Encephalitis owing to human herpesvirus-6 after cardiac transplant. Am J Transplant 2004; 4(7):1200-1203.
80. Deborska-Materkowska D, Lewandowski Z, Sadowska A, et al. Fever, human herpesvirus-6 virus-6 (HHV-6) seroconversion, and acute rejection episodes as a function of the initial seroprevalence for HHV-6 in renal transplant recipients. Transplant Proc 2006; 38(1):139-143.
81. Cervera C, Marcos MA, Linares L, et al. A prospective survey of human herpesvirus-6 primary infection in solid organ transplant recipients. Transplantation 2006; 82(7):979-982.

82. Ward KN. Human herpesviruses-6 and -7 infections. Curr Opin Infect Dis 2005; 18(3):247-252.
83. Benito N, Ricart MJ, Pumarola T, Marcos MA, Oppenheimer F, Camacho AM. Infection with human herpesvirus 6 after kidney-pancreas transplant. Am J Transplant 2004; 4(7):1197-1199.
84. Yoshikawa T, Yoshida J, Hamaguchi M, et al. Human herpesvirus 7-associated meningitis gitis and optic neuritis in a patient after allogeneic stem cell transplantation. J Med Virol 2003; 70(3):440-443.
85. Yoshida H, Matsunaga K, Ueda T, et al. Human herpesvirus 6 meningoencephalitis successfully treated with ganciclovir in a patient who underwent allogeneic bone marrow transplantation from an HLA-identical sibling. Int J Hematol 2002; 75(4): 421-425.
86. Tokimasa S, Hara J, Osugi Y, et al. Ganciclovir is effective for prophylaxis and treatment of human herpesvirus-6 in allogeneic stem cell transplantation. Bone Marrow Transplant 2002; 29(7):595-598.
87. Murtagh B, Wadia Y, Messner G, Allison P, Harati Y, Delgado R. West Nile virus infection tion after cardiac transplantation. J Heart Lung Transplant 2005; 24(6):774-776.
88. Kusne S, Smilack J. Transmission of West Nile virus by organ transplantation. Liver Transpl 2005; 11(2):239-241.
89. Kumar D, Humar A. Emerging viral infections in transplant recipients. Curr Opin Infect Dis 2005; 18(4):337-341.
90. Hoekstra C. West Nile virus: a challenge for transplant programs. Prog Transplant 2005; 15(4):397-400.
91. Hayes EB, Komar N, Nasci RS, Montgomery SP, O'Leary DR, Campbell GL. Epidemiology ogy and transmission dynamics of West Nile virvirus: a challenge for transplant programs. Prog Transplant 2005; 15(4):397-400.
92. Cairoli O. The West Nile virus and the dialysis/transplant patient. Nephrol News Issues 2005; 19(12):73-75.
93. Bragin-Sanchez D, Chang PP. West Nile virus encephalitis infection in a heart transplant recipient: a case report. J Heart Lung Transplant 2005; 24(5):621-623.
94. Weiskittel PD. West Nile virus infection in a renal transplant recipient. Nephrol Nurs J 2004; 31(3):327-329.
95. Shepherd JC, Subramanian A, Montgomery RA, et al. West Nile virus encephalitis in a kidney transplant recipient. Am J Transplant 2004; 4(5):830-833.
96. Rosenberg RN. West Nile virus encephalomyelitis in transplant recipients. Arch Neurol 2004; 61(8):1181.
97. Roos KL. West Nile encephalitis and myelitis. Curr Opin Neurol 2004; 17(3): 343-346.
98. Wiesmayr S, Tabarelli W, Stelzmueller I, et al. Listeria meningitis in transplant recipients. Wien Klin Wochenschr 2005; 117(5-6):229-233.
99. Rettally CA, Speeg KV. Infection with Listeria monocytogenes following orthotopic liver transplantation: case report and review of the literature. Transplant Proc 2003; 35(4):1485-1487.
100. Hofer CB, Melles CE, Hofer E. Listeria monocytogenes in renal transplant recipients. Rev Inst Med Trop Sao Paulo 1999; 41(6):375-377.
101. Limaye AP, Perkins JD, Kowdley KV. Listeria infection after liver transplantation: report of a case and review of the literature. Am J

Gastroenterol 1998; 93(10):1942-1944.
102. Stamm AM, Smith SH, Kirklin JK, McGiffin DC. Listerial myocarditis in cardiac transplantation. Rev Infect Dis 1990; 12(5):820-823.
103. Ascher NL, Simmons RL, Marker S, Najarian JS. Listeria infection in transplant patients. Five cases and a review of the literature. Arch Surg 1978; 113(1):90-94.
104. Summers SA, Dorling A, Boyle JJ, Shaunak S. Cure of disseminated cryptococcal infection tion in a renal allograft recipient after addition of gamma-interferon to anti-fungal therapy. Am J Transplant 2005; 5(8):2067-2069.
105. Rakvit A, Meyerrose G, Vidal AM, Kimbrough RC, Sarria JC. Cellulitis caused by Cryptococcus neoformans in a lung transplant recipient. J Heart Lung Transplant 2005; 24(5):642.
106. Geusau A, Sandor N, Messeritsch E, Jaksch P, Tinteinot K, Presterl E. Cryptococcal cellulitis in a lung-transplant recipient. Br J Dermatol 2005; 153(5):1068-1070.
107. Akamatsu N, Sugawara Y, Nakajima J, Kishi Y, Kaneko J, Makuuchi M. Cryptococcosis after living donor liver transplantation: report of three cases. Transpl Infect Dis 2005; 7(1):26-29.
108. Utili R, Tripodi MF, Ragone E, et al. Hepatic cryptococcosis in a heart transplant recipient. Transpl Infect Dis 2004; 6(1):33-36.
109. Singh N, Husain S, De Vera M, Gayowski T, Cacciarelli TV. Cryptococcus neoformans infection in patients with cirrhosis, including liver transplant candidates. Medicine (Baltimore) 2004; 83(3):188-192.
110. Lee YA, Kim HJ, Lee TW, et al. First report of Cryptococcus albidus-induced disseminated nated cryptococcosis in a renal transplant recipient. Korean J Intern Med 2004; 19(1):53-57.
111. Vilchez R, Shapiro R, McCurry K, et al. Longitudinal study of cryptococcosis in adult solid-organ transplant recipients. Transpl Int 2003; 16(5):336-340; Epub Mar 04, 2003.
112. Bag R. Fungal pneumonias in transplant recipients. Curr Opin Pulm Med 2003; 9(3):193-198.
113. Singh N, Gayowski T, Marino IR. Successful treatment of disseminated cryptococcosis in a liver transplant recipient with fluconazole and flucytosine, an all oral regimen. Transpl Int 1998; 11(1):63-65.
114. Singh N, Gayowski T, Wagener MM, Marino IR. Clinical spectrum of invasive cryptococcosis coccosis in liver transplant recipients receiving tacrolimus. Clin Transplant 1997; 11(1):66-70.
115. Wiesmayr S, Stelzmueller I, Tabarelli W, et al. Nocardiosis following solid organ transplantation: a single-centre experience. Transpl Int 2005; 18(9):1048-1053.
116. Peraira JR, Segovia J, Fuentes R, et al. Pulmonary nocardiosis in heart transplant recipients: treatment and outcome. Transplant Proc 2003; 35(5):2006-2008.
117. John GT, Shankar V, Abraham AM, Mathews MS, Thomas PP, Jacob CK. Nocardiosis in tropical renal transplant recipients. Clin Transplant 2002; 16(4):285-289.
118. Tripodi MF, Adinolfi LE, Andreana A, et al. Treatment of pulmonary nocardiosis in heart-transplant patients: importance of susceptibility studies. Clin Transplant 2001; 15(6):415-420.
119. Tan SY, Tan LH, Teo SM, Thiruventhiran T, Kamarulzaman A, Hoh HB.

Disseminated nocardiosis with bilateral intraocular involvement in a renal allograft patient. Transplant Proc 2000; 32(7):1965-1966.
120. Reddy SS, Holley JL. Nocardiosis in a recently transplanted renal patient. Clin Nephrol 1998; 50(2):123-127.
121. Kursat S, Ok E, Zeytinoglu A, et al. Nocardiosis in renal transplant patients. Nephron 1997; 75(3):370-371.
122. Munoz P, Arencibia J, Rodriguez C, et al. Trimethoprim-sulfamethoxazole as toxoplasmosis mosis prophylaxis for heart transplant recipients. Clin Infect Dis 2003; 36(7):932-933.
123. Baden LR, Katz JT, Franck L, et al. Successful toxoplasmosis prophylaxis after orthotopic pic cardiac transplantation with trimethoprim-sulfamethoxazole. Transplantation 2003; 75(3):339-343.
124. Wulf MW, van Crevel R, Portier R, et al. Toxoplasmosis after renal transplantation: implications of a missed diagnosis. J Clin Microbiol 2005; 43(7):3544-3547.
125. Conrath J, Mouly-Bandini A, Collart F, Ridings B. Toxoplasma gondii retinochoroiditis after cardiac transplantation. Graefes Arch Clin Exp Ophthalmol 2003; 241(4):334-338; Epub Mar 22, 2003.
126. Aboul-Hassan S, el-Shazly AM, Farag MK, Habib KS, Morsy TA. Epidemiological, clinical and laboratory studies on parasitic infections as a cause of fever of undetermined origin in Dakahlia Governorate, Egypt. J Egypt Soc Parasitol 1997; 27(1):47-57.
127. Ionescu DN, Dacic S. Persistent fever in a lung transplant patient. Arch Pathol Lab Med 2005; 129(6):e153-e154.
128. Ortonne N, Ribaud P, Meignin V, et al. Toxoplasmic pneumonitis leading to fatal acute respiratory distress syndrome after engraftment in three bone marrow transplant recipients. Transplantation 2001; 72(11):1838-1840.
129. Wagner FM, Reichenspurner H, Uberfuhr P, et al. How successful is OKT3 rescue therapy for steroid-resistant acute rejection episodes after heart transplantation? J Heart Lung Transplant 1994; 13(3):438-442; discussion 42-43.
130. Nowicki MJ, Chinchilla C, Corado L, et al. Prevalence of antibodies to Trypanosoma cruzi among solid organ donors in Southern California: a population at risk. Transplantation tation 2006; 81(3):477-479.
131. Walker M, Zunt JR. Parasitic central nervous system infections in immunocompromised mised hosts. Clin Infect Dis 2005; 40(7):1005-1015; Epub Mar 2, 2005.
132. Bryan CF, Tegtmeier GE, Rafik N, et al. The risk for Chagas' disease in the Midwestern United States organ donor population is low. Clin Transplant 2004; 18(suppl 12):12-15.
133. Barsoum RS. Parasitic infections in organ transplantation. Exp Clin Transplant 2004; 2(2):258-267.
134. Orient H, Crawley C, Cwynarski K, Dina R, Apperley J. Strongyloidiasis pre and post autologous peripheral blood stem cell transplantation. Bone Marrow Transplant 2003; 32(1):115-117.
135. Stolf NA, Higushi L, Bocchi E, et al. Heart transplantation in patients with Chagas' disease cardiomyopathy. J Heart Transplant 1987; 6(5):307-312.
136. Scherer M, Fieguth HG, Aybek T, Ujvari Z, Moritz A, Wimmer-Greinecker G.

Disseminated Aspergillus fumigatus infection with consecutive mitral valve endocarditis in a lung transplant plant recipient. J Heart Lung Transplant 2005; 24(12):2297-2300; Epub Sep 28, 2005.
137. Ruttmann E, Bonatti H, Legit C, et al. Severe endocarditis in transplant recipients-an epidemiologic study. Transpl Int 2005; 18(6):690-696.
138. Sherman-Weber S, Axelrod P, Suh B, et al. Infective endocarditis following orthotopic heart transplantation: 10 cases and a review of the literature. Transpl Infect Dis 2004; 6(4):165-170.
139. Bishara J, Robenshtok E, Weinberger M, Yeshurun M, Sagie A, Pitlik S. Infective endocarditis in renal transplant recipients. Transpl Infect Dis 1999; 1(2):138-143.
140. Chim CS, Ho PL, Yuen ST, Yuen KY. Fungal endocarditis in bone marrow transplantation: tation: case report and review of literature. J Infect 1998; 37(3):287-291.
141. Segall L, Moal MC, Doucet L, Kergoat N, Bourbigot B. Toxoplasmosis-associated hemophagocytic phagocytic syndrome in renal transplantation. Transpl Int 2006; 19(1):78-80.
142. Roman CD, Habibian MR, Martin WH. Identification of an infected left ventricular assist device after cardiac transplant by indium-111 WBC scintigraphy. Clin Nucl Med 2005; 30(l):16-17.
143. Sarkio S, Halme L, Arola J, Salmela K, Lautenschlager I. Gastroduodenal cytomegalovirus virus infection is common in kidney transplantation patients. Scand J Gastroenterol 2005; 40(5):508-514.
144. Huang HP, Chien YH, Huang LM, et al. Viral infections and prolonged fever after liver transplantation in young children with inborn errors of metabolism. J Formos Med Assoc 2005; 104(9):623-629.
145. Liebau P, Kuse E, Winkler M, et al. Management of herpes simplex virus type 1 pneumonia monia following liver transplantation. Infection 1996; 24(2):130-135.
146. Weiss RL, Colby TV, Spruance SL, Salmon VC, Hammond ME. Simultaneous cytomegalovirus galovirus and herpes simplex virus pneumonia. Arch Pathol Lab Med 1987; 111(3): 242-245.
147. Razonable RR, Paya CV. The impact of human herpesvirus-6 and -7 infection on the outcome of liver transplantation. Liver Transpl 2002; 8(8):651-658.
148. Rogers J, Rohal S, Carrigan DR, et al. Human herpesvirus-6 in liver transplant recipients: role in pathogenesis of fungal infections, neurologic complications, and outcome. Transplantation 2000; 69(12):2566-2573.
149. Persson L, Dahl H, Linde A, Engervall P, Vikerfors T, Tidefelt U. Human cytomegalovirus, virus, human herpesvirus-6 and human herpesvirus-7 in neutropenic patients with fever of unknown origin. Clin Microbiol Infect 2003; 9(7):640-644.
150. Friedrichs N, Eis-Hubinger AM, Heim A, Platen E, Zhou H, Buettner R. Acute adenoviral viral infection of a graft by serotype 35 following renal transplantation. Pathol Res Pract 2003; 199(8):565-570.
151. Wright JJ, O'Driscoll G. Treatment of parainfluenza virus 3 pneumonia in a cardiac transplant recipient with intravenous ribavirin and methylprednisolone. J Heart Lung Transplant 2005; 24(3):343-346.
152. Kumar J, Shaver MJ, Abul-Ezz S. Long-term remission of recurrent

parvovirus-B associated ated anemia in a renal transplant recipient induced by treatment with immunoglobulin and positive seroconversion. Transpl Infect Dis 2005; 7(l):30-33.
153. Kumar D, Erdman D, Keshavjee S, et al. Clinical impact of community-acquired respiratory atory viruses on bronchiolitis obliterans after lung transplant. Am J Transplant 2005; 5(8):2031-2036.
154. Barton TD, Blumberg EA. Viral pneumonias other than cytomegalovirus in transplant recipients. Clin Chest Med 2005; 26(4):707-720, viii.
155. Slifkin M, Doron S, Snydman DR. Viral prophylaxis in organ transplant patients. Drugs 2004; 64(24):2763-2792.
156. Mazzone PJ, Mossad SB, Mawhorter SD, Mehta AC, Mauer JR. Cell-mediated immune response to influenza vaccination in lung transplant recipients. J Heart Lung Transplant 2004; 23(10):1175-1181.
157. Vilchez RA, McCurry K, Dauber J, et al. Influenza virus infection in adult solid organ transplant recipients. Am J Transplant 2002; 2(3):287-291.
158. Ison MG, Hayden FG. Viral infections in immunocompromised patients: what's new with respiratory viruses? Curr Opin Infect Dis 2002; 15(4):355-367.
159. Wadei H, Alangaden GJ, Sillix DH, et al. West Nile virus encephalitis: an emerging disease in renal transplant recipients. Clin Transplant 2004; 18(6):753-758.
160. Kleinschmidt-DeMasters BK, Marder BA, Levi ME, et al. Naturally acquired West Nile virus encephalomyelitis in transplant recipients: clinical, laboratory, diagnostic, and neuropathological features. Arch Neurol 2004; 61(8):1210-1220.
161. DeSalvo D, Roy-Chaudhury P, Peddi R, et al. West Nile virus encephalitis in organ transplant recipients: another high-risk group for meningoencephalitis and death. Transplantation 2004; 77(3):466-469.
162. Khaled AS. Polyomavirus (BK virus) nephropathy in kidney transplant patients: a pathologic perspective. Yonsei Med J 2004; 45(6):1065-1075.
163. Lipshutz GS, Flechner SM, Govani MV, Vincenti F. BK nephropathy in kidney transplant recipients treated with a calcineurin inhibitor-free immunosuppression regimen. Am J Transplant 2004; 4(12):2132-2134.
164. de Bruyn G, Limaye AP. BK virus-associated nephropathy in kidney transplant recipients. ents. Rev Med Virol 2004; 14(3):193-205.
165. Ramos E, Drachenberg CB, Portocarrero M, et al. BK virus nephropathy diagnosis and treatment: experience at the University of Maryland Renal Transplant Program. Clin Transpl 2002; 143-153.
166. Hirsch HH. Polyomavirus associated nephropathy. A new opportunistic complication after kidney transplantation. Internist (Berl) 2003; 44(5):653-655.
167. Munoz P, Rodriguez C, Bouza E. Mycobacterium tuberculosis infection in recipients of solid organ transplants. Clin Infect Dis 2005; 40(4):581-587; Epub Jan 25, 2005.
168. Munoz P, Palomo J, Munoz R, Rodriguez-Creixems M, Pelaez T, Bouza E. Tuberculosis in heart transplant recipients. Clin Infect Dis 1995; 21:398-402.
169. Singh N, Paterson DL. Mycobacterium tuberculosis infection in solid-organ transplant recipients: impact and implications for management. Clin Infect Dis 1998; 27(5): 1266-1277.
170. Aguado JM, Herrero JA, Gavalda J, et al. Clinical presentation and outcome of tuberculosis losis in kidney, liver, and heart transplant recipients in Spain.

Spanish Transplantation Infection Study Group, GESITRA. Transplantation 1997; 63(9):1278-1286.
171. Munoz P, de la Torre J, Bouza E, et al. Invasive Aspergillosis In Transplant Recipients. A Large Multicentric Study. 36th Interscience Conference of Antimicrobial Agents and Chemotherapy American Society for Microbiology 1996.
172. Paterson DL, Singh N. Invasive aspergillosis in transplant recipients. Medicine 1999; 78(2):123-138.
173. Munoz P, Alcala L, Sanchez Conde M, et al. The isolation of Aspergillus fumigatus from respiratory tract specimens in heart transplant recipients is highly predictive of invasive sive aspergillosis. Transplantation 2003; 75(3):326-329.
174. Gavalda J, Len O, Rovira M, et al. Epidemiology of Invasive Fungal Infections (IFI) in Solid Organ (SOT) and Hematopoeitic Stem Cell (HSCT) Transplant Recipients: a Prospective spective Study from RESITRA. 45th Interscience Conference on Antimicrobial Agents and Chemoterapy 2005:(M-990/461).
175. Dummer JS, Lazariashvilli N, Barnes J, Ninan M, Milstone AP. A survey of antifungal fungal management in lung transplantation. J Heart Lung Transplant 2004; 23(12): 1376-1381.
176. Singh N, Gayowski T, Wagener MM. Intensive care unit management in liver transplant recipients: beneficial effect on survival and preservation of quality of life. Clin Transplant 1997; 11(2):113-120.
177. Paterson DL, Singh N, Gayowski T, Marino IR. Pulmonary nodules in liver transplant recipients. Medicine 1998; 77(1):50-58.
178. Bonham CA, Dominguez EA, Fukui MB, et al. Central nervous system lesions in liver transplant recipients: prospective assessment of indications for biopsy and implications for management. Transplantation 1998; 66(12):1596-1604.
179. Vagefi MR, Kim ET, Alvarado RG, Duncan JL, Howes EL, Crawford JB. Bilateral endogenous Scedosporium prolificans endophthalmitis after lung transplantation. Am J Ophthalmol 2005; 139(2):370-373.
180. Husain S, Munoz P, Forrest G, et al. Infections due to Scedosporium apiospermum and Scedosporium prolificans in transplant recipients: clinical characteristics and impact of antifungal agent therapy on outcome. Clin Infect Dis 2005; 40(1):89-99; Epub Dec 08, 2004.
181. Bouza E, Munoz P. Invasive infections caused by Blastoschizomyces capitatus and Scedosporium spp. Clin Microbiol Infect 2004; 10(suppl 1):76-85.
182. Munoz P, Marini M, Tornero P, Martin RP, Rodriguez-Creixems M, Bouza E. Successful outcome of Scedosporium apiospermum disseminated infection treated with voriconazole in a patient receiving corticosteroid therapy. Clin Infect Dis 2000; 31(6):1499-1501.
183. Bouza E, Munoz P, Vega L, Rodriguez-Creixems M, Berenguer J, Escudero A. Clinical resolution of Scedosporium prolificans fungemia associated with reversal of neutropenia nia following administration of granulocyte colony-stimulating factor. Clin Infect Dis 1996; 23(1):192-193.
184. Husain S, Alexander BD, Munoz P, et al. Opportunistic mycelial fungal infections in organ transplant recipients: emerging importance of non-Aspergillus mycelial fungi. Clin Infect Dis 2003; 37(2):221-229; Epub Jul 09, 2003.
185. Rodriguez M, Sifri CD, Fishman JA. Failure of low-dose atovaquone prophylaxis against Pneumocystis jiroveci infection in transplant recipients. Clin Infect Dis

2004; 38(8):e76-e78; Epub Mar 29, 2004.
186. Radisic M, Lattes R, Chapman JF, et al. Risk factors for Pneumocystis carinii pneumonia in kidney transplant recipients: a case-control study. Transpl Infect Dis 2003; 5(2):84-93.
187. Munoz P, Munoz RM, Palomo J, Rodriguez Creixems M, Munoz R, Bouza E. Pneumocystis carinii infections in heart transplant patients. Twice a week prophylaxis. Medicine (Baltimore) 1997; 76:415-422.
188. Husain S, Wagener MM, Singh N. Cryptococcus neoformans infection in organ transplant plant recipients: variables influencing clinical characteristics and outcome. Emerg Infect Dis 2001; 7(3):375-381.
189. Singh N, Lortholary 0, Alexander BD, et al. Allograft loss in renal transplant recipients with cryptococcus neoformans associated immune reconstitution syndrome. Transplantation 2005; 80(8):1131-1133.
190. Singh N, Lortholary 0, Alexander BD, et al. An immune reconstitution syndrome-like illness associated with Cryptococcus neoformans infection in organ transplant recipients. ents. Clin Infect Dis 2005; 40(12):1756-1761; Epub Apr 29, 2005.
191. Gupta RK, Khan ZU, Nampoory MR, Mikhail MM, Johny KV. Cutaneous cryptococcosis sis in a diabetic renal transplant recipient. J Med Microbiol 2004; 53(Pt 5):445-449.
192. Singh N, Rihs JD, Gayowski T, Yu VL. Cutaneous cryptococcosis mimicking bacterial cellulitis in a liver transplant recipient: case report and review in solid organ transplant recipients. Clin Transplant 1994; 8(4):365-368.
193. Basaran 0, Emiroglu R, Arikan U, Karakayali H, Haberal M. Cryptococcal necrotizing fasciitis with multiple sites of involvement in the lower extremities. Dermatol Surg 2003; 29(11):1158-1160.
194. Freifeld AG, Iwen PC, Lesiak BL, Gilroy RK, Stevens RB, Kalil AC. Histoplasmosis in solid organ transplant recipients at a large Midwestern university transplant center. Transpl Infect Dis 2005; 7(3-4):109-115.
195. Nath DS, Kandaswamy R, Gruessner R, Sutherland DE, Dunn DL, Humar A. Fungal infections in transplant recipients receiving alemtuzumab. Transplant Proc 2005; 37(2):934-936.
196. McGuinn ML, Lawrence ME, Proia L, Segreti J. Progressive disseminated histoplasmosis sis presenting as cellulitis in a renal transplant recipient. Transplant Proc 2005; 37(10):4313-4314.
197. Jha V, Sree Krishna V, Varma N, et al. Disseminated histoplasmosis 19 years after renal transplantation. Clin Nephrol 1999; 51(6):373-378.
198. Arnold SJ, Kinney MC, McCormick MS, Dummer S, Scott MA. Disseminated toxoplasmosis. mosis. Unusual presentations in the immunocompromised host. Arch Pathol Lab Med 1997; 121(8):869-873.
199. Walker M, Kublin JG, Zunt JR. Parasitic central nervous system infections in immunocompromised compromised hosts: malaria, microsporidiosis, leishmaniasis, and African trypanosomiasis. miasis. Clin Infect Dis 2006; 42(1):115-125; Epub Nov 23, 2005.
200. von Muller L, Schliep C, Storck M, et al. Severe graft rejection, increased immunosuppression, pression, and active CMV infection in renal transplantation. J Med Virol 2006; 78(3):394-399.

201. Toupance 0, Bouedjoro-Camus MC, Carquin J, et al. Cytomegalovirus-related disease and risk of acute rejection in renal transplant recipients: a cohort study with case-control control analyses. Transpl Int 2000; 13(6):413-419.
202. Heo JS, Park JW, Lee kW, et al. Post-transplantation lymphoproliferative disorder in pediatric liver transplantation. Transplant Proc 2004; 36(8):2307-2308.
203. Singh N, Gayowski T, Marino IR, Schlichtig R. Acute adrenal insufficiency in critically ill liver transplant recipients. Implications for diagnosis. Transplantation 1995; 59(12):1744-1745.
204. Hummel M, Warnecke H, Schuler S, Luding K, Hetzer R. Risk of adrenal cortex insufficiency ficiency following heart transplantation. Klin Wochenschr 1991; 69(6):269-273.
205. Bromberg JS, Alfrey EJ, Barker CF, et al. Adrenal suppression and steroid supplementation tation in renal transplant recipients. Transplantation 1991; 51(2):385-390.
206. Rodger RS, WatsonMJ, Sellars L, Wilkinson R, Ward MK, Kerr DN. Hypothalamic-pituitary-adrenocortical pituitary-adrenocortical suppression and recovery in renal transplant patients returning ing to maintenance dialysis. Q J Med 1986; 61(235):1039-1046.
207. Sever MS, Turkmen A, Yildiz A, Ecder T, Orhan Y. Fever in dialysis patients with recently rejected renal allografts. Int J Artif Organs 1998; 21(7):403-407.
208. Khan A, Ortiz J, Jacobson L, Reich D, Manzarbeitia C. Post-transplant lymphoproliferative tive disease presenting as adrenal insufficiency: case report. Exp Clin Transplant 2005; 3(1):341-344.
209. Mourad G, Rostaing L, Legendre C, Garrigue V, Thervet E, Durand D. Sequential protocols tocols using basiliximab versus antithymocyte globulins in renal-transplant patients receiving mycophenolate mofetil and steroids. Transplantation 2004; 78(4):584-590.
210. Khan SU, Salloum J, PB OD, et al. Acute pulmonary edema after lung transplantation: the pulmonary reimplantation response. Chest 1999; 116(1):187-194.
211. Singh N, Paterson DL, Gayowski T, Wagener MM, Marino IR. Predicting bacteremia and bacteremic mortality in liver transplant recipients. Liver Transpl 2000; 6(1):54-61.

10

Nosocomial Fever of Unknown Origine
院内発症の不明熱（以下 FUO）

Burke A. Cunha
Infectious Disease Division, Winthrop-University Hospital, Mineola, New York, U.S.A.

INTRODUCTION
はじめに

□遷延する発熱に対する初めの研究は Keefer らによってなされ，"遷延する原因が不明の発熱" という題名の出版物であった．それは，遷延する発熱を特徴とした感染性と非感染性の疾患に関する初の教科書であった[1]．

□FUO という言葉は，Petersdorf が 1961 年に初めて用いたもので，遷延する発熱で容易に診断できないものを指している．Petersdorf の FUO の定義は，原因不明の発熱で，持続時間が 3 週間を超え，初めの 3 週間に 38.3℃ を何度も超えるもので，1 週間の入院でも診断が付かない疾患というものであった[2〜5]．

□FUO の定義を特殊な集団に合わせて変えようとする人たちもいた．例えば，HIV 患者における FUO，院内発症の FUO，旅行者の FUO，高齢者の FUO といったものであった．Bryan はそのような患者群ごとに FUO の定義を変えるよりも，FUO の患者群の中の小集団として扱うべきであると主張した[3]．

□院内発生の FUO は，Durack と Street が 1991 年発表した論文[6]に書かれてある 4 つのサブタイプの一つである．入院患者の診断が付かない遷延する発熱というほうが院内発症の FUO と表現するより好ましいかもしれない[5,7]．

NOSOCOMIAL FUOs
院内発症の FUO

□入院中の患者が遷延する発熱を発症した場合，その原因は様々な非感染性あるいは感染性の疾患と考えられる．

□院内発症の遷延する発熱へのアプローチは発熱の程度，発熱の持続時間，発熱のパターン，発熱と脈拍の関係，局所徴候の有無などを参考にして行う．原因として，多くの一般的な非感染性の発熱が考えられる．

- ■例えば肺塞栓・肺梗塞，心筋梗塞，急性膵炎，消化管出血，点滴ラインの感染，院内感染の肺炎，副腎不全，SLEの再発，薬剤熱などである．
□非感染性の発熱は38.8℃を超えるものと超えないものに大別できる[8〜10]．
- ■入院中の非感染性の発熱患者で38.8℃を超えないものは心筋梗塞，肺塞栓，消化管出血，急性膵炎などがある．
- ■非感染性の発熱患者で38.8℃を超えるものは，副腎不全，薬剤熱である．薬剤熱は38.8℃以下の場合もあるが，41.1℃を超える場合もある[9,10]．
□ICUに入院中の患者で感染性のものは院内感染肺炎，点滴ラインの感染，Clostridium difficile下痢あるいは腸炎，術後の膿瘍である．
- ■発熱の程度，すなわち38.8℃を超えるものは感染性か非感染性かを鑑別する良い手がかりとなる．
  - ■38.8℃以上の発熱で明かな熱源が見つけられないものは，術後の患者では膿瘍を示唆する．38.8℃以上の発熱はClostridium difficile腸炎や点滴ラインの感染でも起こる．
  - ■静脈炎，単純な創部感染，カテーテル関連細菌尿，単純な蜂窩織炎では，通常38.8℃を超えることはない．
- ■極度の高体温，すなわち41.1℃以上は，実質的には感染が原因とは考えがたい．
  - ■開頭術，（神経遮断薬による）悪性症候群（neuroleptic malignant syndrome），薬剤熱などは極度の高体温を起こすことがある[10〜12]．
□院内発症のFUOの定義は，入院後に発症した，1週間検索しても原因がわからない遷延する発熱ということである．
- ■入院してから遷延する発熱が出現した場合，その疾患の原因は比較的少数であり，それでいて長期間精査の手から逃れるものである．
- ■例えば，以下のようなものがある[10,13,14]．
  - ■院内感染の心内膜炎（中心静脈ライン，埋め込まれたペースメーカー，埋め込み型除細動器など）
  - ■長期間の経鼻挿管していたことによる院内感染の副鼻腔炎
  - ■真菌血症または播種性／侵襲性真菌感染症
  - ■特に骨盤や腹部の術後膿瘍
  - ■Clostridium difficile腸炎
  - ■虚血性腸炎

【＊1訳注：虚血状態にある臓器や組織に血液再灌流が起きた際に，その臓器・組織内の微小循環において種々の毒性物質の産生が惹起され引きおこされる障害をいう．McCordにより報告された虚血・再灌流理論が最初である（N Engl J Med 1985; 312: 159）．虚血の時間と程度，臓器の種類などにより障害の程度は異なる．不完全虚血の方が障害が強い場合もある．再灌流により血管内皮細胞傷害，微小循環障害をきたし，臓器障害に進展すると考えられている．障害を引きおこす機序として，スーパーオキサイド（O2-）やハイドロキシル

- 中枢性発熱
- 開心術後の灌流後症候群*1
- 単純ヘルペス1型（HSV-1）肺炎
- 副腎不全
- 脂肪塞栓症候群
- 薬剤熱

FEVERS OF SHORT DURATION
短期間の発熱

□遷延する発熱と同時に，医師が対処しなければならないことは，感染性疾患と非感染性疾患を鑑別することである．大部分の発熱は自然に解熱する．
- 例えば，非感染性疾患には，以下のようなものがある．
  - 血液や血液製剤を点滴したことによる輸血後反応
  - 脳血管障害（大量の頭蓋内出血では発熱しない）
  - ストレスなどによる痛風発作
  - 表在性静脈炎
  - 深部静脈血栓症（DVTs）
  - SLEの急性再燃
  - 指の壊疽
  - Dressler症候群
  - 急性心筋梗塞
  - 急性消化管出血
  - 急性肺塞栓/肺梗塞
  - 急性膵炎
  - 急性副腎不全
- 非感染性の疾患は通常，症状や検査・X線と組み合わせて容易に診断がつくことが多い．
- 診断が付かない非感染性疾患で感染症と区別がつきにくいものには，以下のようなものがある．
  - SLEの再燃

ラジカル（HO・）などの活性酸素や一酸化窒素（NO）などのフリーラジカル産生による障害，各種サイトカイン・エンドセリン・アラキドン酸など各種ケミカルメディエータ産生による障害，活性化好中球と血管内皮細胞の相互作用に基づく障害などの機序が考えられている．局所だけでなく二次的に全身の主要臓器に障害をきたす（遠隔臓器障害）．とくに脳・肺・肝・腎などが標的臓器となり，多臓器不全をきたす．心筋梗塞，脳梗塞，腸間膜血管閉塞症などに対する再灌流療法後や臓器移植後にみられることが多い．】

- 急性副腎不全
- 小さな肺塞栓がシャワーのように反復して起こる場合
- 脳血管障害による発熱：塞栓・血栓が詰まった後，数日で解熱する．
- 大量ではなく，かつ長時間出血していない消化管出血：血液中の発熱を来す成分がすぐに消失するため，短期間で解熱する．
- 急性心筋梗塞：発症後の2～3日以内であり，すぐ解熱する．
- 急性膵炎による発熱：感染性仮性膵嚢胞や膿瘍がなければ数日以内に解熱する [10～12]．

■入院している状況でおこる感染症は以下のようなものがある．
- 仙骨部の褥瘡（骨髄炎は伴っていなかったり，伴っていたりする）：頻度が高い．仙骨部の褥瘡からくる微熱は診断には困らない．
- 敗血症性血栓性静脈炎：体温が 38.8℃以上になる．遷延する発熱の原因で頻度が高いものは，敗血症性血栓性静脈炎，動静脈シャント感染，中心静脈ライン感染，手技に関連した院内感染の心内膜炎である [15～18]

(Table 1)．

NOSOCOMIAL LOW-GRADE FEVERS
入院中に発症した微熱

□もっとも頻度が高い非感染性の疾患は本質的には発熱を伴わないものである．しかし，微熱を伴うことはある．通常は 37.2℃～37.7℃の範囲である．これらの疾患で，体温が 38.8℃を超えることは滅多にない．具体的疾患を以下に挙げる．

- カテーテル関連細菌尿
- 無気肺
- 脱水
- 非感染性（非 Clostridium difficile）下痢
- 単純な創部感染
- ドレーン刺入部の感染
- 腹水や胸水の感染
- 気管支炎

【＊2訳注：syndromic diagnosis と原著に記載されている．】

【＊3訳注：syndromic diagnosis に対して，etiological diagnosis という言葉がある．文字通り病因を診断するという意味である．それに対して，原著に記載されてある syndromic diagnosis は，症候群として診断を行い，治療をすることである．例えば，性行為感染症で，その病因，すなわち病原体を診断するのが etiological diagnosis である．しかし，発展途上国では，そのような技術がなく病原体を同定することが困難なことが多い．

TABLE 1 Causes of Acute Nosocomial Fevers

Noninfectious causes	Infectious causes
Acute myocardial infarction	Nosocomial pneumonia
Acute pulmonary embolus/infarction	IV central line infections
Acute gastrointestinal bleed	Septic thrombophlebitis
Transfusion reactions	
Dressler's syndrome	
SLE flare	
Acute gout flare	
CVA/massive intracranial bleed	

Abbreviations: CVA, cerebrovascular accident; IV, intravenous; SLE, systemic lupus erythematosus.

TABLE 2 Causes of Prolonged Low-Grade Nosocomial Fevers

Noninfectious causes	Infectious causes
Atelectasis	Tracheobronchitis
Dehydration	Wound infections
Pleural effusion	Sacral decubitus ulcers (grade III/IV/ chronic osteomyelitis)
Ascites	
Dry (ischemic) gangrene	
Noninfectious diarrhea (non-Clostridium difficile)	
Phlebitis	
Deep vein thrombosis	

□非感染症であれ,感染症であれ,ある程度の白血球増多症を伴っている.
　■臨床的に感染症に対して最初にアプローチする場合は,症候群に対して診断[*2]と治療を行うのと同様のことなので[*3],様々な症状・徴候を正確に関連付けていくことがまず大切である.
　■上述した非感染性の疾患の存在のために,発熱と白血球増多症があればそれら非感染性疾患が原因であると医師を間違った方向に導いてしまう危険性がある.
　■患者の発熱の原因は,特に発熱が38.8℃以上であれば前述した非感染性疾患とは別の疾患を考慮すべきである[9〜11] **(Table 2)**.

そのため,それらの症状・徴候,すなわち症候群をまとめて扱い,それらの症候群を起こす大部分の原因菌をカバーする抗生剤を投与して治療することを syndromic diagnosis and management と呼ぶ.例えば,異常な尿道分泌物があれば,その段階で想定される性行為感染症の大部分の原因菌は想定されるので,それに対する抗生剤を投与するのである.参考文献: Essential Medicines and Health Products Information Portal A World Health Organization resource http://apps.who.int/medicinedocs/en/d/Jh2942e/2.4.html】

FEVER OF UNKNOWN ORIGIN IN THE INTENSIVE CARE UNIT
ICU 入室中の患者の FUO

☐ICU 入室中に FUO が生じる場合，その原因は，比較的限定された疾患である．急性の発熱と同様に，FUO を起こしている原因は感染性のものと非感染性のものが混合している．

☐確定診断できずに，FUO の定義を満たしてしまう疾患として以下のものが多い[*4]．

- ■開心術後のコレステロール塞栓症候群
- ■開心術後に伴う CMV による "post perfusion syndrome"
- ■胸骨骨髄炎
- ■縦隔炎
- ■院内発症肺炎
- ■オピオイド誘発性副腎不全

Post perfusion syndrome
灌流後症候群

☐CMV による post perfusion syndrome は通常，術後数週間で発症する．体温も FUO の定義を満たすくらい高く，そして長く続く．post perfusion syndrome は，以前は "術後 40 日目の発熱：40-day post operative fever" と呼ばれていたものである．理由は，開心術に伴って輸血を頻回に受けたことを介して宿主である患者に CMV が感染し，CMV の潜伏期間が長いために遅れて発症するものと考えられていたからである．

☐CMV に感染するリスクは，開心術中に投与する輸血の単位数と関係する．post perfusion syndrome の患者は，開心術後に CMV による伝染性単核球症様の症状を呈する．

☐診断の手がかりは，白血球減少症，血小板減少症，または末梢血スメアで異型リンパ球が観察されることである．血清トランスアミナーゼは軽度に上昇する．非手術的に罹った CMV 伝染性単核球症と異なり，手術により罹った場合は咽頭痛や末梢リンパ節腫大がない[9, 10, 19]．

☐post perfusion syndrome は Dressler 症候群（心膜切開後症候群）と鑑別しなければならない．

 ■Dressler 症候群は，post perfusion syndrome と対照的に，心筋梗塞や

【*4 訳注：また ICU 入室中（あるいは術後）にはオピオイドが投与される事が多い．オピオイド投与によふ副腎不全が報告されている（投与期間は 1 日から 3 ヶ月以上まで，様々）（参考文献 J Clin Endoclinolo Metabo 2000; 85:2215-22 及び J Intern Med 2005;

開心術後約2週間で発症してくる.
- Dressler症候群は非感染性疾患であり,自己免疫反応によるものである.たとえば,splinter hemorrhage(線状出血),Roth斑,肩の痛み,赤沈の亢進などの自己免疫を示唆する症状を伴う.
- Dressler症候群は,post perfusion syndromeのような,異型リンパ球や血清トランスアミナーゼ上昇,白血球減少症,リンパ球減少症,血小板減少症はDressler症候群の徴候ではない.

Cholesterol Emboli Syndrome
コレステロール塞栓症候群

☐ コレステロール塞栓症候群は,開心術時に心肺バイパスを行うために大血管をクランプして,それにより,大血管に付着していたコレステロール結晶が大循環に流れて塞栓を起こすものである.

☐ 多彩な臓器症状が出現し,臓器不全も発症する.
- 中枢神経,腎臓,膵臓,四肢,まれに冠動脈にも塞栓を起こす.
- 臨床症状としては,下肢の網状皮斑,発熱,末梢血に好酸球増多症などが見られる.

☐ 開心術後に多彩な説明のつかない多臓器不全がおこり,発熱,好酸球増多症,網状皮斑が生じるというタイミングで臨床的に診断が付けられる[10, 20].

Invasive/Disseminated Fungal Infections
侵襲的/播種性真菌感染症

☐ ICU入室中の患者は色々な理由からステロイドを投与されている.ICUやCritical Care Unit(CCU)に入室している期間が長くなり,その間,ステロイドを投与し続けると,侵襲的あるいは播種性真菌感染症がおこる可能性が高まる.

☐ 侵襲的あるいは播種性真菌感染症の発症の危険因子として,広域抗菌薬の投与,ステロイドの投与,大手術を受けたことが挙げられる.
- もし患者に対して,広域抗菌薬やステロイドを使用していて,説明の付かないスパイク状の発熱が出現してきたら,侵襲的/播種性真菌感染症を考慮すべきである.
- カンジダ血症の患者は通常血液培養陽性で診断することができる.
- 侵襲性アスペルギルス症は,通常血液培養が陽性にならない.診断は冒された臓器の生検で行う.生検で,組織や血管にアスペルギルスや他の真菌が確認される.治療は組織生検やその培養結果に基づいて行われる.

257: 478-80).低血糖・低血圧・電解質異常・発熱をきたした場合,オピオイド誘発性の副腎不全も考慮した方が良い.】

Nosocominal Sinusitis
院内発症の副鼻腔炎

☐院内発症の副鼻腔炎は長期間の経鼻気管内挿管の結果として、まれに発症する．そのような患者では副鼻腔炎を示唆するような臨床症状を示さない．そのため説明の付かない発熱となる．院内発症の副鼻腔炎は、長期間の経鼻気管内挿管をしている患者の場合、除外診断となる．

☐診断を確定するにはCTやMRIで副鼻腔炎が発症していることを示せば良い．治療は経鼻気管内挿管チューブを抜去することである．それがドレナージとなって治癒する[21]．

Intra-abdominal or Pelvic Abscesses
腹腔内または骨盤内膿瘍

☐腹腔内あるいは骨盤内膿瘍はあらゆる外科的手技や消化管穿孔の結果生じる．先行して行われた外科的手技や、その他の指標によって、腹腔内あるいは骨盤内膿瘍の可能性が高まる．

☐indiumまたはgalliumスキャンは術後の変化と膿瘍を区別できないので診断には役立たない．

☐最も良いのは、腹腔内あるいは骨盤内のCTやMRIで、術後の腹腔内あるいは骨盤内膿瘍を除外できる．

☐治療は大腸菌やBacteroides fragilisをカバーする抗菌薬投与と、外科的ドレナージである[9, 11, 18, 22]．

Arteriovenous Shunt Infections
動静脈シャント感染

☐シャント感染、特に末梢のシャントや血液透析用のカテーテル感染は、もし思いつかなければ診断が難しい．

☐カテーテルの穿入部やグラフトの感染は必ずしも圧痛や発赤を伴わない．

☐潜在的グラフト感染の唯一の手がかりは、間欠的に、かつコンスタントに血液培養が陽性になること、そしてそれが遷延し、他に発熱の原因がない場合である．

☐indiumまたはgalliumスキャンでグラフト部分や透析カテーテル部分に取り

【＊5訳注：腕から挿入する中心静脈カテーテルのこと．他の中心静脈カテーテルと比較して、腕から比較的簡単に挿入でき、挿入後の感染などのリスクも少ないのが特徴．】

【＊6訳注：この項における大前提として、原著の著者は、本文中で、Clostridium difficile diarrhea（Clostridium difficileによる下痢）という用語とClostridium difficile colitis（Clostridium difficile腸炎）という用語を使い分けている．文脈からClostridium difficile diarrheaは通常のClostridium difficile associated diarrhea（CDAD）を意味し、Clostridium difficile collitisは偽膜性大腸炎を指しているとして読むと脈絡が付く．以下の訳文では、原著著者の表現を優先して訳出する．】

【＊7訳注：これについての理由は原著に記載されていない．ただ、ある論文には逆の事が記載されている．すなわち、経管栄養によるelemental diet（成分栄養剤）はC. difficile

込みが多いことから診断できる[12, 23]．

Infected Implanted Pacemakers/Defibrillators
埋め込み型ペースメーカーまたは除細動器の感染
☐ ICU 入室中の患者では植え込み型除細動器やペースメーカーが体に入っていることがある．持続的な，他にどうしても説明がつかない発熱の場合，装置の感染を疑わざるを得ない．
☐ indium または gallium スキャンでペースメーカーワイヤー，ジェネレーターまたはそれが入っているポケットに集積が見られることで診断する．
☐ 治癒させるには，通常，ペースメーカーワイヤー，除細動器の除去が必要となる[24]．

Nosocominal Endocarditis
院内発症の心内膜炎
☐ 院内発症の心内膜炎は中心静脈ライン（Periphrally Inserted Central Catheter: PICC[*5]や短期間の中心静脈ライン）や Swan-Ganz カテーテル留置が原因で起こることが多い．
☐ 血液培養が陽性で，心エコーで疣贅を確認することで診断する．
☐ 治療は静脈に入っている上記デバイスやラインを除去することである．そして，適切な抗菌薬を投与する．

Clostridium difficile Collitis
Clostridium difficile による偽膜性腸炎[*6]
☐ 院内発症の下痢は感染性のものと，非感染性のものがある．
☐ 院内発症の非感染性下痢で頻度が高いのは，過度な経腸栄養，薬剤により患者の腸内細菌叢が変化すること，または薬剤による腸管蠕動亢進である．
☐ もし院内発症の下痢が感染性であったら，それは大体 C. difficile によるものである．経腸栄養を受けている患者はある程度 C. difficile による下痢から守られている[*7]．経腸栄養による下痢は，時間あたりの注入量を減少させることや，または別の製剤に変更することで改善されるであろう．

感染を促進するというのである．その理由として，成分栄養剤を胃瘻や NG tube などから注入する事で C. difficile の spore が感染する可能性がある事，成分栄養剤は全て小腸内で吸収され，大腸まで届かないため，C. difficile の発育を阻害する善玉の腸内細菌が大腸内で発育しなくなり，C. difficile が発育しやすい環境が整えられるためであるという．（参考文献：Tube feeding, the microbiota, and Clostridium difficile infection Stephen JD O'Keefe World J Gastroenterol. 2010 Jan 14; 16(2): 139-142）．成分栄養により完全な栄養補給が可能であると証明されたのは，1979 年 Kaminski らによる研究である（参考文献：食事療法，栄養補給の方法 臨床栄養学Ⅰ p50 第一出版社）．本書が出版された 2007 年には半消化態栄養剤が主流であり，成分栄養剤にまで成分栄養が届いていた時期である．半消化態栄養剤のため，大腸内の細菌叢も十分に栄養が行き届き，そのため C. difficile の発育を阻害する善玉の腸内細菌が大腸内で発育しており，その結果，本書のような記述となったと推測する．】

- □ C. difficile による下痢は癌化学療法薬，またはある一定の種類の抗菌薬への曝露で生じる．
  - ■ 抗菌薬の中には C. difficile による下痢を起こす可能性が低い種類のものもある．
    - ■ 最も C. difficile による下痢を起こしやすいものは clindamycin，βラクタム系抗菌薬である．
    - ■ キノロン系は C. difficile による下痢を起こす頻度が低い．
    - ■ Daptomycin, linezolid, quinupristin/dalfopristin, ポリミキシン B, aztreonam, カルバペネム, アミノグリコシド, サルファ剤, ドキシサイクリンは C. difficile による下痢をまれにしかおこさない．
  - ■ C. difficile 腸炎の予兆として，突然白血球数が増加する（25000〜50000/mm^3），発熱（38.8℃以上），新たに発症した腹痛，あるいは突然下痢が止まるなどである．
  - ■ 対照的に，単純性の C. difficile による下痢の場合，体温は 38.8℃以下である．
  - ■ C. difficile による腸炎の診断は腹部 CT，MRI，または直腸鏡である．
  - ■ まれに，C. difficile 腸炎は先行する C. difficile による下痢を伴わずに発症することがある．そのような例は院内発症の FUO となる．
  - ■ C. difficile 腸炎の治療はメトロニダゾールである．経口のバンコマイシンを同時投与しても利点はない．重篤な症例では，部分的あるいは全大腸切除が必要となる場合もある [11, 25]．

Central Fever
中枢性の発熱

□ 中枢性の発熱は，脳外科的な手術や中枢神経の外傷の患者におこる．脳神経外科領域に詳しくない医師は中枢性発熱の臨床的特徴に慣れていないので，診断できない．

□ 中枢性発熱の診断は中枢性発熱を来すような疾患，例えば脳出血，外傷，肉芽腫，腫瘍，などがあることで行う．

□ 中枢性発熱の特徴は，高熱で，それがあまり上下変動せず，比較的徐脈を呈することである．中枢性発熱は解熱薬があまり効かない．

□ 中枢性発熱を疑う手がかりとしては，患者が汗をかかないことである．

□ 中枢性発熱の診断には，脳脊髄液の検査（通常細胞数増加と赤血球の出現が見られる．グラム染色や培養で菌が生えてこない．）を行う．

□ 治療は支持療法である [8, 11, 12]．

Drug Fever
薬剤熱

□薬剤熱は投薬に対する過敏反応の一つの症状である．薬疹は過敏反応で，発熱と皮疹を伴う．発熱と皮疹がそろっていれば，薬剤熱の診断は困難ではない．しかし皮疹がないと，薬剤熱の診断は，とたんに難しいものになる．

□ICU入室中の患者は多臓器系統の疾患を持っているので，複数の侵襲的手技（手術あるいは内科的な手技など）がなされており，たくさんの投薬もなされている．そのため，患者の遷延する発熱の原因が特定の薬剤であることは見逃されやすい．

□ほとんどの薬剤は過敏反応を起こす可能性があり，発熱の原因として考慮に入れなければならない．ICU入室中の患者の薬剤熱のほとんどは，抗菌薬以外のよくある処方から発症している．

- ICU入室状態でよくある薬剤熱の原因薬剤として，抗不整脈薬，抗痙攣薬，疼痛緩和のための薬剤，β遮断薬，カルシウム拮抗薬，ACE阻害薬，サルファ薬を含有した緩下薬などがある．
- 抗菌薬の中で，薬剤熱を起こしやすいのは，サルファ薬を含有した抗菌薬，例えばTMP-SMX，βラクタムなどが抗菌薬である．
- しかし，ステロイド，ビタミン薬，ジギタリスなどは薬剤熱を起こさない．

□重要なこととして，ある特定の抗菌薬は，仮にあるとしても，まれにしか薬剤熱を起こし得ない．具体例として，以下のものが挙げられる．

- キノロン系
- モノバクタム系
- カルバペネム系
- アミノグリコシド系
- テトラシクリン系
- マクロライド系
- TMP/SMX
- Daptomycin
- Linezolid
- quinupristin/dalfopristin
- 抗真菌薬
- ポリミキシンB

□薬剤熱の診断は除外診断である．
- 薬剤熱では血液培養は陰性である．

- ■感作された薬剤があっても，患者は必ずしもアトピーやアレルギーの病歴を持っていない．
- ■白血球数は増多し，左方移動していて，感染症を思わせるものである．
- ■血清トランスアミナーゼは一過性に軽度に上昇することがあるが，そのようなわずかな変化は見逃される可能性がある．
- ■好酸球増多症は末梢血で一般的によく見られるが，しかし薬剤性好酸球増多症はあまり見られない．
- ■比較的徐脈は通常，薬剤熱で観察されることがあり，診断の手がかりとなる．

□ICU入室中の患者でβ遮断薬を使用していないのにもかかわらず，比較的徐脈がある患者では薬剤熱の可能性が出てくる．
- ■比較的徐脈が起こる他の疾患として，腫瘍，中枢性発熱，様々な感染症がある．
- ■比較的徐脈はβ遮断薬を使用している発熱患者でも見られる（ジギタリス製薬，ACE阻害薬，またはカルシウム拮抗薬では見られない）．

□いくつもの投薬内容の中から，薬剤熱の被疑薬を見つけ出すのは困難なことが多い．
- ■最も可能性が高い薬を1剤，または複数休薬してみる．そしてそれらがもし原因であれば，72時間以内に解熱するであろう．
- ■もし，臨床的に実現可能であれば，全ての，生命に関わらない薬を休薬して，患者を72時間観察する．
- ■患者は薬剤熱と同時に感染症にも罹患している可能性がある．もしその患者が投薬されている薬に抗菌薬が含まれているとする．その場合，同じスペクトラムで，同じような薬物動態を示すアレルギー反応を起こしそうにない薬剤を代用する．
    - ■例えば，βラクタム系の代わりにカルバペネム系を使用するなどの方法がある．
- ■薬剤熱の患者は発熱の割に比較的元気である．
- ■薬剤熱は通常38.8〜40℃の範囲であるが，41.1℃を超えることもある．
- ■薬剤熱の診断を最も困難にしている要因は薬剤熱を鑑別診断に入れないことである．2番目の原因は，注意深く，抗菌薬以外の，その患者の投薬リストを調べないことにある．抗菌薬ではない薬剤は最も薬剤熱を起こす頻度が高いのである[12〜14] **(Table 3)**．

TABLE 3 Causes of Nosocomial FUO

Noninfectious causes	Infectious causes
Relative adrenal insufficiency	Endocarditis (2° to central IV lines,
Central fever	Swan Ganz catheters, etc.)
	Infected pacemaker/defibrillator
Post craniotomy	Invasive/disseminated fungal infections
(postperfusion syndrome)	Clostridium difficile colitis
Drug fever	Postoperative intraabdominal/pelvic abscess
	Postoperative heart surgery
	(postperfusion syndrome 2° to CMV)
	Cholesterol emboli syndrome
	AV shunt infections
	Nosocomial sinusitis

Abbreviations: AV, arteriovenous; CMV, cytomegalovirus; FUO, fever of unknown origin; IV, intravenous.

REFERENCES

1. Keefer CS, Leard SE. Prolonged and Perplexing Fevers. Boston, MA: Little Brown and Co, 1955.
2. Petersdorf RO, Beeson PB. Fever of unexplained origin: report on 100 cases. Medicine (Baltimore) 1961; 40:1-30.
3. Bryan CS. Fever of unknown origin. Arch Intern Med 2003; 163:1003-1004.
4. Vanderschueren S, Knockaert D, Adrienssens T, et al. From prolonged febrile illness to fever of unkown origin: the challenge continues. Arch Intern Med 2003; 163:1033-1041.
5. Cunha BA. Fever of unknown origin. In: Gorbach SL, Bartlett JB, Blacklow NR, eds. Infectious Diseases in Medicine and Surgery, 3rd ed. Philadelphia: W. B. Saunders, 2004:1568-1577.
6. Durack DT, Street AC. Fever of unknown origin—reexamined and redefined. Curr Clin Top Infect Dis 1991; 11:35-51.
7. Arbo MJ, Fine MJ, Hanusa BH, et al. Fever of nosocomial origin: etiology, risk factors, and outcomes. Am J Med 1993; 95:505-512.
8. Gabbay DS, Cunha BA. Pseudosepsis secondary to bilateral adrenal hemorrhage. Heart Lung 1998; 27:348-351.
9. Vincent J-L. Nosocomial infections in adult intensive-care units. Lancet 2003; 361: 2068-2077.
10. Cunha BA. Fever in the intensive care unit. Intensive Care Med 1999; 25:648-651.
11. Cunha BA. Fever in the critical care unit. In: Cunha BA, ed. Infectious Diseases in Critical Care Medicine, 2nd ed. New York: Informa; 2007; 41-72.
12. Cunha BA. The clinical significance of fever patterns. Infect Dis Clin North Am 1996; 10:33-44.

13. Mackowiak PA, LeMaistre CF. Drug fever: a critical appraisal of conventional concepts. Ann Intern Med 1987; 106:728-733.
14. Johnson DH, Cunha BA. Drug fever. Infect Dis Clin North Am 1996; 10:85-92.
15. Legras A, Malvy D, Quinioux AI, et al. Nosocomial infections: prospective survey of incidence in five French intensive care units. Intensive Care Med 1998; 24:1040-1046.
16. Richards MJ, Edwards JR, Culver DH, Gaynes RP. Nosocomial infections in combined medical-surgical intensive care units inthe United States. Infect ControlHosp Epidemiol 2000; 2110-2115.
17. Cunha BA. Clinical approach to fever. In: Gorbach SL, Bartlett JB, Blacklow NR, eds. Infectious Diseases in Medicine and Surgery, 3rd ed. Philadelphia: W. B. Saunders, 2004:54-63.
18. Papia G, McLellan BA, El Helou P, et al. Infection in hospitalized trauma patients: incidence, risk factors, and complications. J Trauma 1999; 47:923-927.
19. Cunha BA. Postoperative fever in the post-open heart surgical patient. Infect Dis Pract 1997; 21:47-48.
20. Lazar J, Marzo KM, Bonoan JT, Cunha BA. Cholesterol emboli syndrome following cardiac catheterization. Heart Lung 2002; 42:452-454.
21. George DL, Falk PS, Umberto MG, et al. Nosocomial sinusitis in patients in the medical intensive care unit: a prospective epidemiological study. Clin Infect Dis 1998; 27: 463-470.
22. Donowitz LG, Wenzel RP, Hoyt JW. High risk of hospital-acquired infection in the ICU patient. Crit Care Med 1982; 10:355-357.
23. Minnaganti V, Cunha BA. Infections associated with uremia and dialysis. Infect Dis Clin North Am 2001; 16:385-406.
24. Cunha BA. Nosocomial diarrhea. Crit Care Clin 1998; 14:329-338.

11 Fever of Unknown Origin in Older Pearsons
高齢者のFUO

Dean C. Norman
UCLA Geffen School of Medicine and VA Greater Los Angeles Healthcare System, Los Angeles, California, U.S.A.

Megan Bernadette Wong
VA Greater Los Angeles Healthcare System, Los Angeles, California, U.S.A.

OVERVIEW
概説[*1]

□高齢者の感染症は，非定型的な発症様式をとり，典的的な形をとらない．

□感染症がそのように認識しがたい形で発症することは，高齢者という身体的に脆弱な集団にとって重要なことである．高齢者は感染症に罹りやすい．そして若い年齢層より罹患率も死亡率も高い．

□高齢者において，感染症の罹患率が高く，死亡率も高いことは複数の原因が絡んでいる．

- ■それには，加齢による生物学的な機能の減退がある．例えば，腎機能低下，肝機能低下などがあり，それによって薬剤の薬物動態や薬力学が変化する．そのため，患者が罹患している元々の感染症以外の疾患の存在があるとすれば，宿主の防御機能が更に低下する．その結果，感染症が通常の発症のしかたではなくなってしまう．
- ■高齢者は1つ以上の慢性疾患を抱えていることが多く，その結果，宿主の防御機能に影響を与えるような複数の薬剤を服用している．そのため薬の副作用発現率が増加する．それには，例えば，薬剤熱も含まれる．
- ■高齢者における非典型的な感染症の発症様式のため，診断が遅延し，既に加齢や慢性疾患により易感染性になっている患者に経験的な抗菌薬の投与開始を遅らせる結果となる．

□感染症に罹患していることの臨床的に最も重要な手がかりは，発熱である．
- ■この感染症の基本的な徴候は，感染症に罹患している高齢者の1/3では微熱でしかない，あるいは平熱である．

【[*1]訳注：高齢者の発熱の定義が，非高齢者と異なる事に注目して下さい．】

- ■ 逆に，発熱，そして白血球増多症が高齢者で見られれば，若い年齢層の患者よりも，重篤な細菌あるいはウイルス感染症がある可能性がより高い[1,2]．
- □ FUO は高齢者でも発症するが，その原因が，非高齢者と有意に異なる．
  - ■ 高齢者における FUO の発症率や有病率を特定することは困難である．しかし，入院患者における FUO の有病率は 2.9％と推定されている[3]．
  - ■ 1 つの前向き研究で，FUO になっている 167 人の患者を対象にした論文があるが，28％の症例が 65 歳以上で発症しているという[4]．この年齢層で積極的に FUO の原因を調べることが重要である理由は，かなりの確率で治療可能であるからである．
  - ■ 伝統的な FUO の定義は 38.3℃以上の発熱が最低 3 週間以上何回か起こっているというもので，入院して 1 週間集中的に精査しても原因が突きとめられないものを指す．診断的検査や手技が外来でも行いやすいものであるため，定義の最後の部分は 1 週間の外来または入院での集中的な精査，というふうに一般化してもよい．
    - ■ しかし，この定義は高齢者には当てはまらない．なぜなら，高齢者では，感染症に罹患していても，発熱が微熱であったり，無熱であったりするからである[5]．
      - ※ これは，上記の論文ように，感染症に罹患した高齢者の約 20～30％が微熱あるいは無熱であると示されていることからもわかる[5〜7]．
    - ■ 菌血症[8,9]，心内膜炎[10〜12]，肺炎[13〜16]，結核症[17]，髄膜炎[18]について調べた論文で，感染症のある高齢者は若い患者よりも，発熱という生体の反応が鈍っていることが判明している．
    - ■ これらの研究に加えて，Castle らの行った注意深い研究[19,20]では，高齢者の発熱は，口腔粘膜あるいは鼓膜において 37.3℃以上，直腸体温で 37.5℃以上が持続している場合で発熱と定義するものであった[5]．また，患者毎の平時の体温より 1.3℃高くなれば，発熱と考えるものであった．
- □ まとめると，上記のように，高齢者の FUO の定義は，高齢者の発熱の特性を考慮に入れて，従来の定義にある，38.3℃以上を発熱とするのではなく，口腔内あるいは鼓膜の体温が 37.2℃以上，直腸温が 37.5℃以上を発熱とするべきである．体温の変化とともに，機能的状態にも変化が現れた場合には，さらに感染症が存在している可能性が高まる．
- □ 初めに言及したように，高齢者の FUO は若い人の FUO とは原因において異なるのである．
  - ■ その理由は，高齢者の FUO では確定診断がつく確率が若い人より高いためである（80％以上）[21〜23]．**Table 1** にこの比較データを要約してある．そしてその結果は，原因が治療可能なものが多いため，積極的に精査していくという方針を推進するものである．

TABLE 1 Etiology of Fever of Unknown Origin in the Elderly vs. Younger Patients

	Elderly[a] n (%)	Young[a] n (%)	Recent studies (all adult ages) n (%)
Total patients	204	152	200[b]
Infections	72 (35)	33 (21)	54 (25)
Viral	1 (.05)	8 (5)	7 (3)
TB	20 (10)	4 (3)	4 (2)
Abscess	25 (12)	6 (4)	6 (3)
Endocarditis	14 (7)	2 (1)	5 (2)
Other	12 (6)	13 (9)	32 (15)
Noninfectious inflammatory			
Diseases	57 (28)[c]	27 (17)[c]	52 (24)
Neoplasms	38 (19)	8 (5)	31 (14)
Miscellaneous	17 (8)	39 (26)	17 (8)
No diagnosis	18 (9)	45 (29)	66 (30)

[a] Adapted from the comparative study in Ref. 23 and includes subjects from the 1970s to the 1980s.
[b] Adapted from Refs. 4 and 25 and includes cases from the late 1980s to the early 1990s.
[c] In descending order of frequency (23): Temporal arteritis, polymyalgia rheumatica, Wegener's granulomatosis, periarteritis nodosa, rheumatoid arthritis, and sarcoidosis.
Abbreviation: TB, tuberculosis.

□高齢者のFUOは，多くの場合，頻度が高い疾患であるにもかかわらず，非典型的な発症の仕方をする[24]．
□若い患者で観察されるのと同じような頻度で，高齢者でも感染症が最も原因として多く，症例の25～35%を占める．
　■感染症の原因にも違いがある．
　　■高齢者では若年者より結核症が原因のことが非常に多い．
　　■結核は，心内膜炎と同じように，診断が困難な発症のしかたをする．
　■結核症はFUOの原因として若年者より高齢者で頻度が高い．
　　■高齢者と若年者のFUOについて調べた最近の研究[25]では，高齢者の感染症の50%が結核であるという．
　　■さらに最近の台湾での調査で，94人のFUO患者を対象にして調べ，全体の23%が結核症であった．そして，高齢者のFUOでその頻度が高かったという[26]．
　　■結核症と高齢者を比較した前向き研究では，発熱，喀血，咳，5TU*2 PPDへの陽性率などが若年者より頻度が低かったという．
　　■しかし播種性の結核の頻度は高かった[17]．
　■高齢者の心内膜炎は，若年者と比較して，あまり重篤な臨床症状を呈しない（例：微熱あるいは無熱）．

【＊2訳注：TUとはツベルクリン検査液濃度のこと．国際ツベルクリン単位（tuberculin unit：TU）．1 TUは国際標準精製ツベルクリン（PPD－S）の0.02mcgを含む．日本では2.5TUが採用されている．】

- そして漠然とした非特異的な全身症状，例えば嗜眠傾向，全身倦怠感，食欲不振，体重減少などを呈する．
  - 経食道エコー（TEE）は診断を早め，感染性心内膜炎における高齢者と若年者の臨床症状における違いによる診断の遅れを短くしてくれる[11, 12]．
  - 高齢者のFUOで明らかに心雑音があれば，心内膜炎の存在を疑う．
- 心内膜炎と同様に，腹腔内感染も非特異的な症状を呈する．
  - たとえ軽微な症状で，身体所見も明らかなものがなくても（例えば，軽度の圧痛や腹部膨満感しかない等），腹腔内感染症を疑うべきである[27, 28]．
- 高齢者でもHIV感染は起こる．
  - そのため，FUOの原因が他に考えられなければ，HIV感染も考える必要がある．
  - 性的活動の病歴聴取も診断の手がかりになるかもしれない．

□ 非感染性の炎症性疾患，例えば側頭動脈炎，関節リウマチ，リウマチ性多発筋痛症などもFUOの原因として感染症に次いで2番目の原因である．
  - 非感染性の炎症性疾患は高齢者のFUOの原因の25～31%を占める[29]．
  - 新しく生じた，局所的頭痛，側頭動脈の異常（脈拍の減少，圧痛，あるいは結節），赤沈（Westergren Sedimentation Rateともいう）の亢進（特に50mm/時以上），CRPの高値，などは診断の手がかりとなり，確定診断のため，迅速に側頭動脈の生検が必要となる．

□ 最後に，悪性腫瘍が挙げられる．
  - 通常は血液の悪性腫瘍が多く，高齢者のFUOの12～23%を占める[21, 23]．
  - 急速に体重が減少するなどが，悪性腫瘍の存在を示唆するが，
  - 高齢者ではうつ病，認知症，あらゆる全身性疾患，薬の副作用などでも体重が減少する事にも配慮する．

CLINICAL FEATURES
臨床的特徴

□ 高齢者では徹底した病歴聴取と身体所見がFUOの原因精査のためには非常に重要である．そしてそれらの情報から注意深く診断の手がかりを明らかにしなければならない．病歴の情報は患者から聴取しなければならないが，例え患者の認知能が正常であっても，適宜，患者をケアしている人や家族から，患者から直接得た情報を確認し，補足する必要がある．
  - 職業的な曝露歴，ペット，旅行歴，家族歴，過去の内科的疾患，なども徹底的に調べる必要がある．

- 診療記録も注意深く見直し，また，患者が服用している全ての薬物（店頭で購入した薬やハーブ系サプリメントも含む）を持参してもらうことも大切である．
- 高齢者では服薬に関して，きちんと服薬していない場合が多いため，一つ一つの薬剤について，実際にどれくらいの量を服用していたのか，服用の頻度，などを確認する作業が必要である．
- 患者にアルコールや麻薬の使用，性的活動などを質問する必要がある．勃起不全の治療薬の使用が広まっており，それと性的活動が結びついて，病歴の重要な部分となることがある．
- また埋め込まれた装置（人工弁など）についても聴取しなければならない．
- 身体所見は高齢者では特に重要である．特に神経所見と，認識能力をMini-Mental-State-Examination（MMSE）や，それに相当するテストで評価しておかなければならない[*3]．
    - 側頭動脈の腫脹を確認し，触診して，肥厚・圧痛・結節の有無を確認する．
    - 高齢者では口腔内や咽頭に特に注意を払わなくてはならない．特に，歯や副鼻腔に圧痛がないかを確認する．
    - 腹部は注意深く触診する．理由は，以前にも述べたように，高齢者における腹腔内感染，例えば胆道感染，憩室炎，腹腔内膿瘍などが非特異的症状で出現し，症状が鈍くなっているからである[27, 28]．
    - 男性患者では直腸診を行い，前立腺が沼のように浸潤している感じがするか，圧痛があるか，結節があるかなどを確認する．
    - 全ての動くことができない患者の発熱では，皮膚を注意深くみて，感染した褥瘡がないかを確認する．
    - 肥満した患者において小さな仙骨部の褥瘡を見つけることは困難で，患者の体位を変換して，同部を注意深く観察する．
    - 主治医は他人の報告に頼らず，自分で皮膚の潰瘍化を確認する．
    - 更に下肢を観察してDVTの徴候がないかを見る．
    - 肩甲帯の筋肉を診察し，圧痛がないか，肩を動かすと痛みが伴うかをみて，側頭動脈炎によく合併するリウマチ性多発筋痛症を示唆する所見がないかを見る．
    - 最後に，身体所見は時間の経過と共に新たな所見が出現する可能性があり，一定の間隔で反復する[30]．

【*3 訳注：本来の認知機能は被検者が健常状態の時にテストしておかなければならない．例えば，訳者が高熱を出しているとき，MMSEをやれと言われても，もうろうとしてまともな解答ができないだろう．それと同じで，健康な時に認知能力を測定しないと意味がない．】

□ FUO を生じ得る薬剤の種類は広範囲にわたり，高齢者では，あらゆる薬剤や，薬剤の組み合わせで FUO が起こりえると思っておいたほうがよい．
□ 肺塞栓もまた FUO の原因であり，特に体を動かせない高齢者では考慮しなくてはならない．もし，患者が胸痛を訴えていたら肺塞栓を疑うべきである．
□ 甲状腺機能亢進症はめったに FUO を起こさない．そして高齢者と若年者とでは発症のしかたが異なる．高齢者では甲状腺機能亢進症は非定型的に体重減少，うつ病，または"何となく調子が悪い"というような形で発症する．

DIAGNOSTICS
診断

□ FUO の患者はすでに詳細に検査を受けている．その中には基本的血液検査や画像検査が含まれている．更に付け加える検査は，隠れた，見いだしにくい診断の手がかりによって変わってくる．
□ しかし，全く手がかり（例えば，甲状腺機能検査，赤沈，CRP，反復して行われた血液培養など）がなければ，次は腹部超音波で精査するのが妥当である．それで何もわからなければ，胸腹部 CT を行う．
□ もし，診断の手がかりが感染性心内膜炎を示唆するか，他の検査をやり尽くしたが手がかりが得られないならば，経胸壁心エコーと，それに続くTEE を行う．高齢者では心雑音が聴取される頻度が高く，その原因は加齢による大動脈弁の硬化によると考えられている．
□ 必要でない薬剤は中止して，必要な薬剤は一つずつ中止していく．もし，ある薬剤が原因であれば，それを中止すれば2日以内で解熱する[31]．
□ 最後に，ある研究で，潜在的な診断の手がかりが得られた場合には，何らかの核医学的なスキャンによって炎症の部位を特定する事が推奨されている[32]．
　■ ある最近の FUO の研究によると，FUO の原因は19人中12人で同定されていた（67％）．その研究によると，Indium 111 付きの顆粒球シンチは fluorine-18 fluorodeoxyglucose（FDG）positron emisision tomography（PET）より優れているという．その理由は FDG-PET は偽陽性率が高いからである[33]．
□ 肝生検や骨髄生検は肝機能異常がある時や，スキャンなどの画像で異常があるとき，血液成分の減少があるときなど，肝臓や骨髄に原因があるときに考慮する．

THERAPY
治療

□抗菌薬を試験的に投与することはまれにしか適応とならない．
□しかし，今後全身状態が悪化することが予測される場合には適応となる．
- ■側頭動脈炎が強く示唆されて，失明などの血管炎症状が起こる可能性があるときは，側頭動脈生検に先立って，ステロイドを投与する．
- ■安定した患者には"watch and wait"（経過観察）を行う．
- ■61人のFUO患者を対象にした前向き研究では，退院時にFUOの原因が同定できず平均5.8年間患者を外来フォローしていた．そしてわかったことは，大部分の患者が自然に解熱したということである．この研究の対象患者の年齢の範囲は16歳から75歳で，12人の患者がフォローアップ中に診断がついた．そしてその12人の治療は成功した．しかしフォローアップ中に死亡した症例が10％あり，そのうち2例（3％）だけがFUOを起こしていた疾患による死亡であった[34]．

REFERENCES

1. Keating MJ III, Klimek JJ, Levine DS, et al. Effect of aging on the clinical significance of fever in ambulatory adult patients. J Am Geriatr Soc 1984; 32:282-287.
2. Wasserman M, Levinstein M, Keller E, et al. Utility of fever, white blood cell, and differential count in predicting bacterial infections in the elderly. J Am Geriatr Soc 1989; 37:534-543.
3. Mourad O, Palda V, Detsky AS. A comprehensive evidence-based approach to fever of unknown origin. Arch Intern Med 2003; 163(5):545-551.
4. de Kleijn E, Vandenbroucke JP, van der Meer J. Fever of unknown origin (FUO): I. A prospective multicenter study of 167 patients with FUO, using fixed epidemiologic entry criteria. Medicine (Baltimore) 1997; 76(6):392-400.
5. Norman DC. Fever and fever of unknown origin in the elderly. Clin Infect Dis 2000 July; 31(1):148-151.
6. Jones SR. Fever in the elderly. In: Machowiak P ed. Fever: Basic Mechanisms and Management. New York: Raven Press, 1991:233-241.
7. Norman DC, Yoshikawa TT. Fever in the elderly. In Cunha BA, ed. Fever: Infectious Disease Clinics of North America. Philadelphia: W.B. Saunders Company, 1996:93-101.
8. Bryant RE, Hood AF, Hood CE, et al. Factors affecting mortality of gram-negative rod bacteremia. Arch Intern Med 1971; 127:120-127.

9. Gleckman R, Hibert D. Afebrile bacteremia: A phenomenon in geriatric patients. JAMA 1981; 1478-1481.
10. Terpenning MS, Buggy BO, Kauffman CA. Infective endocarditis: Clinical features in young and elderly patients. Am J Med 1987; 83:626-634.
11. Werner GS, Schulz R, Fuchs JB, et al. Infective endocarditis in the elderly in the era of transesophageal echocardiography: Clinical features and prognosis compared with younger patients. Am J Med 1996; 100:90-97.
12. Dhawan VK. Infective endocarditis in elderly patients. Clin Infect Dis 2002; 34:806-812.
13. Finklestein MS, Petkun WM, Freedman ML, et al. Pneumococcal bacteremia in adults: Age dependent differences in presentation and in outcome. J Am Geriatr Soc 1983; 31:19-27.
14. Marrie TJ, Haldane EV, Faulkner RS, et al. Community-acquired pneumonia requiring hospitalization: Is it different in the elderly? J Am Geriatr Soc 1985; 33:671-680.
15. Fernandez-Sabe N, Carratala J, Roson B, et al. Community-acquired pneumonia in very elderly patients: Causative organisms, clinical characteristics and outcomes. Medicine (Baltimore) 2003; 82(3):159-169.
16. Metlay J, Schulz R, Li YH, et al. Influence of age on symptoms at presentation in patients with community-acquired pneumonia. Arch Intern Med 1997; 157(13):1453-1459.
17. Korzeniewska-Kosela M, Krysl J, Muller N, et al. Tuberculosis in young adults and the elderly: A prospective comparison. Chest 1994 July; 106(1):28-33.
18. Gorse GJ, Thrupp LD, Nudleman KL, et al. Bacterial meningitis in the elderly. Arch Intern Med 1984; 144:1603-1607.
19. Castle SC, Yeh M, Toledo S, et al. Lowering the temperature criterion improves detection of infections nursing home residents. Aging Immunol Infect Dis 1993; 4:67-76.
20. Castle SC, Yeh M, Norman DC, et al. Fever response in the elderly: Are the older truly colder? J Am Geriatr Soc 1991; 39:853-857.
21. Esposito AL, Gleckman RA. Fever of unknown origin in the elderly. J Am Geriatr Soc 1978; 26:498-505.
22. Berland B, Gleckrnan RA. Feverof unknown origin in the elderly: A sequential approach to diagnosis. Postgrad Med 1992; 92:197-210.
23. Knockaert DC, Vanneste LJ, Bobbaers HJ. Fever of unknown origin in elderly patients. J Am Geriatr Soc 1993; 41:1187-1192.
24. Smith KY, Bradley SF, Kauffman CA.Feverof unknown origin in the elderly: Lymphoma presenting as vertebral compression fractures. J Am Geriatr Soc 1994; 42:88-92.
25. de Kleijn E, van der Meer J. Fever of unknown origin (FUO): Report on 53 patients in a Dutch university hospital. Nether J Med 1995; 47:54-60.
26. Chin C, Lee S, Chen Y, Wann, et al. Mycobacteriosis in patients with fever of unknown origin. J Microbiol Immunol Infect 2003; 36:248-253.
27. Norman DC, Yoshikawa TT. Intra-abdominal infection: Diagnosis and treatment in the elderly patient. Gerontology 1984; 30:327-338.
28. Potts FE, Vukov LF. Utility of fever and leukocytosis in acute surgical abdomens in octogenarians and beyond. J Gerontology (A Bial SCT Med Sci) 1999; 54A(2):M55-M58.

29. Tal S, Guller V, Gurevich A, et al. Fever of unknown origin in the elderly. J Intern Med 2002; 295-304.
30. Amin K, Kauffman C. Fever of unknown origin. Postgrad Med 2003; 114(3):69-76.
31. Arnow PM, Flaherty JP. Fever of unknown origin. Review article. Lancet 1997; 350: 575-580.
32. de Kleijn E, van Lier J, van der Meer J. Fever of unknown origin (FUO): II. Diagnostic procedures in a prospective multicenter study of 167 patients. Medicine (Baltimore) 1997; 76(6):401-414.
33. Kjaer A, Lebech AM, Eigtved A, et al. Fever of unknown origin: Prospective comparison of diagnostic value of 18F-FDG PET and 111In-granulocyte scintigraphy. Eur J Nucl Med Mol Imaging 2004; 31(5):622-626.
34. Knockaert DC, Dujardin KS, Bobbars HJ. Long-term follow-up of patients with undiagnosed fever of unknown origin. Arch Intern Med 1996; 156(6):618-620.

12 Postoperative Fever of Unknown Origin
術後の FUO

Tonya Jagneaux, Fred A. Lopez, and Charles V. Sanders
Department of Medicine, Louisiana State University Health Sciences Center, New Orleans, Louisiana, U.S.A.

OVERVIEW
概説

□ PetersdorfとBeesonらが提唱した元々のFUOの定義は38.3℃以上の発熱が3週間以内に数回以上出現すること,入院して1週間精査しても発熱の原因が分からないことであった[1].この定義は,現代の医師が外来で発熱を徹底的に精査する能力が高まったことによって改訂された.すなわち,3週間以上発熱のフォーカスがわからないままで,1週間の入院あるいは外来通院でも発熱の原因を突きとめられなかった場合に不明熱と定義するようになった[2].

□ 術後の発熱が起こる頻度は13～73％と幅がある.それは,手術を受けた患者の集団の違いや,受けた手術のタイプの違いなどによるものである[3].

□ 術後の発熱のよくある原因としては,感染性のものと,非感染性のものがあり,適切に精査すれば,容易に原因が同定できる.発熱の原因がわからなくても,大部分の発熱は後遺症なく解熱する.

□ 術後の発熱が3週間以上続き,最低でも1週間の入院精査をしても発熱の原因がわからない,あるいは1週間に3回外来で発熱の精査をしても診断がつかない場合にFUOの定義を満たす.

- ■ 手術後の真のFUOの原因についてのデータが不足しているのが実情である.
- ■ そのような困難な状況にいる患者を診断・治療するために,FUOの一般的な原因のリストを通常用いるのだが,それだけではなく,最近の手術歴をしっかり調べれば,鑑別診断の中に,最も考えやすい,ある特定の疾患の経過が見えてくるはずである.

□ 現在ではその違いの特性を明らかにするデータはほとんど無いが,手術後に退院して外来でFUOを発症した患者と,入院中に手術をして,その入院中の回復期にFUOを発症した患者の間には,鑑別診断に挙がる疾患が違ってくることは理論的に可能性がある.更には,FUOを起こしている疾患は手術と

全く関係が無い可能性もある．結果として，総合的な精査が必要であり，FUOを来す，手術と関係ない，一般的な疾患も勝手に除外してはいけない．包括的な病歴聴取，身体所見，手術部位や行われた手術のタイプを中心とした診断のための検査を行っていくべきである．この項は，術後にFUOを起こした患者の評価についてフォーカスをあてたものである．

CLINICAL FEATURES
臨床的特徴

History
病歴

□ 術後患者のFUOの評価は，手術前の医学的状態を含めた包括的なものでなければならない．このアプローチにより，手術そのものとは関係がない発熱の原因が突きとめられるかもしれない．

□ このことは，特に悪性腫瘍や自己免疫疾患の病歴がある患者に関連してくるのである．なぜなら，これら悪性腫瘍や自己免疫疾患は，それ自体が一般的な患者のFUOの原因として頻度が高いからである．

□ 手術が必要となった病状を調査することによって発熱の原因が同定できる可能性もある．また，その手術をした外科医に患者の病歴を聴取することも重要な要素である．なぜなら，そのような話し合いから，手術手技に間違いが無かったか，手術所見はどうであったか，手術直後あるいは回復期の状況などが明らかになってくるからである．

□ ステロイドや補助的な治療としての化学療法などによる免疫抑制効果についても考慮に入れなくてはならない．なぜなら，免疫抑制状態によって，過去に感染した病原体の再活性化がおこるかもしれないからである．移植後患者は術後の免疫抑制療法によって特にそのような疾患のリスクが高まるが，股関節の手術や神経外科手術後にも，結核やマラリアが再活性化されたことが証明されている[4,5]．

□ 更には，FUOのどの原因疾患を精査・治療するにあたっても，医師は患者の投薬リストを調べて，発熱が薬剤に関連したものではないか確認する必要がある．

□ 手術手技そのものに関しては，人工的な装置，グラフト，異物などの埋め込みによって，その部位に感染が生じる可能性が高いといえる．

□ 術中に使用した器具についても，それによって感染や炎症が引き起こされた可能性があるため，徹底的な調査が必要である．静脈ラインが血腫，静脈炎，そして深部静脈血栓症（DVT）を引き起こす可能性がある．麻酔を効かせる

ため，あるいはペインコントロールのための硬膜外カテーテルの使用で硬膜外膿瘍が生じたという報告もある[6]．
☐更には，診療記録から輸血を行ったかどうかについても調べたほうが良い．なぜなら，同種輸血は輸血による感染症，例えば肝炎ウイルス，CMV，EBV などが感染するからである．
☐手術のタイプや，組織・血管を操作した程度などもDVTの発症リスクの程度を推し量るのに重要である．特に術後に長期間の動けない期間が存在したり，DVT予防が不十分であった場合などにDVTのリスクが高まる．

Physical Findings
身体所見

☐不明熱をおこす疾患の徴候を見いだすために徹底的な身体所見を行わなければならない．それには，まず，正確に発熱そのものが本当に起こっているかどうかという所から始まらねばならない．
☐発熱のパターンは特別な疾患と結びついているわけではない．しかしながら，適切に体温を測定することで，詐熱を除外することができる．詐熱の場合，排尿直後の尿の温度を測定することで，患者の体温を正確に測定することができる[7]．
☐最近した手術部位を調べることで炎症や化膿の有無，波動，硬結などの感染や血腫の有無を確認することができる．
☐皮膚の診察で，薬剤過敏症を示唆する麻疹様発疹が認められる場合もある．Janeway lesion，Osler結節，線状出血，点状出血があれば感染性心内膜炎の手がかりとなる．
☐最近カテーテルを挿入した部分を調べることによって，硬結した索状物や紅斑があれば，凝血塊や静脈炎が示唆される．
☐歯の状態を緻密に観察することで，気管内挿管による歯科的外傷が見つかることがある．歯科的外傷は歯の膿瘍形成につながる場合がある．
☐肺の聴診で左右差があれば，肺塞栓や心膜切開後症候群による胸水の出現が疑われる．
☐徹底した心臓の診察で，心雑音があれば，感染性心内膜炎の手がかりとなる．
☐肋骨脊柱角（costvertebral angle：CVA）の叩打痛があれば，泌尿生殖器系の器具の使用や外傷によって後腹膜，あるいは腎周囲膿瘍ができた可能性がでてくる．
☐下肢の皮膚の左右差や炎症所見があれば，外科的な侵襲によるリンパ液や静脈血のうっ滞が疑われ，それによって蜂窩織炎やDVTが生じていることが示唆される．

【＊1訳注：訳者の自験例で，急性胆嚢炎として手術後に再発熱し，精査しても原因が見当たらない症例が総合内科に紹介されてきた．他に原因が見当たらないため，PANを疑い，

□神経学的診察は，髄膜刺激症状や新たな神経学的脱落症状にフォーカスを絞って行う．それにより，菌血症や手術による汚染からくる脳塞栓症状，脳神経外科学的機器やシャントの機能不全が判明することがある．

Laboratory / Diagnostic Tests
血液検査 / 診断的検査

□FUO を精査するための初期診断検査に標準的なものはない．たくさんのレビューが，FUO の精査のために最低限必要な検査をリストアップしている．
□包括的な病歴聴取や身体所見の後に，末梢血検査（CBC）と白血球分画，肝酵素を含んだ生化学検査，顕微鏡を用いた尿沈渣などをおこなうことが望ましい．
□血液培養や尿培養も必要である[8]．理想的には，血液培養は，好気性培養と嫌気性培養の両方をおこなう．好気性培養と嫌気性培養にそれぞれ血液を 20mL ずつ採取する．それを 24〜48 時間以内に 3 回行う．血培カルチャーボトルには，通常，抗菌薬を吸着するレジンや血液の希釈物（1：10）が培地に入っている事が多い．それにより，抗菌薬による治療を受けた患者の血液培養検出率が増加している[9] *1．
□感染部位を示唆する症状や徴候がない場合には，胸部レントゲンと，ほとんどの場合腹部 CT を実施する．非特異的であるが，赤沈（ESR）と CRP により炎症の存在が示される．
□病歴や身体所見で異常があった場合には，それに関連した特異的検査によってさらに精査を進める．

DIFFERENTIAL DIAGNOSIS
鑑別診断

General Postoperative Patients
一般的術後患者

Infection from Perioperative Instrumentation
周術中に用いた器具からの感染

□周術期に静脈内カテーテルを用いると，感染を起こし，一過性の菌血症になる．特にカテーテル使用時間が 7〜10 日間を超えると特にそうなりやすい[10]．

腹部動脈造影を行ったところ，PAN を示唆する所見であった．摘出された胆嚢の病理組織診断も PAN に合致するものであった．】

□血管内カテーテル使用歴のある患者でFUOを見た場合，心内膜炎や一過性菌血症による合併症を考えたほうがよい．心内膜炎のリスクは，例えば弁膜症のような元々心臓に異常があった人でなりやすい．
- ■局所神経脱落症状の存在は塞栓症状であり，心内膜炎の存在を支持するものである．
- ■糸球体腎炎や脾臓・肺・腎臓などにも塞栓症状はおこる．

□血管アクセスでおこった菌血症の後期合併症として脾膿瘍や腎膿瘍がある．
- ■患者の診療記録を見て，周術期に特に血管内カテーテルが刺入されていた場所と期間を調査する必要がある．
- ■また刺入に当たっての合併症（血腫）やなぜそのカテーテルを抜いたのかなども十分に調べる．

□疼痛コントロールや麻酔のために硬膜外カテーテルを挿入することが多くなるにつれて，硬膜外膿瘍の頻度も増えている．
- ■カテーテル関連の硬膜外膿瘍の真の発生率は，報告が少ないので低く見積もられている．しかし，特発性硬膜外膿瘍よりは，もっと頻度が高いと信じられている．

□硬膜外膿瘍の症状は，通常，発熱，背部痛，神経学的脱落症状である．
- ■しかし，この疾患の早期には，神経学的脱落症状はない．そして背部痛は時にあまり目立たなく，元々ある疾患[*2]によるものとして扱われる傾向がある．
- ■カテーテル刺入の時期と発症の間には，1〜60日の幅がある．
- ■以前から背部痛があったにせよ，この診断は背部の不快感が存在し，硬膜外カテーテルを刺入した時点で考慮しなければならない．

Venous Thromboembolic Disease
静脈血栓・塞栓症

□静脈血栓・塞栓症（venous thromboembolic disease: VTE）の危険因子には，日常生活であまり動かないこと，最近の手術歴などがある．それ以外の危険因子は **Table 1** に記載してある．

□大部分の術後患者は危険因子がベースラインより上昇しているので **(Table 2)**，術後のFUOで他に明かな原因がなければ，まずVTEの精査から始めることが勧められる．

□DVTの症状と徴候は，下肢浮腫，下肢疼痛，そして発熱である．
- ■もし，静脈血栓・塞栓症が疑われたら，病歴で重要な部分は，周術期にDVT予防が適切に行われていたか，既往に上肢のDVTがなかったか，

【*2訳注：変形性脊椎症など．】

TABLE 1 Risk Factors for Venous Thromboembolism

Increased age	Prolonged immobility
Stroke	Paralysis
Previous venous thromboembolic disease	Cancer
Surgery of abdomen, pelvis, lower extremities	Trauma—particularly hip, pelvis, lower extremity
Obesity	Varicose veins
Cardiac dysfunction	Indwelling central venous catheter
Inflammatory bowel disease	Nephrotic syndrome
Pregnancy/postpartum	Estrogen use

Source: From Ref. 11.

TABLE 2 Venous Thromboembolism Level of Risk in Surgical Patients[a]

VTE level of risk	
Low	Minor surgery in patients <40 yr, with no additional risk factors
Moderate	Minor surgery in patients with additional risk factors; nonmajor surgery in patients aged 40–60 yr with no additional risk factors; major surgery in patients, <40 yr with no additional risk factors
High	Nonmajor surgery in patients >60 yr or with additional risk factors; major surgery in patients >40 yr or with additional risk factors
Highest	Major surgery in patients >40 yr plus prior VTE, cancer, or molecular hypercoagulable state; hip or knee arthroplasty, hip fracture, surgery; major trauma; spinal cord injury

[a]A thorough description of minor, nonmajor, and major surgery categories is covered in the original source referenced.
Abbreviation: VTE, venous thromboembolic disease.
Source: From Ref. 11.

　上肢のDVTの危険因子になるような上肢の中心静脈カテーテル挿入の病歴がないか，どの部位であれ中心静脈カテーテルを留置していた期間などを徹底的に聴取する．血栓・塞栓の範囲によっても異なるであろうが，肺塞栓（PE）の症状や徴候（胸痛，呼吸困難，喀血）についても質問する必要がある．

■肺塞栓の症状・徴候がなければ，下肢の圧迫超音波検査をルーチンに初回の診断テストとして実施する．

　　■ある論文でFUOと診断された一般人を対象とした静脈複式エコー（Duplex imaging）[*3]により対象者89人のうち6％でVTEが診断された．この数値は，この論文が術後患者のFUOを対象としていないこと，及び無症状の患者も対象にいれており（超音波は無症状の患者に対しては感度が低いためDVTを見逃している可能性がある），その結果実際より低く見積もられていると予測される[12]．超音波に加え，D-dimerを合わせて測定すると，低リスクの患者には有用である．

【*3訳注：Duplex imagingとはドップラー超音波と実際のBモードの静脈エコーとを組み合わせたもの．】

- D-dimer（enzyme-linked immunosorbent assay method）[*4]が陰性で，下肢静脈超音波も陰性であれば，低リスク患者ではDVTを除外するには十分である．

■DVTの危険が高く，発熱だけが症状である患者では，超音波が陽性になる確率は少ない．この状況ではD-dimer測定だけでは確実にDVTを除外することはできない．

- こういう場合，静脈造影は特異的な検査方法である．しかし，静脈造影は侵襲的であるために，DVTの診断のためにあまり行わない[13]．
- Magnetic resonance direct thrombus imaging（MRDT）[*5]は，DVTの精査のための静脈造影に取って代わるものである．
    - ※MRDTは膝より下の血栓を検出する感度が高く，骨盤静脈もよく映るため，骨盤や泌尿器科的手術を受けた患者や整形外科手術を受けた患者で有用である[14]．
    - ※MRDTが無症状の患者でどれだけ有用かをあまり調べられていないので，リスクが高い患者では，確実にDVTを除外するためには，患者を選択して，MRDTではなく静脈造影を行うべきである．

■症状と徴候からPEを疑う患者では，診断は胸部の画像診断から始めるのが妥当である．

- 換気血流（V/Q）シンチは胸部レントゲンが正常で，心肺に元々異常がない患者において最も有用である．V/Qスキャンが正常であれば本質的にPEは除外できる．しかし患者はPEを否定されたために，更に精査を受けなくてはならない．
- 中等度から高度にPEのリスクが高い患者では，確実に診断をつけることができる検査が必要である．この場合，Contrasted spiral CT[*6]をルーチンに初めに撮影する．技術の進歩により，multidetector scanner[*7]で，より小さな，肺の区域以下の凝血塊まで検出できるようになった．そのため検出感度が上昇した．他の鑑別診断にも胸部CTが役立つ．
- しかし，一連の胸部CTでPEを検出できなかった場合でも，PEの高リスク群では，PEを完全に除外できたわけではない．確かに，圧迫超音波検査，D-dimer陰性，一連の高度な胸部CTで異常がないという事実がそろえば，PEを否定する強いエビデンスにはなる．しかし，

【*4 訳注：酵素結合免疫吸着検査法．】

【*5 訳注：磁気共鳴直接血栓画像診断．】

【*6 訳注：造影らせんCT．造影剤を使用して，X線をらせん状に照射させながら撮影することにより，途切れなく人体を撮影することができるものである．】

状況によっては,肺動脈造影をしないとPEを確定診断する,あるいは,PEを否定することができない場合もある.

Transfusion-Related Viral Infection
輸血関連のウイルス感染

■洗練された技術によりウイルスを検出できるようになったため,ドナーの感染力が低いと思われるウイルス量が少ない早期からウイルスが検出できるようになり(いわゆる輸血のWindow periodが短くなった),輸血関連のウイルス感染は減少した.

例えば,HIVウイルスを例にすると以下のようになる.

HIV感染時の核酸・抗体数の増加とウインドウ期

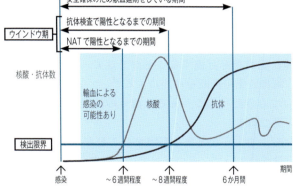

NAT:核酸増幅検査

■しかし,リスクが完全に消えたわけではない.特に,B型肝炎,C型肝炎,CMVについてはリスクを忘れてはならない16).
■周術期に輸血を受けた患者では,常に輸血関連のウイルス感染を考慮に入れるべきである.CMVは心肺バイパスグラフト患者(CABG)において,"post transfusion syndrome"を起こす可能性がある.これはCMV初感染で発症し,伝染性単核球症に類似した症状,例えば発熱,全身倦怠感,肝脾腫,リンパ節腫大などを呈するものである.CMV-IgM上昇,CMV抗体価の4倍以上の上昇,CMV抗原検査などで急性CMV感染が診断される17).

【*7訳注:多列検出器CT:X線を扇状にやや広い角度に照射し,対側の検出器自体を細分割して多列化したCTであり,1回の線源の回転でより多くの範囲の撮影が行える.】

Miscellaneous Causes
その他の原因

□ 周術期にはいつでも薬剤熱を発症する可能性がある．
　■ 薬剤熱はどのタイプの薬剤からでも発症しえる．手術前から患者が服用していた薬剤さえも，薬剤熱の原因となり得る．
　　■ 特徴的な皮疹や好酸球増多症がないこともある．
　　■ 被疑薬を休薬して解熱するしか，その薬が原因であった薬剤熱とは言えない[18]．
□ 術後の患者では副鼻腔炎も FUO の原因となり得る．なぜなら，長期間の気管内挿管あるいは経鼻挿管のためである．
　■ 顔面の圧痛，浮腫，膿性鼻汁などで副鼻腔炎を疑うが，それらが揃わない場合もある．
　■ 精査のためには，副鼻腔 CT，鼻内視鏡を行う．
　　■ CT は非常に感度が高いが，例えば鼻咽頭の器具使用などにより粘膜の肥厚，液体貯留などの異常が出現することがあるため特異度が低い．
　　■ 鼻内視鏡は副鼻腔を直視することができて，生検も可能で，培養もできて，副鼻腔炎の診断を可能にする[19]．
□ どの集団においても詐熱は起こりえる．自分の体温を操作する，あるいは捏造することは可能である．
□ また異常高熱を起こすような薬物を服用することもあり得る．非常に高い，短期間の発熱が記録されていて，その発熱時に，皮膚の熱感，頻脈などが伴わない場合に詐熱を疑う．汚染した物質を自分で注射して本当の感染と発熱を引き起こす患者も存在する．詐熱を起こす患者の人物像としては，女性で医学的背景を持つ患者である[2]．

Diagnosis Specific to Surgical Subtype
手術の種類に特異的な診断

Neurosrgery / Cerebrospinal Shunt Infection
脳外科手術：脳脊髄液感染

□ 脳室造瘻術[*8]，脳室腹腔シャント術を受けた患者が発熱した場合，脳脊髄液（CSF）シャント感染や髄膜炎を精査しなければならない．
　■ 最近の研究で，2112 人の患者を対象として，シャント感染の頻度は 2.1% であった（範囲は 2〜22%）[20]．

【*8 訳注：例えば水頭症の手術で，シャントを挿入する代わりに脳室の下または脳室の間に穴を開け，カテーテルを挿入して，脳脊髄液を脳から一時的に流出させる手術法．もしそのカテーテルが永久的に挿入される場合にはシャント術という名称になる．】

- 感染と関連した頻度が高い特徴としては,発熱,水頭症,意識レベルの低下,けいれんなどである.小児では腹部の不快感を訴える頻度が高かった.
- シャント造設が必要になった元々の背景にある神経異常のため,新たな神経学的異常についてはあまりはっきりしない事もFUOとなる原因になり得る.
- 更に,発熱時に抗菌薬を服用していた患者では,シャント感染が見逃される可能性がある.シャント感染などの前に抗菌薬を投与していた場合,培養は陰性になりやすく,症状も治まりつつあるかもしれない.
- これらの装置が入っている患者におこる発熱は,迅速に中枢神経の画像診断を行い,CSFを分析すべきである.典型的な起炎菌としては,皮膚,鼻咽頭,耳管などの常在菌であり,過去に入院歴があれば,病院内感染菌として耐性を獲得している可能性がある.
- 治療は,起炎菌に有効な抗菌薬を投与することとシャントの抜去である.

Cardiothoracic Surgery
心胸郭手術

Postpericardiotomy Syndrome
心膜切開後症候群

□ 心膜切開後症候群は心外膜や心筋への外傷でおこるものであり,例えばCABGを行うにあたって心膜切開術をおこなわなければならない.
- 心外膜炎,心嚢液貯留,胸水貯留,発熱,白血球増多症,赤沈亢進などが起こる.

Prosthetic Valve Infection
人工弁感染

□ 人工弁が入っている患者の発熱では,常に人工弁の心内膜炎を考慮する(prosthetic valve endocarditis: PVE).

□ 人工弁が入っている患者群に持続的な発熱が見られた場合,治療への影響と,罹患率と死亡率の高さを考慮し,感染性心内膜炎(IE)か,それ以外の疾患かを鑑別診断して治療を開始しなくてはならない.
- PVEは術後初めの3か月で最も多く見られ,植え込み後6か月かけてリスクが減少していく.累積危険度は,術後12か月で1.0～1.4%,60か月で3.0～5.7%である[21].
- 術後2か月以内の早期感染では,病原体が手術時,あるいは術直後で侵襲的な血行動態モニタリング装置や血管アクセス器具が留置されている時に感染がおこったと推測される[21].
- 術後12か月以内に発症したPVEの起炎菌は,コアグラーゼ陰性ブドウ球菌種である (Table 3)[22].そのため,血液培養を適切な手技でもって

TABLE 3 Microbiologic Features of Prosthetic Valve Endocarditis—Approximate Percentage of Cases Listed

Pathogen	Early <60 days	Intermediate 60-120 days	Late >12 mo
Streptococcus sp.	1	7-10	30-33
Staphylococcus aureus	20-24	10-15	15-20
Coagulase-negative Staphylococci	30-35	30-35	10-12
Enterococcus sp.	5-10	10-15	8-12
Gram-negative bacilli	10-15	2-4	4-7
Fungi	5-10	10-15	1
Culture-negative and HACEK organisms	3-7	3-7	3-8
Diphtheroids	5-7	2-5	2-3
Polymicrobial	2-4	4-7	3-7

Abbreviation: HACEK,Hemophilus sp., Actinobacillus actinomycetemcomitans, Cardiobacterium hominis, Eikenella corrodens, Kingella kingae.
Source: From Ref. 22.

採取しなければならない．不適切な手技で採取した血液培養から生えた偽陽性の培養結果は，不適切な治療につながる．培養数が少なすぎる，あるいは培養のために採取した血液量が少なすぎるために，偽陰性になると適切な治療の開始が遅れてしまう．

■ 本来 PVE である患者において，血液培養が 90％しか陽性にならないのであれば，培養陰性の心内膜炎が発症することになる．
　　■ その原因の一つに，内皮細胞が増殖し埋め込まれた人工弁を覆って内皮に馴染んで，内皮により被覆された後である事が挙げられる．
　　■ 培養陰性の心内膜炎に多い起炎菌（HACEK 群，など）の培養や血清学的検査を，人工弁が埋め込まれた患者の持続する発熱の精査に含めなければならない．
■ Acridine orange test [*9] を血液培養検体から一部取り出したものに対して行い，生きている細菌を同定して診断の感度を高めることが勧められている 23)．
■ 培養が陰性であれば，心内膜炎の診断をするための診断基準に照らし合わさなくてはならない．人工弁患者で，心内膜炎の診断が確定し，発熱が持続していれば，外科的治療を行わねばならないという深刻な結果となる．感染性心内膜炎の適切な治療を行っているにもかかわらず，発熱が持続している場合には，弁置換術の適応となる 21)．
■ Duke criteria は心内膜炎を疑われている患者の診断を確立したり，診断を除外したりするのに使われている 24)．診断基準は，以下である 24)．

【*9訳注：Acridine orange は蛍光染色剤であり，ヒトや微生物細胞の蛍光染色に使用されている．特に Acridine orange は，核染色色素の一つで広範な微生物の核酸染色に用いられている．】

> 大基準（2つ）の大きな基準

第1の大基準
 1．感染性心内膜炎の起炎菌として典型的な起炎菌が血液培養から生えていること
 2．持続的な菌血症が存在すること．
第2の大基準
 心内膜が障害されている所見であり，具体的には以下のAまたはBのいずれかの場合
   A．感染性心内膜炎の心エコー図所見で以下のいずれかの場合
     ☆新たに出現した逆流性心雑音
     ☆心エコーで揺れている腫瘤（疣贅）が認められること，膿瘍形成の兆候，または人工弁の離開の兆候である．

> 小基準

 ☆誘因となりえる心疾患の存在，または静脈麻薬の使用
 ☆38℃以上の発熱
 ☆血管現象
   ★動脈塞栓
   ★肺梗塞
   ★Janeway lesions(手掌または足底の無痛性出血斑)
 ☆免疫的な現象
   ★Osler結節
   ★Roth斑
   ★リウマチ因子
   ★糸球体腎炎
 ☆心内膜炎に合致する心エコー像があるが大基準を満たさない
 ☆微生物学的所見
   ★血液培養は陽性であるが，大基準を満たさない，或いは感染性心内膜炎として矛盾のない活動性炎症の血清学的所見．

　心内膜炎の診断確定は，大基準2つ，または大基準1つと小基準3つ，または小基準5つである．

□感染性心内膜炎の診断を除外する場合は，確固とした他の発熱の原因の診断がついた場合，または4日間以内の抗菌薬投与で解熱した場合である[24]．
□Dukeの診断基準の修正版が，PVE (Prosthetic Valve Endocarditis) という条件で，LlamasとEykynによって提唱された[25]．

- ■病理学的に感染性心内膜炎と診断がついている118症例を前向き研究して，18症例がPVEとして同定された．
- ■幾つかの小基準を付け加えることによって診断の感度が50％から89％に向上し，特異度は減少することはなかった．
- ■これらの，新たに付加する小基準としては，以下の項目がある．
  - ■新たに診断されたバチ指
  - ■脾腫
  - ■線状出血
  - ■点状出血
  - ■赤沈亢進
  - ■CRP上昇
  - ■栄養成分が入っていない中心静脈ラインあるいは末梢静脈ラインの存在
  - ■顕微鏡的血尿
- ■人工弁埋め込み患者の発熱の原因が感染性心内膜炎であると診断するために，診断感度を増強する目的で，上述したDuke criteriaに加えて，これらのことを精査する必要がある[25]．

□感染性心内膜炎に罹って，人工弁を取り除くにあたっての，外科的適応は以下のとおりである．
- ■重篤なうっ血性心不全の出現
- ■人工弁が不安定であることの証明
- ■炎症が弁周囲に広がっていること，あるいは膿瘍が形成されていること
- ■適切な抗菌薬使用にもかかわらず，菌血症が持続していること
- ■最善の治療をしたにもかかわらず再発したこと
- ■大きな可動性がある疣贅（＞1cm）が存在すること

□感染性心内膜炎の疑いの段階で人工弁に特異的な，人工弁を取り除くための2つの基準がある．
- ■まず一つ目は，殺菌的抗菌薬による治療をしていない状態で血液培養などで真菌・Pseudomonas aeruginosa・S.aureus・或いはEnterococciの感染であるとわかった場合．
- ■もう一つは培養陰性のPVEの証拠が揃っていて，説明がつかない持続的な発熱が続いている場合である[26]．

Mediastinitis
縦隔炎

【＊10 訳注：正式な日本語訳は検索したが見当たらなかった．おそらくグラフト・腸管瘻という病態を意味していると推測される．訳者が複数の血管外科医に聞いたところによると，腹腔内の血管に移植されたグラフトが，蠕動する腸管と物理的刺激により癒着して，グラ

- □胸骨切開術後の縦隔炎の頻度は1％未満と報告されている；しかし，縦隔炎が発症した場合の死亡率は14～47％である[27]．
- □胸骨切開術後の縦隔炎発症の時間間隔は，術後3日間から1年後までさまざまである．しかし，大部分は術後2週間以内に発症している[28]．
- □CABG後の縦隔炎の典型的な症状と徴候は，以下のものである．
  - ■発熱と白血球増多症に加えて創部痛，膿性の排泄物，胸骨の不安定さ．
  - ■時に発熱と白血球増多症しかない症例もあった．その場合，痛みや圧痛は術後の痛みとして扱われていた．
- □CABG術後の縦隔炎の危険因子は，以下のものである．
  - ■肥満
  - ■糖尿病患者の左右両側の内胸動脈グラフトを使用した場合
  - ■手術時間が長かった
  - ■周術期に輸血を繰り返した場合[27]．
- □菌血症を除外するため，血液培養を取る必要がある．
- □診断には胸部CTが有用である．

Vascular Surgery: Prosthetic Vascular Graft Infection and Postimplantation Syndrome
血管手術：人工血管グラフト感染と移植後におこる症候群

- □大動脈グラフト感染の発生率に関する研究によると，術後5年の時点で0.5～2％であるという[29]．
- □感染性大動脈グラフトによる死亡率は25～70％である[29]．
- □術後早期の感染は，移植時の感染である．
- □術後時間が経過してからの感染は，以下のようなものを考慮する．
  - ■グラフトの再移植
  - ■enteric erosion *10
  - ■何らかの原因で一過性の菌血症が生じ，それがグラフトに感染する
- □グラフト感染の徴候は軽微で，非特異的である．しかしながら，診断の遅れは致命的で，敗血症や出血によって急速に病態が悪化する．
- □大動脈グラフトの感染の典型的な所見は，以下のようなものである．
  - ■腹痛
  - ■消化管出血
  - ■非治癒性のグラフト創部感染
  - ■持続性の発熱

フトと腸管壁側にびらんが生じ，そこからさらに病態が進行すると腸管に瘻孔ができて，癒着したグラフトに腸管内の細菌が感染を起こす病態と推測される．】

□大動脈グラフトの感染の非特異的な血液検査として,以下のようなものである.
　■赤沈の亢進
　■白血球増多症
□グラフト感染は postimplantation syndrome*11 と鑑別されなくてはならない.
　■時間から考えて,postimplantation syndrome は FUO の診断基準には当てはまりにくく,他の感染源が全て除外されてから考慮されるものである.
　■経過観察だけで,この症候群は時間とともに消失する.

Abdominal Pelvic Surgery
腹部・骨盤手術
Intra-abdominal and Retroperitoneal Hematoma
腹腔内および後腹膜血腫

□腹腔内手術後の血腫形成は FUO の原因の一つである.
□腹腔内および後腹膜スペースに出血が起こると,血腫が生じる.血管インターベンションに関連した血腫は,動脈瘤の壁内や,解離した動脈壁の中にできたものであり致死的な出血を引き起こす.
□これらの症例では,胸痛,腹痛,背部痛が発熱や貧血に先行して生じる[18].
□血腫に特徴的な液体貯留を見いだすには CT が有用である.
□発熱している患者では,血腫と膿瘍の鑑別は洗練された画像診断でも困難である.それらを区別し診断を確定するために,細い針を用いて穿刺吸引し,内容物を培養に提出することが通常必要である.

Intra-abdominal and Retroperitoneal Abscess
腹腔内および後腹膜膿瘍

□腹部の手術を受けた患者は,器具の使用や異物を移植することによる合併症として,腹腔内膿瘍を形成する可能性が常にある.後腹膜膿瘍は腹部術後,泌尿生殖器の手技に伴って発生してくることがある.
　■腹部手術後や泌尿器科手術後に腎周囲膿瘍が形成されたという報告もある.その状況での起炎菌としては,皮膚常在菌が血行性のルートあるいは術後の体外ドレナージを介して感染すると考えられている[31].
　■胆嚢摘出後に,術中に術者に気付かれずに,胆石が腹腔内に落ちて後腹膜膿瘍が形成されることがある[32,33].
　■腹腔内膿瘍の典型的な症状として,発熱,嘔気,腹痛,下痢などがある.
　■後腹膜膿瘍の症状も同じようなもであるが,痛みが膿瘍形成されている病変側の肋骨脊柱角(costvertebral angle:CVA)や側腹部に局在している[34].

【*11 訳注:postimplantation syndrome とは,発熱,白血球増多症,グラフト周囲の空気の存在(これは術後10日以内であれば正常でも見られる.)からなる症候群である.原因は

- □ CTが利用できるようになって以来，腹腔内膿瘍がFUOの原因として挙げられることは減少した[35]．
  - ■ しかし，術後患者では，術後の腹腔内の状態の変化のために，画像診断の正確性に影響を与える可能性がある．
- □ 時々，腹腔内膿瘍の症状が見逃されたり，通常の術後の創部痛として扱われたりする．
  - ■ 高齢者では，特に，嘔気，嘔吐，下痢，腹痛などが欠如し，非典型的な発症形態を取るため，腹腔内感染が誤診されるリスクが高い[36]．
  - ■ そのため，最近手術を受けたFUO患者では，腹部CTで診断が付かなくても，腹腔内膿瘍の可能性を考えて，更に精査を進めるべきである．例えば，異常な液体貯留から検体を採取する，核医学的検査，PETなどで精査する．

Portal Vein Thrombosis
門脈血栓症

- □ 門脈血栓症（PVT）は脾摘を受けた患者の術後におこったことが記載されている．
  - ■ 典型的な症状と徴候は，発熱と腹痛である．
- □ 真のPVTの発生頻度は少なく見積もられている．
  - ■ 多くの症例が無症候性である．
- □ 腹腔鏡下で摘脾をした患者を対象にした研究では，22症例中12%（55%）でPVTの診断がついた．
  - ■ 術後3日目から23日目までの間にCTで精査して診断がついている．
- □ 大部分の患者では無症状であった．最も頻度が高い症状が発熱で，その次が腹痛であった．
- □ 過去の研究では同じ腹腔鏡下摘脾術のあと門脈系の血栓症の合併症は10%以下と報告されている．その研究が行われた時点では，PVTのスクリーニングをルーチンに行われるようなことはなかった．
- □ 以前に予測していたよりも，PVTの発生頻度が高いため，近年，摘脾術を受けた患者のFUOではPVTを原因の一つとして考慮にいれるべきである．

Obstetric/ Gynecological Surgery
産婦人科手術

Septic puerperal Ovarian Vein Thrombosis
敗血症性産褥期卵巣静脈血栓症

- □ 敗血症性産褥期卵巣静脈血栓症（Septic puerperal ovaian vein thrombosis:

新しい血栓形成やグラフトの構成成分に対する生体の反応と推測されている．感染ではない事は確認されているが，詳細は不明なままである．Up To Date®より引用．】

SPOVT）は経腟分娩，あるいは帝王切開による分娩のまれな合併症である．
□全妊娠の 0.02-0.18％で起こり，出産後，1～2 週間以内に発症する[38]．しかし，症状の出現は最長で術後 70 日後まで遅れることがある．
□症状と徴候は，以下である．
- ■発熱
- ■白血球増多症
- ■圧痛がある下腹部腫瘤：下腹部腫瘤は，右側が多い．
- ■下腹部痛
    - ■腹痛は，非特異的で，触知する腫瘤もないため，精査に時間を要し，本症に類似した疾患と誤診して治療を開始してしまう．
    - ■類似疾患というのは，以下である．
      ※腎盂腎炎
      ※腹膜炎
      ※虫垂炎
      ※子宮内膜炎
      ※骨盤膿瘍
      ※子宮附属器（卵巣）の捻転

□これらの疾患群を精査するときに，超音波や CT が用いられたら SPVOT の診断は付けられる．しかし，肥満した患者で身体所見が取りにくい場合や，腸管内ガスのために超音波が見にくくなっている場合にはしばしば典型的な所見が見落とされる．このような場合には CT のほうが診断をつけやすい．しかし造影剤の造影効果が不十分であったり，画像が見にくかったりして，SPOVT の典型的所見が CT でも見いだせない場合がある．
- ■ある研究で，CT で SPOVT を診断する能力を調べている．
- ■それによると，感度，特異度，精度はそれぞれ 77.8％，62.5％，68.0％であった[38]．
- ■典型的な病歴で，競合する疾患がなければ，SPOVT の診断あるいは除外において，MRI は感度が高く（100％），特異度も高く（100％），精度も高い（100％）．

Ureteral Injury
尿管損傷

□尿管損傷は，腹腔鏡下での婦人科的手術の際に起こりえる．しかし，手術中には気づかれないこともある．
□術後早期に発症するが，尿管が術中に損傷されたことに気付くのは遅い場合で術後 33 日目との報告もある．

□症状や徴候には，発熱，側腹部痛，腹部膨満感，腹膜刺激症状などがある．
□尿管損傷の度合いが発症までの時間と症状の重篤さを決定づける．尿管損傷が術後長い時間を経過してから発症した症例には，尿管の閉塞や瘻孔を形成した場合である．
□尿管損傷の危険因子として，以下がある．
  ■子宮内膜症
  ■癒着
  ■腹腔鏡下の巨大子宮筋腫の除去術
□尿管損傷の診断は，腎盂造影法や排泄性尿路造影法で付ける．
□治療法は，もし尿に関連した腹水が大量に貯留している場合には，それのドレナージが必要となる．他には尿管修復術，そして通常は，尿管の狭窄に対してステントを留置することが多い．

Orthopedic Surgery: Prosthetic Device Infection
整形外科的手術：人工器具の感染

□人工関節感染の発生頻度は1～2％である．それは人工関節の部位により頻度が変わる．
□術後3か月以内に発症する感染は，通常，感染した人工関節部位に一致した症状を呈する．
□術後3か月以上経過してから起こってくる感染は，局所の徴候に乏しく，関節の症状がほとんどなく，発熱だけが症状となる．
□人工関節を埋め込んだ患者のFUOでは，最近受けた手技，例えば歯科的処置，内視鏡，膀胱鏡などの病歴を聴取しなければならない．これらの手技は，一過性の菌血症を引き起こし，人工関節の部位に菌が付着することになる．
□レントゲンでは人工関節の弛緩，関節のずれが確認できる．
□CTやMRIは人工物のせいでアーチファクトが多く，評価するのに有用ではない．
□関節造影は，感染に合致する関節の弛緩や囊胞性変化が見られて診断に有用である．
□核医学を用いた画像検査は診断に有用かもしれないが，感染によるアイソトープの取り込みの増加は，人工関節植え込み術後の初めの1年間で減少するため，特異性が減少する．骨シンチは白血球あるいは抗体を標識として付けて行うべきであり，そうすることでこのような術後時間が経過した感染に対して特異度が増す．

Diagnostic Approach
診断的アプローチ

□術後のFUOの精査に対するアプローチは，初めの病歴聴取と身体所見に基づいた可能性がある原因をカテゴリーに分けて，さらに順位をつけることである．

□再発性で持続性のある外科手術が必要な基礎疾患，手技や対症療法からおこる医原性の感染，血栓塞栓症，薬剤関連の発熱，詐熱などの広範囲なカテゴリーの鑑別診断が必要である．

□初めの病歴，実施された手技などの危険因子のプロファイルから，診断が導かれ一つの感染源あるいは複数の感染源が見いだされる可能性もある．

□症状，徴候，最近行った外科的手技に基づいた単純化したアプローチを **Table 4** にまとめた．

Laboratory Tests
血液検査

Nonspecific
非特異的な検査

□白血球数，赤沈，CRPの上昇は炎症の非特異的マーカーである．CRPの上昇はないが赤沈が亢進している場合には，偽陽性，すなわち本当の炎症は存在していない状況を示しているのかもしれない．

□血清CRPは広範囲な異常を反映しており，炎症の変動と同時に動き，赤沈よりも迅速に変化する．

- ■CRPが100mg/L [*12] 以上では，細菌感染の可能性が80%から85%あると言われている[41]．
- ■CRPを繰り返し測定することで，治療への反応をモニターすることができるし，炎症の動向を観察することができる．
- ■赤沈とCRPは，それぞれ単独でも，併用しても感染性疾患なのか，非感染性疾患なのかを区別することはできない．
- ■さらに赤沈とCRPは抗菌薬を使用するかどうかの判断材料とはならない．

□他のFUOの原因の手がかりとなる検査として，好酸球増多症は薬剤が原因であることを示唆する．異型リンパ球や血清トランスアミナーゼの上昇は，輸血関連のウイルスを示唆し，リウマチ因子陽性は亜急性細菌性心内膜炎が原因かもしれない[42]．

【*12 訳注：日本のCRPの単位はmg/dLであるため，10 mg/dLに相当する．】

TABLE 4 Diagnostic Methods

Focus	Labs	Microbiology	Imaging	Intervention
Abdominal symptoms/signs	CBC, complete chemistry, UA	Blood cultures (3 sets), urine culture	Contrasted abdominal CT, nuclear scan, PET	Sample fluid collections or abnormal areas of uptake
Risk of venous thromboembolism, septic phlebitis	CBC, D-dimer	Blood cultures (3 sets)	Ultrasound, contrasted chest CT, MRDT, MRA	Anticoagulation with LMWH or Uf heparin followed by VKA
Risk of endocarditis	ESR, CBC, complete chemistry, rheumatoid factor, UA with microscopy	Blood cultures (3-5 sets), serology for culture-negative IE	TTE, TEE; consider additional imaging for metastatic foci	Institute antimicrobial therapy immediately following cultures
CSF shunt present	CSF analysis, CBC, complete chemistry, UA	CSF culture, blood cultures (3 sets)	Neuroimaging for foci or hydrocephalus	Antimicrobial therapy, consider shunt removal
Recent cardiopulmonary bypass graft	CBC, complete chemistry, UA	Blood cultures (3 sets)	Contrasted chest CT, nuclear scan	Antimicrobial therapy for mediastinitis, surgical debridement
Recent vascular graft	CBC, complete chemistry, UA	Blood cultures (3 sets)	Ultrasound, computed tomography	Antimicrobial therapy; consider graft removal
History of blood products transfused	Serology for hepatitis, CMV, West Nile virus, EBV			
History of prosthetic joint placement	CBC, ESR, CRP	Blood cultures (2 sets)	Radiographs, technetium bone scan, labeled leukocyte and/or labeled antibody scan	Antimicrobial therapy, surgical debridement, joint replacement

Abbreviations: CBC, complete blood count; CMV, cytomegalovirus; CRP, C-reactive protein; CSF, cerebrospinal fluid; CT, computed tomography; EBV, Epstein Barr virus; ESR, erythrocyte sedimentation rate; IE, infective endocarditis; LMWH, low molecular weight heparin; MRA, magnetic resonance angiography; MRDT, magnetic resonance direct thrombus imaging; PET, positron emission tomography; TEE, transesophageal echocardiography; TTE, transthoracic echocardiography; UA, urine analysis; VKA, vitamin K antagonists. VTE, venous thromboembolic disease.

Spesific Laboratory Testing
特異的検査

□病歴と身体所見から明らかになった臨床的異常に基づいて，正常では無菌の体液，例えば血液，CSF，尿の培養を行わねばならない．
□CSFシャントがある患者では症状がなくても，CSFの採取を行い，感染を除外しなくてはいけない．
□異常に貯留した体液，例えば胸水，腹水，滑液は，症状がなくても採取し，感染を除外し，また感染以外の炎症の原因がないか，調べなくてはならない．
□輸血を受けた患者は輸血関連のウイルス，例えばB型肝炎，C型肝炎，CMV，EBV，HIVなどを調べなくてはならない．
□VTEが疑われている患者では，D-dimer（ELISA）が陰性であることと下肢静脈エコーが正常であることを組み合わせれば，診断を除外するのには十分である．

Imaging Studies
画像診断

□術後の発熱患者の始めの画像診断は，最小限では胸部レントゲンと腹部CTである．
□ルーチンに下肢ドップラー超音波をするのは概してFUOの精査には費用対効果比が良くないが，術後の患者という特殊な集団において，ドップラー超音波は有用である[12]．
■以前述べたように，術後の患者ではDVTのリスクが高まり，FUOの原因がDVT以外に見当たらなければ，術後の患者は下肢のドップラー超音波で精査すべきである．
■骨盤の手術を受けた患者では，骨盤静脈や卵巣静脈を更に洗練された画像で精査すべきである．その場合，造影CTとMR血管造影がより診断的な検査となる[38]．
□腹腔内の病変を精査するのに，超音波はあまり有用ではなく，通常CTに取って代わられている．
■手術のタイプや，病歴・検査から得られた非特異的な手がかりを，読影する放射線科医とコミュニケーションを取りながら検査を進めることは発熱のフォーカスを同定するのに役立つ．あらゆる異常，例えば，液体貯留や炎症の徴候などがあれば別の検査，例えば生検や吸引物の培養などで更に精査をする．

- □ また，CTや核医学画像検査がFUOの原因のフォーカス検索の助けになる．
  - ■ FUOの診断の手がかりとなる検査をエビデンスに基づいてレビューしたものに，テクネシウムを用いたスキャンが，それ以外の核医学スキャンと比較して，推奨されている．
  - ■ テクネシウムスキャンの感度は高い（93〜94％）が，特異度は低い（40〜75％）．
  - ■ Indium111で標識した白血球によるスキャンでは，特異度は78％から86％であり，感度は45％から60％である．これもまたFUOの精査として勧められており，特に局所の感染を見いだすのに良いとされている．
  - ■ Fluorodeoxyglucose-positron emission tomography（FDG-PET）がFUOの精査の信頼できる道具として評価が高まってきている．そして炎症を見いだす手段として他の核医学によるスキャンを上回っている．
    - ■ FDG-PETは，糖が癌細胞に取り込まれることを利用して，悪性腫瘍の局在を確認するのにルーチンに使用されている．
    - ■ 炎症や感染でも取り込みが亢進するため，悪性腫瘍について精査する場合には偽陽性の原因となる．
    - ■ このような性質から，FDG-PETは無症状の患者でも炎症のフォーカスを見いだすのに有用である．
    - ■ FDG-PETの強みは，感度が高いこと，陰性的中率が高いこと，核医学の画像より高分解能撮像であることなどである．
    - ■ 現時点でのPETスキャンの不利な点は，費用がかかることと糖尿病のコントロールが悪い患者では限定的にしか利用できないことである．

Therapy
治療

- □ 治療は発熱の原因に対して行うものである．
- □ 術後のFUOの精査において，その原因リストの頻度の順位から考えると，まず感染症を考慮しなければならない．
  - ■ 明かな徴候が診断を示唆している，あるいは患者が免疫抑制状態にある，または患者の状態が急速に悪化し，広域スペクトラムの抗菌薬が必要とされる場合などを除けば，抗菌薬やステロイドを治療的診断として使用することは勧められない．
  - ■ たとえそのような状況でも，可能性のあるフォーカスから培養を採取するなどして診断率を上げる努力が必要である．

■これらの状況以外で経験的に抗菌薬を使用することは，診断を遅らせるだけ，あるいは臨床像を混乱させるだけである．

Specific Therapies
特異的治療

Antibiotic Rgimens
抗菌薬の投与計画

□術後の FUO の全ての感染源に対する抗菌薬治療について述べることは，この項の範囲を超えている．しかし2つの状況，すなわち，PVE と脳神経外科手術後の髄膜炎は言及する価値がある．

- ■PVE を疑った場合に推奨されている経験的抗菌薬はバンコマイシン，ゲンタマイシン，リファンピシンの併用である[45]．
    - ■もし培養などで起炎菌が同定されれば，経験的治療から，その菌に感受性のある抗菌薬治療に切り替えるべきである．
    - ■治療を成功させるには，もし外科的手技が必要と判断されれば，外科医にコンサルテーションすべきである[21]．
- ■脳外科的手術を受けた患者や脳脊髄にシャントを留置した患者では，髄膜炎を合併した場合には，市中獲得型髄膜炎と異なったスペクトラムの菌が感染しているリスクがある．
    - ■通常の原因菌に加えて，それらの術後の患者では，黄色ブドウ球菌，コアグラーゼ陰性ブドウ球菌，緑膿菌を含む好気性グラム陰性桿菌，そして Propionibacterium acnes *[13] などが感染する傾向にある．
    - ■そのため，脳神経外科手術後の患者で髄膜炎が疑われる場合の経験的治療は，バンコマイシンに加えてセフェピム，またはセフタジジム，あるいはメロペネムを併用する．
    - ■CSF シャントの患者でブドウ球菌感染が疑われる場合は，上記リストに加えてリファンピンを併用することが推奨されている．
    - ■特にシャントのために髄膜炎を起こした患者では，細菌を播種しないように，可能な限りシャントの除去を試みる．
    - ■更に水頭症に対する治療を継続し，脳室炎をより早く治癒させるために，外部ドレナージを行うべきである．

【＊13 訳注：一端が膨隆している幅 0.5～0.8μm，長さ 1～5μm のグラム陽性桿菌である．プロピオン酸を産生することから Propionibacterium 属とされ，種名はにきび（acne）に由来する．ヒトの皮膚に常在し，不潔になると増殖してプロピオン酸を作り寝たきり老人などにみられる悪臭の原因となる．】

- 通常の抗菌薬点滴に加えて，脳室内に抗菌薬注入する治療は，外科的治療ができない場合に行う．脳室内に注入することができるFDAが認可した抗菌薬はない．また，抗菌薬を脳室内注入する明確な適応も存在しない．Tunkelらによると細菌性髄膜炎の治療には，その原因菌をカバーする抗菌薬の静脈注射と，厳選された患者に限って脳室内への抗菌薬投与を選択するという[46]．

Anticoagulation
抗凝固療法

☐ もしFUOの精査の途中で強く静脈血栓塞栓症の疑いが持たれたら，確定診断の検査がまだ行われていなくても，抗凝固療法を控えることがあってはならない．これは，特に，元来心疾患あるいは肺疾患がある患者では心肺機能の予備能力が少ないので，特に抗凝固療法が必要である．未分画ヘパリン*14が治療開始時には適応となる．

☐ もし，部分トロンボプラスチン時間が目標（正常の1.5-2.0倍）まで到達すれば，ビタミンK拮抗薬（coumadin）*15を投与する．いったん治療が開始されれば，抗凝固療法を継続するのか，中止するのかを決定するために，確定診断のための検査，あるいは除外するための検査を行う[47]．

Surgical Therapy
外科手術

☐ 術後のFUOの患者に液体貯留や壊死組織が確認されたら，外科的手技が必要である．

☐ 画像診断で見つかった液体貯留があれば，経皮的ドレナージは診断の手がかりにもなるし，治療にもなる．しかし，壊死組織は外科的に除去しなくてはならない．

☐ まれな例外を除いて，感染した人体内の金属や人工物は，確実な治療のために外科的に取り除かねばならない．
- このルールの例外は，整形外科で使用したハードウェアで，グラフトが安定しており，発症後3週間未満の早期の感染（早期の定義：術後3か月未満を指す）の場合である．
- ただし，内科的治療だけでは治療が失敗する場合があるので，注意深い観察が必要である[40]．

【＊14 訳注：標準ヘパリン．】

【＊15 訳注：これは商品名で，一般名はワーファリンである．】

REFERENCES

1. Petersdorf RG, Beeson PB. Fever of unexplained origin: report on 100 cases. Medicine 1961; 40:1-30.
2. Arnow PM, Flaherty JP. Fever of unknown origin. Lancet 1997; 350(9077):575-580.
3. Perlino CA. Postoperative fever. Med Clin North Am 2001; 85(5):1141-1149.
4. Spinner RJ, Sexton DJ, Goldner RD, et al. Periprosthetic infections due to Myobacterium tuberculosis in patients with no prior history of tuberculosis. J Arthroplasty 1996; 11(2):217-222.
5. Chadee DD, Tilluchdharry CC, Maharaj P, et al. Reactivation of plasmodium malariae infection in a Trinidadian man after neurosurgery. N Engl J Med 2000; 342(25):1924.
6. Kindler CH, Seeberger, MD, Staender SE. Epidural abscess complicating epidural anesthesia and analgesia: an analysis of the literature. Acta Anaesthesiol Scand 1998; 42:614-620.
7. Cunha B. Fever of unknown origin. Educational Review Manual in Infectious Disease. New York: Castle Connolly, 2003.
8. Mourad O, Palda V, Detsky AS. A comprehensive evidence-based approach to fever of unknown origin. Arch Intern Med 2003; 163:545-551.
9. Houpikian P, Raoult D. Diagnostic methods: current best practices and guidelines for identification of difficult-to-culture pathogens in infective endocarditis. Cardiol Clin 2003; 21(2):207-217.
10. McGee DC, Gould MK. Preventing complications of central venous catheterization. N Engl J Med 2003; 348(12):1123-1133.
11. Geerts WH, Heit JA, Clagett JP, et al. Preventing venous thromboembolism. Chest 2001; 119(suppl 1):132S-175S.
12. AbuRahma AF, Saiedy S, Robinson PA, et al. Role of venous duplex imaging of the lower extremities in patients with fever of unknown origin. Surgery 1997; 121(4):366-371.
13. Elliott CG. The diagnostic approach to deep venous thrombosis. Semin Respir Crit Care Med 2000; 21(6):511-519.
14. Fraser DG, Moody AR, Morgan PS, et al. Diagnosis of lower-limb deep venous thrombosis: a prospective blinded study of magnetic resonance direct thrombus imaging. Ann Intern Med 2002; 136(2):89-98.
15. Tapson VF, Carroll BA, Davidson BL, et al. The diagnostic approach to acute venous thromboembolism. Clinical Practice Guideline. American Thoracic Society. Am J Respir Crit Care Med 1999; 160(3):1043-1066.
16. Goodnough, LT. Risks of blood transfusion. Crit Care Med 2003; 31(suppl 12): S678 -S686.
17. Prince SE, Cunha BA. Postpericardiotomy syndrome. Heart and Lung 1997; 26(2): 165-168.
18. Armstrong W, Kazanjian P, Fever of unknown origin in the general population and in HIV-infected persons. In: Cohen and Powderly, eds. Infectious Diseases, 2nd ed. New York: Elsevier, 2004: 871-878.
19. Kortbus MJ, Lee KC. Sinusitis and fever of unknown origin. Otolaryngol Clin North Am 2004; 37(2):339-346.

20. Wang KW, Chang WN, Shih TY, et al. Infection of cerebrospinal fluid shunts: causative pathogens, clinical features, and outcomes. Jpn J Infect Dis 2004; 57(2):44-48.
21. Karchmer AW, Longworth DL. Infections of intracardiac devices. Cardiol Clin 2003; 21(2):253-271.
22. Mylonakis E, Calderwood SB. Infective endocarditis in adults. N Engl J Med 2001; 345(18):1318-1330.
23. Bayer AS, Bolger AF, Taubert KA, et al. Diagnosis and management of infective endocarditis and its complications. Circulation 1998; 98(25):2936-2948.
24. Durack DT, Lukes AS, Bright DK. New criteria for diagnosis of infective endocarditis: utilization of specific echocardiographic findings. Am J Med 1994; 96(3):200-209.
25. Lamas CC, Eykyn SJ. Suggested modifications to the Duke criteria for the clinical diagnosis of native valve and prosthetic valve endocarditis: analysis of 118 pathologically proven cases. Clin Inf Dis 1997; 25(3):713-719.
26. Karchmer AW. Infections of prosthetic valves and intravascular devices. In: Mandell GL, Bennett JE, Dolin R, eds. Principles and Practice of Infectious Disease. New York: Churchill Livingstone, 2000: 903-917.
27. El Oakley RM, Wright JE. Postoperative mediastinitis: classification and management. Ann Thorac Surg 1996; 61(3):1030-1036.
28. Farinas MC, Gald Peralta F, Bernal JM, et al. Suppurative mediastinitis after open-heart surgery: a case-control study covering a seven-year period in Santander, Spain. Clin Infect Dis 1995; 20(2):272-279.
29. Ten Raa S, Van Sambeek MR, Hagenaars T, et al. Management of aortic graft infection. J Cardiovasc Surg 2002; 43(2):209-215.
30. Velazquez OC, Carpenter JP, Baum RA, et al. Perigraft air, fever, and leukocytosis after endovascular repair of abdominal aortic aneurysms. Am J Surg 1999; 178(3):185-189.
31. Sanchez-Ortiz R, Madsen LT, Swanson DA, et al. Closed suction or penrose drainage after partial nephrectomy: does it matter? J Urol 2004; 171(1):244-246.
32. Dashkovsky I, Cozacov JC. Spillage of stones from the gallbladder during laparascopic cholecystectomy and complication of a retroperitoneal abscess mimicking gluteal abscess in elderly patients. Surg Endosc 2002; 16:714-717.
33. Ramia JM, Mansilla A, Villar K, et al. Retroperitoneal actinomycosis due to dropped gallstones. Surg Endosc 2004; 18:345-349.
34. Golden GT, Roberts TL, Donato AT. Prolonged postoperative fever caused by a perinephric abscess: diagnosis by "Mathe's sign." Am Surg 1974; 40(5):302-304.
35. Tal S, Guller V, Gurevich A, et al. Fever of unknown origin in the elderly. J Intern Med 2002; 252(4):295-304.
36. Cooper GS, Shlaes DM, Salata RA. Intraabdominal infection: differences in presentation and outcome between younger patients and the elderly. Clin Infect Dis 1994 19(1): 146-148.
37. Ikeda M, Sekimoto M, Takiguchi S, et al. High incidence of thrombosis of the portal venous system after laparoscopic splenectomy: a prospective study with contrastenhanced CT scan. Ann Surg 2005; 241(2):208-216.

38. Kubik-Huch RA, Hebisch G, Huch R, et al. Role of duplex color Doppler ultrasound, computed tomography, and MR angiography in the diagnosis of septic puerperal ovarian vein thrombosis. Abdom Imaging 1999; 24(1):85-91.
39. Oh BR, Kwon DD, Park KS, et al. Late presentation of ureteral injury after laparoscopic surgery. Obstet Gynecol 2000; 95(3):337-339.
40. Zimmerli W, Ochsner PE. Management of infection associated with prosthetic joints. Infection 2003; 31(2):99-108.
41. Gabay C, Kushner I. Mechanisms of disease: acute-phase proteins and other systemic responses to inflammation. N Engl J Med 1999; 340(6):448-454.
42. Cunha BA, Fever of unknown origin. Infect Dis Clin North Am 1996; 10(1):111-127.
43. Zhuang H, Yu JQ, Alavi A. Applications of fluorodeoxyglucose-PET imaging in the detection of infection and inflammation and other benign disorders. Radiol Clin N Am 2005; 43:121-134.
44. Mackowiak PA, Durach DT. Fever of unknown origin. In: Mandell GL, Bennett JE, Dolin R, eds. Principles and Practice of Infectious Disease. 5th ed. Philadelphia: Churchill Livingstone, 2000:623-633.
45. Gilbert DN, Moellering RC, Eliopoulos GM, et al., eds. The Sanford Guide to Antimicrobial Therapy. 35th ed. Hyde Park, Vermont: Antimicrobial Therapy, 2005:19.
46. Tunkel AR, Hartnam BJ, Kaplan SL, et al. Practice guidelines for the management of bacterial meningitis. Clin Inf Dis 2004, 39(9):1267-1284.
47. Buller HR, Agnelli G, Hull RD, et al. Antithrombotic therapy for venous thromboembolic disease. The Seventh ACCP Conference on Antithrombotic and Thrombolytic Therapy. Chest 2004; 126(suppl 3):401S-428S.

# 13 Recurrent Fever of Unknown Origin
再発する不明熱

Daniel C. Knockaert
Department of General Internal Medicine, Gasthuisberg Unversity Hospital, Leuven, Belgium

DEFINITION
定義

□ 古典的FUOの診断上の定義は1961年にR.PetersdorfとP.Bensonが書いた画期的な論文に正確に記述され，その後D.DurackとA.Streetによって1991年の論文で修正されている[1,2].

□ 再発するFUOはおそらく最も医師を混乱させるものがあるが，しかし興味をそそる発症のしかたである．

- それはFUOの亜型として定義することが可能なもので，古典的FUOの定義を満たすものである．少なくとも発熱が2回以上あり，発熱がない期間が少なくとも2週間存在し，一見，背景にある疾患が寛解したような印象を受けるFUOである[3].

- 提唱された発熱のない期間が2週間以上ということは，一見あまり根拠がないように見える．しかし，まれな症候群を取り扱う場合，標準化された定義にのっとってやっていると，後々になってから他の患者群と比較することができる．そのような点で異なった国や異なった病院で，発熱がない期間が2週間以上あるということを推奨しているのである．この発熱がない期間は数週間から数年までばらばらである．

- 我々は発熱がない期間が2週間以上ということを幾つかの理由で推奨している．

    - 第1に，この2週間以上という時間幅は不適切な経験的治療の漸減あるいは中止による原疾患の再燃を除外することができるからである．典型的な例としては，心内膜炎を不完全に治療していた場合に2週間以内に発熱が大部分の症例で再発する（抗菌薬の投与期間があまりにも短い，投与する抗菌薬の量が少なすぎるなどの原因が挙げられる），

そして非感染性の炎症疾患にNSAIDsやステロイドで治療を行っていたことなどがある．
- 第2に，発熱が続く限り，費用が安かろうが，高かろうが，患者は最終診断に到達するための侵襲的手技を受けて，適切な治療を受けるつもりになっている．しかし，発熱が自然に解熱したために，私達の経験では数日，例えば1週間から10日間くらいで侵襲的検査を受けることをためらうようになり，侵襲的検査を避けることができる．
- 第3に，説明がつかなかったFUOの患者の予後が比較的良好であることをよく知っている医師は発熱や症状が消失したら，精査を中止し，外来フォローで，綿密に経過観察することを提案するようになるからである[4]．

□再発する，あるいは一時的なFUOをという言葉は，周期性の発熱という表現より適切と思われる．その理由は，後者は家族性地中海熱（FMF）にも用いられ，再発する発熱の原因の一つであり，フランスの文献では"周期性の病気"と表現されている．
- 周期性の発熱というのは1940年代からFUOとは異なった臨床的存在であると考えられており，この分野の権威はH.Reinmanである[5,6]．そこには原因がわからない広範囲な疾患が含まれており，ときに周期性が著明である場合もある．
- 周期性が21日のパターンの場合は特に注意が必要である．理由は，聖書の神聖な数字である7の倍数であるからである*1．
- 他の症状や徴候がなく，発熱が主な症状であれば，この疾患は周期性の発熱と呼ばれる．そして体温表の分析が診断の鍵となる[6]．
  - 周期性の発熱は1950年代から1970年代初めまでよく記載されているが，現在ではほとんど記載が見られなくなっている．
  - 成人の周期性の発熱で，それがある程度固定した期間の約21日で発熱する場合，周期性好中球減少症である[7]．
  - PFAPA*2またはMarshall症候群は周期的に発症する疾患で，小児の疾患である．自分で発症が予測できて，時に時計のように周期的である．疾患の活動性がピークの時には，間隔は大部分が約28日で，自然寛解が近づくと徐々に間隔が延びていく．成人になっても続くことは非常にまれである[8]．

【*1 訳注：7はもともと聖数の1つで，神秘的な霊能を感じる数として，宗教上の思想や儀式で多用されていた．神の天地創造に7日を要したので七曜制になった等である．アメリカは日本のような多神教の国家でなく，厳格なキリスト教国であるため，真剣に書かれていると思われる．】

【*2 訳注：原著ではPHAPAと記載されているが，PFAPAの誤植と考えられる．】

PATTERNS OF FEVER *3

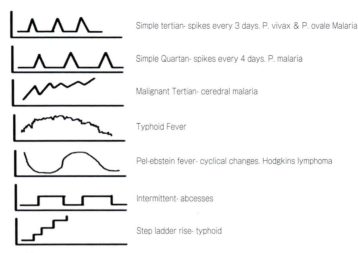

(参考文献:Typhoid Fever: Pathophysiology & Clinical Features Published by Hidoc Health & Wellness on 8th January 2018)

EPIDEMIOLOGY
疫学

□再発する不明熱はFUOの患者199人のうち,22.6%で見られた[9]. Dr Kleyらの研究では162症例のFUOのうち,33.5%でみられたという[10]. あるフランスの研究では18.6%であった[11]. 最近私たちのセンターで遷延する発熱患者290人を調査し36%が再発するものであった[12].

□気をつけなければならないのは,これらのデータは3次医療センターからのものである事実である.3次医療センターには診断が困難な症例が集まっているので,紹介によるバイアスがかかっており,3次医療センターではより多くの再発する不明熱を見ている可能性がある.

□反復する発熱パターンは,幾つかの大規模な研究で,FUOの診断において,最も強い独立した予測因子となっている*4.

　■反復するFUOの原因を見つけられる機会は全体の50%以下である.

---

periodic fever 周期性の発熱,aphtous stomatitis アフタ性口内炎,pharyngitis 咽頭炎,adenitis リンパ節炎.】

【*3訳注:参考までに,発熱のパターンと,代表的疾患を示した.】

【*4訳注:確定診断が最も付きにくいFUOとなる予測因子という趣旨である.】

■再発するFUOの45人の患者で49％しか診断が付けられなかったが，持続するFUO患者では154人中83％で確定診断がついた[9]．
　■DeKleynらも同じような数字を出している．その文献では，再発するFUO患者56人中50％しか確定診断が付けられず，111人の持続する発熱患者では80％が確定診断に至っている．しかし，その論文における2つの発熱エピソードの間隔はたった48時間である[10]．私たちの二番目の研究では，再発性FUOの確定診断は105例中52％で，持続する発熱のFUOでは185例中74％であった．
□再発するFUOは患者や医師にとって，もどかしいものである．なぜなら，多くの症例は繰り返して精査しても最終診断がつかないからである．
□再発するFUOは疾患が非常に遷延しており，発熱が6か月以上続いている症例では確定診断にたどり着く確率が低いサブグループに属している．アメリカのNational Institutes of Healthに付託された347人のFUOの患者を対象にした大規模研究では，1961年から1977年までの期間で調査が行われ，再発するFUOの症例の54％しか診断が付かなかった[13]．別の研究では85人の6か月以上続く再発性に発熱する患者では，40％しか診断が付かなかった[14]．

CAUSES
原因

□再発する不明熱の原因の一部には，中途半端に治療された疾患の再発や，自然寛解と再発を繰り返す疾患，または発熱物質へ繰り返し曝露されたことによる再発などが含まれる（発熱物質は微生物か他の物質であるかどうかはわからない）．
　■この最後のカテゴリーの典型的な例は，外因性のアレルギー性肺胞炎，吸入したアレルゲンによる過敏性肺臓炎（例えば，鳩飼病）や薬物を繰り返し服用することでおこる薬剤性発熱（例えば，尿路感染のためのニトロフラントイン）がある．
　■典型的に，病状が変動するタイプの疾患はStill病，再発性多発性軟骨炎，Behçet病，肥満細胞症，家族性の自己炎症性疾患（FMFやその他）などがある．
□再発性のFUOの原因は4つの大カテゴリーに分類できる：感染症，腫瘍，非感染性の炎症性疾患（NIIDs），その他である．"Big 3"と呼ばれる，すなわち，感染症，腫瘍，およびNIIDsは原因の約20％でしかない．その他のグループが30％から50％を占め，診断が付かないままである．

■ FUO の文献の 1961 年から 1991 年までのレビューにおいては，私たちは 179 人の FUO 患者の中から 55 人の再発する不明熱の定義に相当する異なった症例を見つけだした．これらの 55 人の症例の中から，33 症例は種々雑多なカテゴリーに属した[3]．
■ 新たな研究が行われ，2005 年 4 月まで，私たちは，70 人の再発する不明熱症例を見いだし，それぞれに診断をつけた．そして，40 症例は種々雑多なカテゴリーに属した．
■ "いわゆる"再発性の FUO に関する症例報告が多数みられるが，それらの大部分は，私たちが提案した再発性の FUO の診断基準を満たさず，中途半端に治療された感染症や炎症性疾患が原因と推測された．
■ 私たちは，これらの文献が徹底してシステマティックに行われたものと見なすことができず，これら文献で報告された"説明のつかない，再発する"200 以上の症例は古典的 FUO として扱うべきであると考えた．再発する経過を取りながらも自然寛解することは予期できないことである．しかし，巨細胞性動脈炎や結核では，自然寛解が実証されている[15,16]．

Infections
感染

□ ほんの限られた数の感染症だけが再発性の FUO (**Table 1**) を引き起こす．
□ 典型的な細菌性感染症は，前立腺炎，胆管炎と，中耳炎／乳様突起炎である．胆管炎は Caroli 病（先天的な肝内胆管の一部分の大きな嚢状拡張をきたす疾患）の遅発性の発症かもしれない．発熱のメカニズムはこれらの静かな細菌増殖巣から細菌が散らばることによっておこり，患者の免疫力により細菌が除去され，間欠的発熱となる．
□ 中途半端に治療された，深在性の膿瘍，感染性心内膜炎，頚静脈や鎖骨下静脈の感染性血栓性頚静脈炎，骨髄炎は，いわゆる再発性の不明熱として発症する可能性がある．このメカニズムは，抗菌薬治療により治癒ではなく炎症が一時的に鎮火しただけである．私たちの経験においては，歯と副鼻腔の異常が FUO 患者では頻繁に見いだされる．しかし，それらはまれにしか古典的あるいは再発性の FUO をおこさない[9]．
□ いくつかの珍しい菌による感染を覚えておいたほうがよい．ブルセラ症は激しく上下する発熱のパターンを示す．高体温を示したあと，熱が下がるのであるが，決して平熱まで下がらない．

TABLE 1 Infections Reported as Causes of Recurrent FUO

Chronic prostatitis
Recurrent cholangitis (Caroli's disease)
Otitis media/mastoiditis
Brucellosis
Dental abscess
Sinusitis
Yersinia enterocolitica
Rat bite fever (Spirillum minor, Streptobacillus moniliformis)
Melioidosis
Q-fever
Relapsing fever (Borrelia sp.)
Trypanosomiasis
Whipple disease
Epstein Barr virus infection
Toxoplasmosis

□持続性のエルシニア属感染症は再発するFUOの原因として報告されている.しかし持続的感染がおこっていることの最終的診断は難しく,特別な血清学的検査による診断はまだ議論の余地がある.

□レプトスピラ症は二相性の発熱パターンで発症するが,2つの発熱相の間隔は非常に短く,再発性のFUOの定義を満たさない.

□Melioidosisは典型的な肉芽腫性の細菌感染であり,Burkholderia pseudomalleiにより発症する.東南アジアの風土病であり,何年間もの間に発熱を繰り返す.その地域に何年間も住んでいれば症状が消失する[17].

□回帰熱は,ハエやダニによって伝染されたボレリアによる感染である.大部分は通常とは異なった,再発する発熱のパターンを示し,発熱がない期間が短い.地図できちんと説明されている地域に限定して発症するもので,渡航歴が手がかりになる[18].

□マラリアについても同じことが言える.特に,nonfalciparum種,例えば三日熱マラリア原虫や卵形マラリア原虫などは再燃性で反復性の発熱を来し[*5],完治するためには,肝臓感染ステージを標的とする特異的な予防的治療法が必要である[*6].

□ウイルス感染は決して再発性のFUOを発症しない.

【*5訳注:三日熱マラリアと卵形マラリアでは,初感染後,マラリアの流行地域を離れていても数週間から数か月後に再発することがある.この再発症状は,原虫が肝臓での休眠期(熱帯熱マラリア原虫や四日熱マラリア原虫では存在しない)から,再び増殖を始めることによって起こる.】

【*6訳注:マラリア原虫が肝臓感染ステージの中期から後期において宿主細胞内で特異的に発現するLS特異的タンパク質2:LS-specific protein 2 (LISP2)]の作用を抑制することにより,マラリア原虫の肝臓感染ステージにおけるメロゾイト形成を阻害する薬,すなわち,LISP2を抗原とするワクチンが三重大学から特許申請されている.】

ヒトヘルペスウイルスの特徴

ウイルス名	亜科	ゲノムサイズ/遺伝子数	主な潜伏感染部位	疾病
HSV-1	α	152kb/74以上	知覚神経節（三叉神経節など）	口唇ヘルペス，性器ヘルペス，カポジ水痘様発疹症，ヘルペス脳炎，角膜ヘルペス，ベル麻痺
HSV-2	α	155kb/74以上	知覚神経節（仙髄神経節など）	性器ヘルペス，新生児ヘルペス，脊髄炎，無菌性髄膜炎，急性網膜壊死
VZV	α	125kb/70以上	知覚神経節（脊髄後根神経節など）	水痘，帯状疱疹，ラムゼー・ハント症候群
EBV	γ	180kb/約84	Bリンパ球	伝染性単核球症，慢性活動性EBV感染症，上咽頭癌，バーキットリンパ腫，EBV関連胃癌
HCMV	β	230-240kb/200以上	顆粒球，マクロファージ前駆細胞	間質性肺炎，CMV網膜症，CMV単核球症，先天性巨細胞封入体症
HHV-6	β	162kb/約120	マクロファージ リンパ球	突発性発疹症，脳炎・脳症
HHV-7	β	145kb/約110	唾液腺？	突発性発疹症
HHV-8	γ	165kb/約80	Bリンパ球	カポジ肉腫（エイズ関連型・古典型・アフリカ型）キャスルマン病，悪性リンパ腫（body cavity）

（第42回 小島三郎記念文化賞ヘルペスウイルスに関する基盤研究とその応用 Fundamental research on human herpesviruses and its clinical application 西山幸廣 モダンメディア53巻2号 2007［ウイルス］）

- しかし，いわゆるマクロファージ活性化症候群*7か hematophagocytic lymphohistiocytosis*8を引き起こすきっかけになるかもしれない．
- それらの疾患は，悪性ではないが，致命的となる可能性がある immune dysregulation syndrome*9である[19]．
- 全てのヘルペスウイルスは，HIV関連の，院内発症で起こる好中球減少性FUOの原因として有名である．
  - 単純ヘルペスと帯状疱疹は，免疫が正常の人で再活性化して出現するが，不明熱にはならない．
  - 13年間も再発して，持続したEpstein-Barr virusの症例が，免疫不全症がない小児で起こったことが症例報告された[20]．
  - Human herpes virus 6と8が異常な組織球増殖疾患やリンパ球増殖疾患，例えばRosai-Dorfman症候群やCastleman病にそれぞれ何らかの関連をもっていることが疑われている[21,22]．

【*7訳注：血球貪食症候群は，骨髄などにおいて活性化された組織球が自己の血球を貪食する病態で，別名血球貪食性リンパ組織球症とも呼ばれる．うち自己免疫疾患に伴うものをマクロファージ活性化症候群と呼び，サイトカインストームと呼ばれる炎症性サイトカインの異常産生により，発熱・高フェリチン血症などの臨床症状を呈する．】

【*8訳注：血球貪食症候群のこと．】

【*9訳注：直訳すると免疫調節異常症候群．しかし正式の日本語の病名は検索したが見当たらなかった．自分の免疫システムを調節できない病態を指すと考えられる．】

Tumors
腫瘍

□すべての腫瘍が再発性の熱を引き起こす可能性をもっている．その根拠として，腫瘍壊死のメカニズムがある．しかしこれはかなり大きい腫瘍 (**Table 2**) で特に見られるものである．

□過去においては，肝臓癌と腎癌は典型例であったが，最近は，古典的な不明熱の診断基準を満たしたものとはほとんど出くわすことがない．

■それはこれらの腫瘍が超音波検査とコンピュータ断層撮影法（CT）スキャンで容易に検出されるからである[9, 23]．

■特に注意を払わなければならないのはリンパ腫である．再発性のFUO，いわゆるPel-Ebstein型の発熱をきたす[24]ホジキン病だけでない．発熱が自然寛解し，腫大したリンパ節の縮小さえ観察され，これらの患者を精査していた医師を驚かすことがある．

□大腸癌は再発性の不明熱を来す古典的な悪性腫瘍として未だに考慮しなくてはならないものである．発熱が繰り返されるのは，潰瘍化した部分が感染を起こすのか，腫瘍壊死によるものと推測されている．

□Schnizler症候群は，非常にまれだが，FUOのエキスパートは知っておかねばならない．その理由は間欠的な発熱が基本的な特徴だからである．Schnizler症候群は，かゆみのない慢性蕁麻疹，単クローン性IgM血症を主徴候とする原因不明の症候群である．自己炎症性疾患のひとつと考えられている．

■それ以外の典型的特徴として，骨痛，レントゲン上の骨の緻密化，単クローン性IgM免疫グロブリン異常症がある．

■ゆっくりとした，慢性の経過をとり，寛解することがなく，本当の悪性のリンパ形質細胞性転換は20％の症例で見られる[25]．

□心臓粘液腫は心内膜由来の良性の腫瘍で，遠隔部位への塞栓とインターロイキン-6の生産で発熱を引き起こす可能性がある[3, 26]．

Noninfectious Inflamatory Diseases
非感染性の炎症性疾患

□この3番目のカテゴリーはリウマチ性疾患，血管炎，多臓器疾患，結合組織疾患，膠原病，自己免疫疾患，などを含むものである．

□非感染性炎症性疾患（noninfectious inflammatory diseases: NIID）という用語はDe Kleynらが組織するオランダにあるNetherlands FUO Study Groupによって提唱された[10]．

TABLE 2　Neoplastic Diseases Reported as Causes of Recurrent FUO

Hodgkin's lymphoma
Non-Hodgkin's lymphoma
Malignant histiocytosis
Angioimmunoblastic lymphadenopathy
Craniopharyngioma
Schnitzler syndrome
Artrial myxoma
Hepatocellular carcinoma

■これらの疾患群に含まれるものの大部分はまれな疾患が多く，大部分の医師は不慣れである．

■それらの疾患のうち，幾つかは緩徐な経過を辿り，診断がつくまで数年かかる場合もある．なぜなら診断基準を満たすのにたくさんの項目があるからである．

■多くの患者は，経験的治療を受けており，NSAIDsやステロイドを投与されている．そして，治療を漸減していくと，再び，疾患の活動性が再燃するのである．

■これらの症例は，再発するFUOの診断基準には合わない．なぜなら，その疾患の活動性が治療によって抑えられただけだからである．

■炎症が自然寛解したようにみえても，このグループの疾患は，数か月，あるいは数年後に再燃してくることがある．例えばStill病，Behçet病，再発性多発性軟骨炎などがある．しかし他のグループ，例えば，巨細胞性動脈炎[16]，強直性脊椎炎[3]では自然寛解は非常に珍しい現象である．

■Still病は非常によくあるNIIDである．そして非常に古典的な再発性FUOの臨床経過を辿る．無症状の期間が1年以上続くこともある．

　　■私たちは診断の厳格さ，正確さを追求するため，Still病の診断基準を厳格に遵守してみた．その結果，私たちの意見では，診断基準は，あまりにも感度が高すぎて，特異度が高くないといえる[27]．

　　■単一の，真に特異的な診断的検査や特異的な特徴というものはない．私たちの経験では，多くの医師が再発するFUOの患者を見たときに，あまりにも安易にこの疾患を考えすぎていると思われる．

　　　　※例えば，初回の発熱に伴って筋肉痛，関節痛と皮疹があれば，すぐにStill病を考える．しかし，この疾患は35歳から40歳より若く発症するものである．ただ，いわゆるStill病と称して高齢者で発症したという報告が数え切れないほど存在する．

　　　　※私たちはStill病の診断には，他の疾患を徹底的に除外し，長い

期間フォローアップを行う．あるいは，幾つかの最も典型的な症状である，高熱，咽頭炎がない咽頭痛，一過性の紅斑，サーモンピンク色の発疹，全身性リンパ節腫大，胸膜炎または心外膜炎，著明に亢進した赤沈，CRP の上昇，好中球数が 15000 個 /L [*10]，フェリチンの高値などがあれば Still 病を疑う [28]．

■ Behçet 病も NIID である．再発したり，自然寛解することもある．Behçet 病は古代のシルクロード（東地中海沿岸，特にトルコから中東を経て日本まで）に沿って発症頻度が高い．しかし，アメリカや西洋諸国では頻度が低い [29]．

- ■ 再発するアフタ性口内炎，陰部潰瘍，ブドウ膜炎などが典型的症状である．もしそれらが三徴として揃えばすぐに診断できる．
- ■ 血栓性静脈炎は頻度が高く，末梢動脈や肺動脈の動脈瘤が恐ろしい合併症である．それら Behçet 病の発症頻度が高い民族では，再発する FUO のよく知られた原因である [30]．

■ 再発性多発性軟骨炎もまた臨床的活動性が変動する疾患である．それは，その名前からも分かる．

- ■ このまれな診断は，疾患の発症早期には見逃されることが多い．
- ■ 発熱，一つ以上の人体の軟骨の炎症（鼻，外耳，内耳，喉頭，気管，関節），強膜の炎症，心臓の弁の炎症などが特徴である [31]．

Miscellaneous
その他の種々雑多なもの

□ その他の種々雑多な疾患というカテゴリーは，その疾患の数とタイプにおいて最も重要なものである．FUO は，まれで，珍しい疾患によるよりも，頻度が高い疾患が通常とは違う発症のしかたをした場合が多いと言われている．しかし，それは再発性の FUO には当てはまらない．この再発性の FUO では，その他の種々雑多な疾患リストに注意を払うべきである．そのリストの中には珍しい，多くの医師が聞いたこともないような疾患が含まれている**(Table 3)**．

□ 時々服薬する薬剤による薬剤関連の発熱や詐熱は古典的な FUO の原因であるが，しばしば忘れられている [3, 32, 33]．

□ 詐熱は若い女性で頻度が高く，医療関係者に多い．しかし高齢者でも報告されている [3]．

【*10 訳注：日本では μL で表記されることが多いので要注意．】

TABLE 3 Miscellaneous Conditions Reported as Causes of Recurrent FUO[a]

Addison's disease
Aorta-enteric fistula
Brewer's yeast ingestion
Castleman's disease
Cirrhosis (68)
Cholesterol embolism
Chronic fatigue syndrome (2)
Crohn's disease
Cryopyrin-associated periodic syndromes
   Muckle-Well's disease (urticaria, deafness, and ayloidosis)
   Familial cold autoinflammatory syndrome (familial cold urticaria)
   Neonatal onset multisystem inflammatory disease or
     chronic infantile neurologic, cutaneous and articular syndrome
Cyclic neutropenia
Erdheim-Chester disease (58)
Drug fever
Fabry disease
Factitious fever
Familial Mediterranean fever
Periodic fever, aphtous stomatitis, pharyngitis (cervical) adenitis
Gaucher's disease
Gout
Granulomatous hepatitis
Habitual hyperthermia Hemolytic anemia (69)
HIDS (hyper IgD syndrome)
Hypersensitivity pneumonitis
Hypothalamic hypopituitarism
Hypertriglyceridemia
Idiopathic granulomatosis
Inflammatory pseudotumor of lymph nodes
Lung embolism
Mastocytosis (70)
Metal fume fever
Milk protein allergy
Poikilothermia
Polymer fume fever
Pseudogout
Ratke's cleft cyst
Rosai-Dorfman syndrome (21)
Seizures
TNF-receptor-1-associated periodic syndrome (familial Hibernian fever)

[a]For references, see Ref. 3 unless references given between parentheses.
Abbreviation: TNF, tumor necrosis factor.

- ■ それが，アメリカ国立衛生研究所で精査された遷延する発熱の 343 の症例のうち 9% の原因であった[33]．
- ■ 詐熱は普通とは違う発熱のパターンを示し，それは例えば，非常に高熱であるか，短時間しか続かないスパイク状の発熱，体温の日内変動の喪失，発汗を伴わない急速な解熱，頻脈を伴わない，いわゆる比較的徐脈，採血で炎症の徴候の欠如，とても印象的な病歴であるにもかかわらず，全身状態が良好などである．
- ■ そして，混合感染の古典的な原因である，消化管，泌尿生殖器系，軟部組織などを精査しても陰性であるにもかかわらず，複数の菌による菌血症，血液培養で複数の菌が生えてくる場合は，患者が自分で唾液や便，その他の物質を使って，自分で自分に菌を接種していることが推測できる[33]．

□ 習慣性高体温という概念は 1950 年代の非常に多く使用された．R.Petersdorf が FUO の診断基準の境界線を 38.3℃ にした理由は，そこにある[1]．習慣性高体温は，慢性疲労症候群や繊維筋痛症など，幾つかの疾患とオーバーラップすることがある[2]．
- ■ 主な主訴は発熱である．
- ■ 特に肉体的あるいは知的な過労の後に多く，大部分の症例で疲労も訴える．しかし，慢性疲労症候群ほど消耗していない．
- ■ 患者は時々，急性の感染症に罹患したときのことを覚えている．その大部分は初発症状が上気道炎症状で，その感染が起こる前には体温は正常であったと記憶している．
- ■ これらの症例では，習慣性高体温は，正常範囲内のもの，あるいは体温の日内変動の延長の範囲内とは考えられない．
- ■ 上昇した体温以外，身体所見は正常である．
- ■ 体温は特に夕方と，知的あるいは肉体的過労の後に上昇する．
- ■ 血液検査やレントゲン検査は全て正常で，結果的に 1～2 年して自然寛解する．
- ■ 体温の上昇が病的なものではないことをしっかり話して安心させることのほうが，FUO の精査をするよりも大切である．

□ Crohn 病は私たちが初めに報告した 45 人の患者のうちの 4 人で診断され，私たちが予期していなかった原因であった．腹部の訴えが無かったことと排便習慣が正常であったために，初期の精査で腸を精密検査しなかったことが理由である[3]．

□ 過敏性肺臓炎は，外因性アレルギー性肺胞炎として知られているが，アレルゲンの吸入が間欠的であったり，入院することでアレルゲンへの曝露がなくなり，自然に症状が消失することから，一時的な FUO をおこすことは容易に理解できる．

- アレルゲンへの曝露は自宅（例；ペットの鳥，室内のカビ，汚染された加湿器）で起こる場合もあるし，特定の仕事や趣味（農夫，キノコ栽培者，パン職人，木工職人，鳥のブリーダー等）でおこる場合もある．
- 診断は呼吸器症状が臨床症状の中で優位なため，容易に診断できる．しかし，全身症状，例えば発熱が他の症状を目立たなくする場合には見落とされるかもしれない．
- 同じことが，肺塞栓で起こり，一過性のFUOの原因として見落とされることもある[3]．

訳者による付録：以下に自己炎症性疾患について記述する．以下を理解してから原著の訳文を読まれると理解が深まる．原著が発刊された時代と現代との差を埋めるために，自己炎症性疾患に言及する事は避けられないと判断したためである[*11]．

【*11 訳注：自己炎症性疾患について．
原発性免疫不全症分類の歴史
IUIS (International Union of Immunological Societies) による原発性免疫不全症の分類の変遷

1999年	2004年	2011年
① Combined immunodeficiencies	① T-and B-cell immunodeficiencies	① combined immunodeficiencies
② predominantly antibody deficiencies	② predominantly antibody deficiencies	② well defined syndromes with immunodeficiency
③ other well-defined immunodeficiency syndromes	③ other well-defined immunodeficiency syndromes	③ predominantly antibody deficiencies
④ complement deficiencies	④ disease of immune dysregulation	④ diseases of immune dysregulation
⑤ congenital defects of phagocytic number and/or function	⑤ congenital defects of phagocyte number, function, or both.	⑤ congenital defects of phagocyte number, function, or both
	⑥ defects in innate immunity	⑥ defects in innate immunity
	⑦ autoinflammatory disorders	⑦ autoinflammatory disorders
	⑧ complement deficiencies	⑧ complement deficiencies

2004年から，原発性免疫不全症の中に，⑦としてautoinflammatory disorderが入ってきている．】

Autoinflammatory disorder の疾患概念の誕生

☐ "autoinflammation" という言葉は1999年に TNF 受容体関連周期熱症候群（tumor necrosis factor receptor associated periodic syndrome: TRAPS）の原因遺伝子として TNFRSFIA を報告した Kanstner らにより造られた．彼らは，免疫不全，自己免疫，アレルギーなどの従来言われてきた免疫疾患に合致しない疾患群が存在する事を提唱し，「autoinflammatory syndrome（自己炎症性症候群）」「autoinflammatory disease（自己炎症性疾患）」などと名付けた．

☐ "autoinflammation" の概念を論じる上で，重要な事は，"autoimmunity（自己免疫）"と対比させて考える事である．

自己炎症性疾患とは？

☐自己免疫性疾患については良く知られている．しかし，自己炎症性疾患とどう違う（自己免疫疾患 vs 自己炎症性疾患）？
- ■自己免疫性疾患は，自己抗体の産生や，自己反応性 T 細胞数の増加など，獲得免疫系の異常で理解できるものである．
    - ■獲得免疫反応の表現組織はリンパ節，脾臓，胸腺，骨髄である．
- ■自己炎症性疾患は自然免疫系の異常で理解する事のできる炎症性疾患である．すなわち，本来，感染に対する生体防御として合目的に働くはずの自然免疫系が，内因性のブレーキが故障しているために過剰に作動し，全身性の炎症を繰り返す症候群として理解される．
    - ■多くは発熱が見られ，関節・皮膚・腸管・眼などの部位の炎症を伴う．
    - ■症状としては，感染症や膠原病に類似しているが，病原微生物は同定されず，また，自己抗体や抗原特異的 T 細胞も検出されない．

☐1999年に McDermott らが，感染や悪性腫瘍などの明らかな外因を伴わない周期性発熱発作を特徴とする疾患を，自己抗体や自己反応性 T 細胞数の明らかな増加を伴わない事から，『自己免疫 (autoimmune)』とするより『自己炎症 (autoinflammatory)』とした方が望ましいとして『自己炎症性疾患』と定義した．
参考文献：McDermott, M.F.,et al. Germline mutations in the extracellular domains of the 55 kDa TNF receptor, TNFR1, define a family of dominantly inherited autoinflammatory syndromes. Cell, 97: 133-144, 1999.

☐前後して，上記の定義に当てはまる『自己炎症性疾患』の原因遺伝子が，次々に明らかにされた．なかでも，家族性地中海熱（FMF）は『自己炎症性疾患』の代表的存在である．それは，地中海沿岸地方で，保因者が，多い人種で5人に1人と普通に見られるからである．FMF は1ヶ月程度の周期でやってくる発熱発作と，随伴する漿膜炎と皮疹が特徴である．1997年にこの家族性地中海熱の原因遺伝子として，MEFV が同定され，MEFV のコードするタン

パク質は pyrin（パイリン）と名付けられた．パイリンは「インフラマゾーム」という細胞内の高分子複合体を負に制御する分子である事が判明している．
- 「インフラマゾーム」とは？
  - 細胞生物学の世界で「ソーム」というのは，細胞膜と同じ脂質二重膜で覆われた小体という意味で使われる．
  - 「インフラマソーム」は文字どおり，形成されると炎症（インフラメーション）を誘導するとされている高分子複合体である．
- 自己炎症性疾患はこの「インフラマゾーム」に影響する異常をもつものと，「インフラマゾーム」に影響しないものに大別される．
  - インフラマゾームに関連する自己炎症性疾患は，インフラマゾームの制御不能が病態となっているものを指す．この病態をインフラマソモパチーと呼ぶ事がある．
  - インフラマゾームに関係しないものには，IL-1 ファミリー受容体アンタゴニスト欠損症，NOD2 関連肉芽腫症，蛋白質ミスフォールディング病，プロテアソーム機能不全症などが背景となり，自己炎症をきたすものもある．

代表的な遺伝性自己炎症疾患のまとめ

病態からの分類	疾患	原因遺伝子/蛋白質	主な表現型	治療法
インフラマソーム異常症	クリオピリン関連周期熱症候群（CAPS）	NLRP3/クリオピリン	蕁麻疹様紅斑，関節炎，発熱，難聴，無菌性髄膜炎，腎アミロイドーシス	抗 IL-1β 療法（アナキンラ リロナセプト，カナキヌマブ）
	家族性地中海熱（FMF）	MEFV/ピリン	周期熱，有痛性漿膜炎，胸膜炎，腎アミロイドーシス，丹毒様紅斑	コルヒチン，抗 IL-1β 療法
	高 IgD 症候群（HIDS）	MVK/メバロン酸キナーゼ	周期熱，腹痛，下痢，関節炎，頸部リンパ節腫脹，紅斑	シンバスタチン，抗 IL-1β 療法
	化膿性無菌性関節炎・壊疽性膿皮症・アクネ（PAPA）症候群	PSTPIP1/PSTPIP1	反復性破壊性関節炎，発熱，壊疽性膿皮症，嚢胞性ざ瘡	コルチコステロイド，抗 TNFα 療法，抗 IL-1β 療法
IL-1 ファミリー受容体アンタゴニスト欠損症	IL-1 受容体アンタゴニスト欠損症（DIRA）	ILIRN/IL-1 受容体アンタゴニスト	無菌性多発性骨髄炎，膿疱症，発熱	アナキンラ
	IL-36 受容体アンタゴニスト欠損症（DITRA）	IL36RN/IL-36 受容体アンタゴニスト	汎発性膿疱性乾癬または関連疾患	コルチコステロイド，抗 TNFα 療法
NOD2 関連肉芽腫症	ブラウ症候群・若年発症サルコイドーシス（EOS）	NOD2（NLRC2）/NOD2	苔癬様皮疹，関節（滑膜）炎，ブドウ膜炎	コルチコステロイド，抗 TNFα 療法，サリドマイド
蛋白質ミスフォールディング病	TNF 受容体関連周期熱症候群（TRAPS）	TNFRSF1/TNF 受容体 1	周期熱，関節痛，筋肉痛，移動性紅斑，結膜炎，腹痛	コルチコステロイド，抗 TNFα 療法，抗 IL-1β 療法
プロテアソーム機能不全	中条―西村症候群（NNS）・JPN 症候群・CANDLE 症候群	PSMB8/免疫プロテアソーム β5i サブユニット	凍瘡様紅斑，結節性紅斑，弛張熱，脂肪筋肉萎縮，関節拘縮	コルチコステロイド，メトトレキサート，トシリズマブ，JAK 阻害薬

（参考文献：金澤伸雄 自己炎症疾患日サ会誌 2016; 36: 21-26.）

自己炎症性疾患 vs diseases of immune dysregulation

☐ diseases of immune dysregulation に属する疾患概念の根底には，生体免疫反応のホメオスタシスの破綻がある．感染生体防御機構として，生体には様々な生体免疫反応が用意されている．その中には，炎症反応をキープレーヤーとして，感染生体防御に異常があるために病原体排除に至らず，それでも病原体を排除しようとして継続して炎症反応を伴う感染生体防御機構を駆動してしまう．この病態が diseases of immune dysregulation と理解して欲しい．

☐ この2つの分類，すなわち，自己炎症性疾患と diseases of immune dysregulation においては，免疫機構が過剰に作動するという点で共通点がある．

- ■ diseases of immune dysregulation に属する血球貪食性リンパ組織球症 (hemophagocytic lymphohistiocytosis:HLH) などは，"autoinflammation" の範疇で理解することもできるので，明確な分類が困難な部分もある．

Autoinflammation の定義と，それに伴う Autoinflammation-autoimmunity の連続的理解

☐ "Autoinflammation" の定義：2008年第5回 FMF SAID (The International Congress on Familial Mediterranian Fever and Systemic Autoinflammatory Diseases) において，Kastner が提唱したものがある．

1. Episode of seemingly unproved inflammations（一見したところ誘因がない炎症が存在する）
2. Absence of high titer of autoantibody or autoreactive T cell（高力価の自己抗体や自己反応性 T 細胞が存在しない）
3. Inborn error of innate immunity（自然免疫の先天的異常が存在する）

☐ このように，近年，"Autoimmunity（自己免疫）" だけでは理解できない免疫疾患に対して，"autoinflammation" の概念が提唱されるようになった．

☐ McDermott らは，これらの炎症性疾患の統合的理解として，"Autoinflammation-Autoimmune continuum（自己炎症から自己免疫の連続体）" という概念に基づき，免疫疾患を再分類する試みを行っている．

- ■ この試みは，自然免疫・獲得免疫の関与・遺伝的背景の二つの視点を元に，免疫疾患を分類したものである．つまり，単一遺伝子異常かつ自然免疫異常，単一遺伝子異常かつ獲得免疫異常を両端にすえ，その間に，自然免疫異常・獲得免疫異常の関与の度合いに基づいて合計五つに分類したものである．以下にそれを示す．
    - ① Monogenic innate immunity diseases
        - ■ 単一遺伝子異常に伴う自然免疫担当細胞（単球・マクロファージ・好中球など）の機能異常が病態となる．

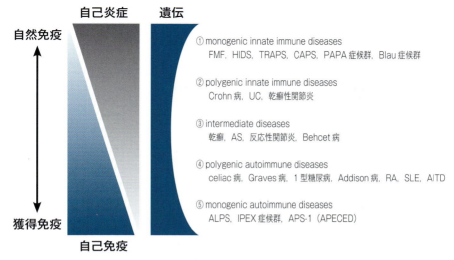

autoinflammation, autoimmunity の免疫疾患としての連続性
自然免疫と獲得免疫の関与，遺伝的背景をもとに分類した．単一遺伝子異常・自然免疫異常，単一遺伝子異常・獲得免疫異常を両端に据えて，分類されている．
FMF：家族性地中海熱，HIDS：高 IgD 症候群，TRAPS：TNF 受容体関連周期熱症候群，CAPS：クリオピリン関連周期熱症候群，PAPA：化膿性無菌性関節炎・壊疽性膿皮症・アクネ，UC：潰瘍性大腸炎，AS：強直性脊椎炎，RA：関節リウマチ，SLE：全身性エリテマトーデス，AITD：自己免疫性甲状腺疾患，ALPS：自己免疫性リンパ増殖症候群，IPEX：多腺性内分泌不全症，腸疾患を伴う免疫調節障害（X 連鎖性），APS：自己免疫性多腺性内分泌不全症，APECED：カンジタ感染と外胚葉異形成を伴う自己免疫性多腺性内分泌不全症
(井田弘明，自己炎症症候群，久留米医会誌　2010：73：312-318)

- 自己炎症性疾患の代表である遺伝性周期性発熱症候群がこの中に含まれる．
- 今後，新たな疾患遺伝子の同定に伴い，追加される可能性がある．

② Polygenic innate immunity diseases
- Crohn 病を代表とする炎症性腸疾患が相当する．
- 連鎖解析により，Crohn 病と遺伝子座 16q13 に存在する nucleotide-binding oligomerization domain 2（NOD2）との関連性が証明され，NOD2 の変異が罹患率と強い相関を示した．

③ Intermediate diseases
- Mixed pattern disease とも呼ばれている．
- 主要組織適合複合体（Major Histocompatibility Complex）class I 分子との関連が証明されている疾患で，自己免疫機序より，自然免疫機序の方が病態に強く関連している疾患である．
- Behçet's syndrome に代表される．

④ Polygenic autoimmune disease
- ほとんどの自己免疫疾患がこれに分類される．

⑤ Monogenic autoimmune diseases
- 単一遺伝子異常に伴う獲得免疫担当細胞（T細胞やB細胞）の機能異常が病態となる．
- まれな疾患であるが，下記3疾患がこのカテゴリーに入る．
    ※自己免疫性リンパ増殖症候群（autoimmune lymphoproliferative syndrome: ALPS）
    ※多腺性内分泌不全症・腸疾患を伴う免疫調節障害・X連鎖性症候群：IPEX（immune dysregulation, polyendocrinopathy, enteropathy, X-linked）症候群
    ※自己免疫性多腺性内分泌不全症1型（autoimmune polyendocrinopathy syndrome type 1: APS-1）
    の3疾患が分類される．

上記表の英語版が下記表である．疾患が更に詳細に記載されている．

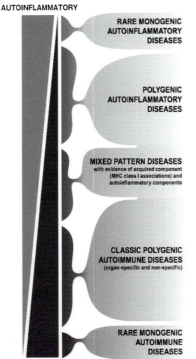

（参考文献：Shelly Pathak, Michael F McDermott, Sinisa Savic Review Autoinflammatory diseases: update on classification diagnosis and management Journal of Clinical Pathology 14 December, 2016.）

□ 上記表のように，比較的コモンな主訴で医師を受診する事が多いため，常に念頭において診療した方が良い．下記表に症状・疾患と，その裏に隠れている可能性がある自己炎症性疾患をまとめた．

症状	考えるべき自己炎症性疾患
腹痛	FMF, TRAPS
胸痛	FMF, TRAPS
発熱・咽頭痛	FMF, PFAPA, TRAPS, MKD/HIDS
関節痛・関節炎	FMF, CAPS (CINCA症候群・NOMID), NOD2関連肉芽腫
骨髄炎	CNO/CRMO, IL1ファミリー受容体アンタゴニスト欠損症,
頭痛・髄膜炎	FMF, CAPS (逆に言えば，自己炎症性疾患のうち，この二者以外には原病由来の髄膜炎を伴うものはない)，TRAPSは頭痛を生じるが髄膜炎は伴わない．
皮膚・軟部組織の感染症	FMF, TRAPS
筋肉痛	TRAPS, FMF, CAPS
腸炎症状	FMF(FMFに伴う炎症性疾患様のびらん),
口内炎	PFAPA, MKD/HIDS
壊疽性膿皮症	PAPA症候群
腎不全・アミロイドーシス	FMF, TRAPS, CAPS, MKD/HIDS
寒冷蕁麻疹	CAPS, Schnitzler症候群
反復する非化膿性結膜炎	TRAPS, CAPS
丹毒様紅斑	FMF
感音性難聴	CAPS
慢性・反復性の非感染性髄膜炎	CAPS, FMF
眼窩周囲浮腫	TRAPS
単球性筋膜炎	TRAPS
凍瘡様皮疹	中條-西村症候群
長く節くれだった指	中條-西村症候群

(金澤伸雄 自己炎症疾患日サ会誌 2016; 36: 21-26 及び Up To Date® を改変)

□ 幾つかの遺伝性の周期的な発熱を起こす症候群が，現在，familial autoimmunity syndromes [35, 36] *12 として分類されている．
  ■ FMF（家族性地中海熱：Familial Mediterranean fever）が最も世界中で多く存在し，最もよく知られたものである．

【*12 訳注：正式な日本語の病名は，自己炎症性疾患．一つの核家族の中に，2人以上の家族構成員が，複数の多種にわたる自己免疫疾患に罹患した状態と定義されている．遺伝的背景があると推測されている．参考文献：Review The kaleidoscope of autoimmunity: multiple autoimmune syndromes and familial autoimmunity Juan-Manuel Anaya, Rodrigo Corena, John Castiblanco, Adriana Rojas-Villarraga & Yehuda Shoenfeld: Expert Review of Clinical Immunology Volume 3, 2007 Pages 623-635.】

- ■ここ10年間の間，新しいが，非常にまれな症候群が北ヨーロッパの家族や西ヨーロッパの家族で記載されている**(Table 4)**．
    - ■一見したところでは，これらの症候群は生涯にわたるもので，発熱，炎症，皮疹，腹部と筋骨格系の症状がある一定の期間起こって自然寛解する点で類似している．
    - ■特異的臨床症状もあるが，当初臨床的症候群としてひとくくりにしていたものの正体を明らかにする決定的証拠が，遺伝子分析により見つけられた．
    - ■分子遺伝学的手段の出現により，ある特定の民族で起こる反復性のFUOへの診断的アプローチが大躍進を遂げた．自己免疫というより自己炎症という用語がこれらの疾患群を定義するために提唱されている．なぜなら，自己抗体や，抗原特異的T細胞が病因に関わっていないからである[36]．
- □FMFは典型的な一過性の症状を発症する疾患で，常染色体劣性である．FMFは世界中で断然頻度が高い，遺伝性の周期的発熱を生じる症候群であり，ユダヤ人，トルコ人，アラブ人，アルメニア人，地中海沿岸に祖先をもつ人々に多い[35, 37]．
    - ■最も著明な特徴は，短期間（1〜3日間）の発熱で，それが自然寛解するもので，ほとんどが20歳前に発症する．
    - ■発熱，倦怠感，炎症が起こり，それは漿膜炎，特に腹膜炎，胸膜炎，心外膜炎，一つの大関節に限定した関節炎として発症することが多いが，少ない頻度で下肢遠位部の丹毒様の発疹として発症することもある[37, 38]．
    - ■これらの発症頻度は人によってかなりばらつきがあり，診断は，私たちの経験では，発症頻度が少ない小児期に見落とされることが多い．
    - ■それらの症状の出現は，一過性のウイルス感染と考えられがちである．
    - ■遺伝学的基盤としては，第16染色体の短腕にあるMEVF遺伝子の変異である*[13]．第16染色体は，pyrinあるいはmarenostrinと呼ばれるタンパク質をコードするものである．この特別なタンパク質は好中球や単球の中で発現される．そのタンパク質には，いわゆるPYDドメインがあり，他のタンパク質でも共有している．このPYDドメインから作られるタンパク質は，炎症やアポトーシスに関与するものである．MEFV遺伝子の多くの変異は，既に同定されており，そのリストは増え続けている[36, 37]．A-Aアミロイドーシスは異なった遺伝的集団で，様々な頻度で見られる非常に恐ろしい合併症である．コルヒチンが第1選択の治療薬で，アミロイドーシスの予防に不可欠である．

【*13 訳注：FMFの疾患関連遺伝子として知られているが，その発症メカニズムは明らかになっていない．また，浸透率が高くないことや典型的な家族性地中海熱の症状を呈しながらも

TABLE 4 Features of Familial Autoinflammatory Syndromes

	FMF	HIDS	TRAPS	CAPS[a]
Age of onset	Variable <20-30years	Mostly <1year	Variable; mostly infancy or childhood	Infancy or childhood
Mode of inheritance (autosomal)	Recessive	Recessive	Dominant	Dominant
Chromosome	16 p	12 q	12 p	1 q
Duration of attacks	1-4 days	3-7 days	1-3 weeks	1-2 days
Abdominal pain	+++	++	+	+
Diarrhea	−	−	+	−
Chest pain	+	−	+	−
Skin involvement	Rare, erysipelas-like (below the knee)	++ Macules, papules	++ Erysipelas-like (upper limbs)	++ Urticaria
Arthritis// arthralgia-myalgia	++//+	+/−//++	+//++	++//++
Lymphadenopathy	−	+ Cervical, inguinal, axillar, abdominal	+/− Cervical, inguinal, axillar,	−
Splenomegaly	+/−	+	−	+
Risk for AA-type amyloidosis	+	Very rare	Rare	+
Distinguishing feature	Testicular pain (prepubertal)	Elevated IgD levels	Conjunctivitis, periorbital edema, testicular pain	Conjunctivitis Triggered by cold exposure[b] Deafness later in life[c]
Effective treatment	Colchicine	None, simvastatin?	Etanercept (corticosteroids)	IL-1 RA (anakinra)

[a] CAPS encompasses familial cold autoinflammatory syndrome, Muckle-Wells syndrome, and neonatal onset multisystemic inflammatoty syndrome (NOMID) or chronic infantile neurologic, cuataneous and articular syndrome (CINCA).
[b] familial cold urticaria syndrome.
[c] Muckle-Wells syndrome.
Abbreviations: CAPS, cryopyrin-associated periodic syndrome; FMF, familial Mediterranean fever; HIDS, hyperimmunoglobulin D and periodic fever syndrome; TRAPS, tumor necrosis factor receptor-1-associated periodic syndrome.

MEFV遺伝子に疾患関連変異を認めない症例が少なくないことから，発症には他の因子も関与していると考えられている.】

☐ Hyper-IgD 症候群（HIDS：Hyper IgD syndrome）は，常染色体劣性の疾患で，1984年にオランダの Van der meer らによって記載された．
　■ 国際登録（www.HIDS.NET）に集められた症例の大部分が西ヨーロッパ，特にオランダ，フランスでの発症が多い[39]．
　■ 遺伝学的基盤はメバロン酸キナーゼ産生をエンコードする遺伝子の変異である．
　■ メバロン酸キナーゼは，イソプレノイド経路の酵素で，コレステロール，ユビキノン，その他の物質が最終産物である[40]．この遺伝子は第12染色体長腕12の上に位置している．この代謝障害がどのように炎症を起こすかが明確には知られておらず，特徴的な IgD 値の高値との関係は不明確である．
　■ ほとんどの患者が生後1年以内に，発熱する．そして，腹部症状*14 や（頸部の）リンパ節腫脹がほとんど常に存在する．
　■ 症状はほんの少し FMF より長く，3日〜5日以上持続する．
　■ 皮疹，関節炎，および口腔内や陰部のアフタ性潰瘍はそれほど珍しくない．
　■ 有効な治療法はないが，simvastatin を使った暫定的データ [hydroxylmethylgluteryal coenzaymeA コエンザイム A(HMG-CoA)還元酵素阻害剤] が有望である[41]．

☐ Muckle-Wells 症候群，familial cold autoinflammatory syndrome（FCAS），および neonatal-onset multisystemic inflammatory disease（NOMID）は，慢性の幼児期におこる神経，皮膚，関節の病変の症候群（CINCA: Chronic Infantile Neurologic, Cutaneous, and Articular syndrome）としても知られており，それらは，常染色体優性の遺伝形式を取り，同じ遺伝子[36, 42〜45]の変異によって引き起こされたものである．
　■ この CIAS1 遺伝子（これは NALP3 や PYFAP 遺伝子とも命名されている．後述．）が，染色体1の長腕に位置している．それは cryopyrin というタンパク質を産生する．cryopyrin は pyrin や marenostrin のように，主に好中球と単球の中で発現されている．その N-末端ドメインは，PYD と呼ばれ，pyrin のものと類似している．その PYD の炎症における役割は，caspase1，IL1-変換酵素，そして NFκB を活性化し，炎症反応を促進するサイトカインである IL6 と IL8 を放出させる[44, 45]．
　■ これら3つの症候群は，元々は異なった臨床上の異なった存在として記載されていたが，現在では CAPS（cryopyrin-associated periodic syndromes）*15 という名称で，最も重篤な NOMID または CINCA から，最も軽症の

【*14 訳注：腹痛など．】

【*15 訳注：クリオピリン関連周期熱症候群（CAPS）は NALP3 をコードする CIAS1 遺伝子のミスセンス変異によっておこる自己炎症性疾患である．常染色体優性遺伝形式をとる．

- Muckle-Wells syndrome から FCAS まで様々な疾患を含んだ症候群として総括されている[44]。
- □ FCAS は，家族性寒冷蕁麻疹とも言われるが，特徴として非常に短期間の発熱，関節の炎症，典型的には軽度の寒冷に曝露されることでできる蕁麻疹様皮疹（例えば，エアコンがよく効いた部屋での微風）などがある．
  - ■ 症状を誘発するための温度は 22℃以下ではだめで[*16]，曝露されてから皮疹ができるまでの期間はしばしば 1 時間未満である．
  - ■ その症候群には結膜炎が典型的な症状で，結膜炎は 24 時間から 48 時間以内に自然に消失する．
- □ Muckle-Wells 症候群は 1962 年に"蕁麻疹，難聴，そしてアミロイドーシスが合併している症候群"として，それがイギリスの家系に存在すると記載された．
  - ■ 他の症候群との典型的な違いは，進行性の神経性難聴が中年期以降に発症することである．
  - ■ 寒冷曝露と，症状の発生は関係が無いと言われている[42, 45]．しかし，これは最近の論文で反論されている[44]．
  - ■ NOMID または CINCA は CAPS の最重症型であり，小児の疾患である．
  - ■ 特徴としては，非常に早期から発症する重篤な関節の奇形，難聴，慢性的無菌性髄膜炎，精神発達遅延がある．
- □ これらのまれな疾患の発症機序についての新しい知見は，新たな治療的アプローチにつながっている．anakinra（遺伝子組換え型の IL-1 受容体拮抗薬）は，Muckle-Wells 症候群と FCAS に有効であることがわかってきている[42, 44]．

自己炎症性疾患についての最新の知見のまとめを引用しておく（**表-1** 参考文献：Up to date®）．

- □ TNF-受容体 1 に関連している周期的な発熱症候群（TNF-receptor-1associated periodic syndrome: TRAPS）は，常染色体優性の疾患である．
  - ■ 元々は，1982 年に"家族性アイルランド人発熱"として，アイルランド人の家系に見られていることが記載されている．
  - ■ 遺伝的基盤としては，TNF 受容体タイプ 1 の遺伝子の変異である．その遺伝子は，第 12 染色体の短腕に位置し，その変異の結果，受容体が不完全に脱落してしまう[47, 48]．
  - ■ 症状の発症年齢は様々で，そして，症状は数週間続く．遠心性の移動性の丹毒のような皮膚の有痛性病変，上肢の遠位端，体幹，そして片側の眼窩

CAPS の病態は NALP3 inflammasome の形成亢進による IL-1β の過剰産生が原因であると推測されている．】

【*16 訳注：あまり寒すぎてもいけない．】

表-1 The periodic fever syndromes

Disease	Gene Locus	Age of onset	Inheritance	Ethnicity	Length of fevers	Clinical features	Amyloid	Diagnosis	Therapy
FMF	MEFV	<20 years	AR	Sephardic Jews Armenians Turks Arabs Ashkenazi Jews	1 to 3 days	Abdominal pain Pleurisy Arthralgia/arthritis Scrotal swelling Erysipeloid rash	>20%*	Mutational testing	Colchicine IL-1 blockade
TRAPS	TNFR1	<20 years	AD	Irish Scottish Other	>5 days	Conjunctivitis Abdominal pain Regional myalgia Arthralgia/arthritis Rash	25%	Mutational testing	Glucocorticoids Etanercept IL-1 blockade
HIDS	MEVK	<1 year	AR	Dutch French Other	3 to 7 days	Cervical lymphadenopathy Abdominal pain Arthralgia/arthritis Rash Splenomegaly	Rare	Serum IgD >100 int. units/mL IgA elevated >80% Mutational testing for V377I (>80%)	NSAIDs Glucocorticoids IL-1 blockade
FCAS	NLRP3	<1 year	AD	Any	<1 day	Induced by cold exposure Maculopapular to urticarial rash Conjunctivitis	Uncommon	Mutational testing	IL-1 blockade
MWS	NLRP3	Variable	AD	Any	2 to 3 days	Urticarial rash Hearing loss Conjunctivitis Amyloidosis	25%	Mutational testing	IL-1 blockade
NOMID	NLRP3	<1 year	AD	Any	Variable, but may be continuous	Severe generalized inflammation Urticarial rash Conjunctivitis Meningitis Bony overgrwth	Variable	Mutational testing	IL-1 blockade
PFAPA	Unknown	<5 years	?	Any	2 to 7 days	Cervical lymphadenopathy Aphthous stomatitis	No	None	Glucocorticoids Tonsillectomy

FCAS, MVWS, and NOMID are cryopyrin-associated penriodic syndromes (CAPS).

FMF: familial Mediterranean fever ; MEFV: pyrin/marenostrin gene located on chromosome 16p ; AR: autosomal recessive ; IL-1: interleukin-1 ; TRAPS: tumor necrosis factor alpha receptor-1 associated syndrome ; TNFR1: tumor necrosis factor alpha receptor-1 gene located on chromosome 12p ; AD: autosomal dominant ; HIDS: hyperimmunoglobulin D syndrome ; MEVK: mevalonate kinase gene located on chromosome 12q ; IgD: immunoglobulin D ; IgA: immunoglobulin A ; NSAIDs: nonsteroidal antiinflammatory drugs ; FCAS: familial cold autoinflammatory syndrome ; NLRP3: nucleotide-binding domain and leucine rich repeat containing family, pyrin domain containing 3 ; MWS: Muckle-Wells syndrom ; NOMID: neonatal-onset multisystem inflammatory disease ; PFAPA: periodic fever with aphthous stomatits, pharyngitis, and cervical adenitis.
* Sixty percent in an untreated Armenian population with FMF.

(Up To Date® periodic fever syndrome より引用)

周囲の浮腫，睾丸痛は特徴的である．アミロイドージスは通常以上の頻度で発症する．

■ Etanercept（遺伝子組換え型の可溶性のTNF受容体）が理論的には有効な治療であり，実際に効果的な治療であると判明した[47, 49]．

□ Gaucher病とFabry病は，ライソゾーム蓄積症であり，遺伝性の疾患である．ときに一過性のFUOとして発症する[3, 50〜52]．診断が確定した家族がいなければ，成人になるまで診断がつかない．

□ ほとんど知られていない，再発性のFUOに典型的な発症のしかたをする

【*17 訳注：原著では，PHAPAと記載されているが，誤植と思われる．】

まれな疾患群は，非特異的で，反応性，自己免疫性，あるいは感染を契機として起こったリンパ増殖性疾患，あるいは組織球増殖性疾患のグループである．
- それらは偽性腫瘍やリンパ節腫大として発症する．
- このグループには Castleman 病[20, 53]，菊池 - 藤本病[54, 55]，Rosai-Dorfman 症候群[21]，リンパ節の炎症性偽性腫瘍[56, 57]，Erdheim-Chester 病（ECD）[58, 59]がある．
- 一見，他の幾つかの疾患もこれらの疾患に類似しているが，以下のような理由で，もはやこのグループには入れられない．例えば，angio immunoblastic lymphadenopathy（血管免疫芽細胞性リンパ節症）や Schnitzler 症候群は，血液悪性腫瘍と考えられる **(Table 2)**[25, 60]．

☐ Large granular lymphocyte lymphocytosis も悪性腫瘍であり，反応性のものではなく，ほとんどの症例でリンパ様の増殖が見られる[61, 62]．

☐ Macrophage activation syndrome は，以前 hematophagocytic lymphohistiocytosis として記載されていた．
- 一過性の発熱であるが，経過は大部分が劇症型で，ステロイドや免疫抑制剤による早期の積極的な経験的治療が必要である[19, 63〜65]．

☐ PFAPA*[17] は，小児の疾患であるが，青年期に発症することもある．しかし，私たちが知るかぎり，成人での発症は報告されていない[8, 66]．

☐ Castleman 病はリンパ増殖性疾患であり，2つの臨床的サブタイプがある．
- 一つは局所的な単中心性のもの，もう一方は多中心性の全身性ものである．
- 組織学的に，これらの変異は 3 つに分類することが可能である．それらは，ヒアリン血管型*[18]，形質細胞型，それらの混合型に分けられる．
- これらの違いは，臨床症状や予後，治療に重要な影響を与える．
- 発熱や全身症状はヒアリン血管型ではまれにしか存在しない．しかし，それ以外の組織型では全身症状出現の頻度が高い．
    - これはおそらく human herpes virus 8 の感染と関連した，IL-6 産生増加が炎症反応に一定の役割を担っているのであろう．
- 局所的で単中心性のものは，外科的切除で治癒させることができる．しかし，多中心性のものは，ステロイドや時に化学療法も必要となる[20, 53]．

☐ 菊池 - 藤本病は主に若い女性で発症頻度が高い疾患である．日本と他のアジア諸国でよく見られるが，世界中から報告されている．
- 菊池 - 藤本病は，組織学的には，壊死性リンパ節炎で，リンパ節は通常，頸部に位置する．
- ネコ引っ掻き病が主な鑑別すべき疾患となる．ネコ引っ掻き病は，適切な血清学的診断方法と肉芽腫性のタイプの炎症所見から診断を確立できる．

【＊18 訳注：硝子化したリンパ濾胞の過形成と血管内皮細胞の増殖を伴う血管増生を認めるタイプ．】

- ■菊池-藤本病は容易に疑うことができて，リンパ節生検で診断できる．この良性の自然治癒する疾患に馴染みが深い病理学者が検体を見れば容易に診断が付く．しかし，この疾患に不慣れな医師の場合には，不明熱[54]や再発性の不明熱[55]の原因として報告され続けている．

□リンパ節の炎症性偽性腫瘍は，組織学的には形質細胞肉芽腫に類似している．そして炎症性偽性腫瘍[56,57]と呼ばれる．この後者の実体は，良性の間葉系細胞の増殖であり，全身の様々なリンパ節外部位で見いだされる．
- ■小児や青年期での発症の報告が多いが，発熱がないことが多い．
- ■リンパ節の炎症性偽性腫瘍は全身のリンパ節腫脹と，一過性のFUOとして発症する．
- ■発症部位は，縦隔，腸間膜，後腹膜などの隠れた部位に起こることが多い[3,57,67]．組織像は，リンパ球，形質細胞，組織細胞，筋線維芽細胞の混合である[57]．
- ■外科的切除は，大部分は診断を付ける目的で行われ，それがしばしば治癒につながる．
- ■ステロイドは発熱と炎症を抑制する．NSAIDsだけで十分な場合もある[56]．

□Erdheim-Chester病（ECD）は，Langerhans-cell histiocytosis（LCH）に類似している．
- ■しかしLangerhans樹状細胞の代表的な特徴（S-100タンパク質と，Birbeck顆粒やX小体の染色が陽性である）が欠けている．
- ■更にECDは骨シンチで容易に指摘されるような長幹骨の硬化を示すが，LCHは標準のレントゲン写真で分かるような骨溶解性病変を引き起こす[58,59]．
- ■形質細胞の欠損と泡上の組織球の存在がある場合は，それが腹膜に限局していれば，後腹膜繊維症を鑑別診断に入れなければならない．

□これら全ての反応性の疾患は，リンパ節腫大，あるいはリンパ節外の腫瘤，偽性腫瘍として発症する．
- ■しかし，古典的画像診断では病変の境界が明確ではない．
- ■私たちの経験では，縦隔，腹部などの隠れた部分の病変を，ガリウムとfluoro-deoxyglucose avidを使用した適切な全身性ラジオアイソトープスキャンによって明確にすることができる[56,57]．
- ■確定診断は特徴的な組織所見によりなされるが，経験が乏しい病理医は，しばしば診断できず，それらの組織を非特異的反応性異常として分類してしまう[56,57]．

□**Table 3**のように，1961年以後のFUOについての文献を慎重に分析して，私たちの注意を引いた再発性FUOで，分類が困難であった症例を要約してみた．

- ■私たちの初期の研究[3]で，これらの疾患の大部分を一覧表にしたが，それらの中の多数の症例において，1961年以降，その存在が別々のものではないかという疑問が持たれてきた．Etio-cholanolone fever（エチオコラノロン熱）と periodic fever（周期的な発熱）はもう疾患として考えないとされている．
- ■私たちの意見では，肉芽腫性肝炎は疾患ではなく，多くの種類の感染症，悪性腫瘍，その他の状態からおこってきた異なった病理的反応ではないかと考えている[68]．
- ■これらの多くのまれな疾患群，特に周期的に発熱をおこす症候群（periodic-fever syndrome）は，研究により明確なものになってきており，改名しても良い．一部の専門科はクローン病をNIIDグループに分類したがっている．しかし，私たちは，NIIDという用語を，古典的な膠原病のために取っておきたいと考えている．

□中枢神経異常，特に，脳幹の体温調節中枢の異常は変温性となり，一過性の低体温やまれに一過性の高体温を引き起こす[69]．

DIAGNOSTIC STRATEGY
診断のための戦略

□再発性FUOの場合の診断戦略は，いくつかの理由で持続するFUOと異なっている．患者へのアプローチはその患者毎に変えるものであるが，いくつかの一般原則は覚えておいて，それに従わなければならない．
- ■初めに，原因となる疾患のスペクトラムが異なっている．そして，生命を脅かすような感染症や劇症型の悪性腫瘍などのリスクは少ない．
    - ■発熱が生じる間隔が半年以上ある場合には，特にリスクが低い[3,4]．
- ■第2に，無症状の時期に精査を開始するべきではない．しかし，ルーチンの血液検査，具体的には，末梢血，肝機能検査，尿検査，胸部レントゲン，腹部超音波などは実施してもかまわない．
- ■第3に，症状がある時期に検査をして，炎症の存在を示す徴候がない場合には，習慣性発熱，詐熱，痙攣発作などを考える．
    - ■痙攣発作は再発性FUOの原因としては非常にまれで，多くの古い症例報告にそのことが詳細に記述されている．
- ■第4に，原因となる疾患は50％程度しか診断できないことである．生命にかかわるリスクが低い患者に多くの検査をすることは疑陽性の結果を多くしてしまう[4,10～12]．

- ■第5に，大部分の患者は診断がつかないまま，何年も発熱のエピソードを繰り返しながら，健康である[3,4]．
    - ■そのため，再発する発熱の患者は，まれにしか入院が必要な徹底的な精査を受けない．
    - ■再発する発熱の患者たちは，外来で経過観察していくことを受容している．そして外来フォローアップ中に原因となる疾患が姿を現すことを期待している．
- ■第6に，再発性のFUOの初期診断は，他の疾患を除外して，特異的治療に反応を示したり，疾患の経過をみて付けられた，推定による診断でしかない場合が時にあるということである．

□再発するFUOでは，出身民族，家族歴，時々服用する薬剤（例：夜におこるこむら返りのためにキニンを服用するなど），渡航歴，そして，職業や趣味に特別の注意を向けるべきである．特に職業や趣味では，鳩飼病，農夫肺などの過敏性肺臓炎を起こすような吸入抗原に曝露される機会が多いことが判明したりする．

□完全な身体所見を繰り返し取ること，特に皮膚に注意してStill病の皮疹を探すことなどをしなければならない．詐熱を疑う場合は，体温測定は監視下で行うこと，更に疑いが深い場合は，体温測定と排尿直後の尿の温度測定を同時に行うことで問題が解決するかもしれない[70]．

□血液や，その他の部位の培養は，発熱がある時期に行うべきである．
- ■標準的なFUO患者に対して実施する一連の血液検査に加えて，更に，血清学的，あるいは免疫学的検査を必要とする症例は少ない[68]．
- ■明確な目的のない盲目的な血清学的および免疫学的検査は，スクリーニングする疾患の発生頻度が少ない場合には，予測値（predictive value）が非常に低いのである．特異度が高い検査でさえ，偽陽性率が高くなる．

□遷延する発熱の初めの精査に胸部レントゲンや腹部超音波を含めておかねばならない．

□腹部と胸部のスパイラルCTは全症例で行う．
- ■経口，または静注の造影剤は，主に癌や非特異的組織球やリンパ増殖性疾患の精査をするときに行う．
- ■CTを必要とする，他の適切な病態は肺塞栓を疑う場合と，過敏性肺臓炎である．
- ■大腸内視鏡は，初期精査にいれるべきである．なぜなら，大腸癌やCrohn病は再発性のFUOの原因となり得るからである[3]．

【＊19訳注：肺拡散検査は，吸入した空気中の酸素を血液に拡散する肺の効率性を検査するように設計されたものである．呼吸するとき，ヒトは，鼻と口から酸素を含む空気を吸い込んでいる．この空気は，気管を通って，肺に移動する．肺に入ると，空気は，だんだん細くなる気管の一連の構造物を通過する．最終的に，空気は，肺胞と呼ばれる小さな嚢に達する．肺胞から，酸素は，近隣の血管中の血液に入る．これが，酸素の拡散である．血液は，酸素化されると，身体全体にこの酸素を運ぶ．拡散の別の形態は，二酸化炭素を含む血液が肺に戻ってくる場合を指す．二酸化炭素は，血液から出て，呼気を介して排出される．これが，二酸化炭素拡散である．肺拡散検査は，酸素と二酸化炭素の拡散の双方を分析する．この検査では，特定のガスがどの

- ■現時点では，MRI は，他の手段で見つかった病変の特異的な特徴を精査するためにだけ用いる．
□ 1 年間以上続く再発性の FUO では，古典的な遷延して再発する FUO，例えば Still 病，遺伝性周期性発熱症候群（hereditary periodic fever syndrome），非定型的な組織球性あるいはリンパ増殖性疾患などの手がかりに基づいて検査を追加していく．
  - ■白血球数が少なければ，周期性好中球減少症，大顆粒性リンパ球増多症，マクロファージ活性化症候群などを考え，骨髄生検が必要である [7, 19, 62]．
  - ■血清フェリチン値が 10000μg/L 以上であれば，Still 病の活動期か，マクロファージ活性化症候群を疑う [27, 64]．
  - ■急性肝壊死，ヘモクロマトーシス，何らかの癌のような病態では，血清フェリチン値は滅多に 3000μg/L を超えない．
  - ■遺伝子的検査により，FMF の 90% 以上の症例で確定診断がつく [37, 38]．
□ これら標準的精査の後は，経過観察か，発熱がある時に全身 FDG-PET を行う．
  - ■それは主に癌，非定型な反応性リンパ増殖性疾患や組織球性疾患，炎症性腸疾患を狙って検査を行う．
  - ■私たちは，ガリウムシンチより，FDG-PET を推奨する．その理由は，FDG-PET は，ガリウムシンチより短時間で済み，FDG-PET の方が腹部の精査に秀でているからである．FDG-PET によって，滅多に診断がつくことはないが，この検査は局所の異常を検出するのに優れ，その異常を直接レントゲン，超音波，MRI，内視鏡，外科的手技により精査することができるのである [67, 68]．
  - ■完全な身体所見を定期的に行うことは必要だが，標準的な評価を繰り返すだけではあまり意味が無い．
  - ■新たな手がかりを基に，新たな精査を行うべきである．
    - ■ALP 値が上昇してくれば，骨シンチを行う適応となる．これにより，肥満細胞症，Schnizler 病，Erdheim-Chester 病（ECD）などの，通常の骨のレントゲンでわかる，全ての骨の高密度化を起こす疾患の診断の手がかりが得られるかもしれないのである [25, 59, 74]．
    - ■LDH の上昇は，悪性腫瘍だけでなく，溶血クリーゼ，肺塞栓を疑う．肺拡散容量検査*[19] は，特定の症例において有効で，それは例えば過敏性肺臓炎，肺塞栓などである．

くらいの量吸入され，そのどのくらいの量が吐き出される空気中に存在しているかを調べる．通常，臨床検査室では，一酸化炭素（または，別の「トレーサー」ガス）を使用して，患者の拡散容量を判断する．検査の結果を判断する際に，臨床検査室では，2 つのことを考慮する：それは，吸入された空気中に含まれていた元来の一酸化炭素量と，吐き出された空気中に含まれていた一酸化炭素量である．吐き出されたサンプル中に含まれていた一酸化炭素量が，吸入された一酸化炭素量よりはるかに少ない場合は，多量の一酸化炭素量が肺から血液中に拡散したことを示している．これは，肺機能が強健であることを示している．吸気と呼気の二種のサンプル中に含まれていた量があまり変わらない場合は，肺の拡散能は制限されていることになる．】

- 深部静脈血栓塞栓症は，それを誘発する危険因子がある患者では積極的に精査していく必要がある．D-dimer は炎症がある疾患ではほとんど上昇しており，あまり価値がない．
- 侵襲的検査，例えば肝生検，試験開腹などは，他の徴候が腹部疾患を指し示している場合にだけ有効である．FUO の患者では，軽度の肝機能異常はよく見られることなので，これだけで肝生検はできない[68]．

THERAPEUTIC TRIALS
診断的治療

□ 診断的治療は，ほとんど意味をなさず，再発する FUO の場合はほとんど診断的価値がない．なぜなら，発熱が自然緩解することが多いからである．更には，治療を開始してからの解熱は，その治療がある特異的な疾患を狙ったものであったとしても，その疾患の診断根拠とはなり得ないからである．

□ 診断を待っている患者に対して，対症療法として非ステロイド性抗炎症薬（NSAIDs）を投与することは，パラセタモール[*20] より有効かもしれない．

□ しかしながら，私たちの経験から，NSAIDs がこの再発する FUO という状況で，肝毒性を生じる可能性があることに注意しなければならない．特に，Still 病の可能性がある場合にはそうである．

□ Naproxen の解熱効果は悪性腫瘍による発熱に特異的ではない．そして，いわゆる naproxen テストは，遷延する発熱患者において，無選択に行っても，鑑別診断の役に立たない[71]．

□ 時々，症状を和らげるためにステロイドが必要とされる場合がある．これらの診断的治療の解釈は，その疾患の症状が治まったらすぐに行うべきである．しかし少数の患者において，継続的に低用量のステロイド（例；4-6mg prednisolone/ 日）が発熱を抑え，身体の消耗を軽減させるために必要な場合もある[3,4]．

□ 21 世紀になり，再発する FUO の原因としての静脈血栓症の疑いがある患者に経験的にヘパリンを投与することはもうなくなった．適切な画像診断，特に CT のおかげで，これら遷延する疾患において血栓塞栓症を除外できるようになったからである．

【*20 訳注：鎮痛剤として利用される医薬品.】

REFERENCES

1. Petersdorf RB, Beeson PB. Fever of unexplained origin: report on 100 cases. Medicine 1961; 40:1-30.
2. Durack DT, Street AC. Fever of unknown origin-reexamined and redefined. Curr Clin Top Inf Dis 1991; 11:35-51.
3. Knockaert DC, Vanneste LJ, Bobbaers HJ. Recurrent or episodic fever of unknown origin. Review of 45 cases and survey of the literature. Medicine 1993; 72(3):184-196.
4. Knockaert DC, Dujardin KS, Bobbaers HJ. Long-term follow-up of patients with undiagnosed nosed fever of unknown origin. Arch Intern Med 1996; 156(6):618-620.
5. Reimann HA. Periodic disease. Medicine 1951; 30:219-245.
6. Reimann HA, Mc Closkey RV. Periodic fever. Diagnostic and therapeutic problems. JAMA 1974; 228(13):1662-1664.
7. Dale DC, Bolyard AA, Aprikyan A. Cyclic neutropenia. Semin Hematol 2002; 39(2):89-94.
8. Thomas KT, Feder HM, Lawton AR, Edwards KM. Periodic fever syndrome in children. J Pediatr 1999; 135(1):15-21.
9. Knockaert DC, Vanneste LJ, Vanneste SB, et al. Fever of unknown origin in the 1980s. Arch Intern Med 1992; 152(1):51-54.
10. De Kleijn EMH, Vandenbroucke JP, Van Der Meer JWM, and the Netherlands FUO Study Group. Fever of unknown origin (FUO). Medicine 1997; 76(6):392-400.
11. Vidal E, Liozon E, Loustaud-Ratti V. Prise en charge d'une fievre intermittente chez l'adulte. Rev Prat 2002; 52(2):167-171.
12. Vanderschueren S, Knockaert D, Adriaenssens T, et al. From prolonged febrile illness to fever of unknown origin. Arch Intern Med 2003; 163(9):1033-1041.
13. Aduan RP, Fauci AS, Dale DC, et al. Prolonged fever of unknown origin (FUO): a prospective study of 347 patients. Clin Res 1978; 26:558A.
14. Winckelmann G, Lutke A, Lohner J. Uber 6 Monate besthendes rezidivierendes Fieber ungeklarter Ursache. Bericht fiber 85 Patienten. Deutsche Medizinische Wochenschrift 1982; 107(26):1003-1007.
15. Collazos J, Guerra E, Mayo J, Martinez E. Tuberculosis as a cause of recurrent fever of unknown origin. J Infect 2000; 41(3):269-272.
16. Rho JP, Montori VM, Bauer BA. 74-year-old women with intermittent fever, headache and stroke. Mayo Clin Proc 1998; 73(1):73-76.
17. Case records of the Massachusetts general hospital. Case 40-1992. N Engl J Med 1992; 327(15):1081-1087.
18. Dworkin MS, Schwan TG, Anderson DE. Tick-Borne relapsing fever in North America. Med Clin North Am 2002; 86(2):417-433.
19. Grom AA. Macrophage activation syndrome and reactive hemophagocytic lymphohis- tiocytosis: the same entitites? Curr Opin Rheumatol 2003; 15(5):587-590.
20. Herrada J, Cabanillas F, Rice L, Manning J, Pugh W. The clinical behavior of localized and multicentric Castleman Disease. Ann Intern Med 1998; 128(8):657-662.
21. Sakai Y, Atsumi T, Itoh T, Koike T. Uveitis, pancarditis, haemophagocytosis, and abdominal masses. Lancet 2003; 361(9360):834.

22. Lekstrom-Himes JA, Dale JK, Kingma DW, et al. Periodic illness associated with Epstein-Barr Barr virus infection. Clin Infect Dis 1996; 22(1):22-27.
23. Scully RE, Mark EJ, McNeely WF, McNeely BU. Case records of the Massachusetts general hospital. Case 2-1996. N Engl J Med 1996; 334(3):176-182.
24. Kaufmann Y, Many A, Rechavi G, et al. Brief report: Lymphoma with recurrent cycles of spontaneous remission and relapse-possible role of apoptosis. N Engl J Med 1995; 332(8):507-510.
25. Lipsker D, Veran Y, Grunenberger F, et al. The Schnitzler syndrome. Four new cases and review of the literature. Medicine 2001; 80(1):37-44.
26. Pinede L, Duhaut P, Loire R. Clinical presentation of left atrial cardiac myxoma: a series of 112 consecutive cases. Medecine 2001; 80(3):159-172.
27. Fautrel B, Zing E, Golmard JL, et al. Proposal for a new set of classification criteria for adult-onset Still disease. Medicine 2002; 81(3):194-200.
28. Mert A, Ozaras R, Tabak F. Fever of unknown origin: a review of 20 patients with adult-onset onset Still's disease. Clin Rheumatol 2003; 22(2):89-93.
29. Sakane T, Takeno M, Suzuki N, Inaba G. Behcet's disease. N Engl J Med 1999; 341(17):1284-1291.
30. Saltoglu N, Tasova Y, Midikli D, Aksu H, Sanli A, Di ndar I. Fever of unknown origin in Turkey: evaluation of 87 cases during a nine-year-period of study. J Infect 2004; 48(1): 81-85.
31. Trentham DE, Le CH. Relapsing polychondritis. Ann Int Med 1998; 129(2):114-122.
32. Johnson DH, Cunha BA. Drug fever. Infect Dis Clin North Am 1996; 10(1):85-91.
33. Aduan RA, Fauci AS, Dale DC, et al. Factitious fever and self-induced infection. A report of 32 cases and review of the literature. Ann Intern Med 1979; 90(2):230-242.
34. Winckelmann G, Maass G, Schmidt H, Lohner J. Vegetative Hyperthemie: Thermoregula- tionsstorung oder Variante der Norm? Dtsch Med Wochenschr 1986; 111(42):1590-1594.
35. Drenth JPH, van der Meer JWM. Hereditary periodic fever. N Engl J Med 2001; 345(24):1748-1757.
36. Hull KM, Shoham N, Chae JJ, Aksentijevich I, Kastner DL. The expanding spectrum of systemic autoinflammatory disorders and their rheumatic manifestations. Curr Opin Rheumatol 2003; 15(1):61-69.
37. Samuels J, Aksentijevich I, Torosyan Y, et al. Familial Mediterranean fever at the millen- ium. Clinical Spectrum, ancient mutations, and a survey of 100 American referrals to the National Institutes of Health. Medicine 1998; 77(4):268-297.
38. Ben-Chetrit E, Levy M. Familial Mediterranean fever. Lancet 1998; 351(9103):659-664.
39. Drenth JPH, Haagsma CJ, van der Meer JWM, and the International Hyper-IgD study group. Hyperimmunoglobulinemia D and periodic fever syndrome.
40. Simon A, Cuisset L, Vincent MF, et al. Molecular analysis of the mevalonate kinase gene in a cohort of patients with the hyper-IgD and periodic fever syndrome: its application as a diagnostic tool. Ann Intern Med 2001; 135(5):338-343.
41. Simon A, Drewe E, van der Meer JWM, et al. Simvastatin treatment for inflammatory attacks of the hyperimmunoglobulinemia D and periodic fever syndrome. Clin Pharma-col col Ther 2004; 75(5):476-483.

42. Hawkins PN, Lachmann HJ, Aganna E, Mc Dermott MF. Spectrum of clinical features in Muckle-Wells syndrome and response to Anakinra. Arthritis Rheum 2004; 50(2): 607-612.
43. Johnstone RF, Dolen WK, Hoffman HM. A large kindred with familial cold autoinflammatory matory syndrome. Ann Allergy Asthma Immunol 2003; 90(2):233-237.
44. Hoffman HM, Rosengren S, Boyle DL, et al. Prevention of cold-associated acute inflammation mation in familial cold autoinflammatory syndrome by interleukin-1 receptor antagonist. ist. Lancet 2004; 364(9447):1779-1785.
45. Dode C, Le Du N, Cuisset L, et al. New mutations of CIAS1 that are responsible for Muckle-Wells syndrome and familial cold urticaria: a novel mutation underlies both syndromes. Am J Hum Genet 2002; 70(6):1498-1506.
46. Williamson LM, Hull D, Mehta R, Reeves WG, Robinson BHB, Toghill PJ. Familial Hivernian fever. Q J Med 1982; 51(204):469-480.
47. Hull KM, Drewe E, Aksentijevich I, et al. The TNF receptor-associated periodic syndrome drome (TRAPS). Emerging concepts of an autoinflammatory disorder. Medicine 2002; 81(5):349-368.
48. Dode C, Andre M, Bienvenu T, et al. The enlarging clinical, genetic, and population spectrum trum of tumor necrosis factor receptor-associated periodic syndrome. Arhritis Rheum 2002; 46(8):2181-2188.
49. Simon A, Van Deuren M, Tighe PJ, van der Meer JWM, Drenth JPH. Genetic analysis as a valuable key to diagnosis and treatment of periodic fever. Arch Intern Med 2001; 161(20):2491-2493.
50. Yosipovitch Z, Katz K. Bone crisis in Gaucher disease-an update. Isr J Med Sci 1990; 26(10):593-595.
51. Brady RO, Schiffmann R. Clinical features of and recent advances in therapy for Fabry disease. JAMA 2000; 284(21):2771-2775.
52. Desnick RJ, Brady R, Barranger J, et al. Fabry disease, an under-recognized multisystemic mic disorder: expert recommendations for diagnosis, management, and enzyme replacement ment therapy. Ann Intern Med 2003; 138(4):338-346.
53. Lachmann HJ, Gilbertson JA, Gillmore JD, Hawkins PN, Pepys MB. Unicentric Castleman's man's disease complicated by systemic AA amyloidosis: a curable disease. Q J Med 2002; 95(4):211-218.
54. Parappil A, Rifaath A, Doi SAR, Pathan E, Surrun SK. Pyrexia of unknown origin: Kikuchi-Fujimoto disease. Clin Infect Dis 2004; 39(1):138-143.
55. Rezai K, Kuchipudi S, Chundi V, Ariga R, Loew J, Sha BE. Kikuchi-Fujimoto disease: hydroxychloroquine as a treatment. Clin Infect Dis 2004; 39(12):e124-e126.
56. Knockaert DC, Schuermans A, Vlayen, et al. Fever of unknown origin due to inflammatory tory pseudotumour of lymph nodes. Acta Clin Belg 1998; 53(6):367-370.
57. Moran CA, Suster S, Abbondanzo SL. Inflammatory pseudotumor of lymph nodes: a study of 25 cases with emphasis on morphological heterogeneity. Hum Pathol 1997; 28(3):332-338.
58. Oliveira L, Moraes MF, Oliveira P, et al. A train driver with painful legs. Lancet 1999; 353(9169):2034.

59. Veyssier-Belot C, Cacoub P, Caparros-Lefebvre D, et al. Erdheim-Chester disease. Clinical cal and radiological characteristics of 59 cases. Medicine 1996; 75(3):157-169.
60. Dogan A, Attygalle AD, Kyriakou C. Angioimmunoblastic T-cell lymphoma. Br J Haematol 2003; 121(5):681-691.
61. Scott CS, Richards SJ, Sivakumaran M, et al. Transient and persistent expansions of large granular lymphocytes (LGL) and NK-associated (Nka) cells: the Yorkshire Leukaemia Group Study. Br J Haematol 1993; 83(3):504-515.
62. Lamy Th, Loughran Jr. Clinical features of large granular lymphocyte leukaemia. Semin Hematol 2003; 40(3):185-195.
63. Reiner AP, Spivak J. Hematophagic histiocytosis. A report of 23 patients and a review of the literature. Medicine 1988; 67(6):369-388.
64. Imashuku S. Differential diagnosis of hemophagocytic syndrome: underlying disorders and selection of the most effective treatment. Int J Hematol 1997; 66(2):135-151.
65. Ramanan AV, Schneider R. Macrophage activation syndrome. What's in a name! J Rheumatol 2003; 30(12):2513-2516.
66. Long SS. Syndrome of periodic fever, aphthous stomatitis, pharyngitis, and adenitis (PFAPA). What it isn't. What is it? J Pediatr 1999; 135(1):1-5.
67. Blockmans D, Knockaert D, Maes A, et al. Clinical Value of [18F]fluoro-deoxyglucose positron emission tomography for patients with fever of unknown origin. Clin Infect Dis 2001; 32(2):191-196.
68. Knockaert DC, Vanderschueren S, Blockmans D. Fever of unknown origin in adults: 40 years on. J Intern Med 2003; 253(3):263-275.
69. MacKenzie MA, Hermus RM, Wollersheim HC, et al. Poikilothermia in man: pathophysiology siology and clinical implication. Medicine 1991; 70(4):257-268.
70. Murray HW, Tuazon CU, Guerrero IC, et al. Urinary temperature. A clue to early diagnosis nosis of factitious fever. N Engl J Med 1977; 296(1):23-24.
71. Vanderschueren S, Knockaert DC, Peetermans WE, Bobbaers HJ. Lack of value of the naproxen test in the differential diagnosis of prolonged febrile illnesses. Am J Med 2003; 115(7):572-575.
72. Singh N, Yu VL, Wagener MM, et al. Cirrhotic fever in the 1990s: a prospective study with clinical implications. Clin Infect Dis 1997; 24(6):1135-1138.
73. Roth M, Blum U, Hellerich V. Rezidivierende hyperbilirubinamie and Fieber. Med Klin 1993; 88(12):699-700.
74. Lopez-Gomez M, Garcia JDM, Jimenez-Alonso J, et al. Systemic mast cell disease as a cause of fever of unknown origin. Eur J Intern Med 1993; 4(2):171-175.

Section Ⅲ：Diagnostic Tests for FUO
第Ⅲ部：FUOの診断の検査

第Ⅲ部：FUO の診断の検査

Nonspecific Tests in the Diagnosis of Fever of Unknown Origin
FUO の診断における非特異的検査

Burke A. Cunha
Infectious Disease Division, Winthrop-University Hospital, Mineola, New York, U.S.A.

OVERVIEW
概説

□ FUO は幾つかの限定された感染性疾患や非感染性疾患により引き起こされる．
□ 感染性疾患の様々な病因や，非感染性疾患の原因は，生検で採取したものや，そこから生えてきた病原体からわかる．
□ FUO の明確な診断的検査方法はこの書物の他の項に記載されてある．
□ 本項では，FUO の診断のための非特異的な検査の診断における意義を述べることにする．
□ 非特異的な血液検査は重要である．なぜなら，それらの検査によって，思いもよらなかった診断に気付いたり，ある特定の疾患の可能性を増大させたり，あるいは減少させたりするからである．
□ 診断が確実になるような検査があるのなら，非特異的検査はするべきではない．ただ，非特異的検査の利点は，原因となる可能性がある疾患の手がかりを与えてくれることにある．それら非特異的検査で異常があれば，更に診断のための精査を進めて，特異的検査も行い，正確な診断に辿り着くのである[1〜11]．

IMAGING TESTS IN THE DIAGNOSIS OF FUO
FUO の診断における画像検査

　FUO の診断で最も重要な画像検査は，核医学を利用したスキャンと CT/MRI である．核医学を用いたスキャンの中で，FUO の診断に最も有用なのは，骨スキャン，indium スキャン，ガリウムスキャンである[1,2]．

【＊1 訳注：原子の種類の中に，化学的性質は同じでも，重さが少しだけ違う原子（元素）がある．これらの元素を同位元素（アイソトープ）と呼ぶ．同位元素の中には「活発な状態の原子」から「落ち着いた状態の原子」に変わろうとする時に放射線を出す放射性同位元素（ラジオ

□ Indium スキャンは患者から採血し，ラジオアイソトープ[*1]を患者の血液成分にタグ付けし，その後，患者の体内に戻すものである．
  ■ 白血球中のラジオアイソトープは炎症部位，感染部位，あるいは悪性腫瘍の部位に集まる．
  ■ Indium スキャンで，ある特定の部位に indium が集積することで，FUO の原因が特定の臓器，あるいは臓器システムに存在すると特定できる．感染症であっても，非感染症であっても，どちらの疾患でも，indium スキャンにより病変を局在化することで，鑑別診断の幅を狭くしてくれる．そして，その結果により，更なる画像検査，あるいは組織生検で indium スキャンが集積を示した部分の性状や正確な範囲が同定できる．
    ■ 弱点として，Indium スキャンは骨髄炎の患者では偽陰性が多い．しかし，椎骨の骨髄炎は例外として，骨髄炎に罹患している患者であれば，通常，診断に困ることはない．なぜなら，FUO の診断基準を満たす前に，その感染のプロセスが病歴と身体所見から容易に骨髄炎とわかるからである[11〜13]．
□ ガリウムスキャンは，炎症部位，感染部位，悪性腫瘍の存在する部位に集積するラジオアイソトープを注射して行うものである．
  ■ FUO の患者ではガリウムスキャンが好まれて用いられている．
  ■ 全身の Indium スキャンを行うことで感染性，或いは非感染性の部位を同定する．
  ■ Indium スキャンと同じく，ガリウムスキャンは，FUO の患者の原因となっている臓器を示すのに有用である．indium スキャンに加えて，CT/MRI を用いて，異常が検出された部位の範囲や性状をより詳細に知ることができる．
  ■ ガリウムスキャンは indium スキャンと同じく CT/MRI と併用して，更なる精査に進むことができるであろう．それは通常，確定診断のための組織を得る生検である[14, 15]．

Computed Tomography/ Magnetic Resonance Imaging CT/MRI

□ 胸部，腹部，または骨盤に帰することができる症状または徴候があれば，これらの部位の CT/MRI は FUO 精密検査の一部として実施するべきである．
□ また，FUO の診断がまだはっきりせず，局所徴候もない場合でも CT/MRI は FUO 症例における一定の役割を持っている．
□ 胸部，腹部，および骨盤の CT/MRI は陽性または陰性の重要な診断情報を

アイソトープ）というものがある．自然界には，ウラン，ラジウム，ガリウムなど約 90 種類の放射性同位元素がある．ちなみに放射線を出すアイソトープを含んだ物質を放射性物質，放射線を出す能力を，放射能という．】

提供してくれる．既述したように，通常，CT/MRIはindiumまたはガリウムスキャンと合わせて使用される．
- ■indium/ガリウムスキャンは異常を局在化し，そして，CT/MRIはindium/ガリウムスキャンで取り込みがあった部位を，より高い解像度と精度で明らかにする．
- ■FUOの精査中に，CT/MRIスキャンで思いもよらなかった異常所見が得られた場合，潜在的な膿瘍，後腹膜のリンパ節腫大，肝臓または脾臓の腫瘍，脾腫，肝臓・膵臓・腎臓などの腫瘍などが考えられる．
- ■CT/MRIにより局在化し，その特徴を知った後は，それらの部位を生検することが勧められる．通常では到達するのが困難な部位であっても，CTガイド下で生検すればより病変に到達しやすいであろう．
- ■今日の画像技術，たとえばPETスキャンなどをもってすれば，腹腔内に症状や徴候があっても試験的開腹が必要となることは滅多にない[11, 16〜18]．

NONSPECIFIC LABORATORY TESTS
非特異的血液検査

The Complete Blood Count: CBC
末梢血

- □CBCは，FUO患者で遷延する発熱を示している場合において，その原因を示すのにしばしば有用である．
- □末梢の白血球数はFUO患者の診断の指標にはあまり有用ではない．
  - ■FUO患者は，著明な白血球増多症を呈することはまれである．そして，白血球数はしばしば診断には有用ではない．
  - ■白血球減少症は，もしあるならば，薬剤誘発性，ウイルス感染に伴う二次性のもの，膠原病，あるいは骨髄癆などの一所見かもしれない．
- □FUO患者の多くは高齢者であり，慢性疾患に伴う貧血を有している．高齢者は様々な慢性疾患を抱えているため，その結果，慢性疾患に伴う貧血を呈しているので，それ自体は診断に有用ではない．
- □CBCの中で，血小板数が最もFUOの原因を精査するのに有用な存在である．
  - ■血小板が減少していれば，ウイルス，薬物，または腫瘍性のものが背景にあるのかもしれない．
  - ■血小板増多症は慢性の炎症性，あるいは感染症性の問題を示しているのかもしれないし，骨髄異形成症候群（略：MDS）や悪性腫瘍を示唆しているのかもしれない．

- □ 内科学，特に感染症学においては，一見，非特異的な診断の手がかりを，それと共に存在する所見と合わせて考えると，診断的特異性が増す．
  - ■ 例えば，FUO 患者が白血球減少症と血小板減少症を併せ持っていれば，最も可能性が高い原因として，薬物関連の問題，ウイルス感染（例：CMV 感染），または悪性新生物が挙げられる．
  - ■ 更に診断に役立つのが，FUO 患者の白血球分画である[19, 20]．白血球分画異常があるならば，それは診断に有用な場合がある．
    - ■ 正常の白血球数で，正常の白血球分画ではほとんど診断的価値がない．
    - ■ 白血球増多症よりも，白血球減少症，血小板増多症，血小板減少症のほうが役に立つ．
    - ■ 特に診断に重要なパラメーターとしては，好酸球増多症，リンパ球増多症，リンパ球減少症，異型リンパ球症，好塩基球増多症がある．
    - ■ これらの白血球分画の異常はいつも存在しているというわけではないが，もし存在していれば，それらは診断の可能性を絞るのに有用である．
    - ■ 他の非特異的診断検査と同じように，それらの診断特異性は，他の異常と併せて考えることで増強される．
      - ※ FUO 患者における好酸球増多症は，血管炎，例えば結節性動脈周囲炎（periarteritis nodosa：PAN），あるいは薬剤性の反応を示唆する．
      - ※ 多くの慢性炎症性疾患や感染症ではリンパ球増多症が存在するが，リンパ球減少症は，より特異的である．FUO 患者における相対的リンパ球減少症は，悪性腫瘍あるいはウイルス感染を示唆する．
      - ※ 異型リンパ球の存在は，ウイルス感染症の存在，特定の寄生虫疾患（例えばトキソプラズマ症），や薬剤反応を示す．
      - ※ 好塩基球増多症は FUO ではまれである．

Liver Function Tests
肝機能検査

□ 肝臓機能を調べる検査はないが，通常，肝機能検査（LFTs）は血清トランスアミナーゼ，すなわち，グルタミン酸オキサロ酢酸トランスアミナーゼ（glutamic-oxaloacetic transaminase: SGOT），または血清グルタミン酸ピルビン酸トランスアミナーゼ（serum glutamic pyruvate transaminase：SGPT），血清アルカリ性フォスファターゼ（ALP）のことである．

□ FUO 患者の血清トランスアミナーゼの軽度の上昇は，ウイルス感染，例えば CMV または薬剤誘発性肝炎を示唆する．アルカリフォスファターゼの上昇は，

肝胆道系の閉塞性機転を示唆するかもしれないし，骨転移や側頭動脈炎を示唆するかもしれない[20, 31, 32]．

Serum Protein Electrophoresis
血清蛋白電気泳動

☐血清蛋白電気泳動（SPEP）は，多発性骨髄腫症またはワルデンストローム型マクログロブリン血症の診断を確認する際に役に立つ．しかしこれらはFUOの原因としてはまれである．

☐また，SPEPは$\alpha 1$と$\alpha 2$グロブリン分画の上昇を検出するのに重要である．それらの上昇はリンパ腫または成人Still病を示唆する．

☐SPEPはFUO患者の原因として膠原病や悪性腫瘍が鑑別診断の中にあるときに重要である[20〜25]．

Serum Ferritin Levels
血中フェリチン値

☐血中フェリチン値は，FUOとして発症する可能性がある様々な疾患の指標として低い評価をされている．

☐フェリチンは疾患の早期に，わずかに上昇している場合は急性炎症反応物質である．

☐定義上，FUOに属する患者では，1か月以上発熱が続いている．したがって，FUO患者で，フェリチン値は本来低下しているもので，もし上昇していれば，フェリチンの上昇は急性期のものではないことになる．

☐FUO患者で診断的に有用なフェリチン値上昇は，2つの特性を持っている．
- ■1つは，リウマチ諸疾患や悪性腫瘍において血中フェリチン値は持続的に非常に高値である．FUO患者で，説明がつかないほどに非常に高いフェリチン値を示すものは悪性腫瘍を迅速に検索したほうがよい．
- ■もし悪性腫瘍が見いだせなければ，症例提示を再度読み，成人Still病（Adult Onset Still's Disease：以下AOSD）の特徴を検索するべきである[20, 33〜37]．
- ■フェリチン値はAOSDの治療への反応性をモニターするのにも有用である[*2]．

【*2訳注：フェリチン値が1000 ng/mL以上であると，AOSDを示唆する．参考文献：Bella Mehta1 and Petros Efthimiou International Journal of Inflammation Volume 2012 (2012), Article ID 298405, 7 pages Review Article Ferritin in Adult-Onset Still's Disease: Just a Useful Innocent Bystander?．フェリチン値2000 ng/mLではHemophagocytic Syndrome（HPS）の可能性も出てくる．HPSに対するフェリチン値2000 ng/mLの感度は70％，特異度は68％とされている．参考文献：Determination of an appropriate cut-off value for ferritin in the diagnosis of hemophagocytic lymphohistiocytosis. Lehmberg K, McClain KL, Janka GE, Allen CE Pediatr

Erythrocyte Sedimentation Rate
赤血球沈降速度（以後，赤沈あるいは ESR）

☐ ESR は，感染症の鑑別診断で非常に貴重な検査である．ESR は，感度が非常に高いが，あまり特異度が高くない．

☐ ESR の有用性の鍵は，非常に感度が高いことと，その他の臨床的特徴や血液検査異常と併せて解釈する場合に有用性が発揮される事にある．

☐ 他の血液検査と同様に，ESR の鑑別診断における特異度は，ESR 上昇の程度よる．

- ■ ESR>100mm/ 時では，鑑別診断の可能性を6つに絞り込むことができる．
- ■ 具体的には以下のものである．
    - ■ 心内膜炎
    - ■ 骨髄炎
    - ■ 薬剤熱
    - ■ 膿瘍
    - ■ 膠原病
    - ■ 悪性腫瘍
- ■ これら全ての疾患は，ESR>100/ 時となり，FUO として発症し得る．しかし，これらのリストに上がっている疾患は病歴，身体所見，選択的血液検査から容易に鑑別診断を絞ることができる．
    - ■ 例えば，骨髄炎は単純レントゲン，あるいは骨 CT/MRI で容易に除外が可能である．
    - ■ 心内膜炎は血液培養陰性，心エコーで疣贅が見当たらなければ否定的である．
    - ■ 膿瘍は適切な解剖学的部位を CT/MRI で精査することで除外できる．
    - ■ 薬剤熱は，それに特徴的な臨床的症状が伴い，患者は原因となる被疑薬を服用していなければならない．
    - ■ 高度に上昇した ESR だけでははリウマチ系の疾患の FUO を鑑別することはできないし，悪性腫瘍が原因の FUO も鑑別診断できない．
- ■ ESR はもし上昇していなければ，他の疾患を除外することはできない．
- ■ ESR の診断の可能性は，ESR の上昇の程度と，その上昇を維持する血液

Blood Cancer. 2014 Nov;61(11):2101-3. Epub 2014 Apr 21. 血清フェリチンが5000ng/mL を超える場合は ASOD の有力な診断ツールとなりうる．参考文献：Novak S:Extremely high serum ferritin levels as diagnostic tool in adult-onset Still's disease: Rheumatol Int. 2011 Feb 26 血清フェリチン 10000 ng/mL 以上は AOSD, HPS(血球貪食症候群) のどれかしか考えられないとされている．参考文献：Highly elevated ferritin levels and the diagnosis of hemophagocytic lymphohistiocytosis. Allen CE, Yu X, Kozinetz CA, McClain KL Pediatr Blood Cancer. 2008;50(6):1227.】

成分の種類による.
■ ESR は他の病歴, 身体所見, 検査所見と併せて, ある特定の疾患の可能性を高くしたり, 低くしたりする.
■ 様々な疾患に特定の ESR の範囲があり, それが診断に有用なことがある. 例えば, 以下のようなものが挙げられる.
- ■ 進行した肺結核症であっても, ESR は 70mm/時以上になるのはまれである.
- ■ 下腹部の腹腔内感染症, 例えば骨盤内炎症性疾患 (PID), 虫垂炎, 憩室炎は高い ESR を示す (50〜80 mm/時).
- ■ 上腹部の腹腔内疾患, 例えば胆嚢炎, 胃炎では ESR は通常, 50 mm/時を超えない.
- ■ ESR が正常域にある場合は, 臨床的な意義は少ない. しかし, 極端に低値の場合, たとえばほとんどゼロという場合には (例えば 1〜3 mm/時), FUO 患者では trichinosis や筋炎を考える [20, 38] **(Table 1)**.

NON SPECIFIC LABORATORY TESTS IN THE DIAGNOSTIC APPROACH
診断的アプローチにおける非特異的血液検査

☐ 非特異的検査は非特異的であるがために, その結果だけで考えようとすると, 孤立してしまう.

☐ 非特異的検査の診断的有用性は, 思いもかけなかった疾患を想起させることである. 非特異的検査は, ある特定の疾患の可能性を増加させたり, 減少させたりする.

☐ 非特異的な検査の診断的特異性は, もし複数の非特異的検査の異常が同時に見いだされた場合に高まると考える.

☐ 例えば, 高度に上昇した ESR に加えて, 血清フェリチン値の高値が組み合わさると, ESR 単独高値, あるいはフェリチン単独高値よりも診断における特異性が高くなる.

☐ 非特異的検査結果はそれ自体, 滅多に診断的ではないのであるが, それは, 重要な, 簡単に見落とされる説明のつかない FUO の原因の診断的手がかりとなる. 原因がわからない FUO の患者では, この非特異的検査を集中的に行うべきである [19, 20].

TABLE 1 Fever of Unknown Origin: Laboratory Clues

Leukopenia	Atypical lymphocytosis	ESR (>100 mm/hr)
Miliary TB	EBV	Adult JRA
Brucellosis	CMV	PMR/TA
SLE	Brucellosis	Hypernephroma
Lymphomas	Toxoplasmosis	SBE
Preleukemias	Drug fever	Drug fever
Typhoid fever	Thrombocytosis	Carcinomas
Kikuchi's disease	MPD	Lymphomas
Monocytosis	TB	MPD
TB	Carcinomas	Abscesses
PAN	Lymphomas	Subacute osteomyelitis
TA	Sarcoidosis	LORA
CMV	Vasculitis	Hyper IgD syndrome
Sarcoidosis	Temporal arteritis	SPEP
Brucellosis	Subacute osteomyelitis	Polyclonal gammopathy
SBE	Hypernephroma	Atrial myxoma
SLE	Thrombocytopenia	Alcoholic cirrhosis
Lymphomas	Leukemias	Sarcoidosis
Carcinomas	Lymphomas	PAN
Regional enteritis	MPD	HIV
(Crohn's disease)	EBV infectious mono	Takayasu's arteritis
MPD	Drug fever	↑ a_1/ a_2 globulins
Eosinophilia	Vasculitis	Lymphoma
Trichinosis	SLE	SLE
Lymphomas	Rheumatoid factor	Monoclonals spike
Drug fever	SBE	Multiple myeloma
Addison's disease	Chronic active hepatitis	Increased serum transaminases
PAN	Malaria	EBV mononucleosis
Hypersensitivity vasculitis	Hypersensitivity	CMV
Hypernephroma	vasculitis	Q fever
MPD	LORA	Drug fever
Basophilia	Alkaline phosphatase	Leptospirosis
Carcinomas	Hepatoma	Toxoplasmosis
Lymphomas	Miliary TB	Brucellosis
Preleukemia (AML)	Lymphomas	Kikuchi's disease
MPD	EBV	Abnormal renal tests
Lymphocytosis	CMV	SBE
TB	Adult JRA	Renal TB
EBV	Subacute thyroiditis	PAN
CMV	TA	Leptospirosis
Toxoplasmosis	Hypernephromas	Brucellosis
Non-Hodgkin's lymphoma	PAN	Lymphomas
Lymphopenia	Liver metastases	SLE
Whipple's disease	Granulomatous hepatitis	Hypernephroma
Miliary TB	Serum ferritin levels	Myeloproliferative Disorders
SLE	Malignancies	Malignancies
Lymphomas	SLE	SLE
Multiple myeloma	TA	TA
	LORA	LORA
	Adult JRA	Adult JRA

Abbreviations: AML, acute myelogenous leukemia; CMV, cytomegalovirus; EBV, Epstein-Barr virus; ESR, erythrocyte sedimentation rate; HIV, human immunodeficiency virus; JRA, juvenile rheumatoid arthritis; LORA, late onset rheumatoid arthritis; MPD, myeloproliferative disorders; PAN, periarteritis nodosa; PMR, polymyalgia rheumatica; SBE, subacute bacterial endocarditis; SLE, systemic lupus erythematosus; SPEP, serum protein electrophoresis; TA, temporal arteritis; TB, tuberculosis.

REFERENCES

1. Petersdorf RG, Beeson PB. Fever of unexplained origin: report on 100 cases. Medicine (Baltimore) 1961; 40:1-30.
2. Louria DB. Fever of unknown etiology. Del Med j 1971; 43:343-348.
3. Weinstein L. Clinically benign fever of unknown origin: a personal retrospective. Rev Infect Dis 1985;7:692-699.
4. Murray HW, ed. FUO: fever of undetermined origin. Mount Kisco, New York: Futura Publishing, 1983.
5. Kauffman CA, Jones PG. Diagnosing fever of unknown origin in older patients. Geriatrics trics 1984; 39:46-51.
6. Kazanjian PH. Fever of unknown origin. Review of 86 patients treated in community hospital. Clin Infect Dis 1992; 15:968-973.
7. Knockaert DC, Vanneste LJ, Vannester SB, et al. Fever of unknown origin in the 1980s: an update of the diagnostic spectrum. Arch Intern Med 1992; 152:51-55.
8. Knockaert DC, Vanneste LJ, Bobbears HJ. Fever of unknown origin in elderly patients. J Am Geriatr Soc 1993; 41:1187-1192.
9. Cunha BA. Fever of unknown origin. Infect Dis Clin North Am 1996; 10:111-128.
10. Cunha BA. Fever of unknown origin. In: Gorbach SL, Bartlett JG, Blacklow NE, eds. Infectious Diseases. 3rd ed. Philadelphia: Lippincott Williams and Wilkins, 2004: 1568-1577.
11. Brusch JL, Weinstein L. Fever of unknown origin. Med Clin North Am 1988; 72:1247-1261.
12. Peters AM. Nuclear medicine imaging in fever of unknown origin. Q J Nucl Med 1999; 43:61-73.
13. Datz FL, Anderson CE, Ahluwalia R, et al. The efficacy of indium-111 polyclonal IgG for the detection of infection and inflammation. J Nucl Med 1994; 35:74-83.
14. Hilson AJW, Maisey MN. Gallium-67 scanning in pyrexia of unknown origin. Br Med j 1979; 2:1130-1131.
15. Knockaert DC, Mortelmans LA, De Roo MC, et al. Clinical value of gallium-67 scintigraphy in evaluation of fever of unknown origin. Clin Infect Dis 1994; 18:601-605.
16. Quinn MJ, Sheedy PF II, Stephen DH, et al. Computed tomography of the abdomen in evaluation of patients with fever of unknown origin. Radiology 1980; 136:407-411.
17. Rowland MD, Del Bene VE. Use of body computed tomography to evaluate fever of unknown origin. J Infect Dis 1987; 156:408-409.
18. Blockmans D, Knockaert D, Maes A, et al. Clinical value of [(18)F] fluorodeoxyglucose positron emission tomography or patients with fever of unknown origin. Clin Infect Dis 2001; 32:191-196.
19. Sen P, Louria DB. Noninvasive and diagnostic procedures and laboratory methods. In: Murray HW, ed. FUO: Fever of Undetermined Origin. Mount Kisco, New York:Futura Publishing, 1983:159-190.
20. Cunha BA. Diagnostic significance of nonspecific laboratory abnormalities in infectious diseases. In: Gorbach SL, Bartlett JG, Blacklow NE, eds. Infectious Diseases, 3rd ed. Philadelphia: Lippincott Williams and Wilkins, 2004:158-165.

21. Ravel R. Clinical Laboratory Medicine. 6th ed. New York: Mosby, 1995.
22. Henry JB. Clinical Diagnosis and Management by Laboratory Methods 19th ed. Philadelphia: delphia: WB Saunders, 1996.
23. Sacher RS, McPherson RA, Campos JM. Widmann's Clinical Interpretation of Laboratory tory Tests. 11th ed. Philadelphia: FA Davis, 2000.
24. Tilton RC, Balows A, Hohnadel DC, et al., eds. Clinical Laboratory Medicine. St. Louis: Mosby, 1992:1-1207.
25. Wallach J. Interpretation of Diagnostic Tests. 7th ed. Philadelphia: Lippincott Williams and Wilkins, 2000.
26. Tietz NW, ed. Clinical Guide to Laboratory Tests, 4th ed. Philadelphia: WB Saunders, 2006.
27. Shafiq M, Cunha BA. Diagnostic significance of lymphopenia. Infect Dis Pract 1999; 23:81-82.
28. Sullivan CL, Cunha BA. The significance of eosinophilia in infectious disease. Hosp Pract 1989; 25:21-27.
29. Cunha BA. The diagnostic significance of thrombocytosis and thrombocytopenia in infectious disease. Infect Dis Pract 1995; 19, 68.
30. Cunha BA. Fever in malignant disorders. Infect Dis Pract 2004; 28:335-336.
31. Bailey EM, Klein NC, Cunha BA. Kikuchi's disease with liver dysfunction presenting as fever of unknown origin. Lancet 1989; 2:986.
32. Johnson DH, Cunha BA. Drug fever. Infect Dis Clin North Am 1996; 10:85-91.
33. Krol V, Cunha BA. Diagnostic significance of serum ferritin levels in infectious and noninfectious diseases. Infect Dis Pract 2003; 27:196-197.
34. Beyan E, Beyan C, Demirezer A, et al. The relationship between ferritin levels and disease activity in systemic lupus erythematosus. Scand J Rheumatol 2003; 32:225-228.
35. Cunha BA. Fever of unknown origin caused by adult juvenile rheumatoid arthritis: the diagnostic significance of double quotidian fevers and elevated serum ferritin levels. Heart Lung 2004; 33:417-421.
36. Schwarz-Eywill M, Helig B, Bauer H, et al. Evaluation of serum ferritin as a marker for adult Still's disease activity. Ann Rheum Dis 1992; 51: 683-685.
37. Cunha BA, Parchuri S, Mohan S. Fever of unknown origin: temporal arteritis presenting with persistent cough and elevated serum ferritin levels. Heart Lung 2006; 35:112-116.
38. Cunha BA. The diagnostic significance of erythrocyte sedimentation rate. Intern Med 1992; 13:48-51.

15 Specific Tests in the Diagnosis of Fever of Unknown Origin
不明熱診断のための特異的検査

Aaron R. Kosmin and Bennett Lorber
Section of Infectious Diseases, Department of Medicine, Temple University School of Medicine, Philadelphia, Pennsylvania, U.S.A.

INTRODUCTION
導入 *1

□ FUO を精査することは，困難だがやりがいのあることである．理にかなった臨床的精査を行い，鑑別診断を挙げた後でも，まだ合致しない所見が残っていることがある．あらゆる可能性のある原因が診断を変えてしまう場合があるのである．適切な時期に適切な検査をすることが，発熱の精査に正確さをもたらしてくれる．

□ この項では FUO の原因となる疾患に対する実践的な検査方法のサマリーを述べる．この章で扱う診断名は Table 1 にリストアップしてある．

□ この項では，特異的診断をするための検査にフォーカスを絞って述べる．ルーチンの精査としての，病歴，身体所見，胸部レントゲン，CBC，包括的な生化学的検査，尿沈渣，ルーチンの血液培養と尿培養などは既に当然の如くなされていることが前提である．

□ 意識障害の原因として高齢者の高ナトリウム血症を見つけたのとは異なって，FUO を起こす疾患を実際に想定して，それに対する検査をしていくのである．

□ 臨床医の鑑別診断は検査をした項目から得られた結果に直接依存する傾向がある．特に微生物学的な検査の場合は最も適切な処理をしたかが大切である．この項ではこれらの内容を議論の中心を据えていこうと考えている．もちろん，議論は徹底的に行うべきであるが，この議論は消耗するようなものであってはならない．更には，画像診断の手段については次の項で議論されている．

【*1 訳注：この章では，FUO を発症し得る頻度が高い感染症，頻度が低い感染症 (主に輸入感染症)，自己免疫疾患，自己炎症性疾患の簡単な紹介と，それに対する検査診断方法が記載されている．全体的にだらだらした記載になっており，非常に読みづらい．Table 1 を参照しながら，本文と訳注を読んで頂ければ，おもしろさが増して，本来通読が困難と思われる第 15 章が，かなり読み易くなると考えている．】

□この項は，FUO の原因というカテゴリーで構成されている．始めに，細菌性の原因の FUO について述べている．特に，ある細菌を同定するための特別な培養方法や検査のやり方について記述している．次にマイコバクテリアによる疾患を精査することについて述べる．次に，真菌感染である Histoplasmosis について検出する方法を述べている．この疾患も FUO を起こす．しかしルーチンの培養では検出できない．更に FUO の原因となるウイルス性疾患について述べていこうと考えている．寄生虫感染は FUO の原因となる感染症の一番最後のカテゴリーとなる．最後に，幾つかの非感染性の原因について議論する．

動物の分類体系[*2]

	界	Kingdom
門グループ		
	門※	Phylum
	亜門	Subphylum
網グループ		
	上綱	Superclass
	綱※	Class
	亜綱	Subclass
	下綱	Infraclass
	コホート	Cohort
目グループ		
	上目	Superorder
	目※	Order
	亜目	Suborder
	下目	Infraorder
科グループ		
	上科	Superfamily
	科※	Family
	亜科	Subfamily
	族	Tribe
	亜族	Subtribe
属グループ		
	属※	Genus
	亜属	Subgenus
種グループ		
	種※	Species
	亜種	Subspecies
変種（Variety），型（Form），品種（Race）など		

科グループから種グループまで：国際動物命名規約が規制する範囲

※印は基本的（必ず用いるべき）階級

【*2 訳注：動物系の分類体系：生物の名前と分類　http://www.kanpira.com/iriomote_museum/scientific_name.htm#Taxonomy_of_Creatures より引用．この項では種，属などの用語が頻繁に出てくるため，敢えて引用した．】

TABLE 1 Recommended Diagnostic Tests for Specific FUO Etiologies

Organism or syndrome	Test (s)	Comments
Bacteria		
Gram-positive bacteria		
Nocardia spp.	Microscopy culture	Long incubation time needed. Modified AFB-positive
Tropheryma whipplei	PCR of infected tissues or body fluids	Extra-duodenal PAS staining not diagnostic
Actinomyces spp.	Microscopy culture	Use anaerobic media. Modified AFB-negative
Gram-negative bacteria		
Salmonellae spp. (Enteric fever)	Culture of blood, stool and urine	If routine cultures negative, may culture bone marrow or rose spots
Bartonella spp.	Serology / Peripheral smear (B. bacilliformis only)	Prolonged incubation on solid media may increase culture yield
Brucella spp.	Serology	B. canis not detected using routine serology
HACEK group	Blood culture	Incubate for two weeks
Legionella spp.	Urine antigen	Urine antigen only detects infections caused by L. pneumophila serogroup 1
Neisseria meningitidis	Culture of blood	Consider blind subculture onto chocolate agar and incubation in humid environment with increased carbon dioxide
Streptobacillus moniliformis	Microscopy of peripheral blood / Culture of blood	Use specialized enriched media with increased carbon dioxide
Intracellular bacteria		
Chamydophila (Chlamydia spp.)	Serology	IgG seroconversion most accurate. IgA may indicate chronic, active infection
Mycoplasma pneumoniae	Serology	Negative IgM does not exclude active infection
Rickettsial illnesses		
Coxiella burnetii	Serology / Microscopy of infected tissues	Phase I antigen seroconversion associated with chronic infection
Ehrlichiosis	Microscopy of Buffy coat / Serology	Serology only available for HME
Spirochetes		
Leptospira interrogans	Serology	IgG seroconversion is standard. IgM specific but not sensitive
Borellia spp.	Microscopy of blood	Yield greatest during febrile episodes
Mycobacteria		
Mycobacterium tuberculosis	Culture	Liquid media reduces detection time

(*Continued*)

TABLE 1 Recommended Diagnostic Tests for Specific FUO Etiologies (*Continued*)

Organism or syndrome	Test (s)	Comments
Disseminated MAI	Culture of blood for AFB	High yield with two separate AFB blood cultures
Fungi		
Histoplasma capsulatum	Urine antigen	Antigen can be used to detect relapses
Viruses		
EBV	Serology	Negative EBNA necessary to attribute febrile illness to EBV
Cytomegalovirus	Virus detection in blood or pathologic specimens	Shell vial culture is old standard. Several molecular techniques being studied
HIV seroconversion	Serology and P24 antigen Viral load if P24 negative	P24 highly specific. Viral load highly sensitive
Parasites		
Plasmodium spp.	Expert inspection of peripheral blood smears	Rapid organism detection tests available that require little expertise but not as accurate
Babesia spp.	Microscopy of blood	Serology available but seroconversion may be delayed and it cross-reacts with P. falciparum
Leishmania spp.	Microscopy of buffy coat and serology Biopsy, if above negative	Patients with impaired cellular immunity more likely to have false negative serology. Patients in endemic areas (non-travelers) more likely to have false positive serology
Toxoplasma gondii	Pathology Serology	Serology unreliable in patients with impaired cell-mediated immunity
Schistosoma spp. (Katayama fever)	Microscopic inspection of stool and urine Serology	Serology reliable only in sojourners because of high seropositivity in patients from endemic areas
Noninfectious causes of FUO		
Temporal arteritis	Biopsy of temporal artery	Discontinuous lesions can cause false negatives
Wegener's granulomatosis	Pathology +/− Anti-PR-3 (c-ANCA)	Necrotizing granulomas of small to medium blood vessels
Churg-Strauss syndrome	Pathology plus eosinophilia and/or atopy Anti-MPO (p-ANCA)	Granulomatous inflammation of smaller vessels with eosinophils
Microscopic polyangiitis	Pathology Anti-MPO	Small vessels, necrotizing vasculitis
Periarteritis	Angiography Pathology if mononeuritis multiplex	Low prevalence of anti-MPO. Significant minority associated with Hepatitis B

(*Continued*)

TABLE 1 Recommended Diagnostic Tests for Specific FUO Etiologies (*Continued*)

Organism or syndrome	Test (s)	Comments
Rheumatoid arthritis	Anti-cyclic citrullinated peptide antibody	More specific than rheumatoid factor. Still not sensitive enough to rule out RA
Systemic lupus erythematosus	ANA ≥ 1:160	Highly sensitive, but at best 90% specific. Peripheral or nucleolar patterns more specific for rheumatologic disease
Kikuchi-Fujimoto disease	Lymph node biopsy, preferably excisional	Experienced pathologist needed to exclude infectious etiologies and SLE
Adult-onset Still's disease	Ferritin often dramatically elevated	Diagnosis based on clinical criteria
Inflammatory bowel disease	Endoscopy with biopsy and exclusion of infections. Autoantibodies may help diagnose indeterminate colitis	ASCA associated with Crohn's disease, while p-ANCA (not anti-MPO) associated with ulcerative colitis
Behçet's disease	Pathergy skin test. Mucocutaneous biopsy	Diagnosis is clinical
Familial Mediterranean fever	Genetic testing for known MEFV gene mutations	Diagnosis is clinical when gene test negative
Hyper-IgD syndrome	Test for elevated IgD twice over at least a month. Gene testing for mevalonate kinase gene if IgD normal	Despite name, not all patients have increased IgD
TNF receptor-associated periodic syndrome	Genetic testing for known TNFRSF1A gene mutations	Family history often negative because of incomplete penetrance and spontaneous mutations
Malignant causes of FUO		
Primary illness due to malignancy	Pathology	Must exclude infection
FUO in patients with known malignancy	Consider naproxen challenge once infections excluded	Tumor fever still a diagnosis of exclusion. Accuracy of naproxen challenge in modern health care setting not established
Endocrine causes of FUO		
Adrenal insufficiency	Cosyntropin stimulation test using 250 μg IM /IV	Any cortisol level ≥18μg/dL makes AI unlikely
Thyrotoxicosis	TSH with Free T4 and T3	Free thyroid hormones more accurate and easier to interpret than total levels
Pheochromocytoma	24-hour urine collection for catecholamines, VMA and metanephrines. Plasma free metanephrines	False positives may occur with certain medications, renal failure or severe systemic illness

Abbreviations: AFB, acid-fast bacilli; ANA, anti-nuclear antibodies; AI, adrenal insufficiency; Anti-MPO, antimyeloperoxidase; Anti-PR-3, anti-proteinase 3; ASCA, anti-Saccharomyces cerevisiae antibodies; c-ANCA, cytoplasmic-antineutrophil cytoplasmic antibodies; CMV, cytomegalo virus; EBNA, Epstein-Barr nuclear antibody; EBV, Epstein-Barr virus; FUO, fever of unknown origin; HME, human monocytic ehrlichiosis; Ig, immunoglobulin; TS-aclcl: HACEK, Hemophilus sp., Actinobacillus actinomycetemcomitans, Cardiobacterium hominis, Eikenella corrodens, Kingella kingae; MAI,Mycobacterium avium intracellulare; p-ANCA, perinuclear-antineutrophil cytoplasmic antibodies; PAS, periodic acid-Schiff PCR, polymerase chain reaction; stain; RA, rheumatoid arthritis; SLE, systemic lupus erythematosus; TSH, thyroid-stimulating hormone; VMA, vanillylmandelic acid.

BACTERIALS CAUSES OF FUO
FUOの原因となる細菌
Gram-positive Organisms
グラム陽性菌
ノカルジア種（Nocardia Species）と，その他関連した放線菌（Actinomycetales）

☐放線菌（Actinomycetales：放線菌目）
　■好気性でフィラメント状の，そしてしばしば枝分かれしているグラム陽性の病原体．
　■ルーチンの培養では検出されない．

☐Nocardia, Mycobacterium, Corynebacterium はこの細菌目ではよく知られている．そして，次のような属がヒトに感染してくる．それには，Actinomadura, Dermatophilus, Gordona, Nocardiopsis, Rhodococcus, Streptomyces, Tropheryma, Tsukamurella [1〜3] がある．

☐これらの菌はその発育速度が緩やかであるため検出しにくい．しかしながら，Tropheryma whipplei は例外で，通常の検査室の培地から発育してくる．

☐これらの病原体は発熱をおこし，リンパ節，肝，脳，肺，そしてあらゆる臓器に感染する．
　■もし FUO の精査中に組織生検が行われたら，これらの菌を培養するよう試みるべきである．
　■これらの菌は特に細胞性免疫が低下している患者の FUO を精査するときに重要である．Nocardia 種，その他の好気性放線菌目（Actinomycetales）などが重要な潜在的起炎菌である [4〜9]．
　■検体は検査室まで，通常の培地あるいは真菌培地で運んでいく．検体を冷凍してはいけない．冷凍すると，ある種では生存能力が低下してしまうからである．
　■グラム染色と修正された抗酸菌染色[*3]を行い，仮の診断を行い，それを基にさらに分離する技術を用いる．
　■これらの菌は弱いグラム陽性から，鮮やかに染まるグラム陽性までいろいろある．
　■Nocardia 種は，繊細な，枝分かれした，ビーズ玉のような，弱くグラム染色陽性に染まる菌である．これらの多くの属は，Mycobacterium を

【*3訳注：マイコバクテリウム属やノカルジアの一部の菌は，表面がロウ様物質（ミコール酸など）で被われているため，水溶性のフクシンなどでは染まり難いが，石炭酸を媒染剤とした石炭酸フクシンにすると良く染まる．このようにして染まったものは，無機酸（硫酸など）やアルコールに脱色され難い（酸による脱色への抵抗性のことを抗酸性：acid　fastness と呼ぶ）という性質を利用したものである．石炭酸フクシンにより赤く染色した後，塩酸アルコールによって処理するチール・ネールゼン法（Ziehl-Neelsen stain）が代表的であり，

除いて，弱い抗酸性を示す．これらの"弱い抗酸性"とは，伝統的な抗酸菌染色では陰性となるが，従来の抗酸菌染色より弱い脱色剤（例えば1％硫酸など）を，より短時間使用した場合には陽性となるという，石炭酸フクシン染色の細菌への"定着性"と関連している[1]．
- □ 放線菌[*4]は大部分の培地で発育する．
  - ■ しかしそれは研究室の真菌を専門に扱う部署で発育してくる事が多い．真菌の培養はルーチンに最低3週間行うので，ゆっくり発育してくる菌を検出するチャンスがでてくる．そのため，放線菌が発育してくるのである．
  - ■ 大部分が好気性の放線菌はマイコバクテリアの培養検査室からは発育してこない．なぜなら，放線菌は，抗酸菌染色を行う際の汚染物除去処理に生き残れないのからである．
  - ■ 従来の細菌培養の培地を少なくとも3週間保つことができれば，この菌が発育するには十分である．その代わりに，特にNocardiaに対しては，緩衝化した木炭-酵母菌の抽出物（buffered charcoal-yeast extract: BCYE）寒天培地に常在菌の発育を抑制する抗菌薬をいれたものを使用すると，Nocardiaの分離度が増す[10]．
  - ■ ノカルジア症を診断するための分子学的技術は研究段階である[11〜14]が，一般に広く使用されるほど開発されていない．

Tropheryma whipplei (Whipple's Disease)

- □ Tropheryma whippleiはWhipple病の原因菌である．
- □ 通常の培地では発育できない[15〜17]．
- □ この菌は小腸の脂肪異栄養症[*5]により下痢がおこり，それとともに全身症状もおこる[18, 19]．
- □ 全身症状としては，中枢神経，眼，関節[20]，肺，心臓[21, 22]を冒す．
- □ 培養陰性の心内膜炎の原因としてTropheryma whippleiを鑑別診断に入れなければならない[21, 23〜25]．
- □ 十二指腸生検をすると，特徴的な，断続的なacid-Schiff (PAS)（過ヨウ素酸シッフ染色）陽性な内容物が，粘膜固有層に存在する大きいマクロファージの中に含まれているのがわかる．それが，Tropheryma whippleiである．
  - ■ しかし，十二指腸以外のPAS染色では診断的ではない．組織を電子顕微鏡で見て精査するとよいが，電子顕微鏡は容易に手に入らない．

陽性では赤色，陰性では青色に染まる．抗酸性確認のひとつに，塗抹標本を作成し，5％硫酸水で1分間脱色し，これに抵抗性を示すものを"真の抗酸性"と判断する方法もある．】

【*4 訳注：英語でActinomycetales. Mycobacteria, Nocardia, Actinomycesが入る．】

【*5 訳注：脂肪異栄養症は，脂肪組織が完全または部分的に消失した医学的状態を指す．】

□ Polymerase chain reaction（PCR）と免疫組織化学的検査のおかげで，T. whipplei を小腸[28]，滑液[20]，リンパ節，心臓弁，硝子体液，脳脊髄液[26〜27]，小腸[28]，滑膜液[20]，リンパ節，心臓弁膜，硝子体液，脳脊髄液[29〜30]，便[31]，骨髄[32]，または末梢血[31, 33]で検出できるようになった[26〜27]．
　■これらの検査は，未だ標準化されておらず，また，汚染の可能性もあり，偽陽性になる場合もある[26, 34]．それゆえ，他の臨床症状や検査結果も考え合わせて，Whipple 病であると診断するほうがよい．
□ Whipple 病に関連する検査異常として，吸収不良の証拠（その結果低栄養となる），リンパ球減少症，好酸球増多症，IgM と IgA の低ガンマグロブリン血症などがある．

Actinomyces Species（Actinomycosis）
アクチノミセス種（アクチノミセス症）

□通常，アクチノミセス症（放線菌症）は，嫌気性，あるいは通性［条件的］嫌気性グラム陽性の糸状菌でアクチノミセス属（Actinomyces）の放線菌により発症する．
□これらは正常な免疫力の宿主において，遅発性で，しかし確実に進行する感染症を引き起こす場合がある[35]．この菌は組織面や解剖学的バリアに対して侵襲的かつ破壊的に作用することがあり，その結果，悪性腫瘍[36〜40]として誤診されることがある．
□ほとんどの種が複数の抗菌薬に非常に感受性が高いので，経験的治療の前に検体を採取することが重要である．
□診断の鍵は外科医またはインターベンショナル・ラジオロジスト[41〜43]の助けで精査のための十分量の検体を得ることである．
　■経気管支鏡的生検の診断力には疑問が持たれている[44, 45]．その結果，経気管支生検からの検体が陰性であっても，それで精査は終了ではなく，更に別の角度から精査を進めるべきである．
□放線菌種は口腔内と泌尿生殖器系の常在菌である[46]．
　■そのため，常在菌である放線菌種を単に検出したとところで，FUO の原因とは断定できない．
　■しかしながら，無菌的部位からこの菌を検出すると，確定診断には十分であり，また臨床的症状に合致する症候群が揃っていれば，この細菌種の検出は診断のための十分な証拠となる．

【＊6 訳注：硫黄顆粒については後ほど言及する．】

【＊7 訳注：これ以下の文章には輸入感染症が多く含まれる．めったに感染しないと思っていても，目の前の患者が海外渡航歴があれば常に考慮しなくてはならない．厚生労働省検疫所

□組織の形をした培養物質または膿性液は理想的な嫌気性輸送培地で,すぐに検査室に輸送されるべきである.
- ■標本の中に硫黄顆粒*6が存在すると検出力が大きくなる.
- ■スワブ培養は標本の量が少なく,発育能力も限られているので,避けるべきである.
- ■放線菌症を起こす菌は通性嫌気性菌であるけれども,それらは嫌気性条件下で特殊な媒体を使用すれば,最も分離しやすくなる[47].
- ■これらの細菌は成長が遅い.成長を確認するのに1〜4週間かかる場合がある.選択的培地を用いて,もし急速に増殖をする菌が存在すれば,より速く培養できる[48].

□標本を顕微鏡で精査すると放線菌症の診断を確立することができる.既に抗菌薬類へ曝露された後であれば,これらの菌を検出するために,単純なグラム染色のほうが,培養より感度が高いかもしれない.
- ■放線菌種がいそうなところを探し,そこから採取した検体で硫黄顆粒の検出を試みてもよいかもしれない.
- ■硫黄顆粒は,生体内だけで発生して,周辺が丸く炎症細胞に取り囲まれたしっかり集団を形成している菌群を表現したものである.
- ■細菌は,硫黄顆粒の末梢で見ることができて[47],しばしば枝分かれしたフィラメント状のグラム陽性菌として観察される.それらは他の細菌や真菌と区別しなければならない.
- ■注目すべきは hematoxylin と eosin (H & E) 染色が組織病理学では使用されているが,それでは放線菌種を検出することができないのである[35, 38].
- ■グラム染色,銀染色,ギムザ染色が必要である.
- ■放線菌種は石炭酸フクシン染料に染まらない.たとえ修正した抗酸菌染色を用いても染まらない.この点が,ノカルジア種と異なる点である.
- ■培養や直接顕微鏡で観察したにもかかわらず,診断が疑わしければ,免疫蛍光染色で最も頻度が高い放線菌種を病理学者に染色してもらうとよい[35, 47].

Gram-Negative Organisims
グラム陰性菌

Sarmonella Species (Enteric Fever)
サルモネラ種(腸チフス)*7

□腸チフスは,持続した発熱に加えて,以下のような症状や徴候を示す[49]:

FORTH https://www.forth.go.jp/index.html が渡航地域と現在流行している疾患,それら疾患の概要を説明してくれていて,非常に有用である.また,輸入感染症は,渡航地,潜伏期,曝露歴に分けて分析すると分かりやすい.また,曝露歴については,図Aを頭に描いて診療すると考えやすい.最新情報は ProMED から収集した方が良い.https://www.promedmail.org/.】

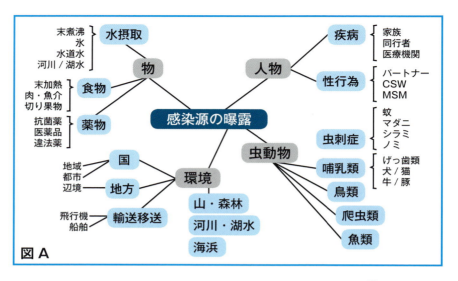

図A

それは腹痛，頭痛，比較的徐脈，皮疹，白血球減少症，肝炎[50]，あるいは脾腫[51]などである．
□この症候群は伝統的にはSalmonella entericaの消化管感染症で生じるものである．
□Salmonella enterica は subspecies（亜種）で血清型は typhi（Salmonella typhi）に相当する[49]．しかし腸チフスは他のSalmonella種によっても発症する．
□この症候群はSalmonella enterica〔Salmonella種，亜種 enterica，血清型チフス（腸チフス菌）〕[49]によって引き起こされる消化管感染症であるが，他のサルモネラ種によっても発症する．頻度は低いが，他の病原体のBrucella種，Yersinia種，Campylobacter種，Francisella tularensisも腸チフスを引き起こす．
□好酸球増多症のない白血球減少症は完全に特異的というわけではないが，腹痛の原因が細菌性であることを示唆している．特に侵襲的な寄生虫疾患の頻度が高い地域ではそうである．便を顕微鏡で観察すると，白血球，特に単核球が優位に観察される．しかしながら診断の頼みの綱は培養である．
□培養
　■残念ながら，腸チフスに対しては便培養は感度が低い．そのため2/3の症例で，診断をつけるために別の手段を取らなければならないことになる[52, 53]．
　■尿培養と血液培養は疑いのある症例では採取しなくてはならない．結局のところは，尿培養は感度に限界があり，そのため，診断はしばしば血液培養によってなされる．血液培養は複数セット採取し，検出力を高める．更には，比較的大量の血液（10 mL〜15 mL）を採取しなくてはならない．それによって検出力が増加する[49]．

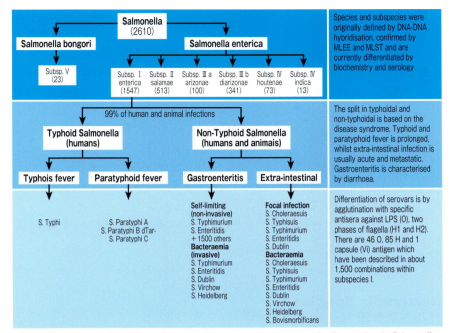

(Mark Achtman, et al Multilocus Sequence Typing as a Replacement for Serotyping in Salmonella enterica Jun 2012 PLoS Pathogens より抜粋)

- ■ルーチンの血液培養の感度は73％〜97％である．しかしそれは，注入した血液の量にもよるし，抗菌薬が投与される前に何本血液培養を採取したかにもよる．
- ■血清を採取した後の血餅を培養すると培養の感度が上昇するという人もいる[54,55]．
- ■もし血液培養，尿培養，便培養から全く起炎菌が発育してこなかったならば，幾つかの別法がある．
    - ■バラ疹があれば，そこから組織を採取し，培養すれば，例え抗菌薬を投与した後でも60％以上の患者で培養陽性となる[52]．
    - ■骨髄穿刺吸引の培養は血液培養より感度が高く[53,56]，ある研究では抗菌薬投与後でも62人中56人が陽性であった[52]．
- □Salmonella typhiの感染はWidal testを用いて診断されてきた．この試験はS. typhiの鞭毛抗原と細菌表面の多糖類への抗体を検出するように工夫されたものである[57]．
    - ■急性期と回復期の抗体価が2週間以上の間隔を空けて測定され，それが4倍以上になっていれば診断的である．しかし，発症早期には役に立たない．

■ Salmonella typhi の O 抗原への抗体価が 1：320 倍以上，あるいは H 抗原への抗体価が 1：160 倍以上であれば回復期を待たずにそれだけで診断できる．
■ しかしながら，血清学的診断だけで腸チフスの診断をするのは限界がある．
　■ Widal test は種の特異度が高いので，他の多くの原因菌による腸チフスを見逃している．
　■ また，Widal test の検査方法が種に特異的なので，他の Enterobacteriaceae（腸内細菌科の菌）との交叉反応も報告されている[49]．
　■ 更には，同じ種の中で，例えば S. typhi の抗体陽性のブレイクポイントは，起炎菌が侵入した部位によって変化する[57, 58]．
　■ またマラリアなどの感染による偽陽性もある[59]．
　■ これらの限界を考慮に入れると，腸チフスの診断を Widal test に頼るのは勧められない．

Bartonella Species
バルトネラ種

□ バルトネラ属の細菌は，かつて，いろいろな原因不明の発熱症候群を起こし，最近になり，その起炎菌として同定されている症例数が増加している．
□ バルトネラ種はグラム陰性桿菌である．
□ 現在は，少なくとも 8 つの種がヒトにおいて疾患を起こすことが知られており，その中で最も注目しなければならないのが B. henselae と B. quintana である．
□ バルトネラ種による特異的な症候群としては，以下のようなものがある．

【＊8 訳注：免疫不全状態の人が B. henselae に感染した場合，細菌性血管腫（bacillary angiomatosis）を起こす．細菌性血管腫は上皮様血管腫症（epitheloid angiomatosis）ともいわれ，血液の充満した囊腫を特徴とした皮膚の血管増殖性疾患で，臨床的にはカポジ肉腫のような紫色や無色の小胞あるいは囊胞性皮膚病変である．実質臓器に囊腫が波及した場合，細菌性肝臓紫斑病（bacillary peliosis hepatic），脾臓性紫斑病（splenic peliosis）ともよばれる．】

【＊9 訳注：類洞の拡張と肝内に多発する血液の貯留腔を認めるまれな疾患で，WHO の肝腫瘍の組織学的分類では腫瘍類似病変に分類されている．本邦では腫瘍との鑑別に苦慮した症例の報告が散見される．ごくまれに肝全域にわたって Peliosis hepatis が発生，進展し，致命的な転帰となった症例も報告されている．】

【＊10 訳注：砂バエの一種に刺されたり，咬まれたりして感染する．南米のペルー，エクアドル，コロンビアだけに存在する疾患である．病型が 2 つあり，1 つは発熱と貧血が主症状で，マラリアや腸チフスのような経過をとり，死亡率の高い病型で，オロヤ熱という．もう 1 つは粟粒大からえんどう豆大の丘疹，結節ができる病型で，ペルーいぼ病といい，軽症である．ペルーいぼ病は，オロヤ熱にひきつづいておこることもあるし，単独でおこることもある．テトラサイクリンなどの抗生物質やアンチモン製剤が有効．】

【＊11 訳注：五日熱とも呼ばれる．第一・二次世界大戦中ヨーロッパ戦線で流行し，塹壕熱の

- ■猫ひっかき病
- ■細菌性血管腫（bacillary angiomatosis）＊8
- ■細菌性肝紫斑病（bacillary peliosis hepatitis）＊9
- ■培養陰性の心内膜炎あるいは心筋炎 14)
- ■オロヤ熱（Oroya fever）＊10
- ■ペルーいぼ病
- ■塹壕熱（trench fever）＊11

□これらの疾患は宿主の免疫状態によって症状や徴候が様々で，FUO の鑑別診断にバルトネラ感染症が入っていることが多い．

□バルトネラは免疫力低下状態の患者では非常に異なった症候群を起こす場合がある．
- ■細胞性免疫が障害されている場合には，発熱のような全身症状が出現し，あまりこの菌に曝露されたという病歴が記憶されていない．
- ■HIV 感染患者における FUO のだいたいの目安として，播種性 Mycobacterium avium intracellulare 感染症（MAI）を考える時は，常にバルトネラ症を鑑別診断として考慮することが大切である．

□リケッチャと異なって，バルトネラ種は通常の培地で発育するが，通常の細菌室のプロトコールでは分離されない．その理由としては，バルトネラ種はえり好みをする菌＊12 で，発育が遅いからである．

□検体採取後はできるだけ速く加工処理しなくてはいけない．もし遅れが生じることが予測されているなら，検体は標本処理が可能になるまで凍結させておくべきである 60)．

□バルトネラは固形または半固形培地で発育するので，チオグリコレート培地＊13 では検出されない．

名がある．潜伏期は 2 〜 4 週間で，突然約 40℃の発熱と全身の疼痛が起こり，70% くらいに斑状・丘疹状の発疹を認める．発熱は 5 〜 6 日の無熱期間をはさんで通常 2 〜 8 回反復し，予後は良好で 1 〜 2 か月で回復する．有熱時，血液から無細胞培地で病原体を分離して診断する．血清学的診断は補体結合反応，赤血球凝集反応による．テトラサイクリン系抗菌薬が有効である．】

【＊12 訳注：特殊な栄養素が培地に入っていないと発育しないことを指す．例えば，Neisseria gonorrhoeae はヘモグロビンと幾つかの種類のアミノ酸とビタミン類が培地にないと発育しない．】

【＊13 訳注：主に種々の微生物の酸素要求量の鑑別に利用される多目的富栄養の鑑別培地の一つ．酸素濃度に応じて培地中のチオグリコレート塩は減少する．チオグリコール酸培地には，レサズリンが入っている．レサズリンは，酸素があるところでは赤くなるので，培地中のどこまでが好気環境かを示すインジケータとなる．この培地は滅菌直後は，ほとんど赤い部分が無いが，置いておくと上層に赤い部分が現れ，経時的に赤い部分が増えてくる．赤い部分が 1/3 以上になると使えないとされている．チオグリコレート培地での増殖として，好気性菌は試験管の上層，嫌気性菌は下層，通性嫌気性菌は培地全体に濁るため，培養後の増殖具合（濁りの状態）をよく観察することにより，発育している細菌がどのような菌かを推測することもできる．例えば，クロストリジウム属はチオグリコレート培地の下部でのみ増殖する．】

□最適条件の培地は rabbit-heart infusion agar *14 であるが，血液培地やチョコレート培地でも発育を促進する [60〜62]．
□バルトネラ種に対する最適の培養環境は35℃から37℃の間の，湿気の多い二酸化炭素が濃縮されている状態である [62]．
□発育を検出するためには，少なくとも7日間，しかし最大で1か月間の培養期間が必要である．
□コロニーの形態はユニークで，平滑あるいはいぼ状の形態を取ることがある．
□バルトネラ種を血液培地から分離する際には，ルーチンのオートメーション化された血液培地から分離するには限界がある．
 ■なぜなら，液体培地を使用していること，培養期間が短いこと，検出される代謝性副産物が限られた量しかないことなどの理由がある [60, 63〜65]．
 ■さらに，オートメーション化されたシステムで使用されているブイヨン培地（broth media）には，ポリアネトール硫酸ナトリウム（SPS）が含まれており，それがバルトネラ種の発育を阻害する [61] *15．
 ■SPSを中和する物質を付加することはバルトネラの発育には役立つかもしれない．しかし，ルーチンの検査室では実際的なことではない．
□理論的には，溶血を起こした血液培養システム（lytic blood culture systems）は，溶血によって細胞内の菌を血中に放出させるため菌を発育させやすいかもしれない．その一方，血中で遊離したヘモグロビンにはあらゆるSPSを中和する働きがあり，発育の促進に役立つかもしれない [60, 61]．
□そこまでしなくても，ほとんどのルーチンの血液培養培地で，菌の成長を検出できなくても，成長可能な菌を培養している *16．
 ■そのため，5〜7日間のルーチンの血液培養の後，固形培地への盲目的な二次培養 *17 をすることで菌を分離できる確率が高まる [65〜67]．
□血液培養とは関係がないが，内皮細胞を使用した細胞培養は72時間という短期間で菌を検出できる [68, 69]．
 ■少なくとも1つの研究グループがバルトネラ種を検出するために考案した，ユニークな細胞を使わない無細胞培地を開発した [70]．
 ■しかしながら，バルトネラのための内皮細胞培養と特別な無細胞培地はほとんどの検査室で利用可能でない．
□通常の検査室で，上述のようにバルトネラ種の検出がいかに困難であるか

【*14 訳注：ラビットの心筋をペプトンとした培地．ペプトンとはタンパク質を酵素で消化したものの総称で，ラビット心筋ペプトンとは，その名のとおりラビットの心筋をペプトンとしたもの．発育促進効果が高い，高価であるなどの特徴を持つ培地．】

【*15 訳注：市販の血液培養用ブイヨンはポリアネトール硫酸ナトリウム：SPSあるいはアミロ硫酸ナトリウムが添加されている．これらの物質は抗血液凝固作用，補体不活化作用のほか，ある種の抗生物質の作用も不活化するので菌の発育を促進する．これはバルトネラの

分かったが，診断を付けるために別の技術がよく用いられる．これらの技術は，臨床検体を直接検査することと血清学的検査である．

- Bartonella bacilliformis はオロヤ熱の起炎菌であるが，末梢血のギムザ染色で直接観察することができる[71]．
- 他のバルトネラ種は，通常は末梢血中に高濃度で存在しないことから，末梢血スメアが有用とは言えない．検体を HE 染色することで炎症反応や増殖性の変化を観察することができるが，菌を見ることはできない．その代わり，早期の病変において銀染色で菌を検出できることもある[72]．
- バルトネラ種は，より成熟した肉芽腫性の病変でもほとんど観察することはできない．しかし，電子顕微鏡では検出可能である．別の方法として，免疫組織化学法が開発された[73〜78]．
- 培養や顕微鏡ではバルトネラ症の診断に対して感度に限界がある．そのため，バルトネラ症の検査はしばしば血清学的方法で補われてきた．血清学的検査が可能なのは，B. bacilliformis[79], B. quintana, B. henselae[80] である．これらの検査は他の種との交差反応や血清学の正確さを裏付ける判断基準がないことから検査の解釈に限界がある．更には，疾患活動性のレベルの違いと，冒されている臓器の違いがその抗体価のばらつきと関連しているなどの問題がある．それでも，これらの血清学的試験は臨床的な有用性を持っている．
    - 南米のオロヤ熱が流行している地域では，免疫ブロット法や間接蛍光抗体法（IFA）を使って診断を付けることができる[81]．しかし流行している地域では偽陽性のため血清学的診断には限界がある[71]．
    - 間接蛍光抗体法や酵素免疫測定法（EIA）は通常，B. henselae や B. quintana に対する IgG を検出するように考案されたものである．〔注意：酵素免疫測定法（EIA）は酵素免疫測定法（ELISA）と同じ検査技術を指すものであるが，ELISA に代わる新しい用語として使用されている．そのため，今後もこの項では EIA を用いる〕
    - 血清学的検査は，臨床的に適切な状況で猫ひっかき病や培養陰性の心内膜炎の診断に使用されている．
    - また，これらの検査は HIV 陽性の FUO 患者にも用いられている．
    - 感度は 85% から 95% で，特異度は，他のバルトネラ種との交差反応のせいや，健康なコントロール群における血清抗体価の陽性率が低いため，

発育には逆効果なのである．】

【＊16 訳注：菌を検出できなくても，発育はしているという意味である．】

【＊17 訳注：初回の培地で菌が増殖して，更に増殖するスペースがなくなったり，培養のための栄養を更に培地に追加したい場合などに，別の培地に菌を再度植え付けること．】

評価に限界がある．もし，カットオフ値を上昇させることにより特異度が上昇するのであれば，感度と特異度のどちらを優先させるかで妥協点を探ることが可能である．
　　※ある研究で，EIA の猫引っ掻き病に対する感度は 75% まで低下していた[82]．
- 宿主が病原性のあるバルトネラ種に曝露されたことがあるかどうか検出する方法として，不完全ではあるが，血清学的検査は皮膚試験に取って代わったと言える．
- PCR 法は現在開発中であるが，正確で，有用である[14, 83~85]．PCR 法のような分子学的検査が完全なものになるにつれて，血清学的検査のカットオフ値などがより正確になるよう調整されていくのであろう．しかしながら，PCR はまだ広く利用可能なものではない*18．

Brucella Species（Brucellosis）
ブルセラ種（ブルセラ症）

☐ 人畜共通感染症のブルセラ症は，ヒトに感染すると FUO の原因となることがある．
☐ 症状と徴候は非特異的で，ルーチンの検査では診断できない．
☐ ブルセラ種はグラム陰性の球桿菌で，好気性であるが，二酸化炭素を補充しないと発育しない．
☐ ブルセラ種は血液，尿，骨髄，肝臓，リンパ節，そして時に脳脊髄液からも培養される．しかしながら，培養率は 15% から 90%[86] とばらつきがあり，感染部位，抗菌薬への曝露歴，検査室の技術によって変わってくる[87, 88]．
☐ ブルセラ症は細菌検査室で検体を扱っている際に感染する場合が多いので[89, 90]，ブルセラ症が疑われる場合には注意の喚起が必要である．
☐ Lysis centrifugation blood culture*19 は，ルーチンの血液培養より優れているかもしれない[87, 91]．またオートメーション化された菌の同定システムは，ブルセラ種の検出においては信頼できない場合がある[92]．そのため，臨床的にグラム陰性菌のブルセラ種が同定されることを予想しているのに，検出できなかった場合は，培養結果に疑問を持つべきである．
☐ ブルセラ症の診断はしばしば血清学的に行われる．なぜなら，実際的に，培養の陽性率が低いからである．

【*18 訳注：PCR 法は，2017 年の時点で既に検査可能である．】

【*19 訳注：溶血・遠心による血液培養法のことを指す．技術の内容は，まず，血液培養ボトルにサポニンというサボンソウをはじめとするさまざまな植物で見られる物質を混入させておく．界面活性作用があるため細胞膜を破壊する性質があり，血液に入った場合には赤血球を破壊（溶血）したり，白血球を破壊する．その後，それらを遠心分離にかけて，それを

- ブルセラ種に対するIgGとIgM抗体が血清凝集反応テストにより検出される[93,94].
- IgM抗体はブルセラ症を起こす頻度が高いブルセラ種の診断に有用である；例えばB. abortus（雌牛），B. suis（豚），B. melitensis（ヤギ）などがある.
- EIAはさらに正確であるが[95]，まだあまり使用されていない.
- 診断にあたって，症状がブルセラ症と合致したうえに抗体価が上昇している場合や，発症時から抗体価が既に高い場合は，それで確定診断できる.
- 過去に感染歴がある患者では偽陽性もありうる.
- ブルセラ症を診断するために血清学的手段を用いる場合に，最も注意しなければならないのは，Brucella canis である．この種は通常の抗体検査では検出されないのである[96,97]．もし疫学的に，ブルセラ症が犬への曝露から発症したと推定される場合には，B. canis に対する特異的血清学的手法を用いなければならない.

☐最後になるが，PCRのような分子学的検査でブルセラのDNAを検出するこころみが現在なされている[98〜102] *20.

Hemophilus, Actinobacillus, Cardiobacterium, Eikenella, and Kingella Species
Hemophilus, Actinobacillus, Cardiobacterium, Eikenella, and Kingella 種

☐HACEKグループ（Hemophilus, Actinobacillus, Cardiobacterium, Eikenella and Kingella species）の中には，発育が緩徐なグラム陰性菌が含まれており，培養陰性の心内膜炎の原因となる場合がある.

☐現代の血液培養培地は，自動化された連続監視装置を備え付けているので，通常の検査室の手順でこれらの菌を検出できるようになっている[103]．しかしながら，血液培養培地はできる限り最低限でも2週間は培養したほうがよい[104,105]；医師は検査室に通常の業務どおり（通常5日後に廃棄される）に廃棄しないで培養し続けてもらうよう依頼する必要がある.

Legionella Species (Legionnaires' Disease, Pontiac Fever)
レジオネラ種（レジオネラ症，ポンティアック熱）

☐レジオネラ症を発症するレジオネラ種は通常 Legionella pneumophila とも呼ばれており，非定型の市中肺炎の原因の一つである[106,107].

固形培地に接種する．そのことで発育が緩徐な菌や発育環境に工夫を要する菌が発育しやすくなるし，菌を定量化することもできる．欠点としては，複数回接種するため，汚染されやすいこと，サポニンのために菌の発育が阻害される可能性があることなどが挙げられる.】

【*20 訳注：2018年の段階で，既に実用化されている.】

□しかしながら，この菌は様々な種類の発熱症候群を引き起こし，例えば，Pontiac fever[*21]から培養陰性の心内膜炎[108]や転移性膿瘍までいろいろである．
□Legionella 種はグラム陰性桿菌で，発育が緩徐であり，培養にあたって正確な栄養と環境を要求する菌である．
- ■通常の培地では糖類を細菌のエネルギー源として用いる．しかし，独特であるが，これら Legionella 種を発育させるためには培地にタンパク質をエネルギー源として用いる必要がある[109]．
- ■喀痰，血液，その他の検体は BCYE 寒天培地[110][*22]で最もよく発育する．
  - ■この寒天培地は Legionella 種の発育のために pH6.9 に緩衝される．（レジオネラ属の成長には，6.9 が最適である）．
  - ■最後に，BCYE 培地は幾つかのユニークな栄養素を含有している．まず，上述のように ferric pyrophosphate，アミノ酸（上記の L-Cysteine），更には，ビタミンも含有している．培養皿は 37℃で3週間培養される．病気の患者からの培養陽性は非常に特異度が高い[113, 114]．しかし，感度は 20％と低い[111, 112]．培養率は疾患の重篤性（より重篤であるほど，培養は陽性になりやすい）[120, 121]，以前抗菌薬に曝露されたかどうか，使用された特異的培地[115~117]，そして検査室の専門技術によって変わってくる．
- ■まれなレジオネラ種，あるいはまれなレジオネラ血清学的グループによる感染である場合には，Legionella 種を発育させることが，診断の唯一の方法となる[118, 119]．

【*21 訳注：Legionella によって引き起こされる感染症を，レジオネラ症（Legionellosis）と言う．レジオネラ症には，在郷軍人病（Legionnaires' disease）とポンティアック熱（Pontiac fever）との2つの型がある．在郷軍人病は，肺炎を含む重症の型であり，ポンティアック熱（Pontiac fever）は軽症の型である．在郷軍人病の患者の致死率は，約5～30％である．在郷軍人病で見られる肺炎は，レジオネラ肺炎と呼ばれる．ポンティアック熱（Pontiac fever）については，米国ミシガン州オークランド郡のポンティアック（Pontiac）で1968年7月から8月始めにかけてオークランド郡の保健部の建物に入った人たちで144人の患者の集団発生がみられたことで名付けられた．保健部の建物で働いていた人100人中95人，保健部の建物に訪れた人170人中49人が患者となった．オークランド郡はミシガン州南東部のデトロイトの北に位置する．ポンティアックはオークランド郡に属する人口約84,000人（1965年米国人口静態調査）の市である．1968年当時はポンティアック熱の病原体は不明であったが，当時採取され保存されていた空調システム内の水におけるLegionella pneumophila の存在が1977年に明らかになった．また，37人の患者の急性期と回復期の血液検体では，Legionella pneumophila（血清グループ 1）に対する抗体価の上昇が84％で認められた．現在では，Legionella pneumophila（血清グループ 1）を含むエアロゾルを吸い込んだ人たちで集団発生がみられたものと考えられている．】

【*22 訳注：BCYE は BUFFERED CHARCOAL YEAST EXTRACT の頭文字をとったもの．BYCE 培地の成分は，次の①～⑥である．①酵母エキス：これにより Legionella 種が

□免疫学的検査はより感度が高く，培養と比較して手軽である．そして Legionella pneumophila 血清群 1 によって引きおこされた疾病を確実に検出する唯一の信頼できる方法である．
- ■最も便利で世界中で使用されている免疫学的検査は尿中レジオネラ抗原である．上述のルーチンの培養と同じで，検査の陽性の尤度は疾患の重篤度と関連する[120, 121]．
- ■モノクロナル抗体はカード化された免疫学的測定法として使用されている．

イムノクロマトグラフィー*23 のデバイス模式図

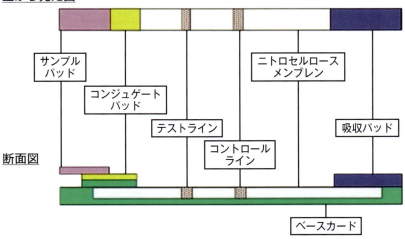

発育するための蛋白質やその他の栄養素が供給される．② L-Cysteine HCl：L-Cysteine は必須アミノ酸である．Legionella 種が要求する特異的な栄養素である．③活性炭：活性炭は，代謝の途中で産生される Legionella 種に有毒な過酸化水素を分解し，Legionella 種に有害な脂肪酸を吸着する．代謝の途中で産生される Legionella 種に有毒な過酸化水素を分解する．また，二酸化炭素を集め表面張力を修正する．④ピロリン酸第二鉄（Ferric Pyrophosphate）：鉄の補充をしている．⑤ ACES 緩衝液：ACES はグッド緩衝剤（Good's buffer：グッドバッファー）の一つで，生化学分野で広く使用されている代表的な緩衝剤である．適切な菌の成長のために適切な pH を保つ働きをしている．⑥ Ketoglutarate monopotassium salt：Alpha-ketoglutarate は好気的代謝回路の代表であるクエン酸回路の重要な中間体であり，それを加えることによって成長が刺激される．本培地に臨床材料を塗抹するときは常在菌などの汚染のない肺の剖検材料や生検組織，胸水などが適している．また本培地には発育阻止物質を吸着させるための活性炭が添加され，さらに ACES 緩衝液を添加して培地の緩衝性を強めることにより Legionella の発育時間を短縮できるように工夫されている．本培地に発育する L. pneumophila は通常 2 日間の培養で灰白色の平滑な特徴あるコロニーを形成する．】

【＊23 訳注：抗体を感作した金コロイド粒子と，抗原を反応させ，生成した抗原抗体複合物を移動させ，あらかじめ固定化した抗体で補足する 2 抗体サンドイッチ法による抗原の検出法である．以下の図で理解可能と思われる．】

一般的なイムノクロマトグラフィーストリップ各部の役割（抗原検出系）

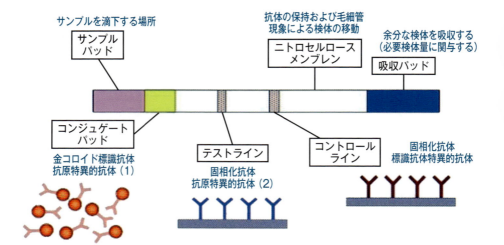

検体滴下後の試薬の動き（抗原検出系）

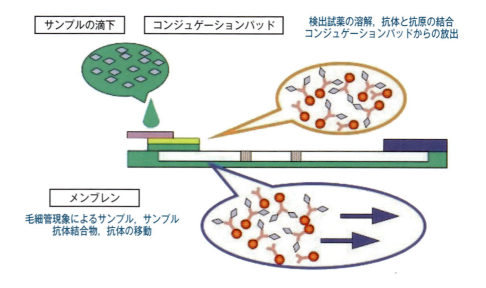

【＊24 訳注：L.pneumophila には現在15種の血清群が発見されている．この他，L. bozemanae, L.longbeachae, L.feeleii, L.hackeliae, L.quinlivanii, L. sainthelensi, L.spiritensis, L.erythra があり，各々2つの血清群がある．】

判定ライン・コントロールラインの呈色
（抗原検出系）

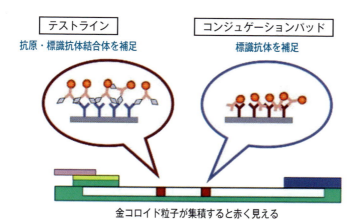

- ■ Legionella pneumophila 血清群 1 への平均感度は 70 〜 80％である（報告の幅は 57％から 99％である）[106]．
  - ■ このばらつきの原因は Legionella pneumophila 血清群 1 によるレジオネラ症の発症頻度があまり多くなく，この検査自体が Legionella pneumophila 血清群 1 を検出しようとして設計されたものではないからである [122]．
  - ■ 細胞性免疫反応に障害がある患者での感度は，より低いはずである．その理由は，細胞性免疫反応に障害がある患者ではより病原性が低く，Legionella pneumophila 血清群 1 より頻度が低いレジオネラ種に罹患する率が高いからである [123] *24．
- ■ 血清学的検査は Legionella 症の診断に使用できるかもしれない．しかしながら，これらの検査は Legionella 症に対して感度はせいぜい 75％である [124]．
  - ■ 急性期の血清学的検査結果を単独だけで判断するには，正確さに欠ける．そのため，回復期の血清も併用しなければならない．
  - ■ 大部分のセロコンバージョン*25 は約 4 週間でおこる．しかし，20％の人は 5 週間から 12 週間要する場合もある．したがって，複数の回復期の血清を採取することが推奨されることになる．

【＊25 訳注：病原体に対する抗体が陽性となること．】

☐免疫蛍光顕微鏡法や喀痰 PCR もルーチンの培養や尿中抗原で診断できなかった場合には有用である[125, 126]．しかしながら，これらの試験は，まだ十分に標準化されていなくて，広く利用できない[127, 128] ＊26．

Neisseria meningitidis
髄膜炎菌

☐髄膜炎菌は広く知れ渡っている急性疾患を引き起こすため，FUO の原因とはなりにくい．

☐しかしながら，補体欠乏患者に，非定型の病原性が低い血清型が感染した場合には，亜急性，あるいは慢性の経過をとる症例が存在し，その場合，より非特異的な症状と徴候を示すことがある[129〜131] ＊27．

☐髄膜炎菌はルーチンの検査手段で血液培養から生えにくい．なぜならば髄膜炎菌は培養するのに，特殊な環境や栄養素を要求するからである．そして多くの抗菌薬に極めて感受性が高い[132〜134]．

☐これらの菌は，温かくない，湿気も多くない環境で，酸性でなく中性環境においた場合，死滅する．

- ■そのため，検体を迅速に運び，できる限り速く加工処理されなくてはならない[135]．
- ■最善の状態で分離するには，無菌の身体部位から標本を取り出して，チョコレート寒天培地に植えるとよい．
- ■培養は体温と同じ温度で湿気が多く，二酸化炭素が豊富な環境下で行う．
- ■多くのセンターでルーチンに使用している血液培養は髄膜炎菌 N. meningitidis を検出できるはずである．しかしながら，発育は SPS による阻害によって遅れる場合もある＊28．
- ■このような制限を乗り越えるために，培養期間を通常の 5 日間より長くしたり，栄養素の豊富な培地に二次培養したり，固形培地に直接接種したりする．

【＊26 訳注：2018 年の時点で既に利用できるが，日本においてはタカラバイオ株式会社からレジオネラ属菌検査　生菌検出法（LC EMA-qPCR 法）として商業ベース化されている．】

【＊27 訳注：髄膜炎菌感染症には，3 タイプの病型が存在し，軽症型，劇症型，慢性型などに分けられ，5 歳以下の幼児での発症が細菌性髄膜炎全般について多いと言えるが，本症では成人型にも注意を要する．
○軽症型（不全型）：軽度の髄膜刺激症状，数日で軽快自然治癒する．
○慢性型：まれに存在し，軽快と増悪を繰り返す．
○劇症型：突然の発症，激烈な頭痛，嘔吐，高熱，痙攣，意識障害をみ，全身性皮下出血，チアノーゼ，血圧低下，昏睡などを伴い，多くは 1〜2 日以内に播種性血管内凝固症候群（DIC）や多臓器不全で死に至る．】

□補体結合を用いた血清学的検査が最も広く用いられており，標準的な方法となっている．しかし，これでは，種*35 の区別ができない[151, 152]．これは，種の間で共有されているリポ多糖抗原への抗体しか検出されていないからである．
- ■種に特異的な IgG, IgM, IgA 抗体が間接蛍光抗体法（indirect fluorescent antibody method：IFA）を用いて見つけ出されており[151, 152]，専門の検査室で利用可能となってきている．しかしながら，これらの検査は完全に標準化されておらず，技術的にも難しい[150]．更に，結果は免疫蛍光の染まり型のパターンを解釈することに依存しており，主観的な要素がある．リウマチ因子が存在すると，偽陽性がおこることがある．しかし，それらリウマチ因子は試験管内で中和することもできる．
- ■最後に，酵素免疫測定法も利用可能であるが，種の区別について特異性が欠けており，まだ標準化されていない[150]．
- ■IgM 抗体価が陽性であれば，活動性の感染を示唆するが，この免疫グロブリンアイソタイプ*36 の検出感度には以下の２つの理由で限界がある[153]．
  - ■まず第１に，IgM の出現する時期が，発症後数週間遅れて出現することである．そのため，発症早期に血清学的検査を行っても，まだ IgM が出現しておらず，診断できない場合がある．
  - ■第２に，Chlamydophila spp. により引き起こされる疾患がずっと以前の Chlamydophila spp. への曝露からくる再感染の場合が多く，その場合，現在の病態に対して IgM が産生されない場合があるということである．そのため，IgM が存在しないことはクラミジア症を否定できないことになる．
  - ■IgG の測定は，反対の理由から限界がある．たとえ健常者でも IgG の陽性率は非常に高く，過去の感染を意味している．そのため，急性期と回復期の血清を比較して，診断を確定しなくてはならないのである．
    - ※抗体価の上昇の速度は，患者が過去に感染したことがあるかどうかにかかっている．初感染の場合は６～８週間を要するが，再感染の場合は１～２週間である．
    - ※IgG の測定は３週間から６週間の間隔を空けて測定するべきである．

【＊34 訳注：種は亜種（subspecies）に分けられることがある．（亜種の省略形は"subsp."）．細菌分類（学）では，亜種のレベルより下にその他の階層（あるいは分類群）がある．国際細菌命名規約に支配されないのが亜種の下の細分であり，生物型（Biovar），化学型（Chemovar），形態型（Morphovar），病原型（Pathovar），ファージ型（Phagovar），血清型（Serovar）などがある．】

【＊35 訳注：生物分類で属（genus）の下位分類にあたる．】

【＊36 訳注：免疫グロブリンの主なアイソタイプには IgA, IgD, IgE, IgG, IgM の５種類があるが，更に詳細に分類されている．】

- IgA がクラミジア症の診断手段として可能かどうか調べられてきた．
  - IgA の半減期は IgG よりもかなり短く，そのため，IgA が陽性であるということは，慢性で活動性感染と関連づけられると考えてよい．
    - このことが臨床上，どれくらい有用であるのかを今後調べていかなければならない．
- 分子学的に検出する方法が徐々に広まっている．そして診断を大きく改善する可能性がある．
  - 泌尿生殖器系の検体から分子学的に菌を検出する方法は既に標準化されており，現在，性行為感染症の診断に広く用いられている．
  - PCR を，C. psittaci や C. pneumoniae を含む他の検体に使用できないか，現在研究中である [127, 153〜156]．
- 最後に，病理学者が，組織や喀痰の中に，免疫組織化学法を用いて，それらの疾患の特異抗原を局在化しようと試みている [155, 157]．しかし，その方法はある程度主観が入り，常に利用できるとは限らない．

Mycoplasma pneumoniae
Mycoplasma pneumoniae（以下，マイコプラズマ）

- マイコプラズマは細胞壁のない，緩徐に発育する菌である．そのため，通常のグラム染色では見えない．
- レジオネラ菌以外で，非定型肺炎を起こす唯一の起炎菌である[*37]．
- 無細胞培地で発育する．
- 疾患が発症してから1か月間，咽頭ぬぐい液や喀痰の培養は，抗菌薬を使用していても陽性である．
- マイコプラズマの培養は，特殊な加工を必要とするので，大部分の検査室がそれに慣れていない [158]．
- ウイルス培養に似た輸送培地が使用され，それらの中にはペプチド[*38]，アルブミン，抗菌薬が含まれている．
  - 培養は，通常，SP-4 培地で行われる．もし陽性なら，桑の実のような形態をした小さな球状のコロニーができてくる．成長は微妙なものであるので，色原体[*39] がマイコプラズマ種を検出するためにしばしば用いられる[*40]．

【*37 訳注：一般的に非定型肺炎には chlamydophila pneumoniae, chlamydophila psittac を含む chlamydophila も含まれる．】

【*38 訳注：2個以上のアミノ酸がペプチド結合したもの．】

【*39 訳注：色原体とは，生体内で変換されて色素になる物質で，それ自体は色のないもの．マイコプラズマは，細胞壁を有しない単純細菌で，自己増殖可能な最小の微生物であると考えられている．マイコプラズマはその極めて小さなサイズ（通常1μm未満）のため，極めて高密度に成長し，細胞培養物を劣化させるようになるまで検出することは困難で，そのような状態になるまで，培地に感染の視覚的徴候が全く見られないことがしばしばある．

- □マイコプラズマを培養するのに必要な日数は5〜14日間くらいである.
  - ■マイコプラズマの培養は複雑なので,臨床的には血清学的手法がしばしば用いられる.
    - ■マイコプラズマ感染には,古典的に寒冷凝集素が検出されることがある[159].
    - ■しかし,通常は重症の場合のみ検出される.
    - ■これらの凝集素はオリゴクローナル IgM 抗体であり,感染した患者の赤血球抗原が変化したものと反応する[160].
    - ■これらの抗体はしばしば疾患の早期に出現している.ピークは発症後2〜3週間であり,これは患者が病院を受診する時期と重なり,診断の助けとなり得る.
    - ■寒冷凝集素の力価は患者の血清を O 型の赤血球とともに 4℃で培養して決定する.目に見える赤血球凝集は陽性と考える.それを連続的に希釈して力価を決定する.力価が1:64以上であれば,マイコプラズマ感染を示唆する[158].
    - ■この試験をベッドサイドで行うには,患者の血液を 1 mL 用いて,抗凝固剤を含んだチューブに入れる[161].この血液を 4℃まで冷やし,凝集を起こさせ,その血液を体温まで再度温めて凝集が消失することで,陽性と判断される.ベッドサイドの検査で陽性の場合,1:64 の力価に相当すると示されている.
    - ■寒冷凝集素の主な欠点は特異度に欠けることである.これらの抗体は幾つかのウイルス性疾患でも見られ,それには Epstein-Barr Virus (EBV)[162] や cytomegalovirus (CMV)[163] がある.それ以外にリンパ腫でも見られる.
  - ■マイコプラズマへの IgG または IgM 抗体を検出する幾つかの方法が使用されている[164〜166].
    - ■IgG 抗体と IgM 抗体を検出する検査は,お互いに補完するものである.
    - ■IgM が陽性であれば活動性感染の良い根拠となるが,かなりの数の成人で IgG のみが上昇している.
    - ■さらには,検出できるくらいの IgM の応答が見られるまで,発症してから 1〜2 週間の時間がかかる[166].

【マイコプラズマ感染を検出する唯一確実な方法は,色原体などを用いて検査することである.例えば,Hayflick 変法液体培地は,pH 指示薬として添加したフェノールレッドによって赤色だが,M.pneumoniae が増殖すると pH が低下し黄色に変色する.選択培地用にメチレンブルーを添加すると,Hayflick 変法培地は茶色がかった色になる.これに M. pneumoniae が増殖すると緑黄色になる.参考文献:Laboratory diagnosis of Mycoplasma pneumoniae infection F.DaxboeckabR.KrausebC.Wenisch;Volume 9, Issue 4, April 2003, Pages 263-273 Clinical Microbiology and Infection,等.】

【*40 訳注:形状の観察だけで,マイコプラズマのコロニーであるか確信を持てない場合は,Dienes の染色液でコロニーを染色して観察する.】

- 一方，IgG 抗体が陽転化するのは，診断には正確であるが，通常診断を1か月遅らせることになる[166]．
- 急性の全身性の炎症がおこっている場合に，広く使われている補体結合反応はしばしば偽陽性となる．
- 広く利用できるものではないがマイコプラズマの酵素免疫測定法は，感度は補体結合反応と同じくらいであるが，補体結合反応より特異的である[167]．

□ 鼻咽頭からの検体や喀痰からマイコプラズマを検出するための分子学的技術も利用できる[168, 169]．
- それらの検査は迅速に行うことが可能で，感度は 90% 以上である[170]．
- 報告されている感度は，検体の種類によって変わり[171]，また参考基準として，抗体陽性化や培養陽性が使用されている[125, 168, 169, 172, 173]．
- 特異度は良好である（ある 1 つの研究では 98% であった）[172]．しかし，陰性適中率は，検査前確率が低い患者ではあまりよくなかった．興味をそそるが，これらの分子学的技術は臨床的に広く利用されるまでには至っていない*41．

肺炎マイコプラズマの検査

迅速抗原 (咽頭ぬぐい)	イムノカード (血清 IgM)	ペア血清 (PA 法，CF 法)	LAMP 法 (咽頭ぬぐい)
手技によって感度が変動	早期ほど 感度低い　< 50% 特異度も低い　< 80%	感度低い CF 法は 30%	マイコ DNA を特異的に検出する検査手法 (保険収載あり)
各社で感度の争い 60 〜 80% 特異度は 90% 前後	以前の感染で高値が遷延しやすい	特異度は高く，有意な上昇は診断確実	感度・特異度はほぼ完璧
当日わかる	当日わかる	迅速検査ではない 2 〜 3 週	装置・器具が必要 一般機関では無理

Rickettsiales Bacteria
リケッチア目*42

□ リケッチア目の菌によっておこる大部分の疾患は，急性で，ときに劇症型の経過を辿り，そのためあまり FUO の原因にはならない．
- 例えば，ロッキー山紅斑熱（Rocky Mountain spotted fever：RMSF）は検査による診断が下される前に治療が開始されなければ，死亡率は高い（20%）．検査方法としては，急性期と回復期の血清学的検査と，分子学的方法による検査がある[174]．

【*41 訳注：2017 年の時点で広く商業ベース化されている．】

【*42 訳注：生物学・分類学において階級は，上位から門・綱・目・科・属・種などの階層に分かれている．】

- Coxiella burnetii は，局所的な症状や徴候を示さず，遷延する発熱を起こす症候群として知られている．
    - Bartonella 種あるいは HACEK グループの菌である．
    - C. burnetii は，常に培養陰性の心内膜炎の鑑別に入れておかなければならない[175, 176]．

Coxiella burnetii（Q Fever）
Coxiella burnetii（Q 熱）

- □ Coxiella burnetii はグラム陰性で，家畜に特有の細胞内菌である．
- □ ヒトへの感染は，動物からの排泄物，あるいは動物の排泄物で汚染された土壌が霧状粒子になって吸入されたことによって発症する[177]．
- □ この菌は 2 つの全く異なった抗原性を示す相をヒトの体内で示し，そのため，感染の血清学的検査を複雑化する．
    - しかし，それでも，診断は通常，血清学的に行う．
        - 概して，急性期には phase II 抗原への抗体が上昇する．
        - しかし慢性化して FUO として扱われるようになると，phase I 抗原に対する抗体に変化する．
        - 抗体は，通常，蛍光抗体法（IFA）で，カットオフ値が 1：50 でスクリーニングされる．
    - また，補体結合検定方法も利用可能である．
        - phase I 抗原に対する IgG の 4 倍以上の上昇が慢性期の診断に有用である．
        - しかしながら，精査をしている時点で，既に phase I 抗原に対する IgG 上昇が起こっている場合，初めの IgG 抗体価が高値であることで診断が可能である；補体結合反応で IgG > 1：200[178]，そして蛍光抗体法（IFA）で IgG > 1：800 が診断的である[179]．
        - IgM 抗体の高値は様々で，診断的意義ははっきりしない．
- □ Coxiella burnetii は特殊な培養方法，免疫組織化学的方法，あるいは PCR によって，感染した組織から検出できることもある．この菌は血液から培養することも可能であるし[180]，心臓弁，その他の組織からも培養が可能である．しかし，通常の検査室で，そのような培養は危険である[177]．
    - 検体は，線維芽細胞培養に接種される[181]．
    - 菌の成長はシェルバイアル法*[43] を使用して 1 週間程度で検出できる．

【* 43 訳注：感染させて培養を開始して数日が経過した時点で，菌に特異的な蛋白に対するモノクローナル抗体で培地の染色を行なって判定するという方法である．これによって検査時間がかなり短縮できるうえ，培養法よりも高い感度が得られる．】

- ■ この菌は鶏胚（ニワトリ胚）でも発育が可能であるが，生体内での培養は危険で複雑なため，面倒なものである[177]．
- □ C.burnetii は血液や感染した組織から PCR でも検出可能であるが[182]，広く行われていない*44．
  - ■ 迅速な nested PCR 法も特異度を上昇させ，より使いやすいように改善されたものであり，この検査の性能は現在評価されているところである．
  - ■ PCR 法が 191 人の患者を対象にして行われた．それらの中には，C. burnetii による血管内感染がある人とない人が含まれていた．その結果，特異度は卓越したものであった（100％）[182]．しかし，感度は 64％しかなかった．
    - ■ 検査前に血清サンプルを長く貯蔵しておくことと，著明に上昇した IgG 抗体価が感度を下げる要因である．
  - ■ PCR は，比較的早期の Q 熱の診断に最も有用である．その時期は血清学的検査が，まだ診断に役立たない時期である[183]．
- □ 最後に，C. burnetii の病理組織学的な方法による検出もまた，臨床像がよく似た発熱性疾患の診断確定に有用である．検出の方法は電子顕微鏡，免疫組織化学的手法[184, 185]，そして特殊な染色[176]による．これらの方法は組織を得るために侵襲的手技を用いなければならず，また，これらの検査を病理学者がどう解釈するかにかかっている．

Ehrlichiosis
Ehrlichiosis

□ Ehrlichiosis はダニ媒介の細胞内病原体である細菌によって引き起こされる．2 つのパターンの疾患が存在する．それはヒト顆粒球アナプラズマ病 [human

---

【*44 訳注：2018 年現在，広く商業ベース化されている．】

【*45 訳注：2018 年の時点で，real time PCR 法と loop-mediated isothermal amplification (LAMP) 法が利用できるが，商業ベース化には至っていない．】

【*46 訳注：梅毒検査のピットフォール：プロゾーン（prozone, prezone）現象
　梅毒検査では，T. pallidum は，in vitro での培養が困難であるため，病原体の検出には，病変滲出液や組織より菌体を暗視野顕微鏡を用いて直接検出する必要がある．
　その方法は，早期梅毒の診断には決定的であるが，一般的には行われない検査であり，また，病変部位がない場合には施行困難である．
　実際の診断においては，梅毒血清反応検査（ラテックス凝集法で，抗原と抗体の反応を見る方法である）を用いる．梅毒血清反応検査には，Serologic Test for Syphilis（STS）法と T. pallidum（TP）抗原法があり，これらにより梅毒の推定的な血清診断を行う．
　プロゾーン（prozone, prezone）現象というのは，抗体過剰状態での沈降反応または凝集反応の抑制を意味し，抗原過剰状態での抑制はポストゾーン（postzone）現象と呼ぶ．両者を含めてゾーン（zone）現象または地帯現象と呼ぶ．下図のように，青い●である抗原が過剰であると，抗体と反応した後に残る抗原●がほとんど存在しない，あるいは低濃度と判定されてしまうのである．その対策には抗原●を希釈して，抗原●の濃度を低くして，判定すると良い．】

granulocytic anaplasmosis (HGA)] とヒト単核球エールリヒア症 [human monocytic ehrlichiosis (HME)] である[186].
- ■前者は Anaplasma phagocytophilum の感染の結果起こる疾患である. 後者は Ehrlichia chaffeensis の感染によるものである[187]. 非特異的な発熱症候群の患者がいて, ダニにかまれた病歴があれば, これら2つの疾患を疑って迅速に精査しなければならない[188].
- □ Ehrlichia chaffeensis は検査室で培養可能である[189, 190]. しかしそれらの培養技術は特殊な研究センターに限定されている.
  - ■末梢血の塗抹標本の検鏡, 血清学的手法, PCR などが臨床現場で使用される診断方法である. バッフィーコートの Wright 染色, あるいは Giemsa 染色により細胞質内の封入体を検出する. これは好中球や単核球の桑実胚として知られている.
  - ■顕微鏡検査の感度は, 検者の技術に大きく依存するものであるが, 多くの症例を集めて得られた結果では7%から80%の範囲に入る[188, 191, 192].
- □免疫蛍光抗体法(IFA)による HME の精査は州保健省を通じて利用可能である[193]. 陽性の定義は, 抗体価が少なくとも 1:64 で, 急性期と回復期の血清の抗体価が 4 倍以上増加しているということである.
  - ■急性期の段階で血清学的手法を用いて検査を反復するということは, 急性期にはこの疾患を確定診断できないことを意味している.
  - ■IFA の別の欠点は, その検査はヒト単核球エールリヒア症 [human monocytic ehrlichiosis (HME)] に特異的であるがために, HGA の診断の役に立たないということである.
- □ HME と HGA の診断のための PCR 法はより多く利用可能となってきている[194〜199] *45.

プロゾーン現象とは *46

実際の試料中の分析対象成分が高濃度であるにも関わらず, 見かけ上存在しないもしくは低濃度と判断される現象.

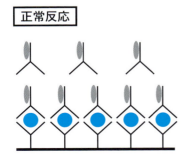
正常反応

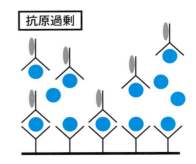
抗原過剰

■ある小規模の症例報告で，これらの検査は非常に正確で，発症時の末梢血スメアで陰性であった症例において診断に寄与していると報告されている．
■いったん方法が標準化されれば[194]，PCR はヒトエールリヒア症の診断に用いられるようになるかもしれない[197]．

Spirochetes
スピロヘータ
梅毒[*47]

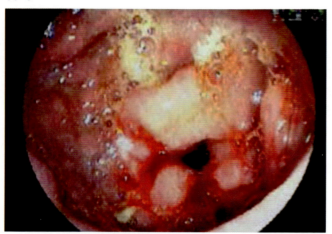

(参考文献：Tais Ferreira Guimarães, et al. Gastric syphilis - Case report An Bras Dermatol. 2016 Sep-Oct; 91(5): 670-672.)

Leptospira interrogans (Leptospirosis)
Leptospira interrogans (Leptospirosis：以下レプトスピラ症)

□ Leptospira interrogans やスピロヘータの他の病原体は暖かい季節に発熱を伴った疾患として発症する．
□ それは，インフルエンザ様のものから，Weil 病（これは高ビリルビン血症，腎不全，出血傾向などを伴う．）まで様々である．
□ 努力の積み重ねで，この菌を脳脊髄液，血液，腹水，尿から培養できる．検体は，できるだけ速く，おそらく1時間以内に処理しなくてはならない．大部分のルーチンの検査室は，a reference laboratory[*48] に検体を送る必要があるだろう．

【*47 訳注：一般的な事は省略して，珍しい梅毒についてのみ記載する．
(胃梅毒について；胃癌の中でもスキルス型の胃癌と胃梅毒が内視鏡的に外観上，区別し難い．もしそこで胃粘膜の生検をすると，らせん型の菌が見られて，H.Pyroli 感染と誤診する．必ず，血清学的に診断しなければならない．写真は胃梅毒である．)】

■これらの菌は，半固形のアルブミン-ポリソルベート*49培地で最も発育が良い．そこで30℃の環境で1～4か月間培養する．注意すべき点は，この疾患の後期になっても尿からこの菌を培養することが可能であるということである．そのため，発症後2～4週経過してからでも，尿から菌を培養して診断することができる．

□レプトスピラを直視するには暗視野顕微鏡検査法[201]あるいは特殊な染色技術，例えば免疫蛍光法，免疫ペルオキシダーゼ法，銀染色[200]などで染色して観察する．
■これらの方法は感度が劣り，真の起炎菌とアーチファクトを区別するのが困難であるため特異度も劣る．
■検体を用いて早期診断するにはPCRを用いるのが良い方法である[202～209]．しかし，これらの検査は大部分のセンターで利用不可能である．

□大部分のレプトスピラ症の診断は血清学的に行われている．
■標準的検査はmicroscopic agglutination assay（MAT）である．しかし，この検査は複雑で厄介であるため，特殊な施設でしか行われていない[210]．
■大部分のセンターでは，間接血球凝集テストを用いている．この検査では全ての抗体を検出することができる[211]．
■血清学的検査の正確さは，その地域で検出頻度が高い種がその検査に使用されているかによる[212～214]．
■90%の患者は発症後30日以内に抗体が出現する[215]．そのため，急性期と回復期の血清を採っておき，血清学的診断ができるようにする習慣となっている．
■他のスピロヘータ感染のために偽陽性がでる場合もある[216]．それはレジオネラ症と自己免疫疾患である[215]．
■IgMを検出するためのEIAも利用できる．もし陽性であった場合，迅速に診断ができる[217, 218]．しかしながら偽陰性が21%から48%まであり，それは，どれくらい早期にIgMを検出するためにEIAを実施したかによって決まる[219]．

Borrelia hermsii and Borrelia recurrentis（Relapsing Fever）
Borrelia hermsii and Borrelia recurrentis（回帰熱：Relapsing Fever）

□間欠的な，ボレリア種によるスピロヘータ血症のため回帰熱が発症する．
□この人畜共通伝染病は，ダニ媒介性（B.hermsiiと，その他），またはシラミ媒介性である（B.recurrentis）．

【＊48 訳注：適切な訳語が見つからない．おそらく，外注検査や，大学病院の研究室のような，通常の病院にはない検査手段を持っている検査室を指していると考える．】

【＊49 訳注：原著ではalbumin-polysorbideとなっているが，polysorbateの誤植と思われる．】

□ ボレリア種は生体内でも試験管内でも培養できる．しかしそれらの方法は一般的に利用できない[220]．
□ 発熱のある時期に末梢血でスピロヘータを直視して診断する[221]．
　■ Wright 染色，あるいは Giemsa 染色を用いた厚層塗抹標本か薄層塗抹標本を用いて検出する．
　■ また，暗視野顕微鏡を使用することもできる．顕微鏡を用いた方法ではせいぜい 70％しか検出できないので，診断を確定するために顕微鏡での観察を繰り返す必要がある．
　■ 全血よりバッフィーコート，あるいはアクリジン・オレンジ染色を用いたスメアで観察すると検出率が増す[222]．
　■ 中枢神経が冒されると，この菌は脳脊髄液を直接スメアにして観察することができるかもしれない．
□ 血清学的診断も利用できるが，この疾患は再発するという性質を備えており，スピロヘータ血症がおこったときの起炎菌としてのボレリア種の抗原に違いがあるので[223]，この検査の有用性が問題となる[220]．
　■ 血清学的検査は診断よりも疫学的目的で使用されるため，一般には広く利用されていない．
　■ ボレリア種に感染していると，ライム病や梅毒の検査が偽陽性になる場合がある[216]．そのような場合には，Western blot（Lyme）あるいは 抗トレパネーマの血清学的検査（梅毒）を行うことによって検査結果の誤解を避けることができる．
□ Glycerophosphodiester phosphodiesterase（G1PQ）抗原は臨床的に有用で，回帰熱特異性が高い血清学的検査として有望である[220, 224, 225]＊50．

MYCOBACTERIAL CAUSES OF FUO
マイコバクテリアが原因の FUO

Mycobacterium Tuberculosis Complex（Tuberculosis）
結核菌群 Mycobacterium Tuberculosis Complex（結核症）

□ 結核は世界中で，免疫力が正常の宿主でも，免疫力が低下した宿主でも，人体のあらゆる臓器を冒す．そのため，常に FUO の鑑別診断に入れられる．
□ ツベルクリン検査は無症状の患者が，潜在性の感染を起こしていることの存在を知るのに最も有用である．精製ツベルクリンタンパク体（purified protein derivative：PPD）による遅延（型）過敏反応は，宿主と起炎菌の多種多様な

【＊50 訳注：2018 年現在では，PCR 法による診断が広く商業ベース化されている．】

関係から，FUO の状況では予測力に限界がある．そのため，結核の非定型的な発症を診断するには，培養による確認と，臨床検体の中に，他の手段で，結核菌を直接検出する必要がある．

Pulmonary, Smear Negative
肺，スメア陰性

☐ 結核による FUO の患者は非特異的なレントゲン異常を呈する．

☐ 抗酸菌（acid fast bacillus：AFB）に対する喀痰スメアが陰性であれば，患者を隔離する必要はなくなるが，結核を除外できたわけではない．

☐ 伝統的な培養システムでは，まず，喀痰をある化合物に曝露して，検体を液化することから始める．そして他の菌を殺菌する[226]．身体の中の無菌の部分から得た検体は，殺菌する必要がない．固形寒天培地，卵培地（小川培地），あるいはブイヨン培地（broth media）が結核菌を培養するのに使用される．結核菌はゆっくりと発育し，6週間を要する．オートメーション化された液体培地なら分離同定までの期間を2～4週間に短縮できる．いったん発育が確認されたら，DNA 検査で抗酸菌のどの種なのかを決定する．

☐ 数週間もスメア陰性の結核患者の診断を待つのは問題がある．結核菌のDNA や RNA をみつける PCR 法がスメア陰性の結核患者の早期診断のために開発された．これらの検査はまだ培養ほどの感度がなく，スメア陰性の感染患者の2/3しか検出できない[227〜232]．更に，結核菌への PCR はまだ完全とは言えない．そのため，あらゆる PCR による診断は，可能であれば培養によって確認する必要がある[233] *51．

Extrapulmonary Tuberculosis
肺外結核

☐ 肺外結核は，身体のどの部分，あるいはどの組織にも感染し，持続性の発熱をきたす．

☐ 概して，身体の体液より組織を調べるほうが感度が高い．
  ■ これが，例えば，結核性胸膜炎の診断に胸水穿刺より胸膜生検が好まれる理由である[234, 235]．
  ■ 泌尿生殖器，あるいは中枢神経の結核感染は，尿や脳脊髄液を間接的に調べることによって診断されることが好まれる．なぜなら，それらの部位では生検によるリスクを考慮しなければならないからである．
  ■ 肺外結核は通常，生検で得られた組織の病理組織と培養で診断される．病理検査では，肉芽腫が見られる．

【*51 訳注：2018年の段階では，PCR で結核菌と判定されれば，ほぼ診断確定であり，培養による確認は不要である．】

- もし乾酪性壊死とともに，特殊染色により抗酸菌（AFB：Acid-Fast Bacilli）が見られれば，結核の可能性が高い．
- 真菌に対する染色も同時に行わなければならない．なぜなら，真菌は病理組織上，結核菌とよく似た像を呈することがあるからである．
  真菌がみられず，抗酸菌とともに肉芽腫が観察されても，いつでも
- 培養による確認が必要である．なぜなら，他の抗酸菌もヒトに対して病原性を持つからである．
- 肺外結核においては十分な研究成果が得られていないが，非呼吸器由来の検体に対して PCR が試されて，初期の結果としては，有望な結果であった[229, 236, 237]．PCR が肺外結核の迅速検査になることが待たれる[*52]．

☐ おもしろいことに ADA（adenosine deaminase）値が結核患者の体液中でしばしば増加している．

- ADA 値は脳脊髄液，気管支洗浄液[238]，胸水，そして心嚢液で測定可能である．
- ある論文で，心嚢液の ADA 値は結核の確定した患者，あるいは結核の診断が濃厚な患者において，悪性腫瘍や正常コントロール群と比較して有意に高値であったという[239]．
- ある小規模研究で，ADA 値のカットオフ値を 40U/L とした場合，感度は 93%，特異度は 97% であったという．感度は粟粒性結核や[240]，脳脊髄液を検体とした場合[241]には低下する．更には，ブルセラ症でも脳脊髄液の ADA を上昇させる[242]．
- ADA 値は，迅速に測定できて，比較的安価であるため，結核の経験的治療を行う場合にどれだけ指標となるかを，より大規模な研究で調べる価値がある．
- 結核の診断のために，ADA が広く使用されるためには，これらの結果を培養で確認し，また，最善のカットオフ値を決定する必要がある．PCR があまり高価でなくなってきており，より広く使用されるようになってきているので，ADA は単純な生化学検査であるが，他の迅速な分子学的検査やルーチンに行われる臨床的精査や培養と比較する必要がある[241]．

Miliary Tuberculosis
粟粒結核

☐ 粟粒結核という用語は，現在では結核菌が血行性に散布されたものとして

【＊52 訳注：2018 年の時点では肺外結核の確定診断として PCR 法は広く商業ベース化されている．】

使用されている[243,244].そしてそのため,古典的なレントゲン像は必要なくなっている[240,245].
- ■細胞性免疫が障害されている患者が粟粒結核のリスクが高い[246].そして,そのような患者はFUOとして発症する.これらの患者ではまれにしかPPDは陽性とならない(現在では10%程度)[245].
- ■診断はいろいろな体液と組織を培養することにかかっている.なぜなら,一種類の培養方法が高感度とは言えないからである.
    - ■例えばAIDS患者の血液培養の感度はせいぜい60%しかない[247,248].
- ■他の非侵襲的培養としては,喀痰,尿,胃液などがある.
    - ■注目すべきは,マイコバクテリアに対する尿の培養は,普通の尿培養用の管に入れて提出してはいけないのである.
        - ※理由は,それらの管は小さいし,ホウ酸やギ酸ナトリウムのような保存剤がしばしば入っているからである.それら保存剤は抗酸菌の成長を阻害する.
- ■他の,より侵襲的な方法としては,リンパ節,肝臓,骨髄の生検や培養である.
    - ■肝生検が最も診断率が高い[240].しかしリンパ節生検や骨髄生検より危険である.
    - ■汎血球減少症があるときには,骨髄穿刺吸引が最も陽性になりやすい[240,249].
    - ■FUOの原因として,進行する播種性の結核症を診断するには,(侵襲的検査を行って)積極的に診断をつけにいくことと,侵襲的検査による新たな傷害を与える可能性があることのバランスをとって考えなければならない.現在でも,適切なゴールドスタンダードは存在しない.

Mycobacterium Avium Complex
Mycobacterium Avium Complex

□播種性 Mycobacterium avium intracellulare(MAI)感染は進行したHIV患者(CD4 count <50/mm^3)のFUOの原因として増加している.

□AIDS患者でFUOを発症している場合,MAIを本来なら無菌の身体の部分から検出すると,強くMAIの感染を疑う.

□リンパ節,肝臓,脾臓などの培養が陽性になった場合,ときに,それら臓器の局所感染であり,播種性ではない場合があるので,解釈には注意を要する.

□骨髄穿刺吸引した検体から培養されれば,播種性感染の強い根拠となる.
- ■骨髄穿刺吸引は,稀に血液培養が陰性であった場合に診断を確定するのに役立つ[249].

□MAIは喀痰，尿，胃又は大腸の組織，便からも検出される．それら部位の1か所から検出されただけでは，単にコロナイゼーションしているだけかもしれない．しかしながら，播種性になっていれば，MAIが分離される部位は増加すると思われる．

□播種性MAIを診断する最も信頼できる方法は抗酸菌を狙った血液培養で2本培養が陽性であった場合である[248, 249]．

- ■この方法では，全身性の感染を99％の割合で検出できる[250, 251]．
- ■液体培地での培養は成長して検出するまでの時間が短縮される．2週間もかからない場合が多い．しかし，培養が陰性であると確定するには，いまだに6週間が必要である．
- ■いったん検出されれば，DNAによって，その菌がMAIと同定できる．
- ■抗酸菌を直接，末梢血スメアで見ることは，たとえ進行した疾患でも感度が低い[249, 252]．
    - ■末梢血のスメアで陽性であれば播種性MAIを示唆するが，HIVの患者では他の抗酸菌，例えば結核菌による播種性疾患の可能性がある．
    - ■血液培養からMAIをより速く検出するためにPCRが開発されているところである．血液培養と同じくらいの正確さである[253~255]．将来的には，PCRがルーチンになり，血液培養より好まれることになるであろう*53．

FUNGAL CAUSES OF FUO
真菌が原因のFUO

Endemic Fungi
ある地域に特有の真菌による感染（風土病）

□最も地域に特有の真菌症，例えば，coccidioidomycosisやblastomycosisは，局所の症状や徴候をもって発症し，それら真菌に曝露された確実な病歴があることで診断が示唆される．

□ヒストプラズマ症という例外を除いて，風土病としての真菌感染がFUOの原因となることはまれである．

【*53 訳注：2018年の時点でもまだ臨床的に使用できる段階ではない．】

【*54 訳注：酵母型と菌糸型の両方の形態をとる真菌．菌糸型では，細胞が長く糸状 (filamentous) に連なっている．そのような形の菌を糸状菌 (mold) と呼ぶ．餅の上のカビを観察すると分かるように中心から菌糸を伸ばした集落を作る．酵母型では，細胞がバラバラで存在し，円形ないし楕円をしている．HistoplasmosisやBlastomycosisなど多くの全身感染を起こす真菌は，感染体内では酵母形を取り，土壌などの環境中では菌糸形である．Candidaは，例外で，この関係が逆になり，感染体内で菌糸形をとる．しかし，病原真菌でもAspergillusは常に菌糸形であり，Crytpococcusは常に酵母形である．】

Histoplasma capsulatum (Histoplasmosis)
Histoplasma capsulatum (ヒストプラスマ症:Histoplasmosis)

□ Histoplasma capsulatum は，二形性真菌*54 であり，正常宿主には自然治癒する軽症の発熱を来すだけである．

□ しかしながら，細胞性免疫が障害されている宿主では，H. capsulatum は進行性の播種性感染を起こし，高い罹患率と死亡率を伴う[256, 257]．

■ H. capsulatum は喀痰，血液，骨髄から培養可能であり[249]，またその他の部位からでも培養できる．しかし，検出率にはばらつきがあり，幾つかの宿主側の要因にも依存する．

■ 喀痰や生検検体をブレインハートインフュージョン培地*55 で培養し，そこに細菌や腐生性真菌*56 を取り除く化合物を混入する[258]．菌が生えてくるにはは最低1週間必要であり，培養には最低3週間を要する．

■ 菌は心外膜や胸膜からも分離されるが，胸水や心嚢液では滅多に培養できない．中枢神経に病変が及んだ場合，CSFからも培養は陽性となる．CSFを採取する量が多いほど，検出率が高くなることは重要な点である．なぜなら，この真菌は頭蓋底の髄膜を好むからである[257, 259]．血液培養や骨髄培養は感度が50%くらいである[260]．溶血・遠心による培養技術を使った真菌専用の血液培養を行えば検出率は増加する．

■ 免疫学的検査には，皮膚反応と血清学的検査がある．

■ 過去には，結核に対するツベルクリン反応と同じようなやり方の皮膚反応を行っていたが，もはや商業的には利用できない．

■ 皮膚反応の陽性率は活動性感染とほとんど相関しない．その理由はそれらの真菌が風土病となっている地域では皮膚反応陽性率が元々高いからである．更には，播種性感染のリスクが高い患者では細胞性免疫が障害されて，偽陰性になるかもしれない[261]．

■ 血清学的診断も利用できる[261, 262]．しかし，急性期の肺病変に対しては，後で診断を確認するくらいの役割しかない．播種性の感染を起こしている場合，抗体の出現は起こらないことが多い[261]．

□ この菌を血液や，その他の組織から検出することは，非常に診断に特異的である[261]．

【*55 訳注：レンサ球菌，肺炎レンサ球菌，髄膜炎菌のような栄養要求性の高い微生物のための栄養性の高い汎用増殖培地．ブレインハートインフュージョン培地の栄養分は煮沸したウシもしくはブタの脳・心臓より供給される．参考文献：Flores, M., and D. Welch. 1992. Section 6. Mycology: culture media, p.6.7.1-6.7.3. In: H.D. Isenberg (ed.), Clinical microbiology procedures handbook, vol. 1. American Society for Microbiology, Washington, D.C.】

【*56 訳注：腐生とは，生物遺体や老廃物など，生きていない有機物素材を栄養源として生活する菌類を指す．】

- ■緻密にGiemsa染色やWright染色した末梢血を観察すると，播種性の疾患に罹患している一部の患者で菌が観察される．
- ■過ヨウ素酸シッフ（Periodic acid-Schiff）染色か銀染色で検体を染めると，もしそこに菌がいれば観察することができて，診断できる．

□種に特異的多糖抗原を血液，脳脊髄液，尿からEIAを使って検出することもできる．
- ■播種性ヒストプラズマ症患者の診断に，尿中抗原検出は広く利用され，もっとも正確で，効率が良い手段であり，検出率は90%である[260,263]．
- ■更には，血清学的検査と異なって，尿中抗原検査は，再発も検出できる．これらの検査は非常に特異性が高い．
- ■しかしながら，Blastomyces dermatitidis, Paracoccidioides brasiliensis, Penicillium marneffeiなどの感染と交差反応を起こしえる．
- ■第一世代の検査方法はヘテロフィル抗体*[57]の存在のため偽陽性が多かった[264,265]．この問題は第二世代の検査方法により大きく改善された．

VIRAL CAUSES OF FUO
ウイルスが原因のFUO

Herpes Viruses
Herpes Viruses

Epstein Barr Virus
Epstein Barr Virus

□Epstein Barr Virus（以下EBV）の感染は非常に頻度が高く，しばしば無症状に経過する．
□症状があったとしても，軽症で，非特異的な場合が多い．
□また，伝染性単核球症や，更に重篤な非定型の発熱症候群を来す場合もある．
□末梢血スメアに異型リンパ球が存在すれば診断的を示唆するが[266,267]，正確な診断は血清学的検査による．
□患者の血清に赤血球が凝集していると，別の種のウイルスから生じたヘテロフィル抗体が検出される．急性の発熱を来す疾患でそれが存在すれば，EBVを示唆する[268]．しかしながら抗体産生は遅れることがあるので，発症早期には

【＊57 訳注：ヘテロフィル抗原とは，多種類の動物の臓器組織，血球などの細胞表面に発現し，共通の特異性をもつ異好性抗原の一種．それに対する抗体がヘテロフィル抗体である．】

【＊58 訳注：ウイルスのコア（芯）核酸を包んでいる外殻部分のこと：Viral capsid antibodies．以後VCA．】

偽陰性がしばしば起こる．更には，それら（ヘテロフィル抗体）の存在は一過性である．したがって，血清学的検査が信頼に値する．
- ウイルスのカプシド*58 に対する抗体はしばしば診断に利用される．
  - EBVによる疾患は，潜伏期間が長く，その間に患者は無症状のウイルスのアイソタイプ*59 を持っているのであるが，発症する頃にはアイソタイプが変化しており，そのため，IgGは検出できるが，IgM産生は既に低下して検出できないということが起こる．
  - IgGの存在は，過去の感染を示す場合もあるし，急性期でつい最近の感染を示す場合もある．
  - Epstein-Barrの核に対する抗体〔Epstein-Barr nuclear antibody（以下，EBNA）〕は感染が終了してから出現する．そしてVCA-IgG検査の解釈を助ける存在となる[269]．
  - 結果的に，FUOの原因がEBVであるとする抗体パターンはVCA-IgGが陽性でEBNAが陰性の場合である．ヘテロフィル抗体の存在やVCA-IgMの存在は診断を示唆するが，信頼できない[269〜271]*60．

	VCA IgG	VCA IgM	EBNA	VCA IgM
感染前	−	−	−	−
急性期	＋	＋	−	＋/−
回復期	＋	＋/−	＋/−	＋/−
感染既往	＋	−	＋	＋/−(low)
再活性	＋	＋/−(low)	＋	＋

Cytomegalovirus
Cytomegalovirus（以下CMV）

- 活動性のCMV疾患は診断が困難なことで有名である．
- 成人になるまでにCMVに対する抗体が陽性となり，健常者でも生きたウイルスを間欠的にばらまき，普通ではない血清学的パターンを示すために，診断を確定することが非常に困難となる．
- CMVは伝染性単核球症様の症候群を青年期や成人になってからおこし，小児では軽症の非特異的な発熱をおこす．時に，CMVは，特に免疫力が低下

【＊59 訳注：イムノグロブリンには，IgG，IgM，IgA，IgD，IgEの5つのクラスがあり，またクラスによってはさらにサブクラスに分類されるが，これらはイムノグロブリン重鎖の定常領域の違いと，構成するY字型の基本単位の数によって決まる．このように分類されたクラスやサブクラスの抗体を，アイソタイプ Isotype と呼ぶ．】

【＊60 訳注：下記の表が参考になると思われる．】

した患者で，重篤な長引く疾患を引きおこす．
☐ CMV IgG はほとんど診断的価値がない．人口の 60％ までもが陽性である．
☐ 理論的に，CMV の IgM は疾患の急性期とは関連せずに動き，偽陽性が 75％ と報告されている．そのため，急性の CMV による疾患にはルーチンの血清学は診断の役に立たない[272]．
☐ 例外として，新たに IgG が出現することによって，後から CMV が原因であったと診断を付けることができる．
☐ そのため，CMV の診断にはウイルスそのものを検出しなければならない．
- 病理学者によると，CMV に感染すると特徴的な細胞変性が見られるという信頼できるエビデンスがある．
- 免疫組織化学法は生検検体からウイルスを検出する率を上昇させる[273]．
- あるいはまた，ウイルスが血液，唾液，尿から検出できる場合もある．CMV を血液から検出することは，鼻咽頭などから周期的にウイルスがまき散らされるという現象からも，確定的ではないが[274]，CMV の活動性感染を示唆する．
- ウイルス培養，PCR，抗原検出などは有効性にばらつきがある検査である．
  - 大部分の微生物検査室では CMV の培養を行っている．それは，臨床検体をヒト線維芽細胞培養に植え付けるのである[273]．細胞変性効果が検出される前に，モノクロナル抗体を用いてウイルスの検出を急ぐ方法もある．いわゆる"シェルバイアル法"という抗原検査の一手法である．この方法では 24 時間程度でウイルスを検出できる．
- 別の手段として，CMV 抗原や CMV の DNA を検体から検出する色々な検査方法が開発されている．
  - 抗原血症検査は pp64 というウイルスのエンベロープ（外套）の中のタンパク質の一つに対するモノクロナル抗体（これは末梢血の多形核白血球の中にある）を使用する方法である[275]．抗原検査は調べられた全細胞の数に対する陽性細胞の比率として報告される．
  - Multiple PCR テストが開発されたが，非常に感度が高い．超高感度の分子学的テクニックが存在するが，ヒトには CMV による疾患が発症していないのにもかかわらず CMV が蔓延して存在していたり，間欠的に CMV がまき散らされるために利用できない．これらの検査の多くは定量的である．しかしそれは，疾患が発症していないのに，単にビリオン*61 が存在しているだけの状態であることと区別を付ける必要があるからである．

【＊61 訳注：virion：細胞外におけるウイルスの状態を指す．】
【＊62 訳注：急性 HIV 感染症とも言う．症状は，ウイルスの量が落ち着くとともに改善する．】

- 活動性のCMVの疾患や疾患の発症と，分子学的技術の相関関係が研究されてきた[276~280]．今後，それらの分子学的技術を用いた検査を標準化する必要がある．標準化の妨げとなっているのは，CMVによる発熱を診断するために，様々なタイプの免疫抑制状態の宿主毎に，異なったカットオフ値を設けなければならなかったからである．どのブレイクポイントが最も有意義なのかを調べる研究が進んでいる[275, 278, 281~285]．

Human Immunodeficiency Virus
ヒト免疫不全ウィルス (Human Immunodeficiency Virus：以下 HIV)

□ Acute seroconversion syndrome*[62] は多彩な症状を呈し，HIVに感染するリスクがある行動をする人のFUOの原因リストの上位に挙げておくべきものである[286~288]．

- 患者は全身症状を呈し，しばしば発熱，筋肉痛，頭痛などのインフルエンザ様の症状を示す[289]．非特異的な皮疹，リンパ節腫大，髄膜炎などがおこる場合もある．
- この症候群は宿主の免疫初期反応によっておこり，通常，高濃度のウイルス血症と急性のTリンパ球の減少を表している[288]．
- この症候群が改善するとともにCD8リンパ球がCD4細胞よりも急速に増加する．
- HIVに曝露されてから6週間以内に上記症状は出現する．臨床的に疑われれば，更に精査を進める．それら検査の解釈は注意深く行う．通常，それで診断は確定する．
- まれに，急性HIV感染をおこした患者が日和見感染に罹患することがある：そのため，進行したHIV患者でもみられるような疾患も考慮に入れて検査しておかなければならない

Enzyme Immunoassay with Confartory Blot
酵素免疫測定法とその確認のための Western Blot 法

□現在使用されている第三世代の免疫酵素測定法は以前の検査よりも感度が高くなっている．

- 急性HIV感染症の症例で，以前は免疫酵素測定法で見落とされていた症例も，現在は検出できるようになっている[288, 290]．
- 更には，検査が陽性であっても過去のHIV感染を示している場合があり，そのためFUOの原因精査の鑑別診断が変わってくる．

急性HIV感染症は，HIV感染症の第一期であり，体がHIVに対する抗体を作り始めるまで続く．】

■ もし，検査が陰性，あるいは，陽性か陰性かはっきり決められない場合には検査を6か月後まで反復しなければならない[291]．下記のような別の検査をすれば，その間に確定診断できるかもしれない．

P24 Antigen and Viral Load
P24 Antigen and Viral Load

□ HIV p24 抗原は Gag 蛋白と言われ，ウイルスの構造蛋白質をコードしている．以下に HIV ウイルスの構造を載せる．

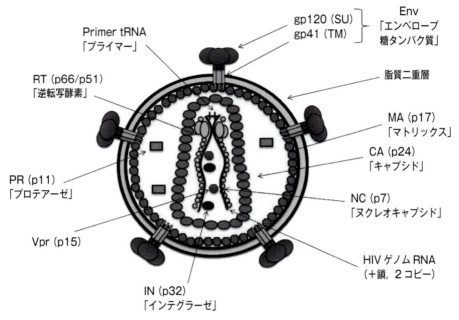

(参考文献：NIID 国立感染症研究所 「AIDS とは」より引用)

□ 急性 HIV 感染症の患者の最大88%までがこの抗原を検出できる[288, 292]．
□ この検査は非常に特異的で血清学的に抗体陰性の患者でも診断できる．
　■ しかし，陰性適中率は賭け事に勝つくらい，受け入れがたいほど低い．そのためウイルス RNA を検出する検査がしばしば用いられる．そうすれば，感度100%，特異度100%である．

【＊63 訳注：この検査は HIV 感染のスクリーニング検査である．スクリーニング検査法には IC 法，PA 法，ELISA 法，CLIA 法があり，0.1～0.3%程度の偽陽性が発生するが偽陰性を出さない（真の感染者を見落とさない）ように開発されている．一方，確認検査法には，より特異性が高いウェスタンブロット（WB）法が用いられる．抗 HIV-1 抗体検出用，抗 HIV-2 抗体検出用のものがそれぞれ市販されている．偽陽性が出る理由は，HIV 感染とは関係ない血液内の他の抗体・物質等が試薬と反応してしまうためと考えられている．】

■報告されているHIVウイルス血症は高度で（通常，100,000 copies/mL 以上），急性HIV感染症で抗体陰性の患者でもウイルス量が多いことがわかる．
   ■ ウイルス量を使用する欠点は偽陽性のリスクが高いことである[*63]．
   ■ p24抗原検査と比べて，偽陽性による精神的苦痛と高価な費用は相当なものである[292, 293]．偽陽性は報告されたウイルス血症の値が低い場合に考慮し，通常，10,000 copies/mL 未満で疑う．これらの検査が急性期の状況で与えてくれる情報にもかかわらず，あらゆるHIVの検査を受けた患者は免疫酵素測定法を繰り返し行い，6か月後にWestern blot法で確認しなければならない．

HIV スクリーニング法

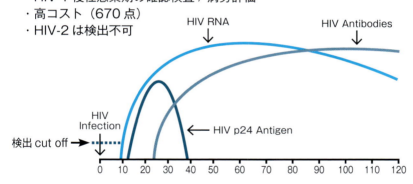

HIV の経過

HIV 初感染 — 急性レトロウイルス症候群 Acute Retroviral Syndrome
↓
慢性キャリア — 無症状 Asymptomatic Career
↓
症候キャリア ｛ 全身リンパ節腫大 Generalized lymphadenopathy
　　　　　　　全身消耗症候群 Constitutional Disease and Wasting
↓
AIDS
日和見感染
　　　　　　　代謝内分泌，電解質異常
　　　　　　　貧血，汎血球減少
　　　　　　　筋痛，関節痛，関節炎
　　　　　　　慢性皮疹，皮膚炎
　　　　　　　口内炎，扁桃腺炎
　　　　　　　腎症／網膜炎／心筋症

HIV 感染症診断に用いられる各検査の特徴

検査の種類		検査の対象	ウインドウピリオド	その他
スクリーニング	第1世代	HIV-1 IgG	約50日	偽陽性あり
	第2世代	HIV-1/2 IgG		
	第3世代	HIV-1/2 IgG/M	最短22日	
	第4世代	第3世代＋HIV-1 p24抗原	最短17日	
ウエスタンブロット法		HIV粒子の各構成成分に対するIgG抗体	全バンドが陽転化するまでの時間には個人差が大きい	特異度が高い
核酸増幅検査（PCR法）		HIV-1 RNA（HIV-2 RNAについては研究室レベルの検査）	約2週間	稀に偽陽性

HIV 抗原・抗体 ELISA 法が偽陽性となる場合

- ✓ 妊婦
- ✓ 膠原病
- ✓ 免疫抑制剤減量後
- ✓ 血液悪性腫瘍
- ✓ 高齢者
- ✓ 細菌・ウイルス感染症
- ✓ ワクチン接種後

PARASITIC CAUSES OF FUO
寄生虫が原因の FUO

Prtozoa
原虫

Plasmodium Species（Malaria）
マラリア原虫（Malaria）

□マラリア原虫感染は，通常，発熱をきたす．しかし，古典的パターンの発熱の周期性が診断を示唆するが，しばしば感染初期にはその周期性がないことが多い．マラリアはあらゆる FUO 患者で考慮しなければならない．

□そしてマラリアが流行している地域への渡航歴や，輸血歴，針を共有して使用したなどの病歴があれば必ず疑わなければならない[294]．

□診断は，経験の深い技師による末梢血のスメアによる．末梢血の厚層塗抹標本と薄層塗抹標本を作成しギムザ染色を行わなければならない．

　■厚層塗抹標本は薄層塗抹標本の40倍厚く，寄生虫を検出する確率を増す．厚層塗抹標本は寄生虫血症を定量するのにも役立ち，強拡大（400倍）と

油浸を用いて，20分間，あるいは強拡大で200視野観察しなければならない．
- 一方，薄層塗抹標本は，4種類のヒトマラリア原虫を鑑別するのに用いる．熱帯熱マラリア原虫の成熟型は微小血管内に隔離されており，そのため末梢血標本で滅多に検出されない．そして，未成熟な原虫は間欠的に血流に入ってくるため，それを見つけるのに毎日2回検鏡しなければならない．
- マラリアの迅速診断テストは開発中であり，経験豊富な技師が検査できない場合には助けになる[296〜299]．また，それらの検査は初めの光学顕微鏡での検査でマラリア原虫を見つけられなかった場合，それでも熱帯熱マラリアを疑う際にも有用である．その検査は，実際のところ熱帯熱マラリア原虫を検出するように設計されている．その検査は熱帯熱マラリア原虫に見られるhistidine-rich protein (HRP) 2に対するモノクローナル抗体を使用したものである．残念なことに，熱帯熱マラリア原虫の一部の株はほとんどHRP-2を産生しないので，検出することができない場合がある．しかし，その検査は迅速で，検査方法が容易で，感度が高い．ただし，感染後1か月までしか抗原が検出できないので，特異度には限度がある．また，リウマチ因子があると交差反応で偽陽性となる．
- 別の実用可能な迅速テストはヒトに感染する全ての4種類のマラリア原虫を検出できる[300, 301]．その検査はマラリア原虫の乳酸脱水素酵素（lactate dehydrogenase）を検出することで原虫を見つけようとしている．このテストは，HRP-2の検出をもとにした検査であるため，熱帯マラリア原虫に対する感度は同じである．便利ではあるが，どのタイプの迅速診断テストも，熟練した技師による連続した末梢血の顕微鏡による検査ほど正確ではない[296, 302〜305]．PCR検査がマラリアの診断のために研究された[296, 301, 306〜309]；正確な検査であることはわかったが，まだ広く使用されるまでには普及していない．もし顕微鏡で検鏡した血液のスメアを直接PCR法に使用する場合は，スライドを汚染して，PCRが偽陽性にならないように注意しなければならない[310] *64．

キット名	キットが検出する抗原
ICT Malaria P.f./P.v.	Detection of Histidine rich protein-2 (HRP-2)
Opti MAL	Parasite lactate dehydrogenase(pLDH)
Malraia Ag Pf/Pan	HRP-2 and pLDH
Entebe Malaria	HRP-2 and p LDH of P. vivax

【*64 訳注：2018年の段階で，現在，世界的には，マラリアの迅速診断キットRapid Diagnostic Test Kits(RDTs)として，100種類以上のキットが販売されているが，その品質はまちまちで，WHOは，原虫密度100/μL以上での検出を標準としている．キットはマラリア原虫の種類によって使い分けが必要である．例えば，代表的なキットは次のような使い分けをする．】

Babesia Species (Babesiosis)
バベシア (Babesia) 種 (バベシア症：Babesiosis)

☐ このダニ媒介の疾患は多くのバベシア種により起こるもので，ヒトの赤血球に感染し，溶血を伴う発熱症候群を発症させる[311]．

☐ 通常は軽症であるが，免疫力低下がある宿主に感染した場合[311]，特に無脾の患者に感染した場合[312]，マラリアと同じくらいの重篤な状態となる．

☐ Giemsa 染色をした末梢血スメアを直接顕微鏡で観察することが通常の診断方法である[295,313]．

- ■ 菌は通常リング状をして検出され，熱帯熱マラリアで見られるリング状のものと外観がよく似ている．
- ■ 2つのリング状のものを区別するにはかなりの専門的技術が必要であり，以下のようなバベシア症の特徴をもとにして鑑別する：(i) ヘモゾイン（マラリア色素）の欠損，(ii) シゾント（分裂体）の欠損*65，あるいはマラリアのような複数種類のヒトマラリア原虫の重複感染がない，(iii) 生殖母体（母細胞）の欠損，(iv) 4組の分裂小体の存在（その状態を鏡検すると，虫体が，マルタクロスと呼ばれる十字架に似た特徴的な形態が観察され，それをマルタ十字と呼ぶ．)[312]．

☐ 生体内での技術を用いて，B. microti の診断は，感染した血液をハムスターに植え付けることで診断する．また，B. divergens の診断はアレチネズミを使って診断する．

- ■ 腹膜に接種した後，これらの接種を受けた動物の末梢血スメアで検査が陽性となるまで2～4週間を要する．

☐ microti の血清学的検査が開発された[313]．しかし，容易には利用できない．IFA 抗体価が少なくとも 1：256 であれば急性感染に特異的であるが，しかし，抗体が陽性化するのは疾患の後期になってからである[311,314～316]．

- ■ 末梢血のスメアの診断が難しいことと似ているが，IFA は熱帯熱マラリアと交差反応する．
- ■ EIA[317]，免疫組織化学[318]，PCR[313,319～320] という技術は発展途上であるが，正確さを増しつつあり，種に特異的な診断ができるようになることを目指している．

Leishmania donovani and Other Species (Kala-Azar, Visceral Leishmaniasis)
Leishmania donovani and Other Species (Kala-Azar, Visceral Leishmaniasis)

☐ Leishmania donovani と他の Leishmania 種は皮膚に限局した病変から，網内系の全体に播種されたり，様々な臨床的症候群を引き起こす[321]．

【＊65 訳注：バベシアは虫体が4つに分裂し，それが観察されると診断的である.】

- ■後者は内臓リーシュマニア症と呼ばれ，細胞性免疫反応に障害がある宿主に起こりやすい[322, 323]．
- ■しかしながら，正常の宿主でもリーシュマニア種による播種性疾患は生じ得る．その場合，リーシュマニア種は内臓に親和性がある．例えば，普通は侵襲性ではない L. tropica 種が湾岸戦争に従事したアメリカ人に内臓リーシュマニア症を発症させている[321, 324]．

□ FUO の患者で 1 年以内にインド，アフリカ，南アメリカ，地中海，中東に渡航歴がある患者は，リーシュマニア感染を疑わなければならない．

□特に，細胞性免疫反応に障害がある患者ではそうである．リーシュマニア症の診断は，その疾患が流行している地域では臨床的に診断されるが，アメリカに住んでいる患者の場合は検査による確認が必要である．

□診断方法には，リーシュマニアそのものを観察すること，培養，そして血清学的検査がある．

- ■脾臓，骨髄，肝臓，リンパ節を針で穿刺吸引して[325]，診断がなされるのが通常である．
- ■脾臓が最も検出率が高いが[326, 327]，この手技は出血の合併症をおこしやすい[328]．
- ■得られた検体は，CDC から供給される特殊な培地に植えられる[329, 330]．培養は，室温で行い，もし陽性であれば，運動性のある前鞭毛虫（promastigotes）が生えてくる．成長して検出されるには最低でも 3 日間かかり，通常は数週間かかる．検体は Wright 染色あるいは Giemsa 染色をして，無鞭毛虫（amastigotes）を観察する．これはリーシュマニアの無性のステージであり，ヒトの網内系に存在する[330]．
- ■無鞭毛虫は小さく（3～5μm），細胞質が青く，核は赤く偏在している．
- ■リーシュマニアは，特に細胞性免疫反応に障害がある患者のバフィコートのスメアや，非定型に感染した組織，例えば肺，消化管粘膜で検出される[331]．
- ■血清学的検査方法に EIA を使ったものが幾つかあり，また試験紙法もある[322, 332～335]．前者では，特異的な抗リーシュマニア抗体が検出される．後者では，宿主の血清と遺伝子技術によって作られた組み換え抗原の反応が検出される．
    - ■これらの検査は免疫力が正常の患者では感度が非常に高い．リーシュマニアが流行している地域外に住んでいる患者には特に有用である．皮膚リーシュマニア症，ハンセン病，シャガス（Chagas）病などに罹ったことがある患者では偽陽性もおこりうる．
    - ■進行した HIV 患者では十分量の抗リーシュマニア抗体を産生できないので，血清学的検査は，本来リーシュマニア症にかかるリスクが高い HIV 患者群で，逆に感度が低い[336～338]．

■医療資源が乏しい場所において診断を容易にするために，尿を用いた血清学的検査が開発された[339~342]．PCR 試験が開発され始めたが，まだルーチンに臨床で使用できる段階ではない[343~348]．
□リーシュマニアが流行していない地域での合理的な診断へのアプローチはバフィコートから得られたスメアを顕微鏡で観察することと，血清学的にチェックすることである．もし，それらが全て陰性であった場合，特に細胞性免疫反応に障害がある患者であれば，脾臓，肝臓，骨髄を穿刺吸引して，培養や病理学的に検査していく．肺などの他の臓器の生検は，リーシュマニアによって直接冒されている進行した症例の場合には陽性になるかもしれない．

Toxoplasma gondii（Toxoplasmosis）
Toxoplasma gondii（トキソプラズマ症：Toxoplasmosis）

□ Toxoplasma gondii は，世界中に広まっているのに，まれにしか発熱を伴う疾患を起こさない．
□この胞子寄生虫[*66]は，感染した肉を摂取したり，猫の糞に直接あるいは間接的に接触することで感染する．
□トキソプラズマは多くの組織に播種するが，通常は宿主であるヒトの免疫システムによって抑止される．
□細胞性免疫反応に障害がある患者では，急性感染症の症状が出現したり，過去の感染が再燃したりする．
　■我々は通常，進行した HIV 患者にトキソプラズマ症による脳病変を伴うことを考える．
　■しかしながら，播種性のトキソプラズマ症は，発熱と，トキソプラズマによって冒された臓器系の多種多様な症状と徴候を伴う．
　■ヒトにおいては，T. gondii はタキゾイト（tachyzoite）[*67]またはブラディゾイト（bradyzoite）の形で存在する[349, 350]．前者は迅速に複製され，症状がある患者でタキゾイトを見れば，活動性の感染を考える．
□トキソプラズマ感染の診断は，血清学，培養，分子増幅，組織病理学などの組み合わせで行われる．

【*66 訳注：胞子として広がり，摂食されたり，吸入されたり，眼から入ったりする．人から人へ広がったり，動物との接触で伝染する．体内では，胞子が細胞に入り込み，別の胞子のもととなる成分を注入する．細胞は最終的に破壊され，胞子が放出される．その後，胞子は体全体に広がり，炎症を起こしたり，呼気，便や尿から排泄される．】

【*67 訳注：増殖型とも言われる．トキソプラズマ原虫は，ネコ科動物を終宿主とする寄生性単細胞生物で，宿主となる動物種や感染ステージ，免疫状態等により，①増殖型（タキゾイト），②シスト，③腸管型（オーシスト）の異なる３つの形態を取る．①増殖型（タキゾイト）は感染初期や発病期に見られる．４～7μm の三日月形をしている．寄生した細胞内で分裂を

- T. gondii は組織や血液から試験管内で，ルーチンのウイルス培養に使用される細胞株を用いて培養することができる[350]．しかしながら，このテクニックは reference laboratories[*68]でしか行われない．成長は特殊染色によって1週間以内に検出できる．マウスを使った体内培養は感度がより高いが，検出までの時間が長く，ほとんどの検査室で容易に利用できない．
- 生検した組織を直接顕微鏡で見て診断することもできる[350]．タキゾイトの存在は，疾患が活動的であることを意味する．ブラディゾイトの存在は，大部分，潜伏感染を意味する．しかしながら，大量にトキソプラズマが存在して，その周りを宿主の炎症反応細胞が取り囲んでいる場合は，活動性のトキソプラズマ症を示唆する．トキソプラズマは Wright 染色，あるいは Giemsa 染色，もしくは免疫組織学的方法で観察することができる．免疫力が正常の患者では，特徴的なリンパ節の病理像が出現するので，トキソプラズマを直視しないでも確定診断できる[351,352]．
- PCR による分析は臨床検体から T. gondii を検出するために開発されている．特異度は非常に高いが，感度は使用された検査により変わり，提出した検体の中にいるトキソプラズマの量にも左右される[353〜362]．PCR は CSF，全血，バフィコート，尿，眼液[*69]，呼吸器からの分泌液，胎盤や胎児の組織を使って行われる．播種性疾患の患者の血液 PCR の感度は 90％である．免疫力が正常の患者では血清学的検査によって確定診断できる．
- トキソプラズマに対する IgM，IgG，そして IgE あるいは IgA 抗体を EIA や IFA を使って検査する方法は広く普及している[362〜364]．
  - IgG が血清中に出現することは，発症初期に IgM が存在していたか否かにかかわらず，症状がある患者では急性のトキソプラズマ感染の診断の根拠となる[365]．
  - 残念ながら，細胞性免疫反応に障害がある患者では，通常，トキソプラズマ症の再燃があり得るので，抗体の出現は診断には役立たない．
  - しかし実際は，免疫力低下がある患者で IgG 抗体価が陰性であれば，トキソプラズマ症の可能性は低くなる．
  - 固形臓器移植を受けた患者で抗体が陰性の場合は，急性に播種性のトキソプラズマ症に感染した可能性がある．このような状況では，

繰り返し，急激に増数する．②シストは慢性期に見られる．直径 10μm 程の丈夫な壁に包まれており，内部に多数の緩増虫体（ブラディゾイト．組織シスト内部での原虫増殖は緩やかであり，この時期の原虫をブラディゾイト：緩増虫体と呼ぶ．）を含む．③腸管型（オーシスト）はネコ科動物の腸管内で有性生殖により作られる．】

【*68 訳注：適切な訳語が見つからない．おそらく，外注検査や，大学病院の研究室のような，通常の病院にはない検査手段を持っている検査室を指していると考える．】

【*69 訳注：房水のことを指していると思われる．】

早期の抗体価は検出できないほど低いのか，臨床的に有意な感染がないにもかかわらず抗体が検出されたのかのいずれかである；そのため，移植患者で血清学的検査を用いるのは問題がある．
□要するに，正常宿主ではトキソプラズマ症の診断は血清学的検査で可能であるが，細胞性免疫反応に障害がある患者では，感染の直接的証拠を培養，PCR，組織病理によって示さなくてはならない．

Flatworms
扁形動物

Schistosoma Species（Katayama Fever, Schistosomiasis）
住血吸虫属（片山熱，住血吸虫症）

□片山熱は住血吸虫症の患者の少数に発症するものである．
□住血吸虫種の中で，日本住血吸虫やマンソン住血吸虫に初めて曝露された場合に急性感染がおこり，発熱する*[70]．
□南米，アフリカ，アジアから戻ってきた渡航者は血清病様疾患*[71]のリスクがある[366]．
□潜伏期は汚染された水に曝露された後2～8週間である．
□診断に大切なものは，便，尿，感染した組織で虫卵を観察することである．
　■虫体を検出するために，検体を繰り返し検査するか，濃縮するなどが必要である[367]．
　■もし，便や尿の検体が陰性ならば，直腸粘膜，あるいは膀胱粘膜を生検すると陽性になるかもしれない[366, 368]．
□片山熱の場合は血清学的検査が有用かもしれない．なぜなら，定義上，患者は住血吸虫抗原に過去に曝露されたことがないという前提がある．そのため，症状がある渡航者で，血清学的検査が陽性の場合，片山熱の診断の強い根拠となる．
　■EIAは商業的に検査可能であり，マンソン住血吸虫への曝露に対して非常に感度と特異度が高い[369]．しかしながら，日本住血吸虫への感度は50％未満である．
　■マンソン住血吸虫以外の住血吸虫種に感染した疑いがあり，顕微鏡的検査やEIAの血清学的検査で診断がつかない場合，その住血吸虫への特異的

【*70 訳注：片山熱は寄生虫の侵入に対して2～8週の間に起こる過敏反応である．これは住血吸虫抗原や免疫複合体の過敏反応と考えられている．感染そのものによる発熱ではない．】

【*71 訳注：血清病とは，動物からとった血清をヒトなどに注射すると血清タンパク（抗血清）が抗原となって抗体ができ，抗原と抗体の免疫複合体となって血管壁などに沈着して腎臓や関節などの組織に障害をおこすことを指す．血清病の症状には，発熱，頭痛，全身倦怠感などのほか，蕁麻疹のような発疹などが出る．また，腎炎や関節炎，リンパ節腫脹がおきることもある．】

【*72 訳注：菊池-藤本病はEpstein Barr virus，human herpesvirus 6, human

IFAや，新しいEIA，Western blot法があれば診断に有用であるため，その開発が期待される[370〜372]．

NONINFECTIOUS INFLAMMATORY CAUSES OF FUO
FUOの感染症性でない炎症性の原因

☐様々な炎症をおこす，感染症ではない症候群がある．あるものは，例えばSLEのような典型的な自己免疫疾患である．他には，まだ発見されていない感染源に対する宿主の反応と考えたほうがよいものもある．菊池-藤本病はまさにその例である*72．以下のような疾患の大部分は，臨床的評価と慎重な検査，あるいは生検検体の病理的結果などを組み合わせて診断される．以下のような病態に関連した特異的検査が論じられているが，その症状が合致するような臨床的症候群が存在しない場合には，その検査の適中率を当てはめることができない．

IMMUNE MEDIATED
免疫介在性の疾患

Vasculitis
血管炎

Temporal Arteritis
側頭動脈炎*73

☐側頭動脈炎（Temporal arteritis：以下 TA）は巨細胞性動脈炎としても知られており，全身性の血管炎であり，高齢者におけるFUOの重要な原因である．
☐幾つかの報告で，高齢者のFUOの最大16%がこの疾患によるとされている[373]．
☐診断には，赤沈，側頭動脈の超音波，側頭動脈生検が必要であるが，それぞれに落とし穴が隠れている．

---

herpesvirus 8, human immunodeficiency virus, parvovirus B19, paramyxoviruses, parainfluenza virus, Yersinia enterocolitica, Toxoplasmaなどへの免疫反応と言われている．UpToDateより引用．】

【＊73訳注：頭皮は7本(滑車上動脈，眼窩上動脈，側頭動脈前頭枝，側頭動脈頭頂枝，側頭動脈前耳介枝，後耳介動脈，後頭動脈)の動脈で栄養されている血流豊富な部位である．外傷・感染のない患者において，頭皮の痂皮は通常観察されない．側頭動脈炎では外頚動脈→側頭動脈の虚血により痂皮などが観察される事がある．】

- ■ 古典的には，TA では赤沈は著明に上昇している；実際，American College of Rheumatology の TA の診断基準の 5 つの項目のうち，赤沈の上昇[374]は 1 時間値が 50 以上とされている．しかしながら，TA と確定診断がついた患者のうち，少数とはいえ無視できない数の症例で赤沈が軽度上昇，あるいは上昇していなかった．ある研究では生検で確定した症例 167 人のうち 9 人が赤沈は 40 未満であったという[375]．TA であるのに赤沈が低かった理由としては，局所の動脈炎であったこと，血清学的反応が障害されていたことなどが挙げられる．そのため，赤沈が正常でも，TA を除外することはできない．
- □ TA の確定診断は病理学的診断によるのが通常である．
    - ■ しかしながら，TA を病理学的に診断する場合に最も困難なことは血管の異常が連続して存在しないことである．そのため，標本採取がうまくいかなければ，結果が偽陰性となる．
    - ■ 超音波だけで診断することの正確さは論争の的であるが[376, 377]，側頭動脈生検をする場合のガイドとしては有用かもしれない．
    - ■ 一部の専門家は側頭動脈の生検をする場合に，両側の側頭動脈を大きく生検することを推奨している[378]*74．病理学的に精査して，もし陽性であれば，特徴的な巨細胞とともに，側頭動脈の壁を巻き込んで，肉芽腫やリンパ球性の炎症所見が見られるであろう．
- □ 巨細胞性動脈炎では，濯流領域の虚血症状に注意する．
    - ■ 顎跛行は外頚動脈→顎動脈の虚血で生じる．
    - ■ 舌のレイノー現象は外頚動脈→舌動脈の虚血で生じる．
    - ■ 頭痛，髪をすくときの痛み：外頚動脈→側頭動脈
    - ■ 顎跛行：外頚動脈→顎動脈
    - ■ 舌の違和感・レイノー現象：外頚動脈→舌動脈*75
    - ■ 視力障害・対光反射の消失：内頚動脈→眼動脈→網膜中心動脈・後毛様体動脈*76
        - ■ もし一側の眼が障害された場合，治療が遅れたり，治療を中断すると，両側の視力障害（失明も含む）のリスクが高まる（20〜50％）．
    - ■ Large vessel vasculitis なので，他の全身の Large vessel の障害をチェックする必要がある．例：脈拍の左右差など．
    - ■ こめかみ（通常，両側性）がピリピリする感じの痛み．そのため headache というよりは head pain と記載される事もある．
- □ 比較的診断能が高い項目

【＊74 訳注：2cm 以上生検することが推奨されている．UpToDate より引用．】
【＊75 訳注：冷たいものを飲んで舌にレイノー現象がでる唯一の疾患は巨細胞性動脈炎である．】

- ■体重減少 (+LR [陽性尤度比]= 1.3)
- ■頭痛 (+ LR = 1.2, -LR〔陰性尤度比〕=0.7)
- ■複視 (+LR =3.4)
- ■ jaw claudication (+ L R =2.4 -LR= 0.72)
- ■ 30 〜 50 % 程度で合併するとされる PMR の症状の有無はあまり診断には寄与しない.
□身体所見では側頭動脈所見と眼科的診察（視神経萎縮・虚血性視神経炎 :+ LR = 1.6) が重要である.
- ■側頭動脈所見としてはの症状で重要なのは下記である.
    - ■数珠状 (+ LR = 4.6)
    - ■著明に拡張 (+ LR = 4.3, -LR = 0.7)
    - ■圧痛 (+LR = 2.6, -LR = 0.8), 拍動消失 (+LR = 2.7), いずれかの異常あり (+ LR = 2.0, -LR= 0.5) が重要である.
    - ■これらの所見の簡単な組み合わせとしては，以下の3項目が簡便で有用かもしれない.

[側頭動脈炎診断のための3項目]

①新しい頭痛（頭痛を伴わない事もある）
② Jaw claudication
③側頭動脈の異常.
　A) 3項目すべてあれば +LR = 47 だが，感度は 34% しかない.
　B) すべて満たさなければ LR= 0.0 (0.0 〜 0.098) であり，ほぼ否定できる.
□側頭動脈炎の非典型的発症パターン
- ■急性の経過：側頭動脈炎の 36% で急性の経過をとる.
- ■主訴が不明熱：側頭動脈炎の 40% は不明熱のパターンで発症しているとの報告があるが，とくに高齢者の不明熱の 16 〜 17 % を占めるとの報告もあることから高齢者の不明熱では積極的に鑑別にあげたい. 不明熱として受診した場合,高熱にもかかわらず白血球増多はみられないことが特徴で，赤沈が正常ならば否定的である（ESR＜ 50 mm/hr で LR= 0.35, ESR ＜ 30 mm/hr で LR = 0.02).
- ■乾性咳嗽・咽頭痛などの呼吸器症状：側頭動脈炎では呼吸器症状は 9% であり, 4% の症例では主症状でとくに乾性咳嗽が多い. この事実を知らないと，乾性咳嗽＋発熱のパターンでは鑑別疾患にあげることが困難であろう.
- ■鎖骨下動脈に炎症をおこし，C3/4/5 の筋力低下，つまり，両肩の痛み，両上肢の脱力で発症する事がある.

【＊76 訳注：視力障害において冒される血管の部位は. 90%が眼動脈, 9%が後毛様体動脈. 1%が網脈中心動脈.】

□* 77
- ■ 藤本らは両側頭部に無痛性の結節をきたした39歳男性の症例を報告した．この症例では好酸球増多を認めるものの血沈は正常，側頭動脈生検にて血管内腔の血栓による閉塞とともに血管壁に好酸球増多を伴う非巨細胞性肉芽腫を認めた．患者はステロイドを使用せずに経過観察され，予後は良好とされている．
- ■ 同様の報告はほかにも散見される．臨床像は多様であり，側頭部痛をきたす例もあれば，無症候性の例もみられる．また好酸球増多を伴うものも多いが赤沈は概ね正常範囲内である．病理像に関しては，血管内腔に血栓を形成するものと，従来の側頭動脈炎にみられる血管壁に肉芽腫を形成するものがある．ほとんどの症例がステロイドを使用せずに軽快しており，予後は概ね良好といえる．

□ 確定診断には側頭動脈炎に特異的な所見が重要視されるため，生検に委ねられることが多い．生検にあたってはいくつかの注意点がある．
- ■ プレドニゾロン開始後2週間は診断に影響を与えないため，生検を理由に治療開始を遅らせない．理想的には，ステロイド開始後1週間以内に生検をする事が確定診断には望ましい．しかし，ステロイド開始後，28日までは，側頭動脈炎の診断が可能という報告もある（参考文献：Oxford Case Histories in Rheumatology, p.12）．痛みのある部位の反対側の側頭動脈の生検では，全く情報が無い．診断のためには，側頭動脈を最低でも1cm生検する事が望ましい．
- ■ 生検が陽性ならば確定診断として用いるが，陰性の場合LR = 0.18程度しかなく，否定できないため，偽陰性が問題．
- ■ 偽陰性は病変が分節的な分布をするために起こるとされ，生検する場合は最低2cm以上，3～5cm程度採取し多数の切片標本を作成することが勧められている．
- ■ 一方，対側の生検を行っても95～99%で同様な結果であるとされ，両側生検まではする必要はない．
- ■ 動脈内膜肥厚・過形の程度がひどいほど，神経や眼の合併症のリスクが高まる．
- ■ 側頭動脈エコー
    - ■ また，実際の現場では，生検の偽陰性よりも患者の生検への抵抗感や

【＊77 訳注：以下は訳者の最新の知見で記載したものである．近年，国内外で，若年性側頭動脈炎（juvenile temporal arteritis）という概念が提唱されている．年長児から若年成人にのみみられるまれなもので，従来の側頭動脈炎とは異なる．（出典：診断力強化トレーニング2　京都GIM 医学書院より一部引用．】

【＊78 訳注：Pauci-Immune の適切な日本語訳が見当たらないが，趣旨としては「免疫複合体の沈着が証明されない」という内容である．Paucity は不足，欠乏という意味の名詞である．】

結果を得るまでの時間も重要な問題である．生検の代わりとなるにはまだ時期尚早かもしれないが，この観点からは側頭動脈エコーが注目を浴びている．Meta-analysis では，感度80％，特異度96％との報告もある．
- 動脈壁肥厚により生じる halo sign は感度69％, 特異度82％, + LR = 3.8, - LR= 0.38 である．
- 動脈内膜肥厚・過形の程度がひどいほど，神経や眼の合併症のリスクが高まる．

Pauci-Immune or Antineutrophil Cytoplasmic Antibodies-Associated Vasculitides
Pauci-Immune 型あるいは抗好中球細胞質抗体関連性血管炎 *78

□抗好中球細胞質抗体〔Antineutrophil cytoplasmic antibodies (ANCA)〕は数種類の Pauci-Immune 型血管炎と関連がある．これらの状態は pauci-immune と表現される．
- 理由は，病理組織標本で免疫複合体の沈着が全く認められないからである．ANCA は好中球細胞質に対する抗体であり，免疫蛍光染色で，細胞質あるいは核周囲のが染色されるかもしれない：そのため "c"-ANCA と "p"-ANCA の2種類がある 379) *79．

□染色パターンの違いの原因となる特異性抗原が特定された．
- Proteinase 3 (PR-3) は好中球リソソーム顆粒の中に存在する酵素であり，c-ANCA の最重要抗原*80 である．
- しかし一方で，p-ANCA はあまり特異性がなく，多数の抗原，たとえば，ラクトフェリン (lactoferrin)，エラスターゼ (elastase)，カテプシン -D (cathepsin-D) を有する．この染色パターンをもたらす最も特異的抗原は，抗ミエロペルオキシダーゼ (anti-MPO) であり，この抗体は Pauci-Immune 型血管炎の診断には p-ANCA 単独よりも有用である．
- Anti-PR-3 と anti-MPO 抗体は EIA を使って検出できる．

Wegener's Granulomatosis
ヴェゲナー肉芽腫症 *81

□この全身性血管炎は小血管や中等度の血管の肉芽腫（しばしば壊死性）を伴っており，古典的には副鼻腔，肺，腎臓を冒す．

【 *79 訳注：c は cytoplasmic，すなわち細胞質の意味，p は perinucleear，つまり核周囲の p である.】

【 *80 原著では chief antigen と表現されている.】

【 *81 訳注：現在は多発血管炎性肉芽腫症と呼称されるようになっている.】

□ 抗 PR-3 抗体や c-ANCA の感度は 63％から 91％とばらつきがあり，その原因は，おそらく，その抗体検査をした時期とその疾患の経過の違いによるものとされている[379].
　■ 感度は疾患が進行するほど増す．血清学的検査の感度が低いので，検査が陰性だからといって精査を中止するべきではない．一方で，これらのテストはヴェゲナー肉芽腫症に 90％以上の特異度がある．しかし，それでも，この疾患は非常に発症する患者が少数なので，この検査を思慮深く使わなければ，陽性適中率は非常に低い*82.
　■ 実際は，大部分の症例は，診断の重要性があまりにも影響が大きいので病理学的に診断されている：すなわち，シクロフォスファミドのような強力な免疫抑制剤で治療するのであるから，しっかりとした確実な診断をしなければならないのである．

Churg-Strauss Syndrome *83
Churg-Strauss 症候群

□ ヴェゲナー肉芽腫症と同じように，Churg-Strauss 症候群も全身性の Pauci-Immune 型血管炎で，肉芽腫性の炎症も伴う．
□ 末梢血の好酸球増多症，アトピー，気管支喘息などは，この症候群の特徴である．
□ ヴェゲナー肉芽腫症と比較すると，副鼻腔や肺の障害はそれほど破壊的ではない．病理学的には血管の内外に好酸球が多数集まっている炎症性病変が特徴であり，ヴェゲナー肉芽腫症よりも小さな血管に病変が多い．
□ 抗 MPO 抗体は中等度にこの症候群に特異的であるが，顕微鏡的多発性血管炎（microscopic polyangiitis）でも，その抗体は検出できる[379].

Microscopic Polyangiitis
顕微鏡的多発性血管炎

□ 顕微鏡的多発性血管炎（Microscopic Polyangiitis：以下 MPA）は全身性血管炎であり，Churg-Strauss 症候群と同じように，抗 MPO 抗体が 70％の症例で検出される[379].
□ ヴェゲナー肉芽腫症や Churg-Strauss 症候群と異なって，MPA は肉芽腫と関連がない．この血管炎は小血管を冒し，しばしば糸球体腎炎や肺胞出血に関連している[380]．診断は肺や腎臓の生検検体の病理学的診断によってなされる．そこで，ほとんど，あるいは全く免疫複合体の沈着がない壊死性血管炎の像が見られる．結節性動脈周囲炎（periarteritis nodosa：後述）と異なって，MPA は

【*82 訳注：陽性適中率は，感度と特異度だけでなく，有病率の影響も受ける．成書を参照のこと.】
【*83 訳注：現在は「好酸球性多発血管炎性肉芽腫症（eosinophilic granulomatosis with

最も小さい血管を冒す傾向があり，動脈や毛細血管以外に静脈も冒す．

Periarteritis Nodosa
結節性動脈周囲炎
☐結節性動脈周囲炎（PAN）は，別の全身性 Pauci-Immune 型血管炎であるが，MPA[380] より大きい血管に病変を起こす．

☐PANのもう一つの違いは，MPAと比較して，抗MPO抗体の出現頻度が少ないことである．

☐PANの診断は，腸間膜動脈の血管造影でなされる．

☐明かな消化器症状がなくても，血管造影で，特徴的な微細動脈瘤が観察される．

☐多発性単神経炎のある患者では，冒された神経あるいは筋肉の生検で診断できる場合もある．

☐病理的には，分節性に分かれた血管病変が見られ，それはちょうど動脈の分岐部にできやすい．肉芽腫は存在してはならない．そして，様々な程度の内膜増殖が見られる．時に脈管腔内の血栓症を起こしている．

☐PANは10％の症例でB型肝炎を合併している．そのため，PANの診断が下されたら，ルーチンに血清学的にB型肝炎を除外することが勧められる[381]．

Rheumatoid Arthritis
関節リウマチ（以下，RA）
☐RAの症状が揃っていない症例や，RAの早期には，明かな原因が分からない発熱をおこす症候群として発症する場合がある．

☐非特異的な炎症のマーカー，例えば赤沈やCRPは通常，上昇している．臨床医は，診断がつかないため，リウマチ因子（RF）を測定しようとする．RFは他の抗体に対する自己抗体である．例えば，古典的にはIgMがIgGのFc portionに対する自己抗体となっている状態である[379]．

☐不運なことではあるが，この検査は少しだけ他の疾患の診断の手がかりを残していくのである．全身性の炎症を起こす他の疾患，例えば心内膜炎，肝炎，結核でもRFが陽性となる場合がある．もし任意抽出された人々にこの検査をしたならば，RFの陽性適中率は20～30％である．更には，RFの経過の早期には，RFは陰性であることがあり，リウマチ性疾患の除外には使用できない．

☐新しい血清学的検査の抗環状シトルリン化ペプチド抗体（anticyclic citrullinated peptide：anti-CCP）はRFよりも診断の正確性が大きい[382]．シトルリンはアミノ酸で，アルギニンが関節滑液の中で酵素修飾*84 を受けてできたものである．

---

polyangiitis：EGPA）」と呼ばれている．】

【＊84訳注：タンパク質や諸種の物質を酵素の反応を利用して性質の違うものに変換すること．】

その結果できた，シトルリンを含むタンパク質は，RA の病的な自己抗原かもしれない．その感度は RF より大きいが，せいぜい 75% である．この検査の最も良い特徴は，向上した特異度で，少なくとも 98% である．そのため，診断的ではないが，RA の臨床像に合致した症例で，この検査が陽性であれば，RA やその他の自己免疫疾患，例えばシェーグレン症候群の可能性をかなり考えておかなければならない．RF と異なって，肝炎などの全身性の感染症では抗 CCP 抗体は産生されない傾向がある．

Systemic Lupus Erythematosus
全身性エリテマトーデス（SLE）

☐ SLE は，全身性の自己免疫疾患である．いろいろな症状があるが，その中に発熱も含まれている．

☐ SLE の診断基準の一つに，実際はこの疾患の特徴である抗核抗体（antinuclear antibodies：ANA）がある[383, 384]．これらの自己抗体は，細胞核の成分に反応する[379]．この抗体はヒト HEp2 腫瘍細胞を使った間接免疫蛍光法で検出される．

- ■ 臨床的に，有意な抗体価は 1：160 以上である．検査室は抗核抗体の免疫蛍光パターンも報告してくる．Speckled と homogenous パターンは非特異的であるが，nucleolar パターンは幾分か SLE に特異的である．しかし，全身性硬化症や筋炎でも見られる．Peripheral パターンは抗 dsDNA 抗体と関連していて，もし陽性であれば SLE の可能性が高くなる．
- ■ SLE において，ほとんど常に抗核抗体は陽性であり，感度は 95〜100% である．実際のところ抗核抗体が陰性の SLE が存在するのかという議論もある．
- ■ 抗核抗体の SLE に対する感度は非常に高いので，FUO の患者の精査のために抗核抗体を検査することは合理的である．
  - ■ もし抗核抗体が本当に陰性で，臨床像も SLE に典型的なものでなければ，SLE を除外してもよい．大切なことは，抗核抗体が陽性であっても，FUO の患者の原因が SLE とは言えないことである．他のリウマチ性疾患や，感染症でも抗核抗体が陽性になることはよく知られていることである．

Inflammatory Disorders of Uncertain Etiology
原因が分からない炎症性疾患

Kikuchi-Fujimoto Disease
菊池・藤本病

☐ 菊池病は頚部リンパ節炎（通常後頚部）と発熱，皮疹を伴った症候群である[385]．

□若年者で，健康な人で伝染性単核球症が否定された場合に，その疾患を疑う．
□診断には病理学的検査で，経験深い病理学者が，リンパ腫やSLEに関連したリンパ節炎を除外する必要がある[386, 387]．病理的には，慢性の炎症性結節があり，それが融合していたり，まばらに存在していたりする．凝固壊死も見られる．好中球はほとんどみられない．リンパ節生検が理想的であるが，針による穿刺吸引でも診断可能である[388]．もし病理学的にSLEを除外できないならば，抗核抗体を測定するとよい．

Adult-Onset Still's Disease
成人発症スティル病
□成人発症スティル病は遷延した発熱を伴う．そして発熱以外には非特異的な症状や徴候しかない．この疾患には明確な診断的な血清学的マーカーや病理像がないので，臨床的に診断するしかない．劇的に高値のフェリチン値はこの疾患を示唆する．

Inflammatory Bowel Disease (IBD)
炎症性腸疾患
□潰瘍性大腸炎やクローン病は，発熱と腸管以外の症状が主体となる非典型的発症の仕方をする場合がある．
□これらの特発性の炎症性疾患は腹部診察所見や直腸診が異常であった場合に考慮する．
□レントゲンで診断が示唆される場合があるが，内視鏡で直接，腸粘膜を観察し，粘膜を生検することが，臨床的疑いを確実なものとし，他の疾患を除外するために必要である[389, 390]．
■内視鏡的には，潰瘍性大腸炎では，大腸粘膜の連続した炎症性病変が観察されるが，クローン病では，非連続性の粘膜病変があり，回腸末端に病変が見られることが多い．
■生検を複数回行い，病理学的，かつ細菌学的に調べる必要がある．例えば，腸結核は回腸末端に病変を生じ，Crohn病と類似した病変を来す場合がある．そのため，抗酸菌培養も実施すべきである．
■他に，よく似た病像を来す疾患としては，腸チフス，偽膜性腸炎，放射線性大腸炎，虚血性腸炎などがある．炎症性腸疾患の診断は，レントゲン所見，内視鏡所見，病理所見が合致し，他の感染性，あるいは非感染性の腸管に炎症を起こす疾患を除外することで診断できる．
■はっきりと確定できない腸炎に対し，自己抗体測定が使用される症例が増加している[391, 392]．よく使用されているものは，anti-Saccharomyces cerevisiae

（ASCA）抗体と非定型 p-ANCA である．非定型 p-ANCA は免疫蛍光法で核周囲が染色されるパターンを示すが，MPO 以外の抗原によって染色され，そのため，抗 MPO 抗体検査が陰性である（Terjung 2000）[393]．非定型 p-ANCA は潰瘍性大腸炎と関連して出現するが，ASCA はクローン病に関連して出現する．これら自己抗体が特発性炎症性腸疾患の診断にどの程度有用なのかは，現在研究中である．これらの検査は FUO の精査における位置づけは，まだ研究されていない．そのため，炎症性腸疾患以外の腸の炎症や，炎症性腸疾患以外の発熱の原因が見いだせない場合に，潰瘍性大腸炎と Crohn 病を鑑別するためにとっておくべきである．

Behçet's Disease
Behçet 病

☐ Behçet 病は特発性の全身性疾患であり，慢性的な血管の炎症を伴った，様々な症状を呈する疾患である．

☐ 古典的症状（ブドウ膜炎，関節炎，著しい粘膜の潰瘍化）は Behçet 病を示唆するが[394]，症状が軽微である場合には FUO として精査を受けることになる．セリアック病，SLE，単純ヘルペス，炎症性腸疾患，周期性好中球減少症，HIV は Behçet 病を診断する際に，早期に除外しておかなければならない．

☐ 診断には皮膚，粘膜，眼を注意深く精査することが必要である[395] * 85

☐ 針反応や皮膚粘膜の生検が診断のために必要になる場合がある．針反応は前腕の掌側に 20 ゲージの針を刺して行う．針は皮膚表面に対し，斜めに 0.5cm 刺入する．そして少し針を回転させてから抜く．その 2 日後に刺入部を観察する．2mm 以上の赤色丘疹や膿疱が刺入部に出現していれば，検査は陽性と判定する．この検査は疾患の活動性が高い場合に行うと，最も感度が高い．理由は分からないが，北米や北ヨーロッパの Behçet 病患者では陽性になりにくい[395]．皮膚病理学が Behçet 病の診断に役立ち，他の疾患を除外するのに有用である場合もある．早期の皮膚粘膜病変では，血管の好中球性炎症と，血管内皮の浮腫性変化が観察される[396]．赤血球が溢出し，白血球の破砕像も見られる．十分に発達した皮膚粘膜病変では，白血球破砕性血管炎に血管のフィブリノイド壊死が伴ったり，伴わなかったりする．

Periodic Fever Syndromes
The periodic fever syndromes（Up to date より引用）
周期熱症候群

☐ 回帰熱に関連した，遺伝的な症候群が同定されている．この疾患は再燃する

【* 85 訳注：上記古典的症状は一時期に集中して出現するものではない．十数年を経て，全ての古典的症状が見いだされた症例を訳者は経験している．従って，若年者でも小児期

発熱が慢性的に生じるという病歴や，FUOとともに漿膜，滑膜，あるいは皮膚の炎症がおこり，家族にも同じ症状の患者が存在する場合に疑う．診断のための方法が次の節できちんと説明されている．以下にUp To Date®よりの引用を転載する．

表-1 The periodic fever syndromes

Disease	Gene Locus	Age of onset	Inheritance	Ethnicity	Length of fevers	Clinical features	Amyloid	Diagnosis	Therapy
FMF	MEFV	<20 years	AR	Sephardic Jews Armenians Turks Arabs Ashkenazi Jews	1 to 3 days	Abdominal pain Pleurisy Arthralgia/arthritis Scrotal swelling Erysipeloid rash	>20% *	Mutational testing	Colchicine IL-1 blockade
TRAPS	TNFR1	<20 years	AD	Irish Scottish Other	>5 days	Conjunctivitis Abdominal pain Regional myalgia Arthralgia/arthritis Rash	25%	Mutational testing	Glucocorticoids Etanercept IL-1 blockade
HIDS	MEVK	<1 year	AR	Dutch French Other	3 to 7 days	Cervical lymphadenopathy Abdominal pain Arthralgia/arthritis Rash Splenomegaly	Rare	Serum IgD >100 int. units/mL IgA elevated >80% Mutational testing for V377I (>80%)	NSAIDs Glucocorticoids IL-1 blockade
FCAS	NLRP3	<1 year	AD	Any	<1 day	Induced by cold exposure Maculopapular to urticarial rash Conjunctivitis	Uncommon	Mutational testing	IL-1 blockade
MWS	NLRP3	Variable	AD	Any	2 to 3 days	Urticarial rash Hearing loss Conjunctivitis Amyloidosis	25%	Mutational testing	IL-1 blockade
NOMID	NLRP3	<1 year	AD	Any	Variable, but may be continuous	Severe generalized inflammation Urticarial rash Conjunctivitis Meningitis Bony overgrwth	Variable	Mutational testing	IL-1 blockade
PFAPA	Unknown	<5 years	?	Any	2 to 7 days	Cervical lymphadenopathy Aphthous stomatitis	No	None	Glucocorticoids Tonsillectomy

FCAS, MVWS, and NOMID are cryopyrin-associated penriodic syndromes (CAPS).

FMF: familial Mediterranean fever; MEFV: pyrin/marenostrin gene located on chromosome 16p; AR: autosomal recessive; IL-1: interleukin-1; TRAPS: tumor necrosis factor alpha receptor-1 associated syndrome; TNFR1: tumor necrosis factor alpha receptor-1 gene located on chromosome 12p; AD: autosomal dominant; HIDS: hyperimmunoglobulin D syndrome; MEVK: mevalonate kinase gene located on chromosome 12q; IgD: immunoglobulin D; IgA: immunoglobulin A; NSAIDs: nonsteroidal antiinflammatory drugs; FCAS: familial cold autoinflammatory syndrome; NLRP3: nucleotide-binding domain and leucine rich repeat containing family, pyrin domain containing 3; MWS: Muckle-Wells syndrom; NOMID: neonatal-onset multisystem inflammatory disease; PFAPA: periodic fever with aphthous stomatits, pharyngitis, and cervical adenitis.
* Sixty percent in an untreated Armenian population with FMF.

(Up To Date® periodic fever syndrome より引用)

Familial Mediterranean Fever (FMF)
家族性地中海熱

☐この常染色体劣性遺伝の疾患は地中海沿岸に祖先が住んでいた家系でおこり，

までさかのぼった病歴聴取が必要である．】

一過性の発熱と漿膜炎が症状の主体である[397]。遺伝子の突然変異がMEFV（familial Mediterranean fever gene：家族性地中海熱遺伝子）に影響を与える。MEFVは16p染色体に位置する。全ての既知の突然変異に対する遺伝子検査が利用可能で、診断に有用である。しかしながら、アメリカで、この疾患と診断された患者の45%が既知の遺伝的変異を持っていない[398]。

☐これらの症例の診断は臨床的に行う。コルヒチンを治療に用いて、劇的に反応することが臨床的診断に影響を与える。

☐それ以外の診断を確認する手段が調べられている。それらの手段の一つに、metaraminolという末梢血管収縮剤が試されている[399]。家族性地中海熱の患者は、コントロール群と比較して、その薬を服用した場合に症状が出現する頻度が非常に高くなる。この疾患は異常なカテコラミン代謝のために発症していると推測されているために、FMFの患者はmetaraminolによる誘発試験に感受性が高まっているということが、もっともらしい論理的根拠である。血中のdopamine beta-hydroxylase値を測定することがFMFの別の診断的検査として提唱されているのは、FMFの原因が異常なカテコラミン代謝が原因と推定されていることを論理的根拠としている[400]。Dopamine beta-hydroxylase活性は、症状の有無にかかわらず、無治療のFMF患者で有意に上昇していることが、ある一連の調査で判明した。これらのカテコラミン活性に関連した検査は標準化されておらず、またFMFの診断を実際に行うために信頼されていない。より多くの遺伝子変異が同定されるとともに、より感度が高い遺伝子的検査が出現し、他の方法を用いた検査の必要性がなくなっていくであろう。

Hyper-IgD Syndrome
Hyper-IgD Syndrome

☐この常染色体劣性疾患は北ヨーロッパ人の子孫の患者で発症し、その顕著な特徴はリンパ節炎に伴う再発する発熱である[397]。原因となる突然変異は、染色体12qに位置し、メバロン酸キナーゼ（コレステロール生合成に関わる酵素）遺伝子に影響を与える。その遺伝子が産生するのは、コレステロールと非ステロールのイソプレン（β-カロチン、ビタミンA、ビタミンEなどがイソプレンから作られる）合成に必要な酵素（メバロン酸キナーゼ）である。遺伝子検査が診断確定に役立つが、患者がこの疾患に合致する病歴と、繰り返し上昇するIgDが示されれば、遺伝子検査は必要ない。少なくとも1か月の間隔を空けて2回IgDを測定し、異常値が示されれば十分である。その病名にもかかわらず、症状があり、遺伝子異常も証明されている全ての患者でIgD値が上昇しているわけではない。そのため、症状がこの疾患に合致しているにもかかわらず、IgD値が正常な患者では、遺伝子検査が必要となる。

TNF Receptor-Associated Periodic Syndrome
TNF Receptor-Associated Periodic Syndrome

- □ この常染色体優性の疾患は，多くの民族で発症し，その特徴として遷延する再発性の発熱と，時に胸膜炎，関節痛，筋肉痛，移動性紅斑を伴う[397]．
- □ この疾患は TNFRSF1A という染色体 12p に位置する遺伝子（この遺伝子が TNF 受容体を記号化している）の変異によって引きおこされる．不完全な浸透度[*86]と，自然に遺伝子変異が起こって発症する疾患であるため，臨床的に合致する症状がそろっている場合，家族歴がなくても，この疾患を疑うべきである．
- □ 診断は，再発性の全身性炎症を起こす患者で TNFRSF1A の変異を証明することにかかっている．

MALIGNANT CAUSES OF FUO
FUO の原因としての悪性腫瘍

- □ 高齢の患者では悪性腫瘍の頻度が増加するため，悪性腫瘍もまた FUO として発症することが多くなる．
- □ 血液学的悪性腫瘍（特にリンパ腫），腎細胞癌，および肝細胞癌が，診断されていない悪性腫瘍による不明熱の最も多い原因である[401,402]．
- □ 末梢血スメア，骨髄スメア，レントゲン画像，生検などの再検討が診断の確定に必要である．
- □ 時に，既に悪性腫瘍があると分かっている患者も FUO の精査を受ける場合がある．腫瘍熱としても知られている腫瘍随伴性発熱は，鑑別診断の中にしばしば挙げられるが，あくまで除外診断だからである．
  - ■ 腫瘍熱は，炎症性サイトカイン，例えばインターロイキン 6，インターロイキン 1，腫瘍壊死因子，インターフェロンなどが介在して起こってくる．これらのサイトカインは宿主のマクロファージや，進行した癌であれば腫瘍自体により産生される．
  - ■ 非ステロイド系抗炎症薬（NSAIDs）を用いた治療は，しばしば腫瘍熱の診断に役立つ．NSAIDs は腫瘍熱の治療方法の一つとしてよく実証されたものである[403〜406]．悪性腫瘍とわかっているが，発熱の原因の診断が付いていない 22 人の患者で実施された小規模の論文において，naproxen によって急速に完全に解熱した場合には，発熱の原因として，感染症やリウマチ性疾患よりも腫瘍熱が考えられると示唆されている[406,407]．この論文では

【*86 訳注：遺伝学用語で，遺伝子型の変異が実際の表現型上の変化として現れる割合を指す．】

250mgのnaproxenが1日2回使用されている．naproxenを使用し始めて，24時間以内に急速に完全解熱し，naproxenを使用している限り解熱している場合に有効であると判断されている．
- ■注意すべきことは，これらの患者は全員，検査前確率で腫瘍熱の可能性が高い患者であるという事実である．この診断のための検査が現在どれくらい広く実施されているかわからない．もしこの診断的検査が広く使用されていれば，全ての癌の治療，病院内の常在菌，過去20年間に開発された診断方法に変化が生じたであろう．

ENDOCRIN CAUSES OF FUO
不明熱の内分泌的原因

- □遷延する発熱は，しばしば感染症やリウマチ性疾患の精査につながっていくが，FUOの原因として内分泌疾患を調べるための単純な検査が見落とされている可能性がある．副腎不全，甲状腺機能亢進症，まれに褐色細胞腫などがFUOの原因となることがある．

Adrenal Insufficiency
副腎不全

- □副腎不全は，容易に治療が可能であり，もし診断が付けられなければ致命的であるため，FUOの原因の鑑別診断として常に考慮しなければならない．
- □患者が説明のつかない好酸球増多症を示している場合，あるいは長期間ステロイド剤を使用していたという病歴がある場合には疑いを持たなければならない．
- □二次性副腎不全では鉱質コルチコイド欠乏の症状が伴わずにコルチゾールの欠乏が起こるために，血清生化学検査は，二次性副腎不全を除外する場合には信頼することができない．ランダムに採血したコルチゾール値が高値であれば，診断は否定的である[*87]．
- □しかし，もし疑いを捨てられない場合には高用量のACTH刺激試験を行うとよい[408]．この試験では250μgのACTHを静脈注射して，コルチゾール値を30分後と60分後に測定する．もし，過去にランダムに測定したコルチゾール

【*87 訳注：重篤な患者で，ランダムに採血した血清コルチゾール値が15 mg/dL以上であれば副腎不全は否定できる（参考文献：Up to date®）.】

【*88 訳注：ベースライン値との差.】

【*89 訳注：一過性の顔のほてり，一過性の血圧上昇，不安状態，落ち着きのなさなどの

値があれば，ベースラインのコルチゾール値は，必ずしも必要ではない．ACTH刺激後のコルチゾールの絶対値の方が，刺激後に上昇したコルチゾール上昇値*88より正確である．ランダム，あるいは刺激後のコルチゾール値が最低でも18μg/dLあれば臨床的に有意な副腎不全は除外できる．

Thryotoxicosis
甲状腺機能亢進症

☐ 甲状腺ホルモン過剰の症状や徴候が既に存在していても，発熱が甲状腺機能亢進症の主要な症状である．TSH値が低ければ，診断が示唆される．しかしながら，まれにTSH分泌腫瘍が存在する場合があるため，血清の甲状腺ホルモン値も同様に測定する必要がある[409]．

☐ 総thyroxine値やthyroxine結合蛋白の間接的測定より正確で解釈も容易であるため，Free T4の測定が広く使用されている[410]．

☐ Free T3も同様に測定する必要がある．なぜなら，T3単独の甲状腺機能亢進症もまれながら存在するからである．

Pheochromocytoma
褐色細胞腫

☐ FUOの内分泌的原因としてしばしばリストに挙げられている．

☐ 褐色細胞腫は非常に稀で，ましてや，の症状として，持続する発熱は更にまれである．

☐ 褐色細胞腫を示唆する徴候，例えば発作的症状（頭痛，動悸，発汗，蒼白）や説明のつかない高血圧，頻脈などが見られれば，褐色細胞腫をスクリーニングしておくことは合理的である*89．

☐ 標準的なスクリーニング検査は，カテコラミン，バニリルマンデル酸（VMA），メタネフリンの24時間蓄尿である[411]．

- ■ 重篤な疾患，腎不全，交感神経刺激作用のある薬の使用などがあれば偽陽性がおこりうる．
- ■ 現在では血漿のフリーなメタネフリン値の測定が広く用いられているので，専門家の中には，この検査が簡便でかつ正確であるため，最も理想的な検査であると結論づける人もいる[412]*90．

不定愁訴では，褐色細胞腫を忘れない．】

【*90 訳注：褐色細胞腫では，カテコラミンにより末梢血管はα受容体で締め上げられている状態である．β2は平滑筋弛緩作用があり，気管や末梢血管も広げる．αの強大な血管収縮作用にβの作用で，いくらかでも血管を開こうと頑張っている．ここにβ遮断薬を使うと，一気に血管が収縮し，血圧が急峻に上昇するので注意が必要である．】

REFERENCES

1. McNeil MM, BrownJM. The medically important aerobicactinomycetes: epidemiology and microbiology. Clin Microbiol Rev 1994; 7(3):357-417.
2. Lerner PI. Nocardiosis. Clin Infect Dis 1996; 22(6):891-903.
3. Brown JM, McNeil MM. Nocardia, Rhodococcus, Gordonia, Actinomadura, Streptomyces, and other aerobicactinomycetes. In: MurrayPR, BaronEJ, JorgensenJH, etal.,eds.Manualof Clinical Microbiology, 8th ed. Vol. 1. Washington, DC: ASM Press, 2003:502-531.
4. Simpson GL, Stinson EB, Egger MJ, et al. Nocardial infections in the immunocompromised host: A detailed study in a defined population. Rev Infect Dis 1981; 3(3):492-507.
5. Deem RL, Doughty FA, Beaman BL. Immunologically specific direct T lymphocytemediated killing of Nocardia asteroides. J Immunol 1983; 130(5):2401-2406.
6. Georghiou PR, Blacklock ZM. Infection with Nocardia species in Queensland. A review of 102 cliical isolates. Med J Aust 1992; 156(10):692-697.
7. Beaman BL, Beaman L. Nocardia species: host-parasite relationships. Clin Microbiol Rev 1994; 7(2):213-264.
8. Uttamchandani RB, Daikos GL, Reyes RR, et al. Nocardiosis in 30 patients with advanced human immunodeficiency virus infection: clinical features and outcome. Clin Infect Dis 1994; 18(3):348-353.
9. Corti ME, Villafane-Fioti MF. Nocardiosis: a review. Int J Infect Dis 2003; 7(4):243-250.
10. Ashdown LR. An improved screening technique for isolation of Nocardia species from sputum specimens. Pathology 1990; 22(3):157-161.
11. Wada R, Itabashi C, Nakayama Y, et al. Chronic granulomatous pleuritis caused by nocardia: PCR based diagnosis by nocardial 16S rDNA in pathological specimens. J Clin Pathol 2003; 56(12):966-969.
12. Brown JM, Pham KN, McNeil MM, et al. Rapid identification of Nocardia farcinica clinical isolates by a PCR assay targeting a 314-base-pair species-specific DNA fragment. J Clin Microbiol 2004; 42(8):3655-3660.
13. Cloud JL, Conville PS, Croft A, et al. Evaluation of partial 16S ribosomal DNA sequencing for identification of nocardia species by using the MicroSeq 500 system with an expanded database. J Clin Microbiol 2004; 42(2):578-584.
14. Breitkopf C, Hammel D, Scheld HH, et al. Impact of a molecular approach to improve the microbiological diagnosis of infective heart valve endocarditis. Circulation 2005; 111(11):1415-1421.
15. Raoult D, Birg ML, La Scola B, et al. Cultivation of the bacillus of Whipple's disease. N Engl J Med 2000; 342(9):620-625.
16. Raoult D, La Cola B, Lecocq P, et al. Cultureand immunological detection of Tropheryma whippelii from the duodenum of a patient with Whipple disease. JAMA 2001; 285(8):1039-1043.
17. Maiwald M, von Herbay A, Fredricks DN, et al. Cultivation of Tropheryma whipplei from cerebrospinal fluid. J Infect Dis 2003; 188(6):801-808.
18. Marth T, Raoult D. Whipple's disease. Lancet 2003; 361(9353):239-246.
19. Durrand DV, Lecomte C, Cathebras P, et al. Whipple Disease. Clinical review of

52 cases. The SNFMI Research Group on Whipple Disease. Medicine (Baltimore) 1997; 76(3):170-184.
20. Lange U, Teichmann J. Whipple arthritis: diagnosis by molecular analysis of synovial fluid—current status of diagnosis and therapy. Rheumatology 2003; 42(3):473-480.
21. Elkins C, Shuman TA, Pirolo JS. Cardiac Whipple's disease without digestive symptoms. Ann Thorac Surg 1999; 67(1):250-251.
22. Mahnel R, Marth T. Progress, problems and perspectives in diagnosis and treatment of Whipple's disease. Clin Exp Med 2004; 4(1):39-43.
23. Gubler JG, Kuster M, Dutly F, et al. Whipple endocarditis without overt gastrointestinal disease: report of four cases. Ann Intern Med 1999; 131(2):112-116.
24. Fenollar F, Lepidi H, Raoult D. Whipple's endocarditis: review of the literature and comparisons with Q fever, Bartonella infection, and blood culture-positive endocarditis. Clin Infect Dis 2001; 33(8):1309-1316.
25. Lepidi H, Fenollar F, Dumler JS, et al. Cardiac valves in patients with Whipple endocarditis: microbiological, molecular, quantitiative, histologic, and immunohistochemical studies of 5 patients. J Infect Dis 2004; 190(5):935-945.
26. Muller SA, Vogt P, Altwegg M, et al. Deadly carousel or difficult interpretation of new diagnostic tools for Whipple's disease: case report and review of the literature. Infection 2005; 33(1):39-42.
27. Ramzan NN, Loftus E, Burgart LJ, et al. Diagnosis and monitoring of Whipple disease by polymerase chain reaction. Ann Intern Med 1997; 126(7):520-527.
28. Von Herbay A, Ditton HJ, Maiwald M. Diagnostic application of a polymerase chain reaction assay for the Whipple's disease bacterium to intestinal biopsies. Gastroenterology 1996; 110(6):1735-1743.
29. Pezella FR, Paglia MG, Colosimo C. Cerebrospinal fluid analysis for Whipple's disease in patients with progressive supranuclear palsy. Mov Disord 2004; 19(2):220-222.
30. Von Herbay A, Ditton HJ, Schuhmacher F, et al. Whipple's disease: staging and monitoring by cytology and polymerase chain reaction analysis of cerebrospinal fluid. Gastroenterology 1997; 113(2):434-441.
31. Papadopoulou M, Rentzos M, Nicolaou C, et al. Cerebral Whipple's disease diagnosed using PCR: the first case reported from Greece. Mol Diagn 2003; 7(3-4): 209-211.
32. Krober SM, Kaiserling E, Horny HP, et al. Primary diagnosis of Whipple's disease in bone marrow. Hum Pathol 2004; 35(4):522-525.
33. Lowsky R, Archer GL, Fyles G, et al. Brief report: diagnosis of Whipple's disease by molecular analysis of peripheral blood. N Engl J Med 1994: 331(20):1343-1346.
34. Ehrbar HU, Bauerfeind P, Dutly F, et al. PCR-positive tests for Tropheryma whippelii in patients without Whipple's disease. Lancet 1999; 353(9171):2214.
35. Smego RA, Foglia G. Actinomycosis. Clin Infect Dis 1998; 26(6):1255-1261.
36. Barabas J, Suba Z, Szabo G, Nemeth Z, et al. False diagnosis caused by Warthin tumor of the parotid gland combined with actinomycosis. J Craniofac Surg 2003; 14(1):46-50.
37. Rankow RM, Abraham DM. Actinomycosis: a masquerader in the head and neck. Ann Otolaryngol 1978; 87(2 Pt 1):230-237

38. Lerner PI. The lumpy jaw. Cervicofacial actinomycosis. Infect Dis Clin North Am 1988; 2(1):203-220.
39. Burns BV, al-Ayoubi A, Ray J, et al. Actinomycosis of the posterior triangle: a case report and review of the literature. J Laryngol Otol 1997; 111(11):1082-1085.
40. Hilfiker ML. Disseminated actinomycosis presenting as a renal tumor with metastases. J Pediatr Surg 2001; 36(10): 1577-1578.
41. Santos LD, Rogan KA, Kennerson AR. Cytologic diagnosis of suppurative cholecystitis due to Candida albicans and Actinomyces. A report of 2 cases. Acta Cytologica 2004; 48(3):407-410.
42. Pollock PG, Myers DS, Frable WJ, et al. Rapid diagnosis of actinomycosis by thinneedle aspiration biopsy. Am J Clin Pathol 1978; 70(1):27-30.
43. Lee YC, Min D, Holcomb K, et al. Computed tomography guided core needle biopsy diagnosis of pelvic actinomycosis. Gynecol Oncol 2000; 79(2):318-323.
44. Kinnear W, MacFarlane J. A survey of thoracic actinomycosis. Respir Med 1990; 84(1):57-59.
45. Lee C, Lin M, Tsai Y, et al. Thoracic actinomycosis—Review of 9 cases. Chang Gung Med J 1991; 14(4):246-252.
46. Slack J. The source of infection in actinomycosis. J Bacteriol 1942; 43,193-209.
47. Holmberg K. Diagnostic methods for human actinomycosis. Microbiol Sci 1987; 4(3):72-78.
48. Lewis R, McKenzie D, Bagg J, et al. Experience with a novel selective medium for isolation of Actinomyces spp. from medical and dental specimens. J Clin Microbiol 1995; 33(6);1613-1616.
49. Parry CM, Hien TT, Dougan G, et al. Typhoid fever. N Engl J Med 2002; 347(22): 1770-1782.
50. El-Newihi HM, Alamy ME, Reynolds TB. Salmonella hepatitis: analysis of 27 cases and comparison with acute viral hepatitis. Hepatology 1996; 24(3):516-519.
51. Klotz SA, Jorgensen JH, Buckwold FJ, et al. Typhoid fever. An epidemic with remarkable few clinical signs or symptoms. Arch Intern Med 1984; 144(3):533-537.
52. Gilman RH, Terminel M, Levine MM, et al. Relative efficacy of blood, urine, rectal swab, bone-marrow, and rose-spot cultures for recovery of Salmonella typhi in typhoid fever. Lancet 1975; 1(7918):1211-1213.
53. Hoffman SL, Punjabi NH, Rockhill RC, et al. Duodenal string-capsule culture compared with bone-marrow, blood and rectal-swab cultures for diagnosing typhoid and paratyphoid fever. J Infect Dis 1984; 149(2):157-161.
54. Watson KC. Laboratory and clinical investigation of recovery of Salmonella typhi from blood. J Clin Microbiol 1978; 7(2):122-126.
55. Hoffman SL, Edman DC, Punjabi NH, et al. Bone marrow aspirate culture superior to streptokinase clot cultureand 8 mL 1:10 blood-to-broth ration blood culture fordiagnosis of typhoid fever. Am J Trop Med Hyg 1986; 35(4):836-839.
56. Gasem MH, Domans WM, Isbandrio BB, et al. Culture of Salmonella typhi and Salmonella paratyphi from blood and bone marrow in suspected typhoid fever. Trop Georgr Med 1995; 47(4):164-167.
57. House D, Wain J, Ho VA, et al. Serology of typhoid fever in an area of endemicity and its relevance to diagnosis. J Clin Microbiol 2001; 39(3):1002-1007.
58. Shukla S, Patel B, Chitnis DS. 100 years of Widal test & its reappraisal in an endemic area. Indian J Med Res 1997; 105:53-57.

59. Ohanu ME, Mbah AU, Okonkwo PO, et al. Interference by malaria in the diagnosis of typhoid using Widal test alone. West Afr J Med 2003; 22(3):250-252.
60. Brenner SA, Rooney JA, Manzewitsch P, et al. Isolation of Bartonella (Rochalimaea) hensalae: effects of methods of blood collection and handling. J Clin Microbiol 1997; 35(3):544-547.
61. Agan BK, Dolan MJ. Laboratory diagnosis of Bartonella infections. Clin Lab Med 2002; 22(4):937-962.
62. Welch DF, Hensel DM, Pickett DA, et al. Bacteremia due to Rochalimaea henselae in a child: Practical identification of isolates in the clinical laboratory. J Clin Microbiol 1993; 31(9):2381-2386.
63. Chenoweth MR, Somerville GA, Krause DC, et al. Growth characteristics of Bartonella henselae in a novel liquid medium: primary isolation, growth-phase-dependent phage induction, and metabolic studies. Appl Environ Microbiol 2004; 70 (2):656-663.
64. Fournier PE, Robson J, Zeaiter Z, et al. Improved culture from lymph nodes of patients with cat scratch disease and genotypic characterization of Bartonella henselae isolates in Australia. J Clin Microbiol 2002; 40(10):3620-3624.
65. Larson AM, Dougherty MJ, Nowowiejski DJ, et al. Detection of Bartonella (Rochalimaea) quintana by routine acridine orange staining of broth blood cultures. J Clin Microbiol 1994; 32(6):1492-1496.
66. Spach DH, Callis KP, Paauw DS, et al. Endocarditis caused by Rochalimaea quintana in a patient infected with human immunodeficiency virus. J Clin Microbiol 1993; 31(3): 692-694.
67. Spach DH, Kanter AS, Daniels NA, et al. Bartonella (Rochalimaea) species as a cause of apparent "culture-negative" endocarditis. Clin Infect Dis 1995; 20(4):1044-1047.
68. Koehler JE, Quinn FD, Berger TG, et al. Isolation of Rochalimaea species from cutaneous and osseous lesions of bacillary angiomatosis. N Eng J Med 1992; 327(23):1625-1631.
69. Drancourt M, Mainardi JL, Brouqui P, et al. Bartonella (Rochalimaea) quintana endocarditis in three homeless men. N Eng J Med 1995; 332(7):419-423.
70. Wong MT, Thornton DC, Kennedy RC, et al. A chemically defined liquid medium that supports primary isolation of Rochalimaea (Bartonella) henselae from blood and tissue specimens. J Clin Microbiol 1995; 33(3):42-744.
71. Knobloch J, Solano L, Alvarez O, et al. Antibodies to Bartonella bacilliformis as determined by fluorescence antibody test, indirect haemagglutination and ELISA. Trop Med Parasitol 1985; 36(4):183-185.
72. LeBoit PE, Berger TG, Egbert BM, et al. Epithelioid haemangioma-like vascular proliferation in AIDS: manifestation of cat scratch disease bacillus infection? Lancet 1988; 1(8592):960-963.
73. LeBoit PE, Berger TG, Egbert BM, et al. Bacillary angiomatosis. The histopathology and differential diagnosis of a pseudoneoplastic infection in patients with human immunodeficiency virus disease. Am J Surg Pathol 1989; 13(11):909-920.
74. Baorto E, Payne RM, Slater LN, et al. Culture-negative endocarditis due to Bartonella henselae. J Pediatr 1998; 132(6):1051-1054.
75. Reed J Brigati DJ, Flynn SD, et al. Immunocytochemical identification of

Rochalimaea henselae in bacillary (epithelioid) angiomatosis, parenchymal bacillary peliosis, and persistent fever with bacteremia. Am J Surg Pathol 1992; 16(7):650-657.
76. Slater LN, Pitha JV, Herrera L, et al. Rochalimaea henselae infection in AIDS causing inflammatory disease without angiomatosis or peliosis: Demonstration by immunocytochemistry and corroboration by DNA amplification. Arch Pathol Lab Med 1994; 118(1):33-38.
77. Min KW, Reed JA, Welch DF, et al. Morphologically variable bacilli of cat scratch disease are identified by immunocytochemical labeling with antibodies to Rochalimaea henselae. Am J Clin Pathol 1994; 101(5):607-610.
78. Foucault C, Rolain JM, Raoult D, et al. Detection of Bartonella quintana by direct immunofluroescence examination of blood smears of a patient with acute trench fever. J Clin Microbiol 2004; 42(10):4904-4906.
79. Mallqui V, Speelmon EC, Verastegui M, et al. Sonicated diagnostic immunoblot for bartonellosis. Clin Diagn Lab Immunol 2000; 7(1):1-5.
80. Rolain JM, Lecam C, Raoult D. Simplified serological diagnosis of endocarditis due to Coxiella burnetii and Bartonella. Clin Diagn Lab Immunol 2003; 10(6):1147-1148.
81. Chamberlin J, Laughlin L, Gordon S, et al. Serodiagnosis of Bartonella bacilliformis infection by indirect fluorescence antibody assay: test development and application to a population in an area of bartonellosis endemicity. J Clin Microbiol 2000; 38(11):4269-4271.
82. Giladi M, Kletter Y, Avidor B, et al. Enzyme immunoassay for the diagnosis of catscratch disease defined by polymerase chain reaction. Clin Infect Dis 2001; 33(11):1852-1858.
83. Zeaiter Z, Fournier P-E, Greub G, et al. Diagnosis of Bartonella endocarditis by a realtime nested PCR assay using serum. J Clin Microbiol 2003; 41(3):919-925.
84. Todd S, Xu J, Moore JE, et al. Culture-negative Bartonella endocarditis in a patient with renal failure: the value of molecular methods in diagnosis. Br J Biomed Sci 2004; 61(4):190-193.
85. Podglajen I, Bellery F, Poyart C, et al. Comparative molecular and microbiologic diagnosis of bacterial endocarditis. Emerg Infect Dis 2003; 9(12):1543-1547.
86. Yagupsky P. Detection of Brucellae in blood cultures. J Clin Microbiol 1999; 37(11):3437- 3442.
87. Mantur BG, Mangalgi SS. Evaluation of conventional Castaneda and lysis centrifugation blood culture techniques for diagnosis of human brucellosis. J Clin Microbiol 2004; 42(9):4227-4328.
88. Gamazo C, Vitas AI, Lopez-Goni I, et al. Factors affecting detection of Brucella melitensis by BACTEC NR730, a nonradiometric system for hemocultures. J Clin Microbiol 1993; 31(12):3200-3203.
89. Robichaud S, Libman M, Behr M, et al. Prevention of laboratory-acquired brucellosis. Clin Infect Dis 2004; 38(12):e119-e122.
90. Yagupsky P, Peled N, RiesenbergK, et al. Exposure of hospital personnel to Brucella melitensis and occurrence of laboratory-acquired disease in an endemic area. Scand J Infect Dis 2000; 32(1):31-35.
91. Navas E, Guerrero A, Cobo J, et al. Faster isolation of Brucella spp. from blood by isolator compared with BACTEC NR. Diagn Microbiol Infect Dis 1993;

16(1):79-81.
92. Roiz MP, Peralta FG, Valle R, et al. Microbiological diagnosis of brucellosis. J Clin Microbiol 1998; 36(6):1819.
93. Serra J, Vinas M. Laboratory diagnosis of brucellosis in a rural endemic area in northeastern Spain. Int Microbiol 2004; 7(1):53-58.
94. Young EJ. Serologic diagnosis of human brucellosis: Analysis of 214 cases by agglutination tests and review of the literature. Rev Infect Dis 1991; 13(3):359-372.
95. Ariza J, Pellicer T, Pallares R, et al. Specific antibody profile in human brucellosis. Clin Infect Dis 1992; 14(1):131-140.
96. Young EJ. An overview of human brucellosis. Clin Infect Dis 1995; 21(2):283-289.
97. Swenson RM, Carmichael LE, Cundy KR. Human infection with Brucella canis. Ann Int Med 1972; 76(3):435-438.
98. Vrioni G, Gartzonika C, Kostoula A, et al. Application of a polymerase chain reaction enzyme immunoassay in peripheral whole blood and serum specimens for diagnosis of acute human brucellosis. Eur J Clin Microbiol Infect Dis 2004; 23(3):194-199.
99. Al Dahouk S, Tomaso H, Nockler K, et al. The detection of Brucella spp. using PCRELISA and real-time PCR assays. Clin Lab 2004; 50(7):387-94.
100. Queipo-Ortuno MI, Garcia-Ordonez MA, Gil R, et al. PCR-DIG ELISAwith biotinylated primers is unsuitable for use in whole blood samples from patients with brucellosis. Mol Cell Probes 2004; 19(4):243-250.
101. Navarro E, Cassao MA, Solera J. Diagnosis of human brucellosis using PCR. Expert Rev Mol Diagn 2004; 4(1):115-123.
102. Morata P, Queipo-Ortuno MI, Reguera JM, et al. Development and evaluation of a PCRenzyme-linked immunosorbent assay for diagnosis of human brucellosis. J Clin Microbiol 2003; 41(1):144-148.
103. Doern GV, Davaro R, George M, et al. Lack of requirement for prolonged incubation of Septi-Chek blood culture bottles in patients with bactermia due to fastidious bacteria. Diagn Microbiol Infect Dis 1996; 24(3):141-143.
104. Das M, Badley AD, Cockerill FR, et al. Infective endocarditis caused by HACEK microorganisms. Annu Rev Med 1997; 48:25-33.
105. Berbari EF, Cockerill FR, Steckelberg JM. Infective endocarditis due to unusual or fastidious microorganisms. Mayo Clin Proc 1997; 72(6):532-542.
106. Den Boer JW, Yzerman EP. Diagnosis of Legionella infection in Legionnaires' disease. Eur J Clin Microbiol Infect Dis 2004; 23(12):871-878.
107. Yu VL, Plouffe JF, Pastoris MC, et al. Distribution of Legionella species and serogroups isolated by culture in patients with sporadic community-acquired legionellosis: an international collaborative survey. J Infect Dis 2002; 186(1):127-128.
108. Tompkins LS, Roessler BJ, Redd SC, et al. Legionella prosthetic-valve endocarditis. N Engl J Med 1988; 318(9):530-535. 109. Ryan KJ. Legionella. In: Ryan KJ, Ray CG, eds. Sherris Medical Microbiology, An Introduction to Infectious Diseases, 4th ed. New York: McGraw-Hill, 2004:415-420.
110. Edelstein PH. Improved semiselective medioum for isolation of Legionella pneumophila from contaminated clinical and environmental specimens. J Clin Microbiol 1981; 14(3):298-303.
111. Roig J, Domingo C, Morera J. Legionnaires' disease. Chest 1994; 105(6):1817-1825.
112. Edelstein PH. Legionnaires' disease. State-of-the-art clinical article. Clin Infect

Dis 1993; 16(6):741-749.
113. Fields BS, Benson RF, Besser RE. Legionella and Legionnaires' disease: 25 years of investigation. Clin Microbiol Rev 2002; 15(3):506-526.
114. Murdoch DR. Diagnosis of Legionella infection. Clin Infect Dis 2003; 36(1):64-69.
115. Luck PC, Igel L, Helbig JH, et al. Comparison of commercially available media for the recovery of Legionella species. Int J Hyg Environ Health 2004; 207(6):589-593.
116. Morrill WE, Barbaree JM, Fields BS, et al. Increased recovery of Legionella micadadei and Legionella bozemanii on buffered charcoal yeast extract agar supplemented with albumin. J Clin Microbiol 1991; 28(3):616-618.
117. Lee TC, Vickers RM, Yu VL, et al. Growth of 28 Legionella species on selective culture media: a comparative study. J Clin Microbiol 1993; 31(10):2764-2768.
118. Muder RR, Yu VL. Infection due to Legionella species other than L. pneumophila. Clin Infect Dis 2002; 35(8):990-998.
119. Benin AL, Benson RF, Besser RE. Trends in Legionnaires' disease, 1980-1998: declining mortality and new patterns of diagnosis. Clin Infect Dis 2002; 35(9):1039-1046.
120. Yzerman EP, den Boer JW, Lettinga KD, et al. Sensitivity of three urinary antigen tests associated with clinical severity in a loarge outbreak of Legionnaires' disease in the Netherlands. J Clin Microbiol 2002; 40(9):3232-3236.
121. Lettinga KD, Verbon A, Weverling GJ, et al. Legionnaires' disease at a Dutch flower show: Prognostic factors and impact of thereapy. Emerg Infect Dis 2002; 8(12):1448-1454.
122. Kazandjian D, Chiew R, Gilbert GL. Rapid diagnosis of Legionella pneumophila sergroup 1 infection with the Binax enzyme immunoassay urinary antigen test. J Clin Microbiol 1997; 35(4):954-956.
123. Helbig JH, Uldumm SA, Bernander S, et al. Clinical utility of urinary antigen detection for diagnosis of community-acquired, travel-asociated, and nosocomial Legionnaires' disease. J Clin Microbiol 2003; 41(2):838-840.
124. McWhinney PH, Ragunathan PL, Rowbottham TJ. Failure to produce detectable antibodies to Legionella pneumophila by an immunocompetent adult. J Infect 2000; 41(1):91-92.
125. Maltezou HC, La-Scola B, Astra H, et al. Mycoplasma pneumoniae and Legionella pneumophila in community-acquired lower respiratory tract infections among hospitalized children: diagnosis by real time PCR. Scand J Infect Dis 2004; 36(9):639-642.
126. Herpers BL, de Jongh BM, van der Zwaluw K, et al. Real-time PCR assay targets the 23S-5S spacer for direct detection and differentiation of Legionella spp. and Legionella pneumophila. J Clin Microbiol 2003; 41(10):4815-4816.
127. Murdoch DR. Molecular genetic methods in the diagnosis of lower respiratory tract infections. APMIS 2004; 112(11):713-727.
128. Rantakokko-Jalava K, Jalava J. Development of conventional and real-time PCR assays for detection of Legionella DNA in respiratory specimens. J Clin Microbiol 2001; 39(9):2904-2910.
129. Saslaw S. Chronic meningococcemia: Report of a case. N Engl J Med 1962; 266:605-607.
130. Rompalo AM, Hood EW, Roberts PL, et al. The acute arthritis dermatitis

syndrome. The changing importance of Neisseria gonorrhoeae and Neisseria meningitidis. Arch Intern Med 1987; 147(2):281-283.
131. Densen P. Complement deficiencies and meningococcal disease. Clin Exp Immunol 1991; 86 (suppl 1):57-62.
132. Levin S, Painter MB. The treatment of acute meningococcal infection in adults. A reappraisal. Ann Intern Med 1966; 64(5):1049-1056.
133. Durand ML, Calderwood SB, Weber DJ, et al. Acute bacterial meningitis in adults. A review of 493 episodes. N Engl J Med 1993; 328(1):21-28.
134. Bohr V, Rasmussen N, Hansen B, et al. 875 cases of bacterial meningitis: diagnostic procedures and the impact of preadmission antibiotic therapy. J Infect 1983; 7(3):193-202.
135. Janda WM, Knapp JS. Neisseria and Moraxella catarrhalis. In: Murray PR, Baron EJ, Jorgensen JH et al, eds. Manual of Clinical Microbiology, 8th ed. Vol. 1. Washington, DC: ASM Press, 2003:585-608.
136. Muller PD, Donald PR, Burger PJ, et al. Detection of bacterial antigens in cerebrospinal fluid by a latex agglutination test in 'septic unknown' meningitis and serogroup B meningococcal meningitis. S Afr Med J 1989; 76(5):214-215.
137. McGraw TP, Bruckner DA. Evaluation of the Directigen and Phadebact agglutination tests. Am J Clin Pathol 1984; 82(1):97-99.
138. Newcombe J, Cartwright K, Palmer WH, et al. PCR of peripheral blood for diagnosis of meningococcal disease. J Clin Microbiol 1996; 34(7):1637-1640.
139. Bryant PA, Ki HY, Zaia A, et al. Prospective study of a real-time PCR that is highly sensitive, specific, and clinically useful for diagnosis of meningococcal disease in children. J Clin Microbiol 2004; 42(7):2919-2925.
140. Ni H, Knight AI, Cartwright K, et al. Polymerase chain reaction for diagnosis of meningococcal meningitis. Lancet 1992; 340(8833):1432-1434.
141. Frans J, VerhaegenJ, Van NoyenR. Streptobacillusmoniliformis: casereportand reviewof the literature. Acta Clin Belg 2001; 56(3):187-190.
142. Gilroy SA, Khan MU. Rat bite fever: case report and review of the literature. Infect Dis Clin Pract 2002; 11(7):403-405.
143. Rupp ME. Streptobacillus moniliformis (rat bite fever). In: Yu VL, Weber R, Raoult D, eds. Antimicrobial Therapy and Vaccines, 2nd ed, Vol. 1. Microbes. New York: Apple Tree Productions, LLC, 2002:685-690.
144. Von Graeventitz A, Zbinden R, Mutters R. Actinobacillus, Capnocytophaga, Eikenella, Kingella, Pasteurella, and other fastidious or rarely encountered gram-negative rods. In: Murray PR, Baron EJ, Jorgensen JH, et al, eds. Manual of Clinical Microbiology, 8th ed. Vol. 1. Washington, DC: ASM Press, 2003:609-622.
145. Wallet F, Savage C, Loiez C, et al. Molecular diagnosis of arthritis due to Streptobacillus moniliformis. Diagn Microbiol Infect Dis 2003; 47(4):623-624.
146. Berger C, Altwegg M, Meyer A, et al. Broad range polymerase chain reaction for diagnosis of rat-bite fever caused by Streptobacillus moniliformis. Pediatr Infect Dis J 2001; 20(12):1181-1182.
147. Li D, Vaglenov A, Kim T, et al. High-yield culture and purification of Chlamydiaceae bacteria. Microbiol Meth 2005; 61(1):17-24.
148. Mahony JB, Chernesky MA. Effectof swab type and storagetemperatue on the isolation of Chlamydia trachomatis from clinical specimens. J Clin Microbiol 1985; 22(51):865-867.

149. Jones RB, Van Der Pol B, Katz BP. Effect of differences in specimen processing and passage technique on recovery of Chlamydia trachomatis. J Clin Microbiol 1989; 27(5):894-898.
150. Tuuminen T, Palomaki P, Paavonen J. The use of serologic tests for the diagnosis of chlamydial infections. J Microbiol Methods 2000; 42(3):265-279.
151. Persson K, Treharne J. Diagnosis of infection caused by Chlamydia pneumoniae (strain TWAR), in patients with "ornithosis" in southern Sweden 1981-1987. Scand J Infect Dis 1989; 21(6):675-679.
152. Bruu AL, Haukenes G, Aasen S, et al. Chlamydia pneumoniae infections in Norway 1981- 1987 earlier diagnosed as ornithosis. Scand J Infect Dis 1991; 23(3):299-304.
153. Gaydos CA, Roblin PM, Hammerschlag MR, et al. Diagnostic utility of PCR-enzyme immunoassay, culture and serology for detection of Chlamydia pneumoniae in symptomatic and asymptomatic patients. J Clin Microbiol 1994; 32(4):903-905.
154. Nilsson K, Liu A, Pahlson C, et al. Demonstration of intracellular microorganisms (Rickettsia spp., Chlamydia pneumoniae, Bartonella spp.) in pathological human aortic valves by PCR. J Infect 2005; 50(1):46-52.
155. Cochrane M, Pospischil A, Walker P, et al. Discordant detection of Chlamydia pneumoniae in patients with carotid artery disease using polymerase chain reaction, immunofluorescence microscopy and serological methods. Pathology 2005; 37(1):69-75.
156. Nebe CT, Rother M, Brechtel I, et al. Detection of Chlamydophila pneumoniae in the bone marrow of two patients with unexplained chronic anaemia. Eur J Haematol 2005; 74(1):77-83.
157. Oldach DW, Gaydos CA, Mundy LM, et al. Rapid diagnosis of Chlamydia psittaci pneumonia. Clin Infect Dis 1993; 17(3):338-343.
158. Baum SG. Mycoplasma pneumoniae and Atypical Pneumonia. In: Mandell GL, Bennett JE, Dolin R, eds. Mandell, Douglas, and Bennett's Principles and Practice of Infectious Diseases, 6th ed. Vol 2. Philadelphia: Elsevier Churchill Livingstone, 2005: 2271-2280.
159. Feizi T. Cold agglutinins, the direct coombs' test and serum immunoglobulins in Mycoplasma pneumoniae infection. Ann NY Acad Sci, 1967; 143(1):801-812.
160. Feizi T, Taylor-Robinson D. Cold agglutin anti-I and Mycoplasma pneumoniae. Immunology 1967; 13(4):405-409.
161. Cheng JH, Wang HC, Tang RB, et al. A rapid cold agglutinin test in Mycoplasma pneumoniae infection. Chin Med J 1990; 46(1):49-52.
162. Rosenfield RE, Schmidt PJ, Calvo RC, et al. Anti-I, a frequent cold agglutinin in infectious mononucleosis. Vox Sang 1965; 10(5):631-634 163. Lind K, Spencer ES, Anderson HK. Cold agglutinin production and cytomegalovirus infection. Scand J Infect Dis 1974; 6(2):109-112.
164. Talkington DF. Shott S, Fallon MT, et al. Analysis of eight commercial enzyme immunoassay tests for detection of antibodies to Mycoplasma pneumoniae in human serum. Clin Diagn Lab Immunol 2004; 11(5):862-867.
165. Beersma MF, Dirven K, van Dam AP, et al. Evaluation of 12 commercial tests and the complement fixation test for Mycoplasma pneumoniae-specific immunoglobulin G (IgG) and IgM antibodies, with PCR used as the "gold

standard". J Clin Microbiol 2005; 43(5):2277-2285.
166. Jacobs E. Serological diagnosis of Mycoplasma pneumoniae infections: a critical review of current procedures. Clin Infect Dis 1993; 17(suppl 1):S79-S82.
167. Thacker WL, Talkington DF. Comparison of two rapid commercial tests with complement fixation for serologic diagnosis of Mycoplasma pneumoniae infections. J Clin Microbiol 1995; 33(5):1212-1214.
168. Miyashita N, Saito A, Kohno S, et al. Multiplex PCR for the simultaneious detection of Chlamydia pneumoniae, Mycoplasma pneumoniae and Legionella pneumophila in community-acquired pneumonia. Respir Med 2004; 98(6):542-550.
169. Michelow IC, Olsen K, Lozano J, et al. Diagnostic utility and clinical significance of naso- and oropharyngeal samples used in a PCR assay to diagnose Mycoplasma pneumoniae infection in children with community-acquired pneumonia. J Clin Microbiol 2004; 42(7):3339-3341.
170. Pinar A, Bozdemir N, Kocagoz T, et al. Rapid detection of bacterial atypical pneumonia agents by multiplex PCR. Cent Eur J Public Health 2004; 12(1):3-5.
171. Raty R, Ronkko E, Klemola M. Sample type is crucial to the diagnosis of Mycoplasma pneumoniae pneumonia by PCR. J Med Microbiol 2005; 54(3):287-291.
172. Blackmore TK, Reznikov M, Gordon DL. Clinical utility of the polymerase chain reaction to diagnose Mycoplasma pneumoniae infection. Pathology 1995; 27(2):177-181.
173. Templeton KE, Scheltinga SA, Graffelman AW, et al. Comparison and evaluation of real-time PCR, real-time nucleic acid sequence-based amplification, conventialal PCR, and serology for diagnosis of Mycoplasma pneumoniae. J Clin Microbiol 2003; 41(9):4366-4371.
174. Blaskovic D, Barak I. Oligo-chip based detection of tick-borne bacteria. FEMS Microbiol Lett 2005; 243(2):473-478.
175. Hoen B, Selton-Suty C, Lacassin F, et al. Infective endocarditis in patients with negative blood cultures: analysis of 88 cases from a one-year nationwide survey in France. Clin Infect Dis 1995; 20(3):501-506.
176. Muhlemann K, Matter L, Meyer B, et al. Isolation of Coxiella burnetii from heart valves of patients treated for Q fever endocarditis. J Clin Microbiol 1995; 33(2):428-431.
177. Brouqui P, Marrie TJ, Raoult D. Coxiella. In: Murray PR, Baron EJ, Jorgensen JH, et al., eds. Manual of Clinical Microbiology, 8th ed. Vol 1. Washington, DC: ASM Press, 1999:1030-1036.
178. Turk WG, Howitt G, Turnberg LA, et al. Chronic Q fever. Q J Med 1976; 45(178): 193-217.
179. Dupont HT, Thirion X, Raoult D. Q fever serology: cutoff determination for microimmunofluorescence. Clin Diagn Lab Immunol 1994; 1(2):189-196. 180. Musso D, Raoult D. Coxiella burnetii blood cultures from acute and chronic Q-fever patients. J Clin Microbiol 1995; 33(12): 3129-3132.
181. Miller JD, Curns AT, Thompson HA. A growth study of Coxiella burnetii Nine Mile Phase I and Phase II in fibroblasts. FEMS Immunol Med Microbiol 2004; 42(3):291-297.
182. Fenollar F, Fournier PE, Raoult D. Molecular detection of Coxiella burnetii in the sera of patients with Q fever endocarditis or vascular infection. J Clin Microbiol 2004; 42(11):4919-4924.

183. Fournier PE, Raoult D. Comparison of PCR and serology assays for early diagnosis of acute Q fever. J Clin Microbiol 2003; 41(11):5094-5098.
184. Lepidi H, Houpikian P, Liang Z, et al. Cardiac valves in patients with Q fever endocarditis: microbiological, molecular, and histologic studies. J infect Dis 2003; 187(7):1097- 1106.
185. Brouqui P, Dumler JS, Raoult D. Immunohistologic demonstration of Coxiella burnetii in the valves of patients with Q fever endocarditis. Am J Med 1994; 97(5):451-458.
186. Dumler JS, Bakken JS. Ehrlichial diseases of humans: emerging tick-borne infections. Clin Infect Dis 1995: 20(5):1102-1110.
187. Drew WL. Rickettsia, Coxiella, Ehrlichia, and Bartonella. In: Ryan KJ, Ray CG, eds. Sherris Medical Microbiology: An introduction to infectious diseases, 4th ed. New York: McGraw-Hill, 2004:471-479.
188. Bakken JS, Krueth J, Wilson-Nordskog C, et al. Clinical and laboratory characteristics of human granulocytic ehrlichiosis. JAMA 1996; 275(3):199-205.
189. Goodman JL, Nelson C, Vitale B, et al. Direct cultivation of the causative agent of human granulocytic ehrlichiosis. N Eng J Med 1996; 334(4):209-215.
190. Standaert SM, Yu T, Scott MA, et al. Primary isolation of Ehrlichia chaffeensis from patients with febrile illnesses: clinical and molecular characteristics. J Infect Dis 2000; 181(3):1082-1088.
191. Bakken JS, Aguero-Rosenfeld ME, Tilden RL, et al. Serial measurements of hematologic counts during the active phase of human granulocytic ehrlichiosis. Clin Infect Dis 2001; 32(6):862-870.
192. Paddock CD, Folk SM, Shore GM, et al. Infections with Ehrlichia chaffeensis and Ehrlichia ewingii inpersonscoinfected with humanimmunodeficiencyvirus. ClinInfect Dis2001; 33(9):1586-1594.
193. Dawson JE, Fishbein DB, Eng TR, et al. Diagnosis of human ehrlichiosis with the indirect fluorescent antibody test: kinetics and specificity. J Infect Dis 1990; 162(1):91-95.
194. Massung RF, Slater KG. Comparison of PCR assays for detection of the agent of human granulocytic ehrlichiosis, Anaplasma phagocytophilum. J Clin Microbiol 2003; 41(2): 717-722.
195. Fenollar F, Raoult D. Molecular genetic methods for the diagnosis of fastidious microorganisms. APMIS 2004; 112(11):785-807.
196. Sirigireddy DR, Ganta RR. Multiplex detection of Ehrlichia and Anaplasma species pathogens in peripheral blood by real-time reverse transcriptase-polymerase chain reaction. J Mol Diagn 2005; 7(2):308-316.
197. Dumler JS, Brouqui P. Molecular diagnosis of human granulocytic anaplasmosis. Expert Rev Mol Diagn 2004; 4(4):559-569. 198. Wagner ER, Bremer WG, Rikihisa Y, et al. Development of a p28-based PCR assay for Ehrlichia chaffeensis. Mol Cell Probes 2004; 18(2):111-116.
199. Walls JJ, Caturegli P, Bakken JS, et al. Improved sensitivity of PCR for diagnosis of human granulocytic ehrlichiosis using epank1 genes of Ehrlichia phagocytophila-group ehrlichiae. J Clin Microbiol 2000; 38(1):354-356.
200. Levett PN. Leptospira and Leptonema. In: Murray PR, Baron EJ, Jorgensen JH, et al, eds. Manual of Clinical Microbiology, 8th ed. Vol. 1. Washington, DC: ASM Press, 2003: 929-936.

201. Vijayachari P, Sugunan AP, Umapathi T, et al. Evaluation of darkground microscopy as a rapid diagnostic procedure in leptospirosis. Indian J Med Res 2001; 114:54-58.
202. Smythe LD, Smith IL, Smith GA, et al. A quantitative PCR (TaqMan) assay for pathogenic Leptospira spp. BMC Infect Dis 2002; 2(1):13.
203. Levett PN, Morey RE, Galloway RL, et al. Detection of pathogenic leptospires by realtime quantitative PCR. J Med Microbiol 2005; 54(1):45-49.
204. Lucchesi PM, Arroyo GH, Etcheverria AI, et al. Recommendations for the detection of Leptospira in urine by PCR. Rev Soc Bras Med Trop 2004; 37(2):131-134.
205. Ooteman MC, Vago AR, Koury MC. Potential application of low-stringency single specific primer-PCR in the identification of Leptospira in the serum of patients with suspected leptospirosis. Can J Microbiol 2004; 50(12):1073-1079.
206. Palaniappan RU, Chang YF, Chang CF, et al. Evaluation of lig-based conventional and real time PCR for the detection of pathogenic leptospires. Mol Cell Probes 2005; 19(2):111-117.
207. Shukla J, Tuteja U, Batra HV. DNA probes for identification of leptospires and disease diagnosis. Southeast Asian J Trop Med Public Health 2004; 35(2):346-352.
208. Merien F, Baranton G, Perolat P. Comparison of polymerase chain reaction with microagglutination test and culture for diagnosis of leptospirosis. J Infect Dis 1995; 172(1):281-285.
209. Romero EC, Billerbeck AE, Lando VS et al. Detection of Leptospira DNA in patients with aseptic meningitis by PCR. J Clin Microbiol 1998; 36(5):1453-1455.
210. Yitzhaki S, Barnea A, Keysary A, et al. New approach for serological testing for leptospirosis by using detection of Leptospira agglutination by flow cytometry light scatter analysis. J Clin Microbiol 2004; 42(4):1680-1685.
211. Levett PN, Whittington CU. Evaluation of the indirect hemagglutination assay for diagnosis of acute leptospirosis. J Clin Microbiol 1998; 36(1):11-14.
212. Wagenaar JF, Falke TH, Nam NV, et al. Rapid serological assays for leptospirosis are of limited value in southern Vietnam. Ann Trop Med Parasitiol 2004; 98(8):843-850.
213. Chappel RJ, Goris M, Palmer MF, et al. Impact of proficiency testing on results of the microscopic agglutination test for diagnosis of leptospirosis. J Clin Microbiol 2004; 42(12):5484-5488.
214. Effler PV, Domen HY, Bragg SL, et al. Evaluation of the indirect hemagglutination assay for diagnosis of acute leptospirosis in Hawaii. J Clin Microbiol 2000; 38(3): 1081-1084.
215. Bajani MD, Ashford DA, Bragg SL, et al. Evaluation of four commercially available rapid serologic tests for diagnosis of leptospirosis. J Clin Microbiol 2003; 41(2):803-809.
216. Magnarelli LA, Anderson JF, Johnson RC. Cross-reactivity in serological tests for Lyme disease and other spirochetal infections. J Infect Dis 1987; 156(1):183-188.
217. Vitale G, La Russa C, Galioto A, et al. Evaluation of an IgM-ELISA test for the diagnosis of human leptospirosis. New Microbiol 2004; 27(2):149-154.
218. Winslow WE, Merry DJ, Pirc ML, et al. Evaluation of a commercial enzyme-linked immunosorbent assay for detection of immunoglobulin M antibody in diagnosis of human leptospiral infection. J Clin Microbiol 1997; 35(8):1938-1942.

219. Cumberland P, Everard CO, Levett PN. Assesment of the efficacy of an IgM-ELISA and microscopic agglutination test (MAT) in the diagnosis of acute leptospirosis. Am J Trop Med Hyg 1999; 61(5):731-734.
220. WilskeB, SchrieferME.Borrelia.In:MurrayPR, BaronEJ,JorgensenJH, etal, eds. Manual of Clinical Microbiology, 8th ed. Vol. 1. Washington, DC: ASM Press, 2003:937-954.
221. Goodman RL, Arndt KA, Steigbigel NH. Borrelia in Boston. JAMA 1969; 210(4):722.
222. Sciotto CG, Lauer BA, White WL, et al. Detection of Borrelia in acridine orange-stained blood smears by fluorescence microscopy. Arch Pathol Lab Med 1983; 107(7):384-386.
223. Stoenner HG, Dodd T, Larsen C. Antigenic variation of Borrelia hermsii. J Exp Med 1982; 156(5):1297-1311.
224. Porcella SF, Raffel SJ, Schrumpf ME, et al. Serodiagnosis of louse-borne relapsing fever with glycerophosphodiester phosphodiesterase (GlpQ) from Borrelia recurrentis. J Clin Microbiol 2000; 38(10):3561-3571.
225. Schwan TG, Schrumpf ME, Hinnebusch BJ, et al. GlpQ: an antigen for serological discrimination between relapsing fever and Lyme borreliosis. J Clin Microbiol 1996; 34(10):2483-2492.
226. Pfyffer GE, Brown-Elliott BA, Wallace RJ. Mycobacterium: General Characteristics, Isolation, and Staining Procedures. In: Murray PR, Baron EJ, Jorgensen JH, et al, eds. Manual of Clinical Microbiology, 8th ed. Vol. 1. Washington, DC: ASM Press, 2003:532-559.
227. Daloviso JR, Montenegro-James S, Kemmerly SA, et al. Comparison of the amplified Mycobacterium tuberculosis (MTB) direct test, Amplicor MTB PCR, and IS6110-PCR for detection of MTB in respiratory specimens. Clin Infect Dis 1996; 23(5):1099-1106.
228. Catanzaro A, Perry S, Clarridge JE, et al. The role of clinical suspicion in evaluation a new diagnostic test for active tuberculosis: results of a multicenter prospective trial. JAMA 2000; 283(5):639-645.
229. Carpentier E, Drouillard B, Dailoux M, et al. Diagnosis of tuberculosis by Amplicor Mycobacterium tuberculosis test: a multicenter study. J Clin Microbiol 1995; 33(12): 3106-3110.
230. Barnes PF. Rapiddiagnostic testsfor tuberculosis—Progressbut nogold standard. AmJ Resp Crit Care Med 1997; 155(5):1497-1498.
231. Bradley SP, Reed SL, Catanzaro A. Clinical efficacy of the amplified Mycobacterium tuberculosis direct test for the diagnosis of pulmonary tuberculosis. Am J Respir Crit Care Med 1996; 153(5):1606-1610.
232. Dilworth JP, Goyal M, Young DB, et al. Comparison of polymerase chain reaction for IS6110 and Amplicor in the diagnosis of tuberculosis. Thorax 1996; 51(3):320-322.
233. American Thoracic Society Workshop. Rapid diagnostic tests for tuberculosis: what is the appropriate use? Am J Respir Crit Care Med 1997; 155(5):1804-1814.
234. Levine H, Metzger W, Lacera D, et al. Diagnosis of tuberculous pleurisy by culture of pleural biopsy specimen. Arch Intern Med 1970; 126(2):269-271.
235. Gill V, Cordero PJ, Greses JV, et al. Pleural tuberculosis in HIV-infected patients. Chest 1995; 107(6):1775-1776.

236. Vlaspolder F, Singer P, Roggeveen C. Diagnostic value of an amplification method (Gen-Probe) compared with that of culture for diagnosis of tuberculosis. J Clin Microbiol 1995; 33(1):2699-2703.
237. Shah S, Miller A, Mastellone A, et al. Rapid diagnosis of tuberculosis in various biopsy and body fluid specimens by the AMPLICOR Mycobacterium tuberculosis polymerase chain reaction test. Chest 1998; 113(5):1190-1194.
238. Kayacan O, Karnak D, Delibalta M, et al. Adenosine deaminase activity in bronchoalveolar lavage in Turkish patients with smear negative pulmonary tuberculosis. Respir Med 2002; 96(7):536-541.
239. Koh KK, Kim EJ, Cho CH, et al. Adenosine deaminase and carcinoembryonic antigen in pericardial effusion diagnosis, especially in suspected tuberculous pericarditis. Circulation 1994; 89(6):2728-2735.
240. Maartens G, Willcox PA, Benatar SR. Miliary tuberculosis: rapid diagnosis, hematologic abnormalities, and outcome in 109 treated adults. Am J Med 1990; 89(3): 291-296.
241. Caws M, Wilson SM, Clough, et al. Role of IS6110-targeted PCR, culture, biochemical, clinical, and immunological criteria for diagnosis of tuberculous meningitis. J Clin Microbiol 2000; 38(9):3150-3155.
242. Lopez-Cortes LF, Cruz-Ruiz M, Gomez-Mateos J, et al. Adenosine deaminase activity in the CSF of patients with aseptic meningitis: utility in the diagnosis of tuberculous meningitis or neurobrucellosis. Clin Infect Dis 1995; 20(3):525-530.
243. Kim JH, Langston AA, Gallis HA. Miliary tuberculosis: epidemiology, clinical manifestations, diagnosis, and outcome. Rev Infect Dis 1990; 12(4):583-590.
244. Munt PW. Miliary tuberculosis in the chemotherapy era: With a clinical review in 69 American adults. Medicine (Baltimore) 1972; 51(2):139-155.
245. Salzman SH, Schindel ML, Aranda CP, et al. The role of bronchoscopy in the diagnosis of pulmonary tuberculosis in patients at risk for HIV infection. Chest 1992; 102(1):143-146.
246. Barnes PF, Bloch AB, Davidson PT, et al. Tuberculosis in patients with human immunodeficiency virus infection. N Engl J Med 1991; 324(23):1644-1650.
247. Shafer RW, Kim DS, Weiss JP, et al. Extrapulmonary tuberculosis in patients with human immunodeficiency virus infection. Medicine (Baltimore) 1991; 70(6):384-397.
248. Pacios E, Alcala L, Ruis-Serrano MJ, et al. Evaluation of bone marrow and blood cultures for the recovery of mycobacteria in the diagnosis of disseminated mycobacterial infections. Clin Microbiol Infect 2004; 10(8):734-737.
249. Kilby JM, Marques MB, Yaye DL, et al. The yield of bone marrow biopsy and culture compared with blood culturein the evaluation of HIV-infected patients for mycobacterial and fungal infections. Am J Med 1998; 104(2):123-128.
250. Stone BL, Cohn DL, Dane MS, et al. Utility of paired blood cultures and smears in diagnosis of disseminated Mycobacterium avium complex infections in AIDS patients. J Clin Microbiol 1994; 32(3):841-842.
251. Havlir D, Kemper CA, Deresinski SC. Reproducibility of lysis-centrifugation cultures for quantification of Mycobacterium avium complex bacteremia. J Clin Microbiol 1993; 31(7):1794-1798.
252. Hussong J, Peterson LR, Warren JR, et al. Detecting disseminated Mycobacterium avium complex infections in HIV-postitive patients. The

usefulness of bone marrow trephine biopsy specimens, aspirate cultures, and blood cultures. Am J Clin Pathol 1998; 110(6):806-809.
253. Gamboa F, Manterola JM, Lonca J, et al. Detection and identification of mycobacteria by amplification of RNA and DNA in pretreated blood and bone marrow aspirates by a simple lysis method. J Clin Microbiol 1997; 35(8):2124-2128.
254. Park H, Jang H, Song E, et al. Detection and genotyping of Mycobacterium species from clinical isolates and specimens by oligonucleotide array. J Clin Microbiol 2005; 43(4):1782-1788.
255. De Francesco MA, Colombrita D, Pinsi G, et al. Detection and identification of Mycobacterium avium in the blood of AIDS patients by the polymerase chain reaction. Eur J Clin Microbiol Infect Dis 1996; 15(7):551-555.
256. Sathapatayavongs B, Batteiger BE, Wheat J, et al. Clinical and laboratory features of disseminated histoplasmosis during two large urban outbreaks. Medicine (Baltimore) 1983; 62(5):263-270.
257. Wheat LJ, Connolly-Stringfield PA, Baker RL, et al. Disseminated histoplasmosis in the acquired immune deficiency syndrome: clinical findings, diagnosis and treatment, and review of the literature. Medicine (Baltimore) 1990; 69(6):361-374.
258. Walsh TJ, Larone DH, Schell WA, et al. Histoplasma, Blastomyces, Coccidioides, and other dimorphic fungi causing sytstemic mycoses. In: Murray PR, Baron EJ, Jorgensen JH, et al, eds. Manual of Clinical Microbiology, 8th ed. Vol 2. Washington, DC: ASM Press, 2003:1781-1797.
259. Wheat LJ, Musial CE, Jenny-Avital E. Diagnosis and management of central nervous system histoplasmosis. Clin Infect Dis 2005; 50(6):844-852.
260. Wheat LJ. Laboratory diagnosis of histoplasmosis: Update 2000. Semin Respir Infect 2001; 16(2):131-140.
261. Ryan KJ. Cryptococcus, Histoplasma, Coccidioides, and other systemic fungal pathogens. In: Ryan KJ, Ray CG, eds. Sherris Medical Microbiology, An Introduction to Infectious Diseases, 4th ed. New York: McGraw-Hill, 2004:669-684.
262. Guimaraes AJ, Pizzini CV, de Matos Guedes, HL, et al. ELISA for early diagnosis of histoplasmosis. J Med Microbiol 2004; 53(6):509-514.
263. Wheat LJ, Garringer T, Brizendine E, et al. Diagnosis of histoplasmosis by antigen detection based upon experience at the histoplasmosis reference laboratory. Diagn Microbiol Infect Dis 2002; 43(1):29-37.
264. Kricka LJ. Human anti-animal antibody interferences in immunological assays. Clin Chem 1999; 45(7):942-956.
265. Wheat LJ, Connolly P, Durkin M, et al. False-positive Histoplasma antigenemia caused by antithymocyte globulin antibodies. Transpl Infect Dis 2004; 6(1):23-27.
266. Auwaerter PG. Infectious mononucleosis in middle age. JAMA 1999; 281(5):454-459.
267. Brigden ML, Au S, Thompson S, et al. Infectious mononucleosis in an outpatient population: diagnostic utility of 2 automated hematology analyzers and the sensitivity and specificity of Hoagland's criteria in heterophile-positive patients. Arch Pathol Lab Med 1999; 123(10):875-881.
268. Aronson MD, Komaroff AL, Pass TM, et al. Heterophil antibody in adults with sore throat: frequency and clinical presentation. Ann Intern Med 1982; 96(4):505-508.
269. Obel N, Hoier-Madsen M, Kangro H. Serological and clinical findings in patients

with serological evidence of reactivated Epstein-Barr virus infection. APMIS 1996; 104(6):424-428.
270. Feng Z, Li Z, Sui B, et al. Serological diagnosis of infectious mononucleosis by chemiluminescent immunoassay using capsid antigen p18 of Epstein-Barr virus. Clin Chim Acta 2005; 354(1):77-82.
271. Evans AS, Niederman JC, Cenabre LC, et al. A prospective evaluation of heterophile and Epstein-Barr virus-specific IgM antibody tests in clinical and subclinical infectious mononucleosis: Specificity and sensitivity of the tests and persistence of antibody. J Infect Dis 1975; 132(5):546-554.
272. Humar A, Mazzulli T, Moussa G, et al. Clinical utility of cytomegalovirus (CMV) serology testing in high-risk CMV Dþ/R- transplant recipients. Am J Transplant 2005; 5(5):1065-1070.
273. Hodinka RL. Human cytomegalovirus. In: Murray PR, Baron EJ, Jorgensen JH, et al., eds. Manual of Clinical Microbiology, 8th ed. Vol 2. Washington, DC: ASM Press, 2003:1304-1318.
274. Zurlo JJ, O'Neill D, Polis MA, et al. Lack of clinical utility of cytomegalovirus blood and urine cultures in patients with HIV infection. Ann Intern Med 1993; 118(1):12-17.
275. Schroeder R, Michelon T, Fagundes I, et al. Comparison between RFLP-PCR and antigenemia for pp65 antigen for diagnosis of cytomegalovirus disease after kidney transplant. Transplant Proc 2004; 36(4):891-893.
276. Wohl DA. Zeng D, Stewart P, et al. Cytomegalovirus viremia, mortality, and end-organ disease among patients with AIDS receiving potent antiretroviral therapies. J Acquir Immune Defic Syndr 2005; 38(5):538-544.
277. Skapova D, Racil Z, Dvorakova D, et al. Significance of qualitative PCR detection method for preemptive therapy of cytomegalovirus infection in patients after allogeneic hematopoietic stem cell transplantation—single-centre experience. Neoplasma 2005; 52(2):137-142.
278. Bek B, Boeckh M, Lepenies J, et al. High-level sensitivity of quantitative pp65 cytomegalovirus (CMV) antigenemia assay for diagnosis of CMV disease in AIDS patients and follow-up. J Clin Microbiol 1996; 34(2):457-459.
279. Van den Berg AP, van der Bij W, van Son WJ, et al. Cytomegalovirus antigenemia as a useful marker of symptomatic cytomegalovirus infection after renal transplantation—a report of 130 consecutive patients. Transplantation 1989; 48(6):991-995.
280. Lesprit P, Scieux C, Lemann M, et al. Use of the cytomegalovirus (CMV) antgenemia assay for the rapid diagnosis of primary CMV infection in hospitalized adults. Clin Infect Dis 1998; 26(3):646-650.
281. Ye Q, Luo G, He X, et al. Prospective study of relationship between cytomegalovirus pneumonia and viral load in renal transplant recipients. Transplant Proc 2004; 36(10):3036-3041.
282. Ljungman P, von Dobeln L, Ringholm L, et al. The value of CMV and fungal PCR for monitoring of acute leukaemia and autologous stem cell transplant patients. Scand J Infect Dis 2005; 37(2):121-126.
283. Schvoerer E, Henriot S, Zachary P, et al. Monitoring low cytomegalovirus viremia in transplanted patients by a real-time PCR on plasma. J Med Virol

2005; 76(1):76-81.
284. Van den Berg AP, Klompmaker IJ, Haagsma EB, et al. Antigenemia in the diagnosis and monitoring of active cytomegalovirus infection after liver transplantation. J Infect Dis 1991;164(2):265-270.
285. Shinkai M, Bozzette SA, Powderly W, et al. Utility of urine and leukocyte cultures and plasma DNA polymerase chain reaction for identification of AIDS patients at risk for developing human cytomegalovirus disease. J Infect Dis 1997; 175(2):301-308.
286. Schacker T, Collier AC, Hughes J, et al. Clinical and epidemiologic features of primary HIV infection. Ann Intern Med 1996; 125(4):257-264.
287. Quinn TC. Acute primary HIV infection. JAMA 1997; 278(1):58-62.
288. Kassutto S, Rosenberg ES. Primary HIV type 1 infection. Clin Infect Dis 2004; 38(10):1447-1453.
289. Sun HY, Chen MJ, Hung CC, et al. Clinical presentations and virologic characteristics of primary human immunodeficiency virus type-1 infection in a university hospital in Taiwan. J Microbiol Immunol Infect 2004; 37(5):271-275.
290. Janssen RS, Satten GA, Stramer SL, et al. New testing strategy to detect early HIV-1 infection for use in incidence estimates and for clinical and prevention purposes. JAMA 1998; 280(1):42-48.
291. Pilcher CD, Price MA, Hoffman IF, et al. Frequent detection of acute primary HIVinfection in men in Malawi. AIDS 2004; 18(3):517-524.
292. Daar ES, Little S, Pitt J, et al. Diagnosis of primary HIV-1 infection. Ann Intern Med 2001; 134(1):25-29.
293. Rich JD, Merriman NA, Mylonakis E, et al. Misdiagnosis of HIV infection by HIVplasma viral load testing: a case series. Ann Intern Med 1999; 130(1):37-39.
294. Filler S, Causer LM, Newman RD, et al. Malaria surveillance—United States 2001. MMWR Surveill Summ 2003; 52(5):1-14.
295. Rogers WO. Plasmodium and Babesia. In: Murray PR, Baron EJ, Jorgensen JH, et al, eds. Manual of Clinical Microbiology, 8th ed. Vol 2. Washington, DC: ASP Press, 2003:1944- 1959.
296. Marx A, Pewsner D, Egger M, et al. Meta-analysis: accuracy of rapid tests for Malaria in travelers returning from endemic areas. Ann Intern Med 2005; 142(10):836-846.
297. Amexo M, Tolhurst R, Barnish G, et al. Malaria misdiagnosis: effects on the poor and vulnerable. Lancet 2004; 364(9448):1896-1898.
298. Singh N, Saxena A. Usefulness of a rapid on-site Plasmodium falciparum diagnosis (Paracheck PF) in forest migrants and among the indigenous population at the site of their occupational activities in central India. Am J Trop Med Hyg 2005; 72(1): 26-29.
299. Moody A. Rapid diagnostic tests for malaria parasites. Clin Microbiol Rev 2002; 15(1):66-78.
300. Susi B, Whitman T, Blazes DL, et al. Rapid diagnostic test for Plasmodium falciparum in 32 Marines medically evacuated from Liberia with a febrile illness. Ann Intern Med 2005; 142(6):476-477.
301. Farcas GA, Zhong KJ, Lovegrove FE, et al. Evaluation of the Binax NOW ICT test versus polymerase chain reactionand microscopy forthe detection ofmalaria in returned travlers. Am J Trop Med Hyg 2003; 69(6):589-592.

302. Jelinek T, Groubusch MP, Schwenke S, et al. Sensitivity and specificity of dipstick tests for rapid diagnosis of malaria in nonimmune travelers. J Clin Microbiol 1999; 37(3):721-723.
303. Iqbal J, Khalid N, Hira PR. Comparison of two commercial assays with expert microscopy for confirmation of symptomatically diagnosed malaria. J Clin Microbiol 2002; 40(12):4675-4678.
304. Coleman RE, Maneechai N, Rachapaew N, et al. Field evaluation of the ICT Malaria Pf/ Pv immunochromatographic test for the detection of asymptomatic malaria in a Plasmodium falciparum/vivax endemic area in Thailand. Am J Trop Med Hyg 2002; 66(4):379-383.
305. Quintana M, Piper R, Boling HL, et al. Malaria diagnosis by dipstick assay in a Honduran population with coendemic Plasmodium falciparum and Plasmodium vivax. Am J Trop Med Hyg 1998; 59(6):868-871.
306. Perandin F, Manca N, Calderaro A, et al. Development of a real-time PCR assay for detection of Plasmodium falciparum, Plasmodium vivax, and Plasmodium ovale for routine clinical diagnosis. J Clin Microbiol 2004; 42(3):1214-1219.
307. Myjak P, Nahorski W, Pieniazek NJ, et al. Usefulness of PCR for diagnosis of imported malaria in Poland. Eur J Clin Microbiol Infect Dis 2002; 21(3):215-218.
308. Tham JM, Lee SH, Tan TM, et al. Detection and species determination of malaria parasites by PCR: comparison with microscopy and with ParaSight-F and ICT malaria Pf tests in a clinical environment. J Clin Microbiol 1999; 37(5):1269-1273.
309. Postigo M, Mendoz-Leon A, Perez HA. Malaria diagnosis by the polymerase chain reaction: a field study in south-eastern Venezuela. Trans R Soc Trop Med Hyg 1998; 92(5):509-511.
310. Aubouy A, Carme B. Plasmodium DNA contamination between blood smears during Giemsa staining and microscopic examination. J Infect Dis 2004; 190(7):1335-1337.
311. Gorenflot A, Moubri K, Precigout E, et al. Human babesiosis. Ann Trop Med Parasitol 1998; 92(4):489-501.
312. Sun T, Tenenbaum MJ, Greenspan J, et al. Morphologic and clinical observations in human infection with Babesia microti. J Infect Dis 1983; 148(2):239-248.
313. Krause PJ. Babesiosis diagnosis and treatment. Vector Borne Zoonotic Dis 2003; 3(1):45-51.
314. Chisholm ES, Sulzer AJ, Ruebush TK. Indirect immunofluorescence test for human Babesia micoti infection: antigenic specificity. Am J Trop Med Hyg 1986; 35(5):921-925.
315. Krause PJ, Telford SR, Ryan R, et al. Diagnosis of babesiosis: evaluation of a serologic test for the detection of Babesia microti antibody. J Infect Dis 1994; 169(4):923-926.
316. Ruebush TK,Chisholm ES, Sulzer AJ, et al. Development and persistence of antibody in persons infected with Babesia microti. Am J Trop Med Hyg 1981; 30(1):291-292.
317. Loa CC, Adelson ME, Mordechai E, et al. Serological diagnosis of human babesiosis by IgG enzyme-linked immunosorbent assay. Curr Microbiol 2004; 49(6):385-389.

318. Torres-Velez FJ, Nace EK, Won KY, et al. Development of an immunohistochemical assay for the detection of babesiosis in formalin-fixed, paraffin-embedded tissue samples. Am J Clin Pathol 2003; 120(6):833-838.
319. Krause PJ, Telford S, Spielman A, et al. Comparison of PCR with blood smear and inoculation of small animals for diagnosis of Babesia microti parasitemia. J Clin Microbiol 1996; 34(11):2791-2794.
320. Persing DH, Mathiesen D, Marshall WF, et al. Detection of Babesia microti by polymerase chain reaction. J Clin Microbiol 1992; 30(8):2097-2103.
321. Berman JD. Human leishmaniasis: clinical, diagnostic, and chemotherapeutic developments in the last 10 years. Clin Infect Dis 1997; 24(4):684-703.
322. Guerin PJ, Olliaro P, Sundar S, et al. Visceral leishmaniasis: current status of control, diagnosis, and treatment, and a proposed research and development agenda. Lancet Infect Dis 2002; 2(8):494-501.
323. Murray HW. Kala-azar—Progress against a neglected disease. Editorial in: N Engl J Med 2002; 347(22):1793-1794.
324. Halsey ES, Bryce LM, Wortmann GW, et al. Visceral leishmaniasis in a soldier returning from Operation Enduring Freedom. Mil Med 2004; 169(9):699-701.
325. Reus M, Garcia B, Vazquez V, et al. Visceral leishmaniasis: diagnosis by ultrasoundguided fine needle aspiration of an axillary node. Br J Radiol 2005; 78(926):158-160.
326. Zijlstra EE, Ali MS, el-Hassan AM, et al. Kala-azar: a comparative study of parasitological methods and the direct agglutination test in diagnosis. Trans R Soc Trop Med Hyg 1992; 86(5):505-507.
327. Sarker CB, Alam KS, Jamal MF, et al. Sensitivity of splenic and bone marrow aspirate study for diagnosis of kala-azar. Mymensingh Med J 2004; 13(2):130-133.
328. Chulay JD, Brycesson AD. Quantitation of amastigotes of Leishmania donovani in smears ofsplenic aspirates frompatients with visceral leishmaniasis. AmJTropMedHyg 1983; 32(3):475-479.
329. LimoncuME,OzbilginA,BalciogluIC,etal.Evaluationofthreenewculturemediaforthe cultivation and isolation of Leishmania parasites. J Basic Microbiol 2004; 44(3):197-202.
330. Bruckner DA, Labarca JA. Leishmania and Trypanosoma. In: Murray PR, Baron EJ, Jorgensen JH, et al, eds. Manual of Clinical Microbiology, 8th ed. Vol 2. Washington, DC: ASM Press, 2003:1960-1969.
331. Martinez P, de la Vega E, Laguna F, et al. Diagnosis of visceral leishmaniasis in HIVinfected individuals using peripheral blood smears. AIDS 1993; 7(2):227-230.
332. AzazyAA. Detection of circulating antigens in sera fromvisceral leishmaniasis patients using dot-ELISA. J Egypt Soc Parasitol 2004; 34(1):35-43.
333. Sundar S, Sahu M, Mehta H, et al. Noninvasive managementof Indian visceral leishmaniasis: clinical application of diagnosis by K39 antigen strip testing at a kala-azar referral unit. Clin Infect Dis 2002; 35(5):581-586.
334. Zijlstra EE, Ali MS, el-Hassan AM, et al. Direct agglutination test for diagnosis and sero-epidemiological survey of kala-azar in the Sudan. Trans R Soc Trop Med Hyg 1991; 85(4):474-476.
335. RyanJR, SmithymanAM, RajasekariahGH,et al.Enzyme-linkedimmunosorbent assay based on soluble promastigote antigen detects immunoglobulin M (igM and IgG antibodies in sera from cases of visceral and cutaneous leishmaniasis. J

Clin Microbiol 2002; 40(3):1037-1043.
336. Sinha PK, Pandey K, Bhattacharya SK. Diagnosis & management of Leishmania/HIV co-infection. Indian J Med Res 2005; 121(4):407-414.
337. Alvar J, Canavate C, Gutierrez-Solar B, et al. Leishmania and human immunodeficiency virus coinfection: the first 10 years. Clin Microbiol Rev 1997; 10(2):298-319.
338. Peters BS, Fish D, Golden R, et al. Visceral leishmaniasis in HIV infection and AIDS: clinical features and response to therapy. Q J Med 1990; 77(283):1101-1111.
339. Riera C, Fis R, Lopez P, et al. Evaluation of a latex agglutination test (KAtex) for detection of Leishmania antigen in the urine of patients with HIV-Leishmania coinfection: value in diagnosis and post-treatment follow-up. Eur J Clin Microbiol Infect Dis 2004; 23(12):899-904.
340. Islam MZ, Itoh M, Mirza R, et al. Direct agglutination test with urine samples for the diagnosis of visceral leishmaniasis. Am J Trop Med Hyg 2004; 70(1):78-82.
341. Vilaplana C, Blanco S, Dominguez J, et al. Noninvasive method for diagnosis of visceral leishmaniasis by a latex agglutination test for detection of antigens in urine samples. J Clin Microbiol 2004; 42(4):1853-1854.
342. Rijal S, Boelaert M, Regmi S, et al. Evaluation of a urinary antigen-based latex agglutination test in the diagnosis of kala-azar in eastern Nepal. Trop Med Int Health 2004; 9(6):724-729.
343. Piarroux R, Gambarelli F, Dumon H, et al. Comparison of PCR with direct examination of bone marrow aspiration, myeloculture, and serology for diagnosis of visceral leishmaniasis in immunocompromised patients. J Clin Microbiol 1994; 32(3):746-749.
344. Nuzum E, White F, Thakur C, et al. Diagnosis of symptomatic visceral leishmaniasis by use of the polymerase chain reaction on patient blood. J Infect Dis 1995; 171(3):751-754.
345. De Oliveira CI, Bafica A, Oliveira F, et al. Clinical utility of polymerase chain reactionbased detection of Leishmania in the diagnosis of American cutaneous leishmaniasis. Clin Infect Dis 2003; 37(11):e149-e154.
346. De Doncker S, Huse V, Abdellati S, et al. A new PCR-ELISA for diagnosis of visceral leishmaniasis in blood of HIV-negative subjects. Trans R Soc Trop Med Hyg 2005; 99(1):25-31.
347. Gatti S, Gramegna M, Klersy C, et al. Diagnosis of visceral leishmaniasis: the sensitivities and specificities of traditional methods and a nested PCR assay. Ann Trop Med Parisitol 2004; 98(7):667-676.
348. Fissore C, Delaunay P, Ferrua B, et al. Convenience of serum for visceral leishmaniasis diagnosis by PCR. J Clin Microbiol 2004; 42(1):5332-5333.
349. Gross U, Holpert M, Goebel S. Impact of stage differentiation on diagnosis of toxoplasmosis. Ann Ist Super Sanita 2004; 40(1):65-70.
350. Wilson M, Jones JJ, McAuley JB. Toxoplasma. In: Murray PR, Baron EJ, Jorgensen JH, et al., eds. Manual of Clinical Microbiology, 8th ed. Vol. 8. Washington, DC: ASM Press, 2003:1970-1980.
351. Viguer JM, Jimenez-Heffernan JA, Lopez-Ferrer P, et al. Fine needle aspiration of toxoplasmic (Piringer-Kuchinka) lymphadenitis: a cytohistologic correlation study. Acta Cytologica 2005; 49(2):139-143.
352. Dorfman RF, Remington JS. Value of lymph-node biopsy in the diagnosis of

acute acquired toxoplasmosis. N Engl J Med 1973; 289(17):878-881.
353. Bastien P. Molecular diagnosis of toxoplasmosis. Trans R Soc Trop Med Hyg 2002; 96(suppl 1):S205-S215.
354. Okhravi N, Jones CD, Carroll N, et al. Use of PCR to diagnose Toxoplasma gondii chorioretinitis in eyes with severevitritis. Clin Experiment Ophthalmol 2005; 33(2):184-187.
355. Hierl T, Reischl U, Lang P, et al. Preliminary evaluation of one conventional nested and two real-time PCR assays for the detection of Toxoplasma gondii in immunocompromised patients. J Med Microbiol 2004; 53(7):629-632.
356. Switaj K, Master A, Skrzypezak M, et al. Recent trends in molecular diagnostics for Toxoplasma gondii infections. Clin Microbiol Infect 2005; 11(3):170-176.
357. Contini C, Seraceni S, Cultrera R, et al. Evaluation of a real-time PCR-based assay using the lightcycler system for detection of Toxoplasma gondii bradyzoite genes in blood specimens from patients with toxoplasmic retinochoroiditis. Int J Parasitol 2005; 35(3):275-283.
358. Martino R, Bretagne S, Einsele H, et al. Early detection of Toxoplasma infection by molecular monitoring of Toxoplasma gondii in peripheral blood samples after allogeneic stem cell transplantation. Clin Infect Dis 2005; 40(1):67-78.
359. Chandrasekar PH. Real-time polymerase chain reaction for early diagnosis of toxoplasmosis in stem cell transplant recipients: ready for prime time? Clin Infect Dis 2005; 40(1):79-81.
360. Edvinsson B, Jalal S, Nord CE, et al. DNA extraction and PCR assays for detection of Toxoplasma gondii. APMIS 2004; 112(6):342-348.
361. Jalal S, Nord CE, Pappalainen M, et al. Rapid and sensitive diagnosis of Toxoplasma gondii infections by PCR. Clin Microbiol Infect 2004; 10(10):937-939.
362. Remington JS, Thulliez P, Montoya JG. Recent developments for diagnosis of toxoplasmosis. J Clin Microbiol 2004; 42(3):941-945.
363. Kaul R, Chen P, Binder SR. Detection of immunoglobulin M antibodies specific for Toxoplasma gondii with increased selectivity for recently acquired infections. J Clin Microbiol 2004; 42(12):5705-5709.
364. Lappalainen M, Hedman K. Serodiagnosis of toxoplasmosis. Ann Ist Super Sanita 2004; 40(1):81-88.
365. Montoya JG, Huffman HB, Remington JS. Evaluation of the immunoglobulin G avidity test for the diagnosis of toxoplasmic lymphadenopahy. J Clin Microbiol 2004; 42(10):4627-4631.
366. Lucey DR, Maguire JH. Schistosomiasis. Infect Dis Clin North Am 1993; 7(3):635-653.
367. Berhe N, Medhin G, Erko B, et al. Variations in helminth faecal egg counts in Kato-Katz thick smears and their implications in assessing infection status with Schistosoma mansoni. Acta Tropica 2004 92(3):205-212.
368. Harries AD, Fryatt R, Walker J, et al. Schistosomiasis in expatriates returning to Britain from the tropics: a controlled study. Lancet 1986; 1(8472):86-88.
369. Pinto PL, Kanamura HY, Silva RM, et al. Dot-ELISA for the detection of IgM and IgG antibodies to Schistosoma mansoni worm and egg antigens, associated with egg excretion by patients. Rev Inst Med Trop Sao Paulo 1995; 37(2):109-115.
370. Pardo J, Carranza C, Turrientes C, et al. Utility of Schistosoma bovis adult

worm antigens for diagnosis of human schistosomiasis by enzyle-linked immunosorbant assay and electroimmunotransfer blot techniques. Clin Diagn Lab Immunol 2004; 11(6): 1165-1170.
371. Sulahian A, Garin YJ, Izri A, et al. Development and evaluation of a Western blot kit for diagnosis of schistosomiasis. Clin Diagn Lab Immunol 2005; 12(4):548-551.
372. Doenhoff MJ, Chiodini PL, Hamilton JV. Specific and sensitive diagnosis of schistosome infection: can it be done with antibodies? Trends Parasitol 2004; 20(1):35-39.
373. Esposito AL, Gleckman RA. Fever of unknown origin in the elderly. J Am Ger Soc 1978; 26(11):498-505.
374. Hunder GG, Bloch DA, Bicel BA, et al. The American College 1990 criteria for the classification of giant cell arteritis. Arthritis Rheum 1990; 33(8):1122-1128.
375. Salvarani C, Hunder G. Giant cell arteritis with low erythrocyte sedimentation rate: frequency of occurrence in a population-based study. Arthritis Rheum 2001; 45(2):140-145.
376. Schmidt WA, Kraft HE, Vorpahl K, et al. Color duplex ultrasonography in the diagnosis of temporal arteritis. N Engl J Med 1997; 337(19):1336-1342.
377. SalvaraniC, SilingardiM, GhirarduzziA, etal. Isduplex ultrasonographyuseful for the diagnosis of giant-cell arteritis? Ann Intern Med 2002, 137(4):232-238.
378. Boyev LR, Miller NR, Green WR. Efficacy of unilateral versus bilateral temporal artery biopsies for the diagnosis of giant cell arteritis. Am J Ophthalmol 1999; 128(2):211-215.
379. Schur PH, Shmerling RH. Laboratory tests in rheumatic disorders. In: Hochberg MC, Silman AJ, Smolen JS, et al., eds. Rheumatology, 3rd ed. Vol 1. Edinburgh: Mosby, 2003:199-213.
380. Jennette J, Falk R, Andrassy K, et al. Nomenclature of systemic vasculitides. Proposal of an international consensus conference. Arthritis Rheum 1994; 37(2):187-192.
381. Guillevin L, Lhote F, Cohen P, et al. Polyarteritis nodosa related to hepatitis B virus. A prospective study with long-term observation of 41 pateints. Medicine (Baltimore)1995; 74(5):238-253.
382. Steiner G.Autoantibodies inrheumatoidarthritis. In:HochbergMC, Silman AJ,Smolen JS, et al, eds. Rheumatology, 3rd ed. Vol 1. Edinburgh: Mosby, 2003:833-841.
383. Tan EM, Cohen AS, Fries JF, et al. The 1982 revised criteria for the classification of systemic lupus erythematosus (SLE). Arthritis Rheum 1982; 25(11):1271-1277.
384. Hochberg MC. Updating the American College of Rheumatology revised criteria for the classification of systemic lupus erythematosus [letter]. Arthritis Rheum 1997; 40(9):1725.
385. Unger PD, Rappaport KM, Strauchen JA. Necrotizing lymphadenitis (Kikuchi's disease). Report of four cases of an unusual pseudolymphomatous lesion and immunologic marker studies. Arch Pathol Lab Med 1987; 111(11):1031-1034.
386. Tsang WY, Chan JC, Ng CS. Kikuchi's lymphadenitis: A morphologic analysis of 75 cases with special reference to unusual features. Am J Surg Pathol 1995; 18(3): 219-231.
387. Dorfman RF. Histiocytic necrotizing lymphadenitis of Kikuchi and Fujimoto.

Arch Pathol Lab Med 1987; 111(11):1026-1029.
388. Tsang WY, Chan JC. Fine needle aspiration cytologic diagnosis of Kikuchi's lymphadenitis. A report of 27 cases. Am J Clin Pathol 1994; 102(4):454-458.
389. Tedesco FJ, Moore S. Infectious diseases mimicking inflammatory bowel disease. Am Surg 1982; 48(6):243-249.
390. Waye JD. Endoscopy in inflammatory bowel disease: indications and differential diagnosis. Med Clin North Am 1990; 74(1):51-56.
391. Joossens S, Reinisch W, Vermeire S, et al. The value of serologic markers in indeterminate colitis: a prospective follow-up study. Gastroenterology 2002; 122(5): 1242-1247.
392. Peeters M, Joossens S, Vermeire S, et al. Diagnostic value of anti-Saccaromyces cervisiae and antineutrophil cytoplasmic autoantibodies in inflammatory bowel disease. Am J Gastroenterol 2001; 96(3):730-734.
393. Terjung B, Spengler U, Sauerbruch T, et al. "Atypical p-ANCA" in IBD and hepatobiliary disorders react with a 50-kilodalton nuclear envelope protein of neutrophils and myeloid cell lines. Gastroenterology 2000; 119(2):310-322.
394. International Study Group for Behcet's Disease. Criteria for diagnosis of Behcet's disease. Lancet 1990; 335(8697):1078-1080.
395. Yazici H, Yurdakul S, Hamuryudan V, et al. Behcet's syndrome. In: Hochberg MC, Silman AJ, Smolen JS, et al, eds. Rheumatology, 3rd ed. Vol 2. Edinburgh: Mosby, 2003:1665-1669.
396. Fitzpatrick TB, Johnson RA, Wolff K, et al, eds. Behcet's syndrome. In: Color Atlas and Synopsis of Clinical Dermatology, 3rd ed. New York: McGraw-Hill, 1997:322-324.
397. Grateau G. Clinical and genetic aspects of the hereditary periodic fever syndromes. Rheumatology 2004; 43(4):410-415.
398. Samuels J, Aksentijevich I, Torosyan Y, et al. Familial Mediterranean fever at the millennium. Clinical spectrum, ancient mutations, and a survey of 100 American referrals to the National Institutes of Health. Medicine (Baltimore) 1998; 77(4):268-297.
399. Barakat MH, El-Khawad AO, Gumaa KA, et al. Metaraminol provocative test: a specific diagnostic test for familial Mediterranean fever. Lancet 1983; 1(8378):656-657.
400. Barakat MH, Gumaa KA, Malhas LN, et al. Plasma dopamine beta-hydroxylase: rapid diagnostic test for recurrent hereditary polyserositis. Lancet 1988; 2(8623):1280-1283.
401. Schachter J. Fever in Oncology. In: Isaac B, Kernbaum S, Burke M, eds. Unexplained Fever. Boca Raton: CRC Press, 1991:381-384.
402. Wang C, Armstrong D. Neoplastic Diseases. In: Murray HW, ed. FUO: Fever of Undedermined Origin. Mount Kisco: Futura Publishing Company, Inc., 1983:39-48.
403. Tsavaris N, Ainelis A, Karabelis A, et al. A randomized trial of the effect of three nonsteroid anti-inflammatory agents in ameliorating cancer-induced fever. J Intern Med 1990; 228(5):451-455.
404. Johnson M. Neoplastic fever. Palliat Med 1996; 10(3):217-224.
405. Azeemuddin SK, Vega RA, Kim TH, et al. The effect of naproxen on fever in children with malignancies. Cancer 1987; 59(11):1966-1968.
406. ChangJC, GrossHM. Neoplastic fever responds to the treatment ofan adequatedose of naproxen. J Clin Oncol 1985; 3(4):552-558.

407. Chang JC, Gross HM. Utility of naproxen in the differential diagnosis of fever of undetermined origin in patients with cancer. Am J Med 1984; 76(4):597-602.
408. Dorin RI, Qualls CR, Crapo LM. Diagnosis of adrenal insufficiency. Ann Intern Med 2003; 139(3):194-204.
409. Wynne AG, Gharib H, Sceithauer BW, et al. Hyperthyroidism due to inappropriate secretion of thyrotropin in 10 patients. Am J Med 1992; 92(1):15-24.
410. Caldwell G, Kellett HA, Gow SM, et al. A new strategy for thyroid function testing. Lancet 1985; 1(8438):1117-1119.
411. Stein PP, Black HR. A simplified diagnostic approach to pheochromocytoma. A review of the literature and report of one institution's experience. Medicine (Baltimore) 1991; 70(1):46-66.
412. Lenders JWM, Pacak K, Walther MM, et al. Biochemical diagnosis of pheochromocytoma: which test is best? JAMA 2002; 287(11):1427-1434.

16 Imaging in Fever of Unknown Origin
不明熱の画像診断

Yogi Trivedi, Elizabeth Yung, and Douglas S. Katz
Department of Radiology, Winthrop-University Hospita, Mineola, New York, U.S.A.

INTRODUCTION
はじめに

☐ FUO患者の診断は意欲をかき立てるものである．FUOの原因となる疾患の従来の範囲は，感染症，悪性腫瘍，炎症性疾患，そして原因不明なものであった．よく取れた病歴と身体所見，そして適切な検査がFUOの診断には最重要なものであった．

☐ 最も適切な画像診断検査を一つ，あるいは複数選択することは，臨床医の判断から選ばれるものである．

- ■ FUOの原因精査のために利用できる多くの異なった画像診断法があるが，異なった画像診断法についてよく知ることが重要である．
- ■ FUOとCT，MRI，PETについて記述された文献は限られている．
- ■ これら画像診断法について，その有用性，正確度を比較した前向き研究はほとんどない（例：全身MRI vs PET，または全身CT vs 全身MRI，あるいは他のこれら新しい画像診断と従来からある核医学的画像診断法を比較した論文など）．
- ■ この項では，核医学検査，CT，超音波，MRI，PETなどがFUOの患者の精査にどれだけ有用かを議論する．

【＊1訳注：ラジオアイソトープの製造方法としては，原子炉で製造する方法とサイクロトロンで製造する方法がある．原子炉を使用する方法は，熱中性子照射を利用する．ごく限られた種類のラジオアイソトープ〔化学的性質は同じでも，重さが少しだけ違う原子：元素がある．これらの元素を同位元素（アイソトープ）と呼ぶ．同位元素の中には「活発な状態の原子」から「落ち着いた状態の原子」に変わろうとするときに放射線を出す放射性同位元素（ラジオアイソトープ）というものがある．自然界には，ウラン，ラジウム，ガリウムなど約90種類の元素があり，一方同位元素は原子炉などで人工的に作り出されているものを含めると約2,000種類以上もある．ちなみに放射線を出すアイソトープを含んだ物質を放射性物質，放射線を出す能力を，放射能と呼ぶ．〕を大量に製造するのに適している．

NUCLEAR MEDICINE：TRADITIONAL IMAGING APPROACHES
核医学：伝統的な画像診断
Gallium
ガリウム

□歴史的には67ガリウムクエン酸（以下，^{67}Ga）は初めて炎症を画像化して示したシンチグラフィーである[1]．そして感染，腫瘍，炎症性疾患を検出するために30年間以上，使用されてきた．

□ガリウムはサイクロトロン*1で作られた物質であり，物理的半減期が78時間である．画像化に必要な4つの主要なガンマ線を放出しながら，電子を捕獲しつつ崩壊していく．

□^{67}Gaは鉄の類似物であり，イオン型あるいはトランスフェリンに結合して体内を輸送される．約90％のガリウムクエン酸が血漿に存在する．充血，感染，炎症がおこっている部位では血管透過性が亢進しているため，そこで集積し，放射性ガリウムが蓄積される．^{67}Gaはラクトフェリンにも結合する．ラクトフェリンは炎症，感染症などがある部位で白血球から高濃度で分泌される．更に，感染部位で，細菌によって産生された親鉄剤*2も^{67}Gaの集積と蓄積の助けとなる．それと同様に，ある種の細菌の中に^{67}Gaが直接取り込まれたり，白血球に直接結合する[2,3]．

□約10～25％の^{67}Gaが初めの24時間で腎臓から排泄され，その後，消化管内にも排泄される．残りの放射性医薬品として体内に吸収分布されたものは，肝臓，脾臓，骨皮質，骨髄に集積する **(Fig. 1A)**．

□画像化は，典型的には，185-370 MBq（5-10 mCi）が静注されてから24～72時間後に行われる．^{67}Gaは炎症部位，感染部位，悪性腫瘍のある部位などに広範囲に取り込まれる．そのため感度は高いが，非特異的な放射性医薬品である．

□^{67}Gaは胸部の精査に非常に有用である **(Figs. 1B and C)**．肺に広汎に^{67}Gaが取り込まれるのは，細菌性肺炎，薬剤反応（ブスルファン，シクロフォスファマイド，アミオダロン，ブレオマイシンなどによる），成人呼吸窮迫症候群（ARDS），塵肺（珪肺，石綿肺），Pneumocystis jirovecii肺炎，肺結核などである．

サイクロトロンとは，高周波交流電圧を用いた粒子加速器の一種で，強力な磁場をかけてイオンの軌道を渦巻状にして円形小型化したものである．サイクロトロンを使用したラジオアイソトープ製造方法は，入射粒子としてp（陽子），d（重陽子），アルファ（ヘリウム原子核）等の多くの粒子が利用可能であり，エネルギー範囲とターゲット，その厚さの組み合わせにより，多種多様な核反応が選択可能で，非常に多くの種類のRIを，化学分離により無担体で製造することが容易である．】

【*2訳注：鉄イオンの貯蔵や輸送をする化合物を指す．分子量は小さく，別名「シデロホア」と呼ぶ．微生物が産生するものとして知られている．】

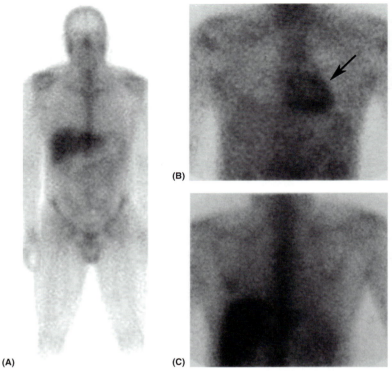

FIGURE 1 **(A)** Normal gallium scan. **(B)** Gallium scan of a 28-year-old male with fever of unknown origin reveals abnormal increased cardiac uptake (black arrow), which **(C)** no longer appears following treatment with nonsteroidal anti-inflammatory medication for aseptic myocarditis.

□ ^{67}Ga は，正常では消化管や泌尿生殖器から分泌されるので，例えば腹腔内膿瘍など，腹部，骨盤などの精査には向かない．腹腔内膿瘍は FUO の感染性の原因として約32％を占めている[4]．

□ ^{67}Ga はまた，膵臓，腎臓，腸間膜，大網，卵巣，脾臓，子宮，小腸，大腸，虫垂などの炎症を検出するのに感度が低い．

【＊3訳注：SPECT とは，体内に注入した RI（放射性同位元素）の分布状況を断層画面で見る検査のことを指す．体内から放出される放射線の分布を画像化する際，検出器の前にコリメーターという器具を置き，体の周りを回転させて断層画面を作成する．】

【＊4訳注：日本の現状として，以下のようなものがある．実際に「放射性医薬品取扱いガイドライン第3版 平成23年6月10日 日本核医学会，日本医学技術学会，日本放射線技師会，日本病院薬剤師会」で，放射性医薬品の取り扱いは，診療にあたる医師，医薬品の調剤・管理を担う薬剤師，そして放射線を管理し人体に対して照射する診療放射線技師の三者が協働して，放射性医薬品の安全管理・安全使用の体制の確保に努めると記載されている．また，「多くの病院では薬剤師が少ないために，放射性医薬品に取り組むことが困難で

- □ FUO の 145 人の患者にガリウムシンチを用いて精査したところ，ガリウムシンチで異常があり診断に役立ったのは 29% であった．ガリウムシンチで異常があったが診断に寄与しなかったのは 49% の症例であった[5]．
- □ ^{67}Ga を用いて迅速に診断することには限界がある．
  - ■ なぜなら，静脈注射してから画像化するまで 24 〜 48 時間を必要とするからである．
  - ■ 更には，線量が高く，解像度に限界があるため，感染症の画像化にはガリウムシンチを頻繁に使用するのは好まれない．
  - ■ 腸洗浄などの前処置，連続した画像化，single-photon emission computed tomography（SPECT）[*3]，そして SPECT と CT の重ね合わせなどの発達によって局在化は向上する[6]．

Labeled Leukocytes
放射線標識白血球

- □ 放射線標識白血球を用いたシンチは FUO の精査のための核医学的画像診断に頻繁に用いられている．
- □ 白血球は感染や炎症がある部位に移動し，特に急性の炎症がある部位に移動する．概して放射線標識白血球はウイルス感染や寄生虫感染には感度が良くない．
- □ 放射線標識白血球はガリウムシンチより偽陽性が少なく，感染症により特異的である．
- □ 標識化する過程には血液を取り扱わなくてはならず，通常その操作に 2 時間を要する．それは地方の薬局[*4]でも集荷と配達のサービスがあれば可能である．あるいは検査室内の現場でも，適切な施設と習熟した技術者がいれば可能である．
- □ FDA が承認した白血球に標識できる放射性医薬品は，^{111}In-oxine[*5]か，^{99m}Tc-hexamethylpropylene amine oxine（^{99m}Tc HMPAO）[*6]である．白血球は標識化する前に，重力沈降と遠心分離によってバフィコートの中の赤血球から分離される[7]．標識化するには，約 50cc の血液が必要で，白血球数は少なくとも 3000 以上が推奨されている．

あったことも確かで，その役割を診療放射線技師に任せてきたのが実態である．［引用文献：ガイドラインに基づく放射性医薬品への積極的取り組みを要請する（放射性医薬品調製ガイドライン講習会への参加要請）一般社団法人 日本病院薬剤師会 会長 堀内龍也 http://www.jshp.jp/2011radio/)」．実際に，「核医学認定薬剤師制度」（日本核医学会）も既に平成 28 年から開始されている．欧米ではそれが普通に実行されているので，原著では，このような記述になったと考えられる.】

【*5 訳注：インジウム 111 で標識されたオキシン.】

【*6 訳注：テクネシウム 99m で標識された HMPAO.】

¹¹¹Indium-Labeled Leukocyte Scan
インジウム 111 で標識化された白血球によるスキャン

□インジウム*⁷111 で標識化された白血球によるスキャンは脂溶性の金属とキレート錯体を含むインジウムオキシンであり，細胞膜に結合して，貫通する．いったん細胞膜の内部に入ると，インジウムとオキシンは分離し，オキシンは自由に細胞外に拡散し，インジウムは核と細胞質の蛋白質に結合する．標識された白血球は正常に生理的に体内で主に脾臓，肝臓内に貯蔵される **(Fig. 2)**．

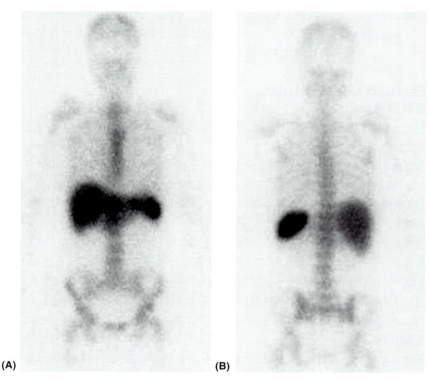

FIGURE 2 Normal ¹¹¹In white blood cell scan; **(A)** anterior view, **(B)** posterior view. Note normal uptake in the liver and spleen.

【＊7 訳注：インジウム：indium は，原子番号 49 の元素．元素記号は In．第 13 族元素の1つ．銀白色の柔らかい金属である．】

【＊8 訳注：1keV とは 1 キロ電子ボルトのことで，放出されるガンマ線量の単位である．】

【＊9 訳注：MBq や uCi は放射能の単位である．Bq はベクレルのこと．Ci(キュリー：curie)は放射能の古い単位．】

【＊10 訳注：映像あるいは画像ができる時の特徴を指す用語．】

【＊11 訳注：放射線が「もの」に当たった時にどのくらいのエネルギーを与えたのかを表す

インジウム 111 は半減期が 67 時間で電子を獲得しながら崩壊しカドミウム 111 になる．ガンマ線放射は 172 と 245 keV[*8]である．標準的な 111 インジウムオキシンで標識された自家移植の白血球注入量は 18.5 MBq（500 uCi）相当である[*9]．この放射線量は少量では，結像特性[*10]に限界がある．

☐この投与量を決定する臓器は，インジウム標識白血球が主に集積する脾臓である（投与 2 時間後の全身スキャンによれば肝への放射能集積と貯留が最も高く，投与量の 50％を占め，次いで腎，脾臓，骨髄の順である．脾臓，胸腺，リンパ節はリンパ器官とよばれる．放射線感受性，すなわち放射線による機能障害の起こりやすさはいずれも高く，被ばくにより顕著な縮小がみられ，免疫機能も低下する．Isotope News　2013 年 4 月号　No.708 及び化学同人ベーシック薬学教科書 12『環境』より引用．そのため，被ばくする脾臓を保護するよう投与する放射線量が規制される．）．脾臓は 200 mGy/18.5 MBq（20 rad/500 uCi）の放射線を受ける．それが，炎症部位などに白血球が走化して全身に分布する総放射線量は 3.7 mGy/18.5 MBq（0.37 rad/500 uCi）である[*11]．

☐放射線の人間への影響を考える場合，受けた放射線の種類，放射線を受けた部位などを考慮する必要があり，グレイという値だけでは健康影響を評価することは困難である．そこで健康影響の評価を簡単に行えるよう，吸収線量（グレイの値）から，ある計算式を使ってシーベルトの値を求めるのである．上記の事を簡単に示すと，以下のようになる．

　　ベクレル（Bq）：放射性物質が放射線を出す能力
　　グレイ（Gy）：放射線が 1 kg の物質に与えるエネルギーの量
　　シーベルト（Sv）：放射線が人体におよぼすダメージを表わす量．

☐標準的には注入後 24 時間で遅延した画像化ができる．早期の画像化は 4 時間でできる．

☐腎や消化管からの排泄がないので，腹部や骨盤の精査も可能であり，その点でガリウムシンチより上回る．

　　■もし，脾膿瘍を疑うならば，ルーチンに脾臓を精査するには限界がある[*12]．そこに，テクネシウム 99m（^{99m}Tc）シンチによる肝脾スキャン（あるいは CT または超音波）を併せて用いるとよい．

単位がグレイである．放射線が「人間」にどのような影響を与えるのかを評価するための単位がシーベルトである．放射線が「もの」に当たると，その持っているエネルギーを「もの」に与える．"グレイ（Gy）"は，「もの」が単位質量あたりに放射線から受けるエネルギー量を示す値であり，吸収線量と呼ばれる．グレイはジュール／キログラム（J/kg）とも表され，1 グレイは物質 1kg あたりに 1 ジュール（エネルギー量を表す単位）のエネルギーを吸収したということを意味している．シーベルトは放射線が「人間」に当たったときにどのような健康影響があるのかを評価するための指標である．】

【＊12 訳注：脾臓の単球は血液中の 10 倍余りに及び，血液より圧倒的に重要な単球の貯蔵庫であるため，脾臓に集積する標識白血球が多いので，脾臓の精査には不向きである．】

□インジウム 111 標識白血球によるスキャンの感度は 45 ～ 95％である．特異度は 69 ～ 86％と報告されている[8～12]．

□インジウム 111 標識白血球によるスキャンは血管グラフト感染に有用で診断に役立つ．特に血液透析のアクセス部分の感染に有用である．

■感度は 90％以上，特異度は 85 ～ 88％と報告されている[13, 14]．

■人工血管グラフト感染に関連した罹患率や死亡率は高く，人工血管グラフト感染は約 2％の症例で発症する．

- ■人工血管グラフト感染を疑う 21 人の患者に，30 回のスキャンを行った研究では 13 人が手術時にグラフト感染があると証明された．そしてその全員がインジウム 111 標識白血球によるスキャンで陽性であった[14] **(Figs. 3, 4)**．
- ■インジウム 111 標識白血球によるスキャンは留置カテーテル敗血症の診断にも有用である **(Figs. 5-7)**．
- ■そして腹部や胸部の感染，例えば膿瘍，膿胸，肺炎などの診断にも役立つ **(Figs. 8-10)**．
- ■FUO を発症する他の感染部位で，この検査により検出できるのは，尿路感染症である **(Fig. 11)**．

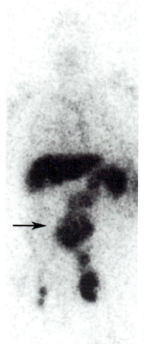

FIGURE 3 ^{111}In white blood cell scan of a 76-year-old man after repair of an abdominal aortic aneurysm, who then developed infection of the aortic graft.

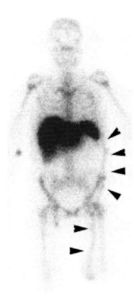

FIGURE 4 ^{111}In-white blood cell scan of a 43-year-old female with an infected left axillary-femoral bypass graft.

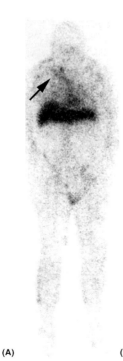
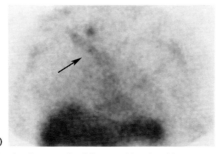

(A)   (B)

FIGURE 5 **(A)** ^{111}In-white blood cell scan of a 63-year-old male with cutaneous T-cell lymphoma with an infected right subclavian catheter (black arrow). Note increased WBC uptake in the subcutaneous tissues associated with lymphoma. **(B)** Anterior view of the chest.

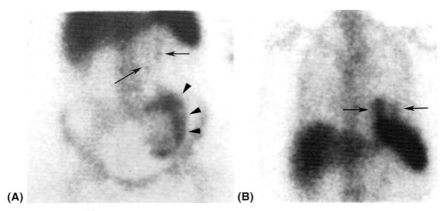

FIGURE 6 (A) [111]In white blood cell scan in a 74-year-old female after automatic implantable cardiac defibrillator battery change (battery in left pelvis) reveals infection of the battery pocket (black arrowheads) and infection along the leads (black arrows). **(B)** Infected pacing pads around the heart are also seen (black arrows).

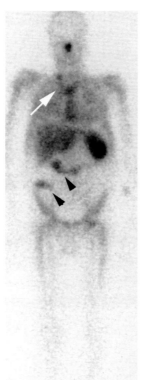

FIGURE 7 ^{111}In-white blood cell scan of an 80-year-old male with end-stage renal disease presenting with fever. Linear uptake in right lower anterior neck (white arrow) due to central venous catheter infection. Curvilinear activity in abdomen (black arrowheads) may be due to normal swallowed leukocytes, enteritis from any etiology (inflammatory, infectious, or ischemic), active gastrointestinal bleeding, or abscess outside of bowel. Ascites is present, separating the liver and spleen from the ribs laterally.

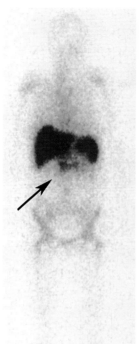

FIGURE 8 ^{111}In-white blood cell scan of a 58-year-old female with a pancreatic abscess (black arrow).

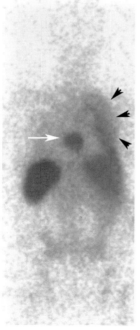

FIGURE 9 Posterior image from ^{111}In-white blood cell scan in an 86 year-old-female with fever demonstrating acute osteomyelitis of T8 and T9 vertebral bodies (white arrow) and right empyema (black arrowheads).

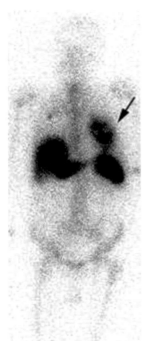

FIGURE 10 [111]Indium-labeled white blood cell scan in a 69-year-old male with leukocytosis demonstrates lingular pneumonia (black arrow).

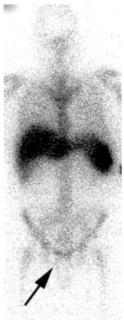

FIGURE 11 A 57-year-old male with fever of unknown origin found to have increased activity in the bladder (black arrow) on an ^{111}In-white blood cell scan, consistent with a urinary tract infection.

^{99m}Tc-Hexamethylpropylene Amine Oxine（^{99m}Tc-HMPAO）

☐ HMPAO は，当初，脳の画像化のために作られた物質である．そして標識白血球と同様に使用されてきた．

☐ ^{99m}Tc HMPAO は脂溶性で白血球細胞膜に貫通する．いったん細胞内に入ると，水溶性になり，細胞内に捉えられる．^{99m}Tc の半減期は約6時間である．

☐ ^{99m}Tc-HMPAO で標識した白血球による画像は，標識した白血球を人体内に再注入した後，早期（約30分後）と遅延（約3時間後）した画像を作成して精査できる．それによって，インジウム111標識白血球によるスキャンよりも早く診断が可能となる．

- ■ Mountford らによると[12]，腹腔内の感染による敗血症の局在化の目的に使用する場合，^{99m}Tc HMPAO により標識された白血球によるスキャンの感度はインジウム111標識白血球によるスキャンによる24時間後の画像と同じくらいであるという．
- ■ 通常，約1110 MBq（30 mCi）の ^{99m}Tc HMPAO が白血球を標識するために使用される．その量はインジウム111で白血球を標識するための放射線量の60倍である．そのために ^{99m}Tc HMPAO ではより良い画像化が可能となる．
- ■ しかし生理的な腸管の活動のため ^{99m}Tc HMPAO の特異度は時間の経過とともに低下する[1]．そして半減期が短いため，24時間後の画像が作成できなくなる．
- ■ 繰り返しになるが，^{99m}Tc HMPAO の欠点は，インジウム111標識白血球によるスキャンと同じく，白血球を標識するために血液を操作しなければならない点である．

In Vivo Leukocyte Labeling
生体内での白血球標識

☐ インジウム111標識白血球やテクネシウム99m標識白血球は試験管内での標識技術である．

☐ そのためには，血液を操作する必要が生じ，それを生体内に再注入する必要がある．そのため感染のリスクが高まり，技術的なエラーが起こる場合もある．

☐ 白血球を生体内で標識するための多くの研究がなされてきた．

- ■ 例えば，抗顆粒球抗体，抗体フラグメント，ペプチドなどを用いて生体内で白血球に標識する研究などがある．
  - ■ NeutroSpecTM（fanolesomab）*[13] はマウスのモノクロナルな抗顆粒球抗体で，生体内で白血球を標識化する．この抗 CD 15 IgM 抗体*[14] は

【*13 訳注：日本では未承認．】

【*14 訳注：fanolesomab の事を指す．CD15，すなわち CD15 抗原は多形核白血球，好酸球，単球の表面に発現している糖鎖である．】

370 〜 740 MBq（10-20 mCi）の 99mTc を運ぶ pertechnetate *15 により容易に標識され，感染部位でヒト多形核白血球が存在する部位に集積する[15]．

- ■ この物質の優位な点は，感染が生じている部位で多形核白血球に高い親和性と特異度で結合する能力である．そのため，画像化が1時間後に可能となり，より早く診断が可能となる．また，肺での取り込みが増す事もなく，脾臓への曝露もより少ない．前述のように脾臓は放射線感受性が高いため，放射線量を制限する臓器であり，fanolesomab では 0.064 mGy/MBq（18 rad/mCi）程度と推定される．この放射線診断薬は FDA によって，5歳以上の患者で虫垂炎かどうか症状や徴候がはっきりしない場合に使用する事を認可された．しかし，その物質は現在アメリカでは入手できない．

■ 別の物質で，マウスの IgG1 class のモノクローナル抗体の断片で，白血球表面上に正常に存在する交差反応性 *16 の抗原 NCA-90 と結合する 99m テクネシウムで標識された抗 NCA-90 FAB fragment（Leukoscan®）*17 が Becker らによって研究された[16]．

- ■ 特に骨髄炎を同定することが目的であった．
- ■ 放射性標識されたモノクローナルな抗顆粒球抗体の取り込みの機序は，標識された顆粒球が，感染がおこっている部位に遊走することで起こる．あるいは，感染が生じている部位では細胞膜の透過性が亢進しているため，非特異的なフリーの抗体の取り込みが生じるからである[16]．Leukoscan はヨーロッパとカナダで使用が認可された．しかし，現時点では，アメリカでは認可されていない *18．

■ 他の物質として，心内膜炎や腹腔内膿瘍を診断するために，99mTc BW 250/183 モノクローナル抗顆粒球抗体と，好中球に存在する非特異的交差反応性の抗原 NCA-95 と結合するマウスのモノクローナル IgG1（Granuloscint）*19 が Meller らによって研究された[17]．

■ しかしながら，それらはアメリカでは認可されなかった．

■ 今後，感染症を迅速に画像化できて，毒性がなく，安全で，特異的で生体内で標識できる放射線診断物質を見つけるために多くの労力を割かねばならない．

【*15 訳注：pertechnetate は過テクネシウム酸塩と訳され，核医学の分野では 99mTc の運搬役として用いられている．】

【*16 訳注：交差反応は，本来，抗体が目的とするタンパク質と類似したタンパク質と反応する事．この場合，交差反応したタンパク質は同じような酵素，ドメイン，構造を持っている，ということが言える．】

【*17 訳注：炎症部位に集積する顆粒球の表面抗原である NCA-90 に結合するモノクローナル抗体の Fab フラグメント sulesomab を有効成分とする放射性診断薬調製キットである．】

Occult Infection
潜在性感染

☐ 1961年に発表されたPetersdorfとBeesonによるFUOの修正版には，発熱が最低でも3週間続く事，38.3℃以上の発熱が繰り返し起こっていることが確認されること，初めの入院あるいは外来における精査でも診断が付かなかったことが項目として挙げられている[18]．

☐ もし，局所的な症状や徴候がなければ，まだ見つかっていない感染が腹部，骨格系，心血管系，胸部に存在する可能性がある．

☐ この状況で，解剖学的な画像診断は感度と特異度が低いことが示された．

☐ FUOで入院している患者の大部分は，過去の内科あるいは外科手術の病歴を持ち，しばしばFUOの原因は潜在性感染であることが多い (**Fig. 12**).

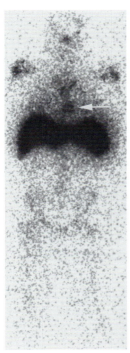

FIGURE 12 ^{111}In-labeled leukocyte scan of 51-year-old diabetic man with a fever and no definite source of sepsis. There is abnormal uptake in the midchest anterior to the heart, consistent with endocarditis (white arrow).

Isotope News 2013年4月号 No.708 より引用.】

【＊18 訳注：日本では未承認.】

【＊19 訳注：炎症部位に集積する顆粒球の表面抗原であるNCA-95（非特異的交差反応性抗原95）に結合するモノクローナル抗体besilesomabを有効成分とする放射性診断薬調製キットである．[99m]Tc標識Granuloscintは顆粒球のin vivo放射性標識試薬として，糖尿病性足病変以外の骨髄炎が疑われる成人の末梢骨組織感染症／炎症病巣の特定に用いられる．日本では未承認．Isotope News 2013年4月号 No.708 より引用.】

□ Peters は古典的な FUO と潜在的感染症を区別することが重要であると記載した．そして適切な画像診断を選択して精査する必要性を主張した[1]．
- ■潜在性感染症の場合，標識白血球によるスキャンを選択する．
- ■古典的 FUO で熱源が分からない場合には，^{67}Ga スキャンのような感度が高く特異度が低い検査が有用である．しかし，^{67}Ga スキャンでは，FUO の原因が腫瘍によるものか，感染症によるものかを区別できず，腹腔内に感染源がある場合には感度が悪い．
- ■しばしば，潜在性感染症や FUO の患者は，熱源を見いだす前に，抗菌薬により治療されている．
    - ■Datz ら[19] によると，抗菌薬により治療を受けた患者ではインジウム 111 標識白血球によるスキャンの感度は 88.7％で，抗菌薬を使用しない場合は 92.1％であると報告した．
    - ■そのことから，抗菌薬による治療は，インジウム 111 標識白血球によるスキャンの感度には有意に影響を与えないことがわかった (**Fig.13**)．同様に，化学療法もインジウム 111 標識白血球によるスキャンにも影響を与えないことがわかった．

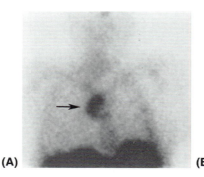
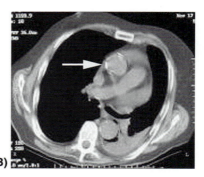

FIGURE 13 (A) An ^{111}In-labeled white blood cell scan demonstrates uptake in the upper chest retrosternally, consistent with a mycotic thoracic aortic aneurysm, in a 77-year-old male with staphylococcus bacteremia and pneumococcal sepsis on antibiotics. **(B)** Computed tomography scan shows the aneurysm (white arrow); however, it does not clearly demonstrate the site of infection.

Osteomyelitis
骨髄炎

□潜在性感染症の中で，頻度が高い原因として骨髄炎がある．そしてしばしば FUO として発症する．骨感染は主に血行性，あるいは骨に隣接した部位の細菌感染からおこってくる．核医学の骨スキャンと MRI は骨髄炎を検出する感度が高い方法である．

□ 3相骨シンチは骨髄炎を診断するための古典的手段である．Flow phase では，血管拡張や充血により血流が増加していることがわかる．Blood-pool phase では，炎症による細胞外液の増加がわかる．そして検査薬の注射後 2〜4 時間後に撮影する delayed image（遅延像）では，反応性に骨のターンオーバーが増加している部位の骨基質に化学吸着がおこっていることが示される．
- ■骨髄炎の診断に対し，3相骨シンチの感度は 95% 以上であり，骨髄炎の発症後から 24 時間以内に陽性となる[20]．しかしながら，骨髄炎を検出に対する特異度は，骨折，骨挫傷，腫瘍，整形外科的金属物，慢性骨髄炎，神経障害性関節症，偽関節などが合併した場合に低下する．
- ■インジウム 111 標識白血球によるスキャンと3相骨シンチを併用すると，特異度が上昇する **(Fig.14)**．標識白血球は，感染がなければ骨のターンオーバーが亢進している部位には集積しない．しかし，正常でも骨髄に白血球は取り込まれるため，そこに3相骨シンチを用いると，正常な骨髄が確認され，感染による二次的な白血球の取り込みと区別することができる．

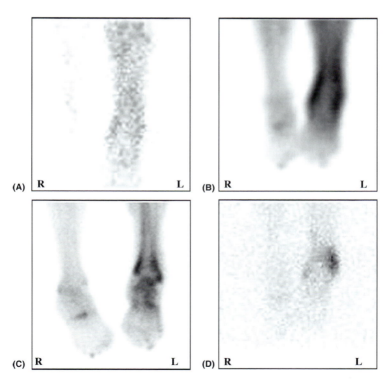

FIGURE 14 A 93-year-old female with osteomyelitis in the left ankle. Three-phase bone scan demonstrates **(A)** increased flow, **(B)** increased soft-tissue uptake in the left lower leg on blood pool image, and **(C)** increased bone uptake in the left lateral malleolus on the delayed image. ^{111}In-labeled WBC scan **(D)** demonstrates increased, labeled leukocyte uptake in the left ankle.

□人工物の感染の精査は非常に困難である．インジウム111標識白血球によるスキャンと3相骨シンチの併用により，感度と特異度は向上した[6]．それら2つのスキャンは，multiple energy acquisition*[20] により同時に行うことができる (**Fig.15**)．

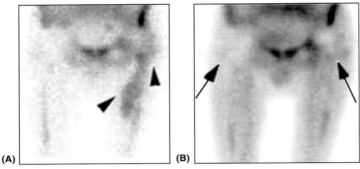

FIGURE 15 85-year-old male with bilateral hip replacements demonstrates **(A)** increased uptake on the ^{111}In-white blood cell scan around the left hip and femur (black arrowheads), which is discordant with the **(B)** normal marrow uptake on the ^{99m}Tc sulfur colloid bone-marrow scan compatible with a prosthesis infection. The photopenic defects in both hips (black arrows) correlate with the bilateral hip prostheses.

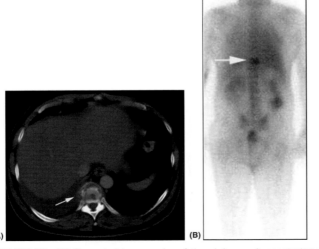

FIGURE 16 **(A)** Computed tomography of the abdomen demonstrates probable osteomyelitis/discitis (white arrow) in a 55-year-old male with back pain involving T9 and T10. **(B)** Posterior view from a gallium scan reveals radiogallium uptake in T9 to T10 (white arrow).

【＊20 訳注：核医学において，画像を作成する場合，放射性同位体によるγ線が体内から放出される時に，それが散乱することが問題になる．また，γ線は各臓器で減弱し，計数値が低下する．散乱すると，画像の輪郭がぼやける．減弱するとγ線を検出できず，画像を作成でき

■標識白血球によるスキャンは脊椎の感染症に対して偽陰性が多く，ガリウムシンチは脊椎の骨髄炎や椎間板炎の診断に，より有用である**(Fig.9 と 16)**.

COMPUTED TOMOGRAPHY, ULTRASOUND, AND MAGNETIC RESONANCE IMAGING
CT，超音波と MRI

☐ CT は，伝統的には不明熱の精査では第一線の診断手段でない．
☐ CT は特に腹腔内，そして，骨盤内の膿瘍の検出で役に立つ**(Fig.17 と 18)**．CT は腫瘍，炎症，または感染症に伴う局所的な組織の放射線減衰の違いを利用して撮影するという点において優位である．CT は適切に用いると，重篤な患者の胸部，腹部，骨盤，その他に体の部位（例；頭部や頚部）の潜在的な疾患を検出するのに役立つ[21]．

- ■ Quinn らの報告によると[22]，FUO の精査に対して腹部 CT が有用であったのは 19% に過ぎないという．
- ■ 同じ Quinn の報告では，FUO の原因精査に胸部 CT も感度がよくなかったという[22]．
- ■ しかし，我々は，胸部，腹部，骨盤のマルチスライス CT は FUO の精査に有用であると信じている．特に幅の薄いのスライスで撮影した CT は感染症に合致した所見について感度が高い（特異度は必ずしも高くなくてもよい）．特に免疫力が低下した患者において，有用性が発揮される．
- ■ CT は，FUO の原因としてはまれであるが，骨髄炎に関しては感度が高くない．
- ■ 残念なことに，FUO の患者はどの部位の CT を撮影すればよいのか示してくれるような，局所徴候に乏しい．そのため，FUO の精査に全身の CT を撮影するとしても，放射線量を減らすことができず，被曝量が多くなる．
- ■ 超音波は FUO の精査に腹部や骨盤の画像診断の第 1 選択として CT の代用になる．しかし，患者を選択しなければならない（例：肥満していない患者が超音波に適している）．しかも放射線を浴びることがない．核医学的検査と比較して，腹部や骨盤の異常な液体貯留を迅速に検出できる．ただし，熟練者が検査を行わなければならない．

☐ 興味深いことに，FUO の原因としての深部静脈血栓症は 2～6% しか報告がない[6]．

ない．このうち，γ線の散乱を補正する方法の一つが，multiple energy acquisition である．そして，multiple energy というのは，複数の放射性同位体を使ってシンチを行うという意味である．詳細な記述は本書の目的の範囲を超えるが，そのように理解して頂きたい．】

■ そして静脈の複式超音波検査*²¹ がその場合に有用であるとわかった[23]．
■ しかしながら，明かに局所にフォーカスをあてて実施しないと，下肢の超音波はFUOの画像診断の第1選択の画像診断とは言えない．
□超音波，CT，インジウム111標識白血球によるスキャンの併用はFUOの原因診断に特に有用である．

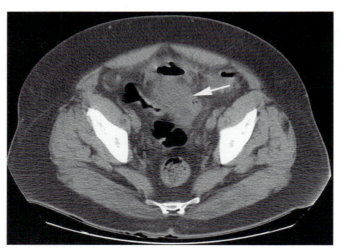

FIGURE 17 A 39-year-old male with fever of unknown origin. Computed tomography reveals a pelvic abscess (white arrow).

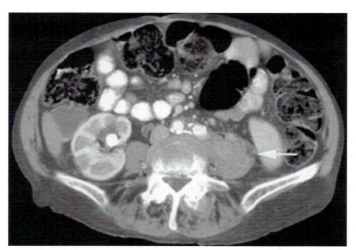

FIGURE 18 A 75-year-old woman presents with occult fever. Computed tomography scan demonstrates a heterogeneous collection in the left psoas, representing an abscess (white arrow).

【＊21 訳注：グレースケール（2次元）画像とドプラ技術とを組み合わせた超音波検査である．】
【＊22 訳注：呼吸を止めて，T2強調画像を撮影したり，三次元高速傾斜再呼出しエコー

- CT，超音波とインジウム111標識白血球によるスキャンの有用性を比較すると，腹部，骨盤内の膿瘍の検出において，患者が重症ではなく，局所徴候がない場合には，インジウム111標識白血球によるスキャンを最初に実施すべきである[25]．我々の知る限り，そのような患者群を前向きに研究した論文は最近見当たらない．
- それゆえ，現時点では，FUO患者で局所徴候がない場合には，最初に全身の核医学的検査を実施して，その後，必要であれば，疑わしい病変の部分にCTでフォーカスを当てて精査し，FUOの潜在的原因を調べるべきである．

☐ FUOの精査におけるMRIの役割は明確ではない．我々の知る限りでは，その目的におけるMRIの感度と特異度を示した研究は限られたものしかない．
- FUOの潜在的原因として中枢神経系の原因が疑われれば，MRIを選択する．脳や脊髄の腫瘍の精査には，すばらしい画像診断である．
- 骨髄炎を検索するためにも有効な手段であることが証明されており **(Fig. 19)**，また，はじめに述べたように，核医学的検査で検出された骨髄炎を疑わせる解剖学的異常のある部位の精査にも有用である．MRIにおける骨髄炎の所見は，T1強調画像で低信号であり，T2強調画像では高信号となる．FUOの患者の精査のために，全身MRI検査*[22]は我々の知る限り，現時点で調べた論文はない．

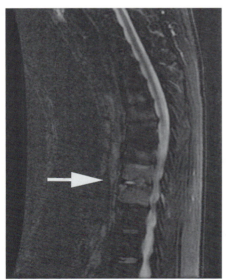

FIGURE 19 Sagittal T2-weighted magnetic resonance imaging of the thoracic spine in a 55-year-old male demonstrates osteomyelitis/discitis involving the T9 and T10 vertebral bodies (white arrow).

（撮像時間の短縮化を図り，データの収集方法，画像再構成方法を改良して撮像後の処理を高速化し，傾斜磁場の動作特性が悪いMRI装置でも高速撮像を可能にするデータの形成方法）をしたり，エコープラナー法（超高速MRIのひとつ．）をすること．】

¹⁸[F]2'-DEOXY-2-FLURO-D-GLUCOSE POSITRON EMISSION TOMOGRAPHY (以下，FDG-PET)

□ FDG-PET は，感染症の画像診断に有用であることがわかってきている．

□ FDG は陽電子放出核であり，炎症のある部位だけでなく，悪性腫瘍のある部位にも蓄積する．現在の PET スキャンでは，空間分解能が改善され，⁶⁷Ga シンチより有用である．

□ Meller らは，⁶⁷Ga シンチと FDG を FUO 患者 18 人に対して原因精査目的で前向き研究を実施した[26]．

■ FDG 画像は，双頭の同時撮影のカメラ（double-head coincidence camera）を用いた場合，感度 84%，特異度 86% であった．

■ ⁶⁷Ga SPECT では，感度 67%，特異度 78% であった．

■ 陽性適中率と陰性適中率は，FDG ではおのおの 90% と 75% であった[28]．

□ Zhang らは FUO の 35 人の患者について研究した[27]．

■ 彼らの研究によると，FDG-PET の陽性適中率は 87%，陰性適中率は非常に高く 95% であった．

□ Blockmans らは 40 人の FUO 患者において FDG-PET とガリウムシンチを比較した[28]．それによると，ガリウムが取り込まれた異常な部分は，全例 PET でも検出できた．FDG-PET 画像の高い感度と特異度から考えて，PET を用いて得られたデータと，CT の解剖学的データを融合した，新たな PET-CT スキャンは FUO の精査においてより正確で有用なものとなるのではないかと推測している．

CONCLUSION
結論

□ FUO の診断は徹底した病歴と身体所見を取ることから始めなければならない．その後，正確な順番で，ルーチンの非侵襲的な血液検査を診断の手がかりをもとにして，行っていく[8, 29, 30]．

□ 全身の標的白血球を用いたスキャンは，潜在的感染症の精査に有用な第一線の検査である．

■ もし，筋骨格系や心臓に感染源があると疑われる場合は，ガリウムシンチが有用であると証明されている．ガリウムシンチの感度，特異度，有用性は，泌尿生殖器や消化管から生理的に放射性追跡子であるガリウムが排泄されることによって，時間とともに低下してくる．そのため，更に遅延した画像診断を追加したり，確定診断のための解釈が遅くなったりする．

■既に悪性腫瘍があるとわかっている場合のFUOの精査では,発熱はしばしば腫瘍や化学療法が原因のことが多い.
■標的白血球は感染症において特異的である.そのため,それらの患者ではガリウムシンチよりも好ましい.

□検査によって浴びる放射線線量,血液を操作することをなくすこと,タイムリーで明確な解釈,より改善された感度・特異度・正確さなどに対処しながら感染症に対する新しい画像診断の開発が必要である.

訳者によるCase Report (名古屋第二赤十字病院副院長 野口善令氏の好意による症例提供)

　今までの記述を読まれて,一般市中病院でシンチはほとんど使用されず,CT・MRIに偏重している日本の現状とかなり異なるという印象を持たれていると想像する.そして,シンチをするなら高価なPETという風潮になっている.しかし,欧米では今でもサルコイドーシスを疑う場合は^{67}Gaシンチが使用されている.今回,名古屋第二赤十字病院　副院長の野口善令氏が経験された,^{67}Gaシンチが確定診断に役立った症例をご提供頂いたので,提示する.

症例:73歳　男性
主訴:全身倦怠感,体重減少,足がつる
現病歴:(9/x) 今年の4月くらいから食欲が低下してきて,あまり食べなくなった.やせようという気持ちはなく,ダイエットするつもりは全く無い.6ヶ月で61kg→55kgに減少した.水分摂取は問題なし.朝4時頃になると足が攣る.
身体所見:バイタルサイン BP:151/80, HR:69/min, RR:16/min, SpO^2:98% (ambient air), BT:36.8℃ その他特記すべき異常なし.
血液検査:Ca 14.1 mg/dL, Alb 4.21 g/dL, ACE 33.7 と高カルシウム血症と高ACE血症
認めた以外は異常なし.

初診時胸部単純レントゲン

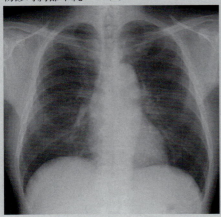

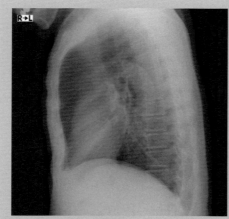
明らかな異常なし

胸部 CT

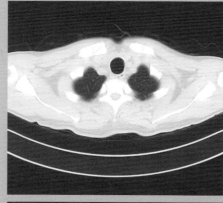

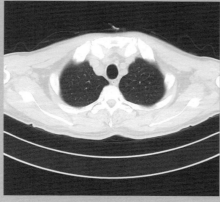

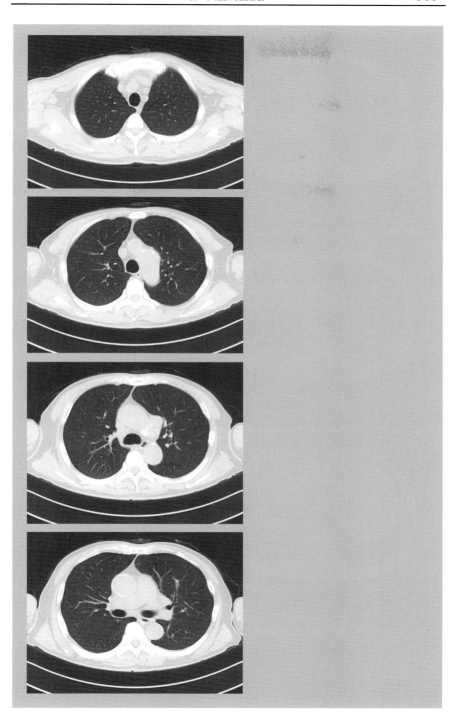

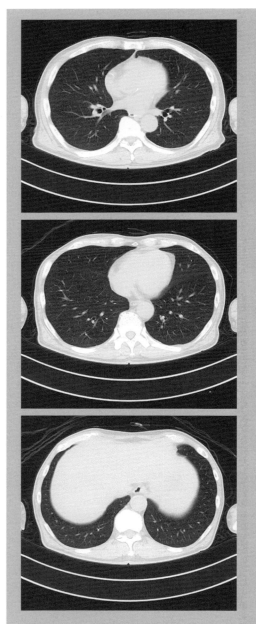

以上のように，両肺に粒状病変，小結節が散見される以外は異常がなかった．

そこで，高カルシウム血症と肺野病変からサルコイドーシスの診断を疑い，ガリウムシンチを実施した．

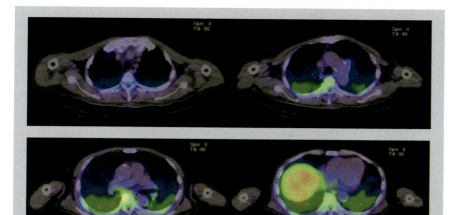

所見：両肺背側への集積亢進あり．肺門・縦隔部集積はそれほど亢進ない（上記と同程度）．
　　　対側に比して右腎（萎縮している）への集積がやや目立つ．肝・骨・腸管・涙腺・唾液腺・鼻咽腔等への生理的な集積を認める．

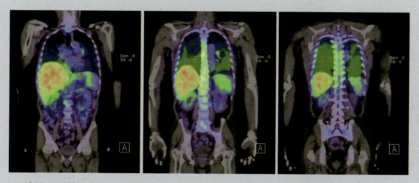

所見：両肺背側への集積亢進あり．肺門・縦隔部集積はそれほど亢進ない（上記と同程度）．

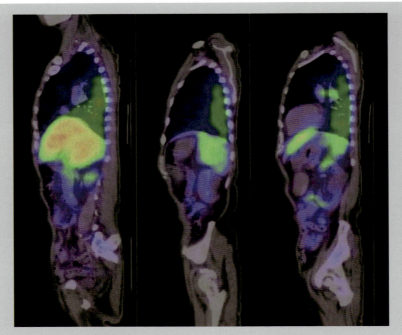

所見:両肺背側への集積亢進あり,肺門・縦隔部集積はそれほど亢進ない(上記と同程度).

上記ガリウムシンチのおかげで,BALを施行する部位を決定できて,BALとTBLBを実施した.

BAL 所見
気管支内腔は可視範囲内で特記所見は認めず.左上下幹分岐部の気管支粘膜の血管は軽度拡張を認めた.
BAL
84/150ml,透明微混濁液 右B4b
TBLB
右B8a(3個),右B9a(2個),右B4a(2個),右B8a(2個)
合併症なく終了

TBLB 所見:Epithelioid granuloma
Sarcoidosis と矛盾しない.

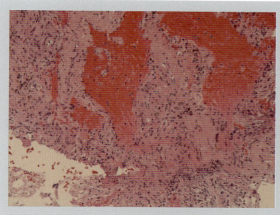

類上皮肉芽腫の形成，多数の多核巨細胞を認める
乾酪壊死を認めない．
Ziehl-Neelsen 染色では抗酸菌を認めない．
d-PAS, Grocott 染色を行ったが真菌は指摘できず．

BAL・TBLB 所見の総括
- 気管支鏡検査結果
  - BAL: リンパ球分画 90% CD4/8=89.1/8.7 上昇（＞3.5）
    - 一般細菌培養陰性，抗酸菌塗抹陰性・結核菌 PCR 陰性
  - TBLB: 多核巨細胞を伴う非乾酪性類上皮肉芽腫
    - 悪性所見なし，Ziehl-Neelsen 染色にて抗酸菌を認めない．
    - dPAS 染や Grocott 染色にて真菌菌体を認めない．
- 気管支鏡所見としてはサルコイドーシスとして矛盾しない所見と思われる．
  - 抗酸菌培養結果の確認は要する（→後に陰性と判明）

肝生検も実施した．

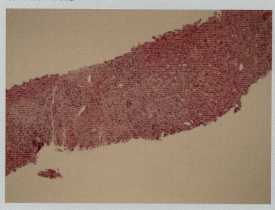

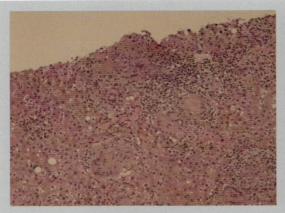

小葉内を主体に多核巨細胞を伴う類上皮肉芽腫が多数認められる．
乾酪壊死は認めない．Ziehl-Neelsen 染色では抗酸菌を認めない．
d-PAS，Grocott 染色を行ったが真菌は指摘できず．

日本サルコイドーシス／肉芽腫性疾患学会「サルコイドーシスの診断基準と診断の手引き-2015

【組織診断群】
全身のいずれかの臓器で壊死を伴わない類上皮細胞肉芽腫が陽性であり，かつ，認知の原因の肉芽腫および局所サルコイド反応を除外できているもの．ただし，特徴的な検査所見および全身の臓器病変を十分検討することが必要である．

【臨床診断群】
類上皮細胞肉芽腫病変は証明されていないが，呼吸器，眼，心臓の3臓器中の2臓器以上において本症を強く示唆する臨床所見を認め，かつ，特徴的検査所見の5項目中2項目以上が陽性のもの．

特徴的な検査所見
1）両側肺門リンパ節腫脹
2）血清アンジオテンシン変換酵素（ACE）活性高値または血清リゾチーム値高値
3）血清可溶性インターロイキン-2 受容体（sIL-2R）高値
4）Gallium-67 citrate シンチグラムまたは fluorine-18 FDG-PET における著明な集積所見
5）気管支肺胞洗浄検査でリンパ球比率上昇，CD4/CD8 比が 3.5 を超える上昇

特徴的な検査所見5項目中2項目以上陽性の場合に陽性とする．

青字の部分が上記診断基準に該当し，本症例は，肺サルコイドーシス，肝サルコイドーシスと診断した．

　以上のように，ガリウムシンチが CT で分からなかった病変の分布を示唆してくれたため，効率よく，気管支鏡検査による BAL・TBLB から確定診断に至っている．サルコイドーシスの診断には，PET もそうであるが，ガリウムシンチも有用であると言える．（参考文献：Comparison of 18F-FDG and 67Ga-citrate in sarcoidosis imaging. Prager E, et al Nuklearmedizin. 2008;47(1):18-23.）

REFERENCES

1. Peters AM. The use of nuclear medicine in infections. Br J Radiol 1998; 71 (843):252-261.
2. Tsan M. Mechanism of gallium-67 accumulation in inflammatory lesions. J Nucl Med 1985; 26(1):88-92.
3. Becker W, Meller J. The role of nuclear medicine in infection and inflammation. Lancet Infect Dis 2001; 1:326-333.
4. Woolery WA, Franco FR. Fever of unknown origin: keys to determining the etiology in older patients. Geriatrics 2004; 59(10):41-45.
5. Knockaert DC, Mortelmans LA, De Roo MC, Bobbaers HJ. Clinical value of gallium-67 scintigraphy in evaluation of fever of unknown origin. Clin Infect Dis 1994; 18:601-605.
6. Yung E, Dey HM. Use of nuclear medicine techniques in the diagnosis and evaluation of sepsis. In: Fein AM, Abraham EM, Balk RA, et al., eds. Sepsis and Multiorgan Failure. Baltimore: Williams and Wilkins, 1997:355-372.
7. Thankur ML, Lavender JP, Arnot RN, Silverster DJ, Segal AW. Indium-111 labeled autologous leukocytes in man. J Nucl Med 1977; 18:1012-1019.
8. Mourad O, Palda V, Detsky AS. A comprehensive evidence-based approach to fever of unknown origin. Arch Intern Med 2003; 163:545-551.
9. Davies SG, Garvie NW. The role of indium-labeled leukocyte imaging in pyrexia of unknown origin. Br J Radiol 1990; 63:850-854.
10. de Kleijn E, Vandenbroucke JP, van der Meer JWM. Fever of unknown origin (FUO): I. A prospective multicenter study of 167 patients with FUO, using fixed epidemiologic entry criteria. Medicine 1997; 76(6):392-400.
11. Schmidt KG, Rasmussen JW, Sorensen PG, Wedebye IM. Indium-111-granulocyte scintigraphy inthe evaluation of patientswith feverofundetermined origin. Scand J Infect Dis 1987; 19:339-345.
12. Mountford PJ, Kettle AG, O'Doherty MJ, Coakley AJ. Comparison of technetium-99mHMPAO leukocytes with indium-111-oxine leukocytes for localizing intraabdominal sepsis. J Nucl Med 1990; 31:311-315.
13. Palestro CJ, Vega A, Kim CK, Vallabhajosula S, Goldsmith SJ. Indium-111-labeled leukocyte scintigraphy in hemodialysis access-site infection. J Nucl Med 1990; 31:319-324.
14. Williamson MR, Boyd CM, Read RC, et al. 111in-labeled leukocytes in the detection of prosthetic vascular graft infections. Am J Roentgenol 1986; 147:173-176.
15. Hotze AL, Briele B, Overbeck B, et al. Technetium-99m-labeled anti-granulocyte antibodies in suspected bone infections. J Nucl Med 1992; 33:526-531.
16. Becker W, Bair J, Behr T, Repp R, et al. Detection of soft tissue infections and osteomyelitis using a technetium-99m-labeled anti-granulocyte monoclonal antibody fragment. J Nucl Med 1994; 35(9):1436-1443.
17. Meller J, Ivancevic V, Conrad M, et al. Clinical value of immunoscintigraphy in patients with fever of unknown origin. J Nucl Med 1998; 39(7):1248-1253.
18. Petersdorf RG, Beeson PB. Fever of unexplained origin: report on 100 cases. Medicine 1961; 40:1-30.
19. Datz FL, Thorne DA. Effect of antibiotic therapy on the sensitivity of indium-111-labeled leukocyte scans. J Nucl Med 1986; 27:1849-1853.

20. Thrall JH, Ziessman HA. Nuclear Medicine. The Requisites. St. Louis: Mosby, 1995: 166-167.
21. Mirvis S, Tobin KD, Kostrubiak I, Belzberg H. Thoracic CT in detecting occult disease in critically ill patients. Am J Roentgenol 1987; 148:685-689.
22. Quinn MJ, Sheedy PF, Stephens DH, Hattery RR. Computed tomography of the abdomen in evaluation of patients with fever of unknown origin. Radiology 1980; 136:407-411.
23. Abu Rahma AF, Saiedy S, Robinson PA, Boland JP, Cottrell DJ IV, Stuart C. Role of venous duplex imaging of the lower extremities in patients with fever of unknown origin. Surgery 1997; 121:366-371.
24. Tudor GR, Finlay DB, Belton I. The value of indium-111-labelled leukocyte imaging and ultrasonography in the investigation of pyrexia of unknown origin. Br J Radiol 1997; 70(837):918-922.
25. Knochel JQ, Koehler PR, Lee TG, Welch DM. Diagnosis of abdominal abscesses with computed tomography, ultrasound, and In-111 leukocyte scans. Radiology 1980; 137:425-432.
26. Meller J, Altenvoerde G, Munzel U, et al. Fever of unknown origin: prospective comparison of [18F]FDG imaging with a double-head coincidence camera and gallium-67 citrate SPECT. Eur J Nucl Med 2000;27(11):1617-1625.
27. Zhang H, Yu JQ, Alavi A. Applications of fluorodeoxyglucose-PET imaging in the detection of infection and inflammation and other benign disorders. Radiol Clin North Am 2005; 43:121-134.
28. Blockmans D, Knockaert D, Maes A, et al. Clinical value of [18F]fluoro-deoxyglucose positron emission tomography for patients with fever of unknown origin. Clin Infect Dis 2001; 32:191-196.
29. Woolery WA, Franco FR. Fever of unknown origin: keys to determining the etiology in older patients. Geriatrics 2004; 59(10):41-45.
30. Roth AR, Basello GM. Approach to the adult patient with fever of unknown origin. Am Fam Physician 2003; 68:2223-2228.

Section Ⅲ：Therapy
第Ⅳ部：治療

17 Empiric Therapy in Fever of Unknown Origin: A Cautionary Note
FUOの経験的治療：覚書

Lucinda M. Elko and Charles S. Bryan
Department of Medicine, University of South Carolina, School of Medicine, Columbia, South Carolina, U.S.A.

Better a doubtful remedy than none at all.
—Celsus (25 B.C.–A.D. 50)

治ったところが何もないより，疑わしくとも治ったところが何かあったほうがまだましである．

Throw out opium ...a few specifics ...wine ...and the vapors which produce the miracle of anesthesia, and I firmly believe that if the whole material medica, as now used, could be sunk to the bottom of the sea, it would be all the better for mankind—and all the worse for the fishes.
—Oliver Wendell Holmes (1809-1894)

アヘン，特効薬，ワイン，奇跡的な麻酔をおこしてくれる蒸気を投げ捨てよう．そして，現在使われている医薬品を海の底に沈めてしまえば，人類のためにはそれだけ良いことになることを私は確信する，魚たちにとっては悪いことになるだろうが．
Oliver Wendell Holmes (1809-1894)

☐ 不明熱（FUO）は"医学で最も大切な3つの原則は，診断，診断，診断である"という明言の非常に良い例を示してくれている．

☐ FUOにおいて，もしFUOが3週間以上続く遷延した発熱を意味するならば[1]，経験的治療はほとんど役割がない．

☐ Cunhaが1996年に経験的治療を4つの状況に限って推奨した：培養陰性の心内膜炎，側頭動脈炎が推測される場合の低用量のステロイド投与，高齢者で粟粒結核が疑われる場合の抗結核薬，naproxen（Naprosyn）を腫瘍熱が疑われる場合に投与すること[2]．

☐ 我々の目的は経験的治療と，その一握りの適応について再度検証することである．この項では，様々な専門家によるFUOの患者の中の特定の一部に患者に対する経験的治療についての議論が展開されている．

☐ FUOの原因については，様々なところで広く議論されている．
  ■ FUOの原因として，過去の論文や，発展途上国では感染症が最も主要なものである．

- しかし最近の研究では，決して必ずしもそうではなくなっている．感染症は，現在，FUOの原因として，発展途上国では概して30％くらいを占めており，最も頻度が高いのは腹腔内膿瘍（10％），結核症（5％），そして心内膜炎である[3]．
- 最近調査されたところでは，診断されていない症例は1961年にPetersdorfとBeesonが報告した7％をより少ないと報告されている[4]*1．それは，おそらく，新たな画像診断，培養技術，血清学的方法が以前には見つけられなかったものを診断できるようにしているからであると思われる．
- 2つの論文で，診断の付かなかったFUO患者を長期間経過観察したところ，大部分の症例で治療なしで自然に解熱している．そして，ごくまれに，重篤な疾患の診断が付けられている．

PRINCIPLES
原則

□臨床医は常に3つの問題と取り組んでいる：(ⅰ)患者は何を病んでいるのか？(ⅱ)患者のために何を自分ができるのか？(ⅲ)結果はどうか？経験的治療は，当然ながらこれら3項目のうち，一番目の疑問点で妥協してしまっている．

□最近の論文ではFUOの患者で広範囲にわたって精査をしたけれども原因が全く説明できなかった患者を長期間経過観察すると，概して予後は良好であるという[5,6]．

- Knockaertらは1996年に，FUOの患者の10～25％が原因となる疾患を同定できなかったと報告している．そのうちの61症例を1か月間から10年間（平均5.8年間）経過観察したところ，FUOによる死亡率はたった3.2％しかなかったという[6]．その61症例のうち，31症例が初めの入院の途中や退院後数週間以内で症状が消失していた．1人の患者が初めの精査の後2か月間腰椎穿刺を繰り返し，結核性髄膜炎と診断されている．FUOのよくある原因であるとみなされた単一疾患はなかった．
- 別の論文で，KnockaertらがPetersdorfとBeesonの古典的定義に合致するFUO患者で，発熱がない期間が少なくとも2週間あり，変動するパターンの患者のエピソードについて記載している．これらの患者達は発熱が治まると，広範囲にわたる精査を受けることにあまり熱心ではなかったという．持続的FUOと比較すると，再発性FUOをおこす感染症や全身性疾患の可能性は

【*1訳注：原著ではmuch higher，すなわち，7％よりもっと多いと印刷されてあるが，上記文脈と矛盾しており，lowerの誤植と判断し，そのように訳した．】

低いと考えられた．その再発性の FUO の患者の中で診断された感染症の原因は前立腺炎，乳腺炎，侵入経路が不明の proteus 菌による敗血症，トキソプラズマ症があった[5]．

□ FUO に対する経験的治療の基準には，原因に関する熟慮された仮説があり，試験的治療の評価項目があること，患者に経過観察よりも治療することが優先される理由が説明されていること，薬を使用することのマイナスの側面について患者の同意を得ていること（それには薬剤の副作用，正確な診断ができなくなる可能性があること，事後に間違った診断が下される可能性があることなどを含む）などが含まれている．

■ この最後のポイント，すなわち誤診について強調しなければならない．我々のうちの一人が，プライマリケア医に対する感染症の教科書を準備している途中で 600 人のアメリカ感染症学会〔the Infectious Diseases Society of America (IDSA)〕の会員に誤診が最もおこりやすい疾患について質問した．その調査用紙には 23 個の病名がリストアップされ，それにチェックを入れる形式で行われた．その中には，プライマリケアの立場で誤診すると死亡，後遺症，訴訟につながる疾患が含まれている **(Table 1)** [7]．

TABLE 1 Frequency of Diseases in Which Mistakes Made by Primary Care Physicians Resulted in Serious Consequences[a]

Condition	No. (%) of positive responses	Condition	No. (%) of positive responses
Necrotizing soft tissue infection	112 (64)	Brain abscess	58 (33)
Spinal epidural abscess	96 (55)	Toxic shock syndrome	58 (33)
Sepsis syndrome	95 (54)	Asplenia (failure to vaccinate)	57 (33)
Endocarditis	94 (54)	Rocky Mountain spotted fever	54 (31)
Meningococcal disease	89 (51)	Travel-related problems	54 (31)
Tuberculosis	84 (48)	Acute epiglottitis	35 (20)
Herpes simplex encephalitis	82 (47)	Pelvic inflammatory disease	32 (18)
Antibiotic toxicity	82 (47)	Clostridial syndrome	31 (18)
Pneumonia	80 (46)	Hemophilus influenzae meningitis	29 (17)
Pneumococcal meningitis	80 (46)	Sphenoid sinusitis	22 (13)
Intra-abdominal sepsis	59 (34)	Cavernous sinus thrombosis	21 (12)
AIDS-related problem	58 (33)	Miscellaneous	32 (18)

[a] From a survey sent to 600 fellows of the Infectious Diseases Society of America. The survey instrument listed 23 diagnoses (shown here) and asked the recipients to checkmark those diagnoses in which, in their experience, mistakes made by a physician acting in a primary care capacity had led to death, disability, or litigation. The rate of the response to the survey was 30%. These data do not indicate the actual incidence of mistakes made by primary care (which, some data indicate, is relatively low). Rather, they indicate pitfalls in diagnosis and disease management as seen from the perspective of infectious disease specialists, who are usually consulted on especially difficult cases.
Source: From Ref. 7.

- 我々は，感染症の専門医がそのような誤診をしたことについての同様の調査が無いこと，FUO の診断と治療の途中でそのような誤診をしたことについての系統的な研究が無いことについてあらかじめ知っていた．
- MEDLINE で"不明熱"と"経験的治療"の両方で 1966 年から 2004 年までの論文について調べたところ，系統的研究や，それらについてのレビューは一つも見つけられなかった．
- その事から，我々は，多くの，おそらくは大部分の経験を積んだ感染症コンサルタントには，コンサルトを受けた何年間もの期間に，それぞれ異なった経験的治療をしなければならなかった症例があるのではないかと推測した．

Case Report
症例報告

□ 1975 年に高齢の引退した歯科医が，遷延する発熱の精査のために我々の中の一人（Bryan）を受診した．身体所見では，収縮期雑音以外には明らかな異常がなかった．診断がつかないまま，2 か月間経過観察していたが，発熱は続いていた．その間，いろいろな検査がなされ，肝生検や骨髄生検などもされていた．彼の発熱は粟粒結核に対する経験的治療に反応するように見えた．しかし再発した．その後，彼の治療は培養陰性の心内膜炎に対する経験的治療に反応しているように見えた．それでも発熱は再発した．試験的回復の結果，ホジキン病と判明した．

- どのような種類の経験的治療も，自分の判断に疑問がつきまとうものである．どの症候群が患者の最も可能性の高い診断に近かったか？何が一番考えやすい原因であったか？患者の状態は病的状態であり，死亡率が高いと予測されたのであろうか？これらの疑問に対する答えが経験的治療をするのか，あるいは経過観察をしながら治療をしないでおくかを決定する判断の土台を形成する．
- もし治療を選択したならばその治療に対して反応があるかどうかを何度か診察して観察しなければならない．もし急性の感染症の疾患であれば，結核を想定しているのでなければ，3 日間経てば，治療に反応しているかどうか十分わかる．ほとんどの状況で，もし治療に反応するものであれば 3 日間治療すれば治療に反応を示してくる．私たちの知る限り，FUO をおこしている状態に対して，適切な試験的治療をするためのふさわしい系統的なデータは，たとえあったとしても少ない．

SPECIFIC CONDITIONS SOMETIMES CALLING FOR EMPIRIC THERAPY OF FUO
不明熱に対する経験的治療が必要な特異的な状況

Culture-Negative Endocarditis
培養陰性の心内膜炎

□ 1996年，Cunhaは，培養陰性の心内膜炎以外には不明熱に対する経験的抗菌薬治療は必要ないと述べた[2]．

□ 何年か経ち，感染性心内膜炎の2.5～31%の症例は，いろいろな研究で培養が陰性となるとわかってきた．

□ 最近の研究では，厳格な診断基準を満たしている心内膜炎の症例の5%が培養陰性であると報告されている．これらの患者に対する最適な治療は，注射による薬物使用乱用者を除いて，未だに議論の的である．しかしながら，腸球菌，発育が難しいグラム陰性桿菌のHaemophilus, Actinobacillus, Cardiobacterium, Eikenella, Kingella種（HACEKグループ）と nutrient variant streptococci[*2]をカバーする抗菌薬の選択をしなければならないという一般的な合意が存在する．

- ■ もっともよく推奨されているのは，ペニシリンあるいはアンピシリンに，ゲンタマイシンあるいはストレプトマイシンを併用して，さらにその2剤に加えてセフトリアキソンを使用する3剤併用である[8,9]．

□ 臨床医は，注意深く，疾患の重篤さ，およびこれら特異的な病原体と薬物副作用と重複感染のバランスをとって診療しなければならない[2]．

- ■ この極めて重要な決断をするために，臨床医はBronquiとRaoultによるまれで，発育しにくい菌による心内膜炎に関する洞察力のあるレビューを読んで勉強しなければならない[10]．
- ■ PCR法は，これらの症例のうち，特に外科手術をしなければならないような症例において見込みがある検査である[11,12]．
- ■ 興味深いことに，培養陰性の心内膜炎の診断を受けた52人の患者において，初めの1週間以内に解熱した92%の患者は生存し，7日間以上発熱が遷延した患者では，たったの50%しか生存できなかった[8]．

Culture-Negative Pulmonary Tuberculosis and Cryptic Disseminated Tuberculosis
培養陰性の肺結核と粟粒結核

【*2訳注：栄養要求性レンサ球菌ともいう．栄養要求性が通常の viridans streptococci とは異なる菌である．口腔などの常在菌であり，特殊な栄養要求性を示し，他菌種の周囲に衛星現象として発育する．NVSには Abiotrophia defectiva, Granulicatella adiacens,

□最近のCDCのガイドラインでは検査が陰性であった結核の疑いがある患者に，いつ抗結核薬を使い始めるかを明らかにしている[13]．

□さらに新しいCDCの推奨では，結核の疑いが強い患者には抗酸菌染色や培養の結果が出る前に結核に対する多剤併用療法を始めるように勧めている．

□新たな肺結核患者の17%が培養陰性である[14]．臨床的およびレントゲン学的に抗結核薬に対する治療に反応して改善が見られることで結核の診断が示唆される[13]．

□もし臨床的に結核の疑いや疾患の重篤度が低ければ，2つの方法が有効である．1つは標準的抗結核薬の4剤併用療法，もう1つは治療しないで培養の最終結果が出るまで経過観察をするというものである．ただし培養の結果が出るには通常2か月かかる[13]．

□粟粒結核はアメリカではあまり見られないが状況によっては考えておかなければならない．

■それは高齢者で発熱はないが体が消耗している疾患の症例[15]，HIVまたはエイズの症例，ステロイド，メソトレキセート，infliximab[16]で治療中の関節リウマチの症例，固形臓器の移植を受けた症例[17]，である．

□新しいCDCのガイドラインでは，粟粒性結核の疑いがある患者に対して，いつ治療を始めるかについては全く述べられていない．またこれについての研究も存在しない．

□Knockaertは，遷延する発熱と結核は無関係であると証明している．

■しかし彼らの研究の結果はベルギーで行われたものであり，アメリカ人に直接当てはめられないという問題がある．

□Cunhaは，粟粒結核の疑いがある高齢者に対して経験的治療をすることを好む[2]．そしてこのことは他のハイリスクの重症の人々に対しても適用されている．

■特にリファンピシンが使用された場合には，その副作用や薬物相互作用を考慮に入れなければならない．

■この状況で適切な治療期間については今なお不明である．しかしながら，個々の病変に存在する桿菌の集団の数は，空洞を伴う肺結核よりも少ないと思われるので，だいたい2か月で明らかに治療に対する反応が出てくる．ただし，粟粒結核の病変が通常より広範囲で，多剤耐性結核菌でないという条件下での話である．

Granulicatella elegans, Granulicatella balaenopteraeの4菌種が含まれる．血液培養で検出された後のサブカルチャーではグラム染色多染性であり，羊血液天培地に生えないが，チョコレート寒天培地に生えるので注意が必要である．】

Temporal Arteritis (Giant-Cell Arteritis)
側頭動脈炎（以下，TA）（巨細胞性動脈炎）

□本書の他項で記述されているように，TAは高齢者の不明熱の重要な原因であり脳血管障害や失明などの永続する後遺症を伴う可能性がある．視力を失った後や，中枢性の視野障害が出た後で治療を開始しても症状は回復しない．
□視力についての症状が出始めてから3～4日以内にステロイドによる治療が開始されなければならない[18]．そのためTAでは視力障害が疑われれば緊急でステロイド治療を開始するべきである．
□側頭動脈の生検は実施することが望ましい．しかし生検はステロイド治療が始まってから2週間以内に行えばよいとされている．
- ■最近の11人のTAの症例の前向き研究で7人中6人が，ステロイド開始後4週間以上経過してから生検を実施してもTAに特徴的な病理所見が得られたという[19]．
- ■カルテを見た後ろ向き研究では，Nesherらはステロイドと低容量のアスピリンの併用で頭蓋内の虚血による合併症を減らすことができたと結論づけている[20]．
- ■166人の，その研究に適した患者のうち，36人（21%）が既に，虚血性心疾患に対して低用量アスピリン（100mg/日）の投与を受けていた．
- ■ステロイドだけを投与されていた患者のうち13%が虚血性の合併症を発症したが，ステロイドとアスピリンを併用していた患者では，3%にしか虚血性の合併症を発症しなかった（P=0.02）．これらの結果の再確認を待つ前に，ステロイドに加えてアスピリンを併用することが賢明であると思われる．

Naproxen Test for Differentiating Between Neoplastic and Other Causes of FUO
FUOの原因として腫瘍熱と，それ以外の発熱を鑑別するためのNaproxen試験

□1984年，ChanとGrossは，おそらく腫瘍熱と推測される原因がわからない発熱に対して，「Naproxen試験」が明らかに有用であると報告した．
- ■Naproxenを投与すると，24時間以内に，急速で，かつ持続する完全な解熱が得られるという．
- ■Naproxenは非ステロイド性抗炎症薬（NSAIDs）であり，腫瘍熱の15症例のうち，14症例で上記のような反応が観察されたという．
- ■かれらの研究において，FUOの定義は，発熱の期間は，通常の3週間以上と対照的に1週間以上であり，発熱が1回だけ38.3℃を超えればよい

というものであった．患者の15人全員が，以前に抗菌薬による治療を受けており，反応がなかった．
- ■彼らは，"Naproxenは感染による発熱と腫瘍熱を鑑別診断するために非常に価値があるものであるかもしれない…Naproxenは安全で，ほとんど副作用もない…更に，我々の行った予備的は観察では，非細菌性の病原体による感染症による発熱では，Naproxenに対して反応がなく，解熱しなかった"と結論付けている[21]．
- □最近の研究者はNaproxen試験の有用性に疑問を持っている[22, 23]．
  - ■2003年にVanderschurenらは，Petersdorf-BeesonのFUOの診断基準に合致する77人の患者にNaproxenを投与して，その効果を観察している．彼らはNaproxenへの反応を等級分けして，完全，部分的，無反応に分けた．また，患者を最終診断により5つのカテゴリー，すなわち，悪性腫瘍，感染症，非感染性の炎症性疾患，その他の診断，診断が付けられなかった群に分類した．Naproxen試験は，悪性腫瘍である患者で55％，それ以外の患者の38％で陽性であった．その結果から，Vanderschurenらは，FUOの原因が悪性腫瘍である患者に対して，55％の感度しかなく，62％の特異度しかないと結論付けた[22]．
  - ■Naproxen試験に対する古い研究に対する批判は，FUOの定義の違いと，腫瘍に関連した発熱の可能性が高い患者を研究対象にしている選択バイアスである．更に，なぜ，腫瘍熱でない発熱でなく，腫瘍熱だけが迅速にNSAIDsに反応したことへの満足のいく説明が未だにない[23]．

CONCLUSIONS
結論

- □FUOの疫学は過去40年間で変化したが，経験的治療に関するアドバイスは変わっていない．
- □1963年に，SheonとOmmenは，60人の患者の観察を報告した後に，以下のようなことを書いた：「患者が待ちわびているマネージメントの価値を強調しすぎてはいけない．培養結果を待っている間，多くの患者は解熱して，すぐに通常の健康な状態へ復帰する…このことは，治療への反応を解釈するにあたって注意が必要であることを強調している…原因がはっきりしない発熱患者に経験的に抗菌薬を使用することは，診断に関する問題を解決したのと同時に，新たな問題を作ってしまったのと同じである…最善の患者マネージメントは，正しい診断をするよう努めることから成立する」[24]．

□ 1983 年に，Hurley も同様に結論付けている：「古典的な遷延する FUO 患者には，方法論的アプローチが必要である．そして，正確さが最も重要である．幸運にも，そのような患者はまれにしか重症ではないので，臨床医には精査する時間がある」[25]．我々は，これらの結論を心から支持する．FUO に対する経験的治療は，以前に私や，本書の他の論文の著者が議論したように，非常に選択された状況に限って行われるべきである．

REFERENCES

1. Bryan CS. Fever of unknown origin: the evolving definition. Arch Intern Med 2003; 163(9):1003-1004.
2. Cunha BA. Fever of unknown origin. Infect Dis Clin N Am 1996; 10(1):111-127.
3. Arrnstrong W, Kazanjian P. Fever of unknown origin in the general population and in HIV-infected persons. In: Cohen J, Powderly WG, eds. Cohen and Powderly: Infectious Diseases. Vol. 1, ch. 82, 2nd ed. St Louis: Mosby, 2004:871-880.
4. Petersdorf RO, Beeson PB. Fever of unexplained origin: Report on 100 cases. Medicine (Baltimore) 1961; 40:1-30.
5. Knockaert DC, VannesteLJ, Bobbaers HJ. Recurrent orepisodic feverofunknown origin: Review of 45 cases and survey of the literature. Medicine (Baltimore) 1993; 72(3): 184-196.
6. Knockaert DC, Dujardin KS, Bobbaers HJ. Long-term follow-up of patients with undiagnosed fever of unknown origin. Arch Intern Med 1996; 156(6):618-620.
7. Bryan CS. Infectious disease emergencies. In: Bryan CS, ed. Infectious Diseases in Primary Care. Philadelphia: W.B. Saunders Company 2002:111-152.
8. Fowler VG, Scheld WM, Bayer AS. Endocarditis and intravascular infections. In: Mandell GL, Bennett JE, Dolin R, eds. Principles and Practice of Infectious Disease, 5th ed. Vol. 1. Philadelphia: Churchill Livingstone, 2005:975-1022.
9. Moreillon P. Chapter 59: Endocarditis and endarteritis. In: Cohen J, Powderly WG, eds. Cohen and Powderly: Infectious Diseases. Vol. 1, ch. 59, 2nd ed. St Louis: Mosby, 2004:653-668.
10. Brouqui P, Raoult D. Endocarditis due to rare and fastidious bacteria. Clin Microbiol Rev 2001; 14(1):177-207.
11. Qin X, Urdahl KB. PCR and sequencing of independent genetic targets for the diagnosis of culture negative bacterial endocarditis. Diagn Microbiol Infect Dis 2001; 40(4):45-149.
12. Khulordava I, Miller G, Haas D, et al. Identification of the bacterial etiology of culturenegative endocarditis by amplification and sequencing of a small ribosomal RNA gene. Diagn Microbiol Infect Dis 2003; 46(1):9-11.
13. American Thoracic Society, CDC, and Infectious Diseases Society of Americas. Treatment of tuberculosis. MMWR 2003; 52(RR-11):1-77.
14. American Thoracic Society, CDC. Diagnostic standards and classification of tuberculosis in adults and children. Am J Respir Crit Care Med 2000; 161(4):1376-1395.

15. Ozbay B, Uzan K. Extrapulmonary tuberculosis in high prevalence of tuberculosis and low prevalence of HIV. Clin Chest Med 2002; 23(2):351-354.
16. Mayordomo L, Marenco JL, Gomez-Mateos J, et al. Pulmonary military tuberculosis in a patient with anti-TNF-alpha treatment. Scand J Rheumatol 2002; 31(1):44-45.
17. Korner MM, Hirata N, Tenderich G, et al. Tuberculosis in heart transplant recipients. Chest 1997; 111(2):365-369.
18. Hayreh SS, Zimmerman B, Kardon RH. Visual improvement with corticosteroid therapy in giant cell arteritis. Report of a large study and review of literature. Acta Ophthalmol Scand 2002; 80(4):353-367.
19. Ah Kine D, Tijani SO, Parums DV, et al. Effects of prior steroid treatment on temporal artery biopsy findings in giant cell arteritis. Br J Ophthalmol 2002; 86(5):530-532.
20. Nesher G, Berkun Y, Mates M, et al. Low-dose aspirin and prevention of cranial ischemic complications in giant cell arteritis. Arthritis Rheum 2004; 50(4):1332-1337.
21. Chang JC, Gross HM. Utility of naproxen in the differential diagnosis of fever of undetermined origin in patients with cancer. Am J Med 1984; 76(4):597-603.
22. Vandershueren S, Knockaert DC, Peetermans WE, et al. Lack of value of the naproxen test in the differential diagnosis of prolonged fever. Am J Med 2003; 115(7):572-575.
23. Plaisance KI, Mackowaik PA. Antipyretic therapy: physiologic rationale, diagnostic implications, and clinical consequences. Arch Intern Med 2000; 160(4):449-456.
24. Sheon RP, Van Ommen RA. Fever of obscure origin. Am J Med 1963; 34:486-499.
25. Hurley DL. Fever in adults: what to do when the cause is not obvious. Postgrad Med 1983; 74(5):232-244.

About the Editor
編者について

　BURKE A. CUNHA はニューヨーク州立大学ストーニーブルック校の医学部教授であり，New York の Mineola にあるニューヨーク州立大学ストーニーブルック校の教育病院である NYU Winthrop Hospital の感染症部門長である．Cunha 医師は，150 以上の abstract，100 以上の電子出版，1000 以上の論文，書籍の 150 章以上の著者あるいは共著者である．様々な感染症に関するトピックに関して 20 冊の書籍を編纂し，医学雑誌である Infectious Disease Practice and Antibiotics for Clinicians の編集長である．

　Cunha 医師はアメリカ感染症学会の上級会員である．また，国際的にも，教育者・臨床医として知られており，権威ある The Aesculapius Award を含む多くの優秀教員賞を受賞している．

　Cunha 医師はアメリカ内科学会から，感染症における生涯にわたる Master Clinician としての功績を認められている．また Cunha 医師はペンシルバニア州立大学から医学博士の地位を与えられている．

Index
索引

英文

Behçet 病　312
Churg-Strauss 症候群　308
Clostridium difficile による偽膜性腸炎　163
Coxiella burnetii（Q 熱）　279
CT，超音波と MRI　359
Cytomegalovirus（以下 CMV）　291
Ehrlichiosis　280
Epstein Barr Virus　290
FUO の感染症性でない炎症性の原因　303
FUO の経験的治療：覚書　374
FUO の原因としての悪性腫瘍　315
FUO の原因となる細菌　256
HAART 以前と同じ HAART 時代の頻度が高い日和見感染症　107
HAART 時代の HIV 感染患者における不明熱　105
HAART 時代の日和見感染の減少　105
HAART 時代以前の HIV 感染患者における不明熱　103
HIV 感染患者における不明熱　102
Hyper-IgD Syndrome　314
ICU 入室中の患者の FUO　160
Mycobacterium Avium Complex　287
Pauci-Immune 型あるいは抗好中球細胞質抗体関連性血管炎　307

英文

Streptobacillus moniliformis 及び Spirillum minus（Rat-Bite Fever：ネズミ咬症）　273
Toxoplasma gondii（トキソプラズマ症：Toxoplasmosis）　300
Tropheryma whipplei　257

あ

悪性腫瘍における不明熱　39
悪性新生物による不明熱患者に対する診断的検査　44
アクチノミセス種（アクチノミセス症）　258
ある地域に特有の真菌による感染（風土病）　288

い

胃腸感染症　131
一般概念　2
一般的術後患者　181
院内発症の心内膜炎　163
――副鼻腔炎　162
――不明熱　155

う

ウイルスが原因の FUO　290
ヴェゲナー肉芽腫症　307
埋め込み型ペースメーカーまたは除細動器の感染　163

え

疫学　207
炎症性腸疾患　311

か

回帰熱：Relapsing Fever　283
核医学：伝統的な画像診断　343
画像診断　22，198
家族性地中海熱　313
褐色細胞腫　317
ガリウム　343
肝硬変に関連した鉄過剰　36
　——患者の感染症　33
　——患者の髄膜炎　37
　——患者の胆管炎 – CHARCOT の発熱　37
　——患者の不明熱　31
　——における腹膜炎　33
　—- 発熱の原因 - 非感染症　32
患者のリスク評価と層別化　55
患者の臨床的初期評価　57
関節リウマチ（RA）　309
感染　209
鑑別診断　109，181
灌流後症候群　160

き

菊池・藤本病　310
寄生虫が原因の FUO　294
局所的神経徴候　132

く

グラム陰性菌　259
グラム陽性菌　256

け

経験的アプローチ　65
外科手術　201
血液検査　196
　——/ 診断的検査　181
結核菌群 Mycobacterium Tuberculosis Complex（結核症）　284
血管炎　303
血管手術：人工血管グラフト感染と移植後におこる症候群　191
結節性動脈周囲炎　309
血流感染症，カテーテル関連感染症，感染性心内膜炎　133
原因　208
　——が分からない炎症性疾患　310
検査による評価　58
原則　375
原虫　294
顕微鏡的多発性血管炎　308

こ

抗菌薬の投与計画　200
抗凝固療法　201
甲状腺機能亢進症　317
酵素免疫測定法とその確認のための Western Blot 法　293
高齢者の FUO　169
固形臓器移植を受けた患者の不明熱　122
骨髄炎　356
古典的な日和見感染症の新たな症状：Immune Reconstitution Inflammatory Syndrome（IRIS）　108
コレステロール塞栓症候群　161

さ

細菌　136
再発する不明熱　205
サルモネラ種（腸チフス）　259

し

自己炎症性疾患　218
縦隔炎　190
周期熱症候群　312

し

住血吸虫属（片山熱，住血吸虫症） 302
周術中に用いた器具からの感染 181
手術の種類に特異的な診断 186
手術後の感染 129
術後のFUO 178
焦点を絞った診断アプローチ 12
小児の発熱症候群と自己炎症性疾患 26
小児の不明熱 26
静脈血栓・塞栓症 182
症例報告 377
初期経験的治療におけるバンコマイシンの追加使用 69
腫瘍 212
心胸郭手術 187
真菌が原因のFUO 288
──感染症 137
人工弁感染 187
侵襲的/播種性真菌感染症 161
──検査 115
身体所見 180
──の価値 111
診断 174
──のための手順 45
──のための戦略 231
──の落し穴 109
──へのアプローチ 110
──的アプローチ 196
──的治療 234
心膜切開後症候群 187

す

髄膜炎菌 272

せ

整形外科的手術：人工器具の感染 195

成人発症スティル病 311
成人発症若年性関節リウマチ 98
生体内での白血球標識 353
全身性エリテマトーデス（SLE） 310

そ

臓器移植患者の発熱の発症率 124
臓器移植患者の不明熱への症候群的アプローチ 126
側頭動脈炎 303
──：TA 94
粟粒結核 286
その他の種々雑多なもの 214

ち

中枢性の発熱 164
治療 117, 175, 199
──についての考察 65
──的介入 117

と

動静脈シャント感染 162
特異的治療 200
特殊な集団における不明熱 4

に

入院中に発症した微熱 158
尿管損傷 194
尿路感染症 131

の

脳外科手術：脳脊髄液感染 186
ノカルジア種（Nocardia Species）と，その他関連した放線菌 256

は

肺，スメア陰性　285
肺炎　128
肺外結核　285
培養陰性の心内膜炎　379
曝露歴の価値　110
発熱の非感染性の原因　139
発熱性好中球減少症における不明熱　51
発熱中の治療戦略　72
バベシア（Babesia）種（バベシア症：Babesiosis）　298
バルトネラ種　262

ひ

非感染性の炎症性疾患　212
非侵襲的検査　112
ヒストプラスマ症　289
非特異的な検査　196
非特異的血液検査異常　16
ヒト免疫不全ウィルス　293
病歴　179

ふ

腹腔内または骨盤内膿瘍　162
副腎不全　316
不明熱診断のための特異的検査　251
――に対する経験的治療が必要な特異的な状況　378
――の画像診断　342
――の原因　3
――の内分泌的原因　316
――をおこす悪性腫瘍のタイプ　41
ブルセラ種（ブルセラ症）　266

へ

扁形動物　302

ほ

放射線標識白血球　345

ま

マイコバクテリアが原因の FUO　284
マイコプラズマ　276
マネージメントと結果　141
マラリア原虫　294

め

免疫介在性の疾患　303

も

門脈圧亢進　37

や

薬剤熱　165

ゆ

輸血関連のウイルス感染　185

よ

予防を含む他の考察　76

り

リウマチ疾患の不明熱　90
リウマチ性多発性筋痛症：PMR　94
リケッチア目　278
臨床的アプローチ　116
臨床的特徴　102，172，179
リンパ網内系悪性腫瘍　42

れ

レプトスピラ症　282

Fever of Unknown Origin
不 明 熱

2019 年 1 月 25 日　第 1 版第 1 刷 ©

著　　者　大野　城太郎
発 行 人　尾島　茂
発 行 所　株式会社　カイ書林
　　　　　〒 330-0802　埼玉県さいたま市大宮区宮町 2 丁目 144
　　　　　電話　048-778-8714　FAX　048-778-8716
　　　　　E メール　generalist@kai-shorin.co.jp
　　　　　HP アドレス　http://kai-shorin.co.jp
　　　　　ISBN　978-4-904865-41-5　C3047
　　　　　定価は裏表紙に表示

印刷製本　モリモト印刷株式会社
　　　　　© Jotaro Ohno

|JCOPY| <(社)出版者著作権管理機構 委託出版物>
　本書の無断複写は著作権法上での例外を除き禁じられています．複写される場合は，そのつど事前に，(社) 出版者著作権管理機構 (電話 03-5244-5088, FAX 03-5244-5089, e-mail: info@jcopy.or.jp) の許諾を得てください．